15. Jahrestagung der Deutschen Gesellschaft
für Plastische und Wiederherstellungschirurgie
7./8. Oktober 1977, Murnau/Obb.

Plastische und Wiederherstellungschirurgie bei und nach Infektionen

Pathologie Chemotherapie Klinik Rehabilitation

Herausgegeben von J. Probst

Unter Mitwirkung von
F. Hollwich G. Pfeifer W. Kley P. Rathert

Mit 242 Abbildungen

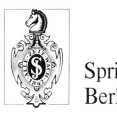

Springer-Verlag
Berlin Heidelberg New York 1980

Herausgeber
Prof. Dr. J. Probst. Ärztlicher Direktor
der Berufsgenossenschaftlichen Unfallklinik Murnau
Prof. Küntscher-Straße 8, 8110 Murnau

Deutsche Gesellschaft für Plastische und Wiederherstellungschirurgie

Geschäftsführender Vorstand 1977:

Präsident: Prof. Dr. J. Probst, Murnau
Stellvertretender Präsident: Prof. Dr. W. Düben, Hannover
Schriftführer: Prof. Dr. Dr. H. Lenttrodt, Hamburg
Kassenführer: Prof. Dr. F. Körner, Hamburg

ISBN 3-540-09854-2 Springer-Verlag Berlin Heidelberg New York
ISBN 0-387-09854-2 Springer-Verlag New York Heidelberg Berlin

CIP-Kurztitelaufnahme der Deutschen Bibliothek
Plastische und Wiederherstellungschirurgie bei und nach Infektionen : Pathologie, Chemotherapie, Klinik, Rehabilitation ; [15. Jahrestagung d. Dt. Ges. für Plast. u. Wiederherstellungschirurgie. 7./8. Oktober 1977. Murnau/Obb] / hrsg. von J. Probst unter Mitw. von F. Hollwich . . . - Berlin, Heidelberg, New York : Springer, 1980.
ISBN 3-540-09854-2 (Berlin, Heidelberg, New York)
ISBN 0-387-09854-2 (New York, Heidelberg, Berlin)
NE: Probst, Jürgen [Hrsg.]; Deutsche Gesellschaft für Plastische und Wiederherstellungs-Chirurgie

Das Werk ist urheberrechtlich geschützt. Die dadurch begründeten Rechte, insbesondere die der Übersetzung, des Nachdruckes, der Entnahme von Abbildungen, der Funksendung, der Wiedergabe auf photomechanischem oder ähnlichem Wege und der Speicherung in Datenverarbeitungsanlagen bleiben, auch bei nur auszugsweiser Verwertung, vorbehalten.
Bei Vervielfältigungen für gewerbliche Zwecke ist gemäß § 54 UrhG eine Vergütung an den Verlag zu zahlen, deren Höhe mit dem Verlag zu vereinbaren ist.

© by Springer-Verlag Berlin Heidelberg 1980
Printed in Germany.

Die Wiedergabe von Gebrauchsnamen, Handelsnamen, Warenbezeichnungen usw. in diesem Buch berechtigt auch ohne besondere Kennzeichnung nicht zu der Annahme, daß solche Namen im Sinne der Warenzeichen- und Markenschutz-Gesetzgebung als frei zu betrachten wären und daher von jedermann benutzt werden dürften.

Repro-, Druck- und Buchbinderarbeiten: Beltz Offsetdruck, Hemsbach/Bergstr.
2124/3140-543210

Vorwort

Der Vergleich der alljährlichen Programme unserer großen wissenschaftlichen Fachgesellschaften miteinander und erst recht von Fach zu Fach läßt rasch bewußt werden, daß die Entwicklung von Forschung und Praxis allein in den operativen Disziplinen eine schier unübersehbar gewordene Breite gewonnen hat. Auch die schon ansehnliche Reihe der Tagungen der Deutschen Gesellschaft für Plastische- und Wiederherstellungschirurgie und ihrer Vorläufer gibt ein anschauliches Bild der stetigen Vermehrung wissenschaftlicher Erkenntnisse und technischer Möglichkeiten. Die voranschreitende, ja notwendigerweise hochgezüchtete Spezialisierung wäre für sich allein aber kein Fortschritt, wenn sie nicht dem kranken Menschen in ihrem ganzen Umfange dienstbar gemacht zu werden vermöchte. Eher birgt sie Gefahren, von denen die des Selbstzwecks nicht die geringste ist. Erfahrungen aus den verschiedenen Arbeitsgebieten – oft nur zu gewinnen unter den Bedingungen klinischer Schwerpunkttätigkeit – auszutauschen und Verbindungen zwischen den Disziplinen neu zu knüpfen, entspricht nicht nur dem Prinzip der Wissenschaft, sondern ist Grundlage und Voraussetzung jeder Spezialisierung.

Es war das Gründungsmotiv der Deutschen Gesellschaft für Plastische- und Wiederherstellungschirurgie, die aus dem weitgespannten Bogen aller chirurgischen Fächer erwachsenden Erkenntnisse neuer Nutzanwendung zugänglich zu machen. In diesem Sinne bedeutet das zur 15. Jahrestagung ausgewählte Leitthema nicht nur ein alle chirurgischen Bereiche gleichermaßen berührendes Problem, sondern gibt auch Gelegenheit zum Vergleich seiner in den verschiedenen Arbeitsgebieten gefundenen Lösungen.

Murnau/Obb.   J. Probst

Inhaltsverzeichnis

J. Probst, Murnau
Die Deutsche Gesellschaft für Plastische und Wiederherstellungschirurgie
1963–1977 1

J. Probst, Murnau
Eröffnungsansprache des Präsidenten der Deutschen Gesellschaft für
Plastische und Wiederherstellungschirurgie 1977 5

S. Carlson, Nürnberg
Festvortrag: Die Krankenhausinfektion im Wandel der Zeiten 10

W. Gössner, München
Pathologisch-anatomische Grundlagen chirurgischer Eingriffe am infizierten
Gewebe sowie nach abgelaufenen chirurgischen Infektionen 19

O. Messerschmidt, Neuherberg b. München
Wundheilungsbedingungen nach generalisierter Strahlenvorschädigung
(Ganzkörperbestrahlung) 24

P. Naumann und A. Giebel, Düsseldorf
Moderne Chemotherapie in der Plastischen und Wiederherstellungschirurgie 30

R. Plaue, O. Müller, B. Oellers und K. Fabricius, Mannheim und Offenbach
Objektive Grenzen der Antibioticaprophylaxe im Lichte neuer Gewebespiegelbestimmungen 38

F. Körner und U. Hammer, Hamburg
Die Wundheilungsstörungen unter Cytostaticatherapie und ihre
Behandlungsmöglichkeiten 42

G. Asche und K. Klemm, Frankfurt
Gentamycin-PMMA-Kugeln bei Weichteilinfektionen 45

H. Schmidt, Hamburg
Klinische Erfahrungen mit Gentamycin-PMMA-Kugeln bzw. -Ketten bei
chronischen Osteitiden 49

N.-P. Sossinka und A. Uebelhör, Murnau
Chirurgische Therapie der chronischen posttraumatischen Osteomyelitis
unter besonderer Berücksichtigung der Verwendung von Gentamycin-PMMA-
Kugeln und -Ketten 52

K.-H. Müller und W. Prescher, Bochum
Sekundäre Weichteilversorgung bei Infektionen mit zu Meshgraft
verarbeiteter Spalthaut 58

U. Knapp und H.J. Habekost, Tübingen
Behandlung frischer und älterer Defektwunden mit Polyurethan-Schaumstoff
(Epigard), klinische Erfahrungen und Ergebnisse 63

O. Staindl, Salzburg
Hauttransplantation auf infektionsgefährdetes Gewebe unter Verwendung
hochkonzentrierten humanen Fibrinogens als Gewebekleber 66

H.J. Habekost, H.H. Schauwecker und U. Knapp, Tübingen
Möglichkeiten zur plastischen Spätversorgung von Hautdefekten bei
offenen Unterschenkelfrakturen 70

M.H. Ruidisch und D. Lang, Murnau
Kombiniert plastisch-chemotherapeutische Sanierung der Decubital-Ulcera
Querschnittgelähmter 72

K.D. Vitt und R. Kleining, Duisburg
Vorbereitung des Transplantatlagers in der Behandlung infizierter Defektpseudarthrosen mit dem cortico-spongiösen Beckenkammspan 75

D. Wolter, C. Burri und W. Spier, Ulm
Die autologe Spongiosaplastik als entscheidender therapeutischer Schritt
bei infizierten Defektpseudarthrosen und infizierten Defekten 77

I. Winter und W. Groher, Berlin
Septische Pseudarthrosen an Röhrenknochen und Möglichkeiten
der Wiederherstellung 81

G. Hierholzer, G. Hörster, R. Kleining und E. Ludolph, Duisburg
Osteosynthese mit dem räumlichen Fixateur externe bei infizierten
Frakturen und Pseudarthrosen 84

T. Mischkowsky und U. Schulz, Heidelberg
Ausgewählte Beispiele der Anwendung des Fixateur externe in der
Traumatologie 89

R. Kleining und K.D. Vitt, Duisburg
Der plastische Ersatz großer infizierter Ulna- und Radiusdefekte durch
cortico-spongiöse Beckenkammspäne 96

W. Spier und C. Burri, Ulm
Stellungskorrekturen bei bestehender Osteitis 104

M. Häring und E.H. Kuner, Freiburg
Osteoplastische und Osteosyntheseverfahren bei Defektfrakturen und
Infektpseudarthrosen 110

G. Hörster und G. Hierholzer, Duisburg
Die Arthrodese in der Behandlung gelenknaher Knocheninfektionen 115

E. Kastenbauer, München
Plastische und rekonstruktive Maßnahmen an der Schädelbasis bei Traumen
und primärem Hypertelorismus und nach Stirnbeinosteomyelitis 118

A. Krüger, Düsseldorf
Komplikationen bei Kunststoffimplantationen im Gesichtsbereich 124

E. Schmid, Stuttgart
Rekonstruktive Maßnahmen bei und nach Infektionen der Nase 127

W. Hodes, Garmisch-Partenkirchen
Rhinoplastiken nach Infektionen, gleichzeitige Stellungnahme zu
Rhinoplastiken bei Kindern 134

D. Collo, Mainz
Die Korrektur der Sattelnase nach Lues und Ozeana 143

M.E. Wigand und E. Eitschberger, Erlangen
Chronische Parotitis und Nervus facialis 147

H. Weerda und W. Merck, Freiburg
Trachealchirurgie – Chirurgie im infizierten Gebiet 153

W. Draf, Mainz
Zur Problematik von Infektionen in der plastisch-rekonstruktiven Tumorchirurgie des Hypopharynx und cervicalen Ösophagus 161

F. Nagel, Pforzheim
Plastische und rekonstruktive Maßnahmen bei der Perichondritis
der Ohrmuschel 174

J. Heermann, Essen
Endonasale mikrochirurgische Dacryo-Cysto-Rhinostomie 176

E. Kastenbauer, München, und W. Draf, Mainz
Wangeninfektion nach der Coriumzügelplastik bei Facialisparesen 180

R.R. Baumann, Würzburg
Neuer Zugang zum retromaxillären Raum 185

W. Richter und W. Georgi, Würzburg
Ein Fall von Neurofibromatose v. Recklinghausen am Kinn. Rekonstruktion
durch bilateral gestielte Hautinsellappen 189

R. Reck, Mainz
Wundheilungsstörungen freier Hauttransplantate und Regionallappen-
plastiken im Gesichtsbereich 193

Chr. Gammert, H. Masing und E. Eitschberger, Erlangen
Die plastisch-chirurgische Versorgung von Septumabscessen 198

E. Eitschberger, Chr. Gammert und H. Masing, Erlangen
Zur Histomorphologie und Resorption langzeitimplantierter Merthiolatkonservierter Knorpelspäne in der Rhinoplastik 201

H. Scheunemann und W. Wagner, Mainz
Zur Erreger- und Resistenzsituation bei Wundheilungsstörungen in der
Kiefer- und Gesichtschirurgie 202

G. Pfeifer, Hamburg
Eigenart und Behandlung postinfektiöser Weichteilnarben im
Gesichtsbereich 207

N. Schwenzer, Tübingen
Korrektur eines Mikrostomas nach Pockeninfektion 213

R. Schmelzle, Tübingen
Rekonstruktion nach Oberkiefer-Jochbein-Osteomyelitis 217

J. Lentrodt, C.U. Fritzemeier und W.J. Höltje, Hamburg
Zur antibiotischen Infektionsprophylaxe autologer Knochentransplantate
zum Unterkiefer 223

J. Reuther, Mainz
Prophylaxe und Therapie der Infektion von autologen Knochentransplantaten zur Unterkieferrekonstruktion 228

H.G. Luhr und R. Maerker, Hamburg
Indikation und Technik der Knochentransplantation am Unterkiefer bei
infiziertem Lagergewebe 236

F. Härle, Freiburg
Die Spongiosatransplantation an den infizierten Unterkiefer 246

H. Niederdellmann und E. Akuamoa-Boateng, Freiburg
Wiederherstellung von Form und Funktion des Unterkiefers nach Teilverlust durch Osteomyelitis 249

J. Gabka, Berlin
Osteomyelitische Pseudarthrosen im Kieferbereich, Klinik und Therapie 255

E. Krüger und K. Krumholz, Bonn
Operative Korrektur von Unterkieferdefekten nach Osteomyelitis 262

F. Schröder und G. Heieis, Würzburg
Die freie Knochentransplantation bei der Operation infizierter
Unterkiefercysten 268

H. Busse, A. Promesberger und H. Promesberger, Münster
Rekanalisation der Tränenwege bei Dacryocystitis 274

F. Hollwich, H. Busse und H.-P. Schiffer, Münster
Die Blow-out-Fraktur in augenärztlicher Sicht 282

G. Durben, Aachen
Keimspektren bei plastisch-urologischen Eingriffen 290

P. Brühl, Bonn
Optimierung der Urodynamik und Sanierung des Harninfektes: Erfolgs-
kriterien plastischer Eingriffe an infizierten Harnstauungsnieren 292

J. Seiferth, Köln
Die Bedeutung des vesico-uretero-renalen Refluxes für die Infektionen der
Harnorgane und seine Behandlung 299

H. Madersbacher, Innsbruck
Infektprophylaxe bei Operationen an der Harnröhre 305

F. Schreiter und M. Bressel, Schwelm
Das Infektproblem bei Kunststoffimplantaten zur Behandlung neurogener
Blasenentleerungsstörung 311

P. Rathert, Düren
Die „Septische Niere" im Rahmen plastischer urologischer Operationen 314

R. Pust, H. Adhami, W. Weidner, W. Weise, H. Stute, O. Krüger und
C.F. Rothauge, Berlin
Zur Verwendung lyophilisierter γ-sterilisierter menschlicher Vollhaut als
partieller Harnblasenwandersatz (Untersuchungen an weiblichen Hauskatzen) 315

M. Stöhrer, H. Burgdörfer, V. Arnold und L. Jaram, Murnau
Operative Eingriffe zur Wiederherstellung eines ausgeglichenen Harnabflußes
bei Rückenmarkverletzten 323

Freie Vorträge

N. Thompson, Northwood
Palatal Push-back with Muscle Graft Pharyngoplasty in the Treatment of
Velopharyngeal Incompetence. A Preliminary Report 329

R. Ney, München, J. Garbe, Fürstenfeldbruck, K. Seemann, Kiel,
M. Zindler und G. Krischnak, Düsseldorf
Chirurgische Eingriffe nach hyperberer Sauerstofftherapie des Gasödems 334

W. Widmaier, Stuttgart
Zur Behandlung von Gesichtsverbrennungen 336

W. Esswein, R. Schmidseder und G. Nissen, Mainz
Zur primären Rekonstruktion von Hautdefekten nach operativer Behandlung
von Basaliomen im Gesichtsbereich 340

R. Weiske und H. Reichert, Stuttgart
Brustkorrekturen nach infektionsbedingtem postoperativem Gewebeverlust 345

Chr. Gammert, M.E. Wigand und B. Schlosser, Erlangen
Die Gefäßversorgung des invertierten Rundstiellappens 354

M. Trauner, Murnau
Zur Behandlung der Sehnenscheidentuberkulose der Hand 357

R. Bedacht und J. Bauer, München
Prioritäten bei der Versorgung von Mehrfachverletzungen 362

B. Gaudin, M. Neubauer und H. Zilch, Berlin
Ein Jahr Replantation in Berlin. Erfahrungen und Ergebnisse aus der
Orthopädischen Universitätsklinik Berlin im Oskar-Helene-Heim 369

R. Schmidseder und W. Esswein, Mainz
Narbenbildung und Lidödem nach operativer Behandlung von Orbitabodenfrakturen 375

H. Rettig, Gießen
Das Schicksal der Girdlestone-Hüfte nach infizierten Endoprothesenoperationen 381

M.H. Hackenbroch, Köln
Das infizierte Kunstgelenk und seine Behandlung 383

I. Schneider und K.H. Müller, Bochum
Prothesenwechsel bei infizierten Hüfttotalprothesen 390

E. Lambiris und G. Friedebold, Berlin
Wiederherstellungsmöglichkeiten nach Infektionen bei Alloarthroplastiken 396

H.J. Müller, Murnau
Chirurgisch-orthopädische Probleme des infizierten Hüftstumpfes nach
TEP-Ausbau 398

Sachverzeichnis 401

Mitarbeiterverzeichnis

Adhami, H., †, Ass.-Prof. Dr.; Anatomisches Institut der Freien Universität Berlin, Pacelli-Allee 41, 1000 Berlin 33

Akuamoa-Boateng, E., Dr.; Chirurgische Abteilung der Klinik und Poliklinik für Zahn-, Mund- und Kieferkrankheiten der Universität Freiburg/Br., Hugstetterstraße 55, 7800 Freiburg/Br.

Arnold, V., Dr.; Urologische Abteilung der Berufsgenossenschaftlichen Unfallklinik Murnau, 8110 Murnau/Obb.

Asche, G., Dr.; Berufsgenossenschaftliche Unfallklinik Frankfurt/M., Friedberger Landstrasse 430, 6000 Frankfurt/M. 60

Bauer, J., Dr.; Chirurg. Univ.-Klinik München, Nußbaumstraße 20, 8000 München 2

Baumann, R.R., Dr.; Universitäts-HNO-Klinik Würzburg, Kopfklinikum, 8700 Würzburg

Bedacht, R., Prof. Dr.; Oberarzt der Chirurgischen Universitätsklinik München, Nußbaumstraße 20, 8000 München 2

Bressel, M., Dr.; Abteilung Urologie des Verbandskrankenhauses Schwelm, Dr.-Möller-Straße 5, 5830 Schwelm

Brühl, P., Prof. Dr.; Urologische Universitätsklinik Bonn, Venusberg, 5300 Bonn

Burgdörfer, H., Dr.; Urologische Abteilung der Berufsgenossenschaftlichen Unfallklinik Murnau, 8110 Murnau/Obb.

Burri, C., Prof. Dr.; Leiter der Abteilung für Unfallchirurgie des Zentrums für operative Medizin der Universität, Steinhövelstr. 9, 7900 Ulm

Busse, H., Dr.; Univ.-Augenklinik Münster/W., Westring 14, 4400 Münster/W.

Carlson, S., Prof. Dr.; Vorstand des Hygiene-Instituts der Stadt Nürnberg, Flurstraße 17, 8500 Nürnberg 15

Collo, D., Dr.; Univ.-Hals-Nasen-Ohren-Klinik, Langenbeckstraße 1, 6500 Mainz

Draf, W., Prof. Dr.; Universitäts-Hals-Nasen-Ohren-Klinik, Langenbeckstraße 1, 6500 Mainz

Düben, W., Prof. Dr.; Chefarzt der Unfallabt. Friederikenstift, Humboldtstraße 1, 3000 Hannover

Durben, G., Dr.; Abteilung Urologie der Klinischen Anstalten der RWTH Aachen, Götzestraße 27–29, 5100 Aachen

Eitschberger, E., Dr.; Univ.-Hals-Nasen-Ohren-Klinik Erlangen, Waldstraße 1, 8520 Erlangen

Esswein, W., Dr.; Klinik für Kieferchirurgie der Universität Mainz, Augustusplatz 2, 6500 Mainz

Fabricius, K., Dr.; Oberarzt am Zentrallaboratorium des Stadtkrankenhauses, 6050 Offenbach

Friedebold, G., Prof. Dr.; Direktor der Orthopädischen Klinik und Poliklinik der Freien Universität Berlin im Oskar-Helene-Heim, Clay-Allee 229, 1000 Berlin 33

Fritzemeier, C.U., Dr.; Norddeutsche Kieferklinik, Universitätskrankenhaus, Eppendorf, Martinistraße 52, 2000 Hamburg 20

Gabka, J., Prof. Dr. Dr.; Kurfürstendamm 35, 1000 Berlin 15

Gammert, Chr., Dr.; Univ.-Hals-Nasen-Ohren-Klinik Erlangen, Waldstraße 1, 8520 Erlangen

Garbe, J., Dr.; Leiter des Flugmedizinischen Instituts der Luftwaffe, 8080 Fürstenfeldbruck

Gaudin, B., Dr.; Orthopädische Klinik und Poliklinik der Freien Universität Berlin im Oskar-Helene-Heim, Clay-Allee 229, 1000 Berlin 33

Georgi, W., Dr.; Universitäts-Hals-Nasen-Ohren-Klinik, Kopfklinikum, 8700 Würzburg

Giebel, A., Dr.; Institut für Medizinische Mikrobiologie und Virologie der Universität, Moorenstraße 5, 4000 Düsseldorf

Gössner, W., Prof. Dr.; Direktor des Instituts für Allgemeine Pathologie und Pathologische Anatomie der Technischen Universität München, Ismaninger Straße 22, 8000 München 80

Groher, W., Dr.; Orthopädische Klinik und Poliklinik der Freien Universitäts Berlin im Oskar-Helene-Heim, Clay-Allee 229, 1000 Berlin 33

Habekost, H.-J., Dr.; Berufsgenossenschaftliche Unfallklinik Tübingen, Rosenauer Weg 95, 7400 Tübingen

Hackenbroch, M., Prof. Dr.; Direktor der Orthopädischen Klinik der Universität Köln, Wiethasestraße 73, 5000 Köln 41

Hammer, U., Dr.; Leitende Ärztin der Abteilung für Mund- und Kieferchirurgie des Bundeswehrkrankenhauses Hamburg, Lesserstraße 180, 2000 Hamburg 70

Häring, M., Dr.; Oberarzt der Abteilung für Unfallchirurgie der Chirurgischen Universitätsklinik Freiburg/Br., Hugstetterstr. 55, 78 Freiburg/Br.

Härle, F., PD Dr.; Klinik und Poliklinik für Zahn-, Mund- und Kieferkrankheiten der Universität Freiburg/Br., Hugstetterstraße 55, 7800 Freiburg/Br.

Heermann, J., Dr.; Facharzt für HNO-Krankheiten der Krupp Krankenanstalten, Wittekindstraße 80, 4300 Essen 1

Heieis, G., Dr.; Univ.-Klinik und Poliklinik für Kieferchirurgie, Pleicher Wall 2, 8700 Würzburg

Hierholzer, G., Prof. Dr.; Ärztlicher Direktor der Berufsgenossenschaftlichen Unfallklinik Duisburg, Großenbaumer Allee 250, 4100 Duisburg-Buchholz

Hodes, W., Dr.; Facharzt für HNO-Krankheiten, Partnachstraße 60, 8100 Garmisch-Partenkirchen

Hollwich, F., Prof. Dr. Dr. h.c.; Antonienstraße 1, 8000 München 40

Höltje, W.J., Dr. Dr.; Nordwestdeutsche Kieferklinik, Martinistraße 52, 2000 Hamburg 20

Hörster, G., Dr.; Berufsgenossenschaftliche Unfallklinik Duisburg, Großenbaumer Allee 250, 4100 Duisburg-Buchholz

Jaram, L., Dr.; Oberarzt der Urologischen Abteilung der Berufsgenossenschaftlichen Unfallklinik Murnau, 8110 Murnau/Obb.

Kastenbauer, E.-R., PD Dr.; Ltd. Oberarzt der Universitäts-Hals-Nasen-Ohren-Klinik München, Pettenkoferstraße 8 a, 8000 München 15

Kleining, R., Dr.; Berufsgenossenschaftliche Unfallklinik Duisburg, Großenbaumer Allee 250, 4100 Duisburg-Buchholz

Klemm, K., Dr.; Leitender Arzt der Abteilung für posttraumatische Osteomyelitis, Berufsgenossenschaftliche Unfallklinik Frankfurt/M., Friedberger Landstrasse 430, 6000 Frankfurt/M. 60

Kley, G., Prof. Dr.; Direktor der Univ.-HNO-Klinik, Kopfklinikum, 8700 Würzburg

Knapp, U., Dr.; Berufsgenossenschaftliche Unfallklinik Tübingen, Rosenauer Weg 95, 7400 Tübingen

Körner, Fr., Prof. Dr.; Leitender Arzt der Urologischen Abteilung des Bundeswehrkrankenhauses Hamburg, Lesserstraße 180, 2000 Hamburg 70

Kritschnak, G., Dr.; Nordstraße 21, 4006 Erkrath

Krüger, A., Dr.; Abteilung für Plastische und Rekonstruktive Chirurgie und HNO-Erkrankungen, Diakoniekrankenhaus, Kreuzbergstraße 79, 4000 Düsseldorf 31

Krüger, E., Prof. Dr.; Leiter der Abt. für Mund- und Kieferchirurgie der Univ.-Klinik und Poliklinik für Mund-, Zahn- und Kieferkrankheiten Bonn, Hans-Böckler-Straße 5, 5300 Bonn 1

Krüger, O., Prof. Dr.; Bundesanstalt für Materialprüfung, 1000 Berlin

Krumholz, K., Dr. Dr.; Abteilung für Mund- und Kieferchirurgie der Univ.-Klinik und Poliklinik für Mund-, Zahn- und Kieferkrankheiten Bonn, Hans-Böcklerstraße 5, 5300 Bonn 1

Kuner, E.H., Prof. Dr.; Direktor der Abteilung für Unfallchirurgie der Chirurgischen Universitätsklinik Freiburg/Br., Hugstetterstraße 55, 7800 Freiburg/Br.

Lambiris, E., Dr.; Orthopädische Klinik und Poliklinik der Freien Universität Berlin im Oskar-Helene-Heim, Clay-Allee 229, 1000 Berlin 33

Lang, D., Dr.; Berufsgenossenschaftliche Unfallklinik Murnau, 8110 Murnau/Obb.

Lentrodt, J., Prof. Dr. Dr.; Nordwestdeutsche Kieferklinik, Universitätskrankenhaus Eppendorf, Martinistraße 52, 2000 Hamburg 20

Ludolph, E., Dr.; Berufsgenossenschaftliche Unfallklinik Duisburg, Großenbaumer Allee 250, 4100 Duisburg-Buchholz

Luhr, H.-G., Prof. Dr. Dr.; Klinik für Zahn-, Mund- und Kieferkrankheiten, Chirurgische Abteilung (Nordwestdeutsche Kieferklinik) des Universitäts-Krankenhauses Eppendorf, Martinistraße 52, 2000 Hamburg 20

Madersbacher, H., Univ.-Doz. Dr.; Oberarzt der Urologischen Klinik der Universität Innsbruck, Anichstraße 35, A-6020 Innsbruck

Maerker, R., Dr.; Klinik für Zahn-, Mund- und Kieferkrankheiten, Chirurg. Abt., Univ. Krankenhaus Eppendorf, Martinistraße 52, 2000 Hamburg 20

Masing, H., Prof. Dr.; Univ.-Hals-Nasen-Ohren-Klinik Erlangen, Waldstraße 1, 8520 Erlangen

Mentzel, H.-E., Dr.; Oberarzt der Berufsgenossenschaftlichen Unfallklinik Murnau, 8110 Murnau/Obb.

Merck, W., Dr.; Universitäts-HNO-Klinik Freiburg/Br., Kilianstraße 5, 7800 Freiburg/Br.

Merker, H.-J., Prof. Dr.; Direktor des Anatomischen Instituts der Freien Universität Berlin, Pacelli-Allee 41, 1000 Berlin 33

Messerschmidt, O., Prof. Dr.; Leiter des Laboratoriums für Experimentelle Radiologie, Ingolstädter Landstraße 2, 8042 Neuherberg b. München

Mischkowsky, T., Dr.; Chirurgische Universitätsklinik Heidelberg, Im Neuenheimer Feld 110, 6900 Heidelberg

Müller, H.-J., Dr.; Chefarzt der Orthopädischen Abteilung der Berufsgenossenschaftlichen Unfallklinik Murnau, 8110 Murnau/Obb.

Müller, K.-H., Dr.; Berufsgenossenschaftliche Krankenanstalten „Bergmannsheil", Chirurgische Klinik, Hunscheidtstraße 1, 4630 Bochum

Müller, O., Dr.; Oberarzt der Unfallchirurgischen Klinik, Klinikum Mannheim der Universität Heidelberg, Theodor-Kutzer-Ufer, 6800 Mannheim 1

Nagel, F., Prof. Dr. Dr.; Chefarzt der HNO-Abt. am Krankenhaus Siloah, 7530 Pforzheim

Naumann, P., Prof. Dr.; Direktor des Instituts für Medizinische Mikrobiologie und Virologie der Universität, Moorenstraße 5, 4000 Düsseldorf

Neubauer, M., Dr.; Orthopädische Klinik und Poliklinik der Freien Universität Berlin im Oskar-Helene-Heim, Clay-Allee 229, 1000 Berlin 33

Ney, R., Prof. Dr.; Leiter der Chirurgischen Abteilung des Bundeswehrkrankenhauses München, Cincinnatistraße 64, 8000 München 90

Niederdellmann, H., PD Dr. Dr.; Oberarzt der Chirurgischen Abteilung der Klinik und Poliklinik für Zahn-, Mund- und Kieferkrankheiten der Universität Freiburg/Br., Hugstetterstraße 55, 7800 Freiburg/Br.

Nissen, G., Dr.; Kieferchirurgische Klinik der Universitätsklinik für Zahn-, Mund- und Kieferkrankheiten, Augustusplatz 2, 6500 Mainz

Oellers, B., Dr.; Unfallchirurgische Klinik, Klinikum Mannheim der Universität Heidelberg, Theodor-Kutzer-Ufer, 6800 Mannheim 1

Pfeifer, G., Prof. Dr. Dr.; Direktor der Chirurg. Abt. (Nordwestdeutsche Kieferklinik) der Universitäts-Zahn-, Mund- und Kiefer-Klinik Hamburg-Eppendorf, Martinistraße 52, 2000 Hamburg 20

Plaue, R., Prof. Dr.; Direktor der Unfallchirurgischen Klinik, Klinikum Mannheim der Universität Heidelberg, Theodor-Kutzer-Ufer, 6800 Mannheim 1

Prescher, W., Dr.; Berufsgenossenschaftliche Krankenanstalten „Bergmannsheil", Chirurgische Klinik, Hunscheidtstraße 1, 4630 Bochum

Promesberger, A., Dr.; Univ.-Augenklinik Münster/W., Westring 14, 4400 Münster/W.

Promesberger, H., Dr.; Univ.-Augenklinik Münster/W., Westring 14, 4400 Münster/W.

Pust, R., Dr.; Urologische Abteilung der Universitätsklinik Gießen, Klinikstraße 37, 6300 Gießen/Lahn

Rathert, P., PD Dr.; Leitender Arzt der Abteilung Urologie, Krankenanstalten Düren, Roonstraße 30, 5160 Düren

Reck, R., Dr.; Universitäts-HNO-Klinik, Langenbeckstraße 1, 6500 Mainz

Reichert, H., PD Dr. Dr.; Chefarzt, Fachabteilung für Plastische und Wiederherstellungschirurgie, Marienhospital, Böheimstraße 37, 7000 Stuttgart 1

Rettig, H., Prof. Dr.; Direktor der Orthopädischen Universitätsklinik Gießen, 6300 Gießen/Lahn

Reuther, J., Prof. Dr. Dr.; Kieferchirurgische Klinik der Universitätsklinik für Zahn-, Mund- und Kieferkrankheiten, Augustusplatz 2, 6500 Mainz

Richter, W., Dr.; Universitäts-Hals-Nasen-Ohren-Klinik, Kopfklinikum, 8700 Würzburg

Rothauge, C.F., Prof. Dr.; Direktor der Urologischen Abteilung des Klinikums Gießen, Klinikstraße 37, 6300 Gießen/Lahn

Ruidisch, M.H., Dr.; Leitender Arzt der Abteilung für Rückenmarkverletzte der Berufsgenossenschaftlichen Unfallklinik Murnau, 8110 Murnau/Obb.

Seemann, K., Dr.; Leiter des Schiffahrtmedizinischen Instituts der Marine, 2300 Kiel-Kronshagen

Seifert, J., PD Dr.; Urologische Universitätsklinik, Joseph-Stelzmann-Straße 9, 5000 Köln 41

Sossinka, N., Dr.; Berufsgenossenschaftliche Unfallklinik Murnau, 8110 Murnau/Obb.

Spier, W., Prof. Dr.; Wiss. Rat und Professor an der Abteilung für Unfallchirurgie des Zentrums für operative Medizin der Universität, Steinhövelstraße 9, 7900 Ulm

Schauwecker, F., PD Dr.; Chefarzt der Unfallchirurgischen Abteilung des Städtischen Krankenhauses, 6200 Wiesbaden

Schauwecker, H.H., Dr.; Berufsgenossenschaftliche Unfallklinik Tübingen, Rosenheimer Weg 95, 7400 Tübingen

Scheunemann, H., Prof. Dr.; Direktor der Kieferchirurgischen Klinik der Univ.-Kliniken, Augustusplatz 2, 6500 Mainz

Schiffer, H.-P., Dr.; Universitäts-Augenklinik, Westring 14, 4400 Münster/W.

Schlosser, B., Dr.; HNO-Klinik der Universität Erlangen-Nürnberg, Waldstraße 1, 8520 Erlangen

Schmelzle, R., PD Dr. Dr.; Oberarzt der Abt. für Kiefer- und Gesichtschirurgie am Zentrum für Zahn-, Mund- und Kieferheilkunde der Universität, Osianderstraße 2–8, 7400 Tübingen

Schmid, E., Prof. Dr. Dr.; Chefarzt der Fachabt. für Gesichtschirurgie, Plastische und Wiederherstellungschirurgie am Marienhospital Stuttgart, Böheimstraße 37, 7000 Stuttgart S

Schmidseder, R., Prof. Dr. Dr.; Oberarzt der Klinik für Kieferchirurgie der Universität Mainz, Augustusplatz 2, 6500 Mainz

Schmidt, H., Dr.; Berufsgenossenschaftliches Unfallkrankenhaus Hamburg, Bergedorfer Straße 10, 2050 Hamburg 80

Schneider, J., Dr.; Berufsgenossenschaftliche Krankenanstalten „Bergmannsheil", Chirurgische Klinik, Hunscheidtstraße 1, 4630 Bochum

Schreiter, F., Dr.; Chefarzt der Abteilung Urologie des Verbandskrankenhauses Schwelm, Dr.-Möller-Straße 5, 5830 Schwelm

Schröder, F., Prof. Dr. Dr.; Direktor der Univ.-Klinik und Poliklinik, Abt. für Kieferchirurgie, Pleicher Wall 2, 8700 Würzburg

Schulz, U., Dr.; Chirurgische Universitätsklinik Heidelberg, Im Neuenheimer Feld 110, 6900 Heidelberg

Schwenzer, N., Prof. Dr. Dr.; Ärztlicher Direktor der Abteilung für Kiefer- und Gesichtschirurgie der Universität, Osianderstraße 2–8, 7400 Tübingen

Staindl, O., Dr.; HNO-Abteilung der Landeskrankenanstalten, Müllner Hauptstraße 48, A-5020 Salzburg

Stöhrer, M., Dr.; Chefarzt der Urologischen Abteilung der Berufsgenossenschaftlichen Unfallklinik Murnau, 8110 Murnau/Obb.

Stute, H., Ing. grad.; Bundesanstalt für Materialprüfung, 1000 Berlin

Thompson, N., M.D.; Regional Plastic Surgery Centre, Mount Vernon Hospital, Northwood, Middlesex, Great Britain

Trauner, M., Dr.; Leitender Arzt der Abteilung für Hand-, Plastische und Kieferchirurgie der Berufsgenossenschaftlichen Unfallklinik Murnau, 8110 Murnau/Obb.

Uebelhör, A., Leitender Arzt der Abteilung für Septische Chirurgie der Berufsgenossenschaftlichen Unfallklinik Murnau, 8110 Murnau/Obb.

Vitt, K.D., Dr.; Berufsgenossenschaftliche Unfallklinik Duisburg, Großenbaumer Allee 250, 4100 Duisburg-Buchholz

Wagner, W., Dr.; Kieferchirurgische Klinik der Univ.-Kliniken, Augustusplatz 2, 6500 Mainz

Weerda, H., PD Dr.; Universitäts-Hals-Nasen-Ohren-Klinik, Kilianstraße 5, 7800 Freiburg i. Br.

Weidner, W., Dr.; Urologische Abteilung des Klinikums Gießen, Klinikstraße 37, 6300 Gießen/Lahn

Weise, W., Prof. Dr.; Robert-Koch-Institut Berlin, Nordufer 20, 1000 Berlin 65

Weiske, R., Dr.; Fachabteilung für Plastische und Wiederherstellungschirurgie, Marienhospital, Böheimstraße 37, 7000 Stuttgart 1

Widmaier, W., Prof. Dr.; Chefarzt der Fachabteilung für Plastische und Wiederherstellungschirurgie, Marienhospital, Böheimstraße 37, 7000 Stuttgart 1

Wigand, M.E., Prof. Dr.; HNO-Klinik der Universität Erlangen-Nürnberg, Waldstraße 1, 8520 Erlangen

Winter, J., Dr.; Orthopädische Klinik und Poliklinik der Freien Universität Berlin im Oskar-Helene-Heim, Clay-Allee 229, 1000 Berlin 33

Wolter, D., PD Dr.; Abteilung für Unfallchirurgie des Zentrums für operative Medizin der Universität, Steinhövelstraße 9, 7900 Ulm

Zilch, H., Dr.; Orthopädische Klinik und Poliklinik der Freien Universität Berlin im Oskar-Helene-Heim, Clay-Allee 229, 1000 Berlin 33

Zindler, M., Prof. Dr.; Direktor des Instituts für Anaesthesiologie der Universität Düsseldorf, Moorenstraße 5, 4000 Düsseldorf 1

Die Deutsche Gesellschaft für Plastische und Wiederherstellungschirurgie 1963–1977

J. Probst

Die Entstehungsgeschichte der Deutschen Gesellschaft für Plastische und Wiederherstellungschirurgie reicht weit über das offizielle Gründungsjahr hinaus: Nach mehrjährigen Vorbereitungen, die nun gerade ein Vierteljahrhundert zurückreichen, kam es 1955 während der 72. Jahrestagung der Deutschen Gesellschaft für Chirurgie, die unter dem Präsidium von H. Bürkle de la Camp stand, zur Gründung einer „Arbeitsgemeinschaft für plastische, ästhetische und Wiederherstellungschirurgie". Die Vorarbeiten hierzu hatte H. v. Seemen geleistet. Die Leitung der ersten wissenschaftlichen Sitzung übernahm als ältester noch lebender Schüler E. Lexers E. Rehn. In seiner Eröffnungsrede sagte er „ ... die Beschäftigung mit diesem Gebiet der Chirurgie ist wie selten geeignet, den chirurgischen Stil zu bilden, die saubere Gewebsbehandlung zu lehren, die Freiheit chirurgischen Handelns zu fördern. Dies gilt namentlich für die Unfallchirurgie, sie ist ohne die Wiederherstellungschirurgie vollkommen undenkbar."

Das Hauptreferat dieser ersten Sitzung hielt H. v. Seemen: „Wege und Grenzen der plastischen und Wiederherstellungschirurgie." Weitere Referenten waren Andina „Grundsätzliches über die freien Hauttransplantationen", Buff „Plastische und Wiederherstellungschirurgie in der Behandlung des Krebses", Jaeger „Hauttransplantationen nach ausgedehnten Verbrennungen", E. Gohrbandt „Mammaplastik", mit gleichnamigen Vorträgen Winkler und Lessing, Gelbke „Unsere derzeitige Lippenspaltenchirurgie", Rosenthal „Plastische Maßnahmen zur Erzielung einer deutlichen Sprechweise bei Lippen-, Kiefer-, Gaumenspalten", V. Struppler „Zum plastischen Verschluß von Gaumenspalten im Erwachsenenalter", Gg. Maurer „Die operative Behandlung der Facialislähmung", Winkler „Über Gesichtsplastiken", K. Bätzner „Experimentelle Untersuchungen zur homoioplastischen und alloplastischen Aortentransplantation", Niederecker „Wiederherstellende Operationen bei schlecht geheilten angeborenen Hüftverrenkungen und anderen angeborenen Hüftleiden", Brannon „Erfahrungen mit einer neuen Fingergelenkprothese", Schumann „Lexer-Plastik oder Phemister-Plastik", Ritter „Der gebrauchsfertige Ampullenspan in der Wiederherstellungschirurgie".

Erst im Jahre 1958 fand aus Anlaß der 75. Jahrestagung der Deutschen Gesellschaft für Chirurgie unter dem Präsidium von K.H. Bauer die nächste Sitzung der Arbeitsgemeinschaft statt, auf der unter der Leitung von H. v. Seemen freie Hauttransplantationen bei Verlust der Kopfschwarte, der alloplastische Ersatz der Aorta, die Lidwiederherstellung auf dem Programm standen. Nun schlossen sich weitere Sitzungen alljährlich als Parallelsitzungen im Programm der Deutschen Gesellschaft für Chirurgie an – dies blieb so bis 1969.

1959 standen unter Leitung von A. Herrmann Biologie und Immunologie der Transplantationen, Konservierung der Haut und der Tierknochenspan auf dem Programm. 1960 waren unter K. Schuchardt Lippen-, Kiefer-, Gaumenspalten Verhandlungsthemen.

1961, während der 78. Jahrestagung der Deutschen Gesellschaft für Chirurgie unter dem Präsidium von H. Junghanns, wurde die „Sektion für plastische und Wiederherstellungschirurgie der Deutschen Gesellschaft für Chirurgie" aus der Taufe gehoben. Vorsitzender war K.-E. Herlyn. H. v. Seemen, dessen Werk die Sektionsgründung war, führte aus: „Es soll erstrebt werden, daß die sich teilweise abzeichnende Absplitterung von Spezialgebieten der plastischen und Wiederherstellungs-Chirurgie vermieden wird. Aber darüber hinaus wäre es erwünscht und wir erstreben zu erreichen, daß sich der Sektion für plastische und Wiederherstellungs-Chirurgie auch Mitglieder anderer operativer Fachgebiete (so unter anderem der Gynäkologie, der Kiefer- und Gesichtschirurgie, der Ophthalmologie, der Orthopädie, der Urologie), in denen entsprechende plastische und Wiederherstellungs-Chirurgie gepflegt wird, anschließen. – Die großen Fortschritte der allgemeinen Grundlagen der Transplantationslehre und der praktischen und operationstechnischen Durchführung plastischer und wiederherstellender Operationen unter Ausnutzung der Fortschritte der allgemeinen Chirurgie in den letzten 20 Jahren haben dazu geführt, daß die plastische und Wiederherstellungs-Chirurgie eine rasch aufstrebende und vielseitige Entwicklung erfahren konnte, die einen Zusammenschluß der an diesem Arbeitsgebiet Beteiligten schon rein fachlich begründet. So hoffen wir eine breite Basis zu erreichen, nicht nur zur Förderung der plastischen und Wiederherstellungs-Chirurgie in wissenschaftlicher und praktischer Hinsicht, zur Förderung des Nachwuchses und schließlich zur Pflege des Gedanken- und Erfahrungsaustausches mit entsprechenden ausländischen Fachgesellschaften." Diese erste Sitzung der neugeschaffenen Sektion behandelte Facialisläsionen und die Wiederherstellung des männlichen Genitale und der Urethra.

1962 standen unter der Leitung von A.N. Witt Nervenverletzungen und Plexusschäden auf dem Programm der Sektion.

Im Gründungsjahr der Deutschen Gesellschaft für Plastische und Wiederherstellungschirurgie 1963 fand die 1. Jahrestagung „in Gemeinschaft" mit der Deutschen Gesellschaft für Chirurgie statt. Die unter der Leitung von H. v. Seemen stehende Gründungstagung war thematisch außerordentlich reichhaltig und dokumentierte damit den umfassenden Charakter dieser Gesellschaft. Auf dem Programm standen die Alloplastik in der Wiederherstellungschirurgie, die Verwendung von Kunststoffen und Metallen, ferner Organtransplantationen, Elephantiasis, Themen aus der Augenheilkunde, der Hals-, Nasen- und Ohrenheilkunde, der Kiefer- und Gesichtschirurgie, der Kinderchirurgie (Gewebslücken, Wundverschluß), der Urologie, der Handchirurgie einschließlich der Begutachtung Handverletzter und der Orthopädie.

Auch die 2. Tagung stand – außerhalb des Chirurgenkongresses durchgeführt – im Jahre 1963 unter der Leitung von H. v. Seemen.

1964 führte Bürkle de la Camp den Vorsitz der gemeinschaftlich mit der Deutschen Gesellschaft für Chirurgie gehaltenen 3. Jahrestagung, auf der allgemeine und spezielle Transplantationsfragen unter besonderer Berücksichtigung aller Organe, vor allem am Knochen, handchirurgische Probleme und die Defektdeckung über verschiedenen Regionen erörtert wurden.

Auch im folgenden Jahr, 1965, oblag H. Bürkle de la Camp wieder die Leitung der gemeinschaftlichen Sitzung im Rahmen des Deutschen Chirurgenkongresses. Es wurde über plastische und Wiederherstellungschirurgie der Blutgefäße, über sekundärplastische

Eingriffe bei Verbrennungen des Gesichts und des Halses sowie über plastische Korrekturen der angeborenen Harnentleerungsstörungen im frühen Kindesalter und über die Wiederherstellungschirurgie der Harnblase referiert.

Von 1965 an erschienen die Verhandlungen der Gesellschaft in der Zeitschrift „Chirurgia Plastica et Reconstructiva" im Verlag Springer, diese Reihe endete jedoch 1970 mit dem Bericht über die Sondersitzung „Plastische Chirurgie" der 87. Tagung der Deutschen Gesellschaft für Chirurgie gemeinsam mit der Deutschen Gesellschaft für Plastische und Wiederherstellungschiurgie und der Vereinigung Deutscher Plastischer Chirurgen 1970 in München.

Zur 5. Tagung, 1966 in München während des Chirurgenkongresses abgehalten, sprach H. Bürkle de la Camp in seiner Präsidentenrede Worte, die zeitlos gültig auch jetzt von Interesse sind: „Ich habe darüber nachgedacht, wo eigentlich die Grenze zwischen der plastischen Chirurgie und der Wiederherstellungschirurgie zu ziehen ist, eine scharfe Grenze konnte ich aber nicht finden. Die plastische Chirurgie ist immer eine wiederherstellende, bzw. bei angeborenen Mängeln eine herstellende Chirurgie. Die Wiederherstellungschirurgie dagegen ist nicht immer mit plastischen Eingriffen verbunden. Wir verstehen unter plastischer Chirurgie diejenigen operativen Eingriffe, die versuchen, angeborene oder erworbene Defekte auszugleichen oder zu beseitigen, sei es unter Verschieben benachbarter Gewebe, sei es durch Transplantation lebender oder durch Einplanzen konservierter Gewebe oder von Fremdkörpern. Diese operativen Maßnahmen sind bei vielen wiederherstellenden Eingriffen auch erforderlich. Und so verschwinden die von mir angedeuteten Grenzen zwischen diesen beiden Begriffen sowohl in der Behandlung als auch in der Forschung. Es handelt sich dabei nicht nur um Gewebe der Oberfläche, wie oft und nicht nur in Laienkreisen vermutet wird, sondern um alle Gewebe des menschlichen Körpers, auch der tiefliegenden, ich erinnere an Muskeln und Sehnen, an Knochen und Gelenke, an Nerven und nicht zuletzt an die verschiedenen Organe, an denen plastische Eingriffe und deren Verpflanzung mit steigenden funktionstüchtigen Ergebnissen vorgenommen werden. Da sich unter dem Dach der „Plastischen und Wiederherstellungschirurgie" alle Fachgebiete der Medizin vereinigen, die solche Operationen zu ihren Aufgaben zählen, haben wir uns bemüht, von Anfang an in unserer „Deutschen Gesellschaft für Plastische und Wiederherstellungschirurgie" alle diese Disziplinen zu vereinigen, also die Chirurgie, die Orthopädie, die Kieferchirurgie, die Hals-Nasen-Ohren-Heilkunde, die Neurochirurgie, die Urologie, die Augenheilkunde. – Ich habe diese Betrachtungen hier mit voller Absicht angestellt, um festzulegen, daß wir nicht Fachgebiete, die in ihrer Arbeit uns verwandt sind, absplittern lassen wollen, sondern daß wir eng verbunden mit ihnen Schulter an Schulter arbeiten wollen. Und damit vertreten wir auch die Entwicklung unseres Forschungs- und Behandlungsgebietes, dem vor über 100 Jahren Zeis erstmals einen Namen gegeben und wie es uns Dieffenbach, von Langenbeck, Lexer, Axhausen und andere gegeben und zum Weiterausbau hinterlassen haben."

Die Themen der 5. Tagung waren „Plastische und Wiederherstellungschirurgie der Nerven", „Primäre und sekundäre Defektdeckung nach operativer Entfernung von Gesichtstumoren" sowie freie Themen.

Die 1967 stattfindende 6. Jahrestagung gestaltete P.F. Bischoff mit „Handfehlbildungen" und „Spaltmißbildungen des Urogenitalapparates" sowie Problemen der Gesichtsdefekte.

W. Schink stand dem Verhandlungsthema „Die Chirurgie der Handverletzungen", K. Schuchardt dem Thema „Der Wundverschluß in der Plastischen Chirurgie" auf der 7. Jahrestagung 1968 vor.

1969, in der Parallelsitzung zur 86. Tagung der Deutschen Gesellschaft für Chirurgie, schlug unter der Leitung von H. Bürkle de la Camp das Thema „Gelenkplastiken" die Brücke von den überkommenen, von breiten Erfahrungen begleiteten autoplastischen zu den neuartigen alloplastischen Gelenkplastiken.

Im Herbst 1969 fand in Hamburg unter dem Präsidium von K. Schuchardt die 8. Jahrestagung statt, die vorwiegend Themen aus dem Bereich der Kieferchirurgie und der plastischen und Wiederherstellungschirurgie des Gesichts gewidmet war.

1970 fand keine Jahrestagung der Deutschen Gesellschaft für Plastische und Wiederherstellungschirurgie statt, man trat indessen zu einer gemeinsamen Sitzung mit der Deutschen Gesellschaft für Chirurgie und der Vereinigung Deutscher Plastischer Chirurgen während des 87. Deutschen Chirurgenkongresses zusammen. P. Wilflingseder leitete die Verhandlungen, die sich u.a. mit Myo-, Thermo- und Angiographien im Verhältnis zu plastisch- und wiederherstellungschirurgischen Problemen befaßten.

Eine Sondersitzung zur plastischen und Wiederherstellungschirurgie fand nochmals im Rahmen eines Chirurgenkongresses im Jahre 1971 statt. Unter Leitung von G. Friedebold wurden die Forschungs- und Behandlungsergebnisse zum biologischen und technischen Organersatz, zur Knochenregeneration und Knochentransplantation vorgetragen.

Die 9. Jahrestagung sah die Gesellschaft im Herbst 1971 in Berlin. Unter dem Präsidium von G. Friedebold waren Knochenplastiken, plastische Korrekturen und Rekonstruktionen der männlichen Harnröhre und des Penis, die Wiederherstellung der Tränenwege und freie Hauttransplantationen Verhandlungsthemen.

1972 traf man sich zur 10. Jahrestagung in Dortmund. Als Präsident leitete J. Rehn die Verhandlungen, die Plastiken unter Verwendung von Muskeln, Faszien, Bändern, Sehnen, ferner Gesichtskonturenaufbau durch Implantate, die Nasenplastik und die Rekonstruktion der Harnleiter auf dem Programm fanden.

Die drei nachfolgenden Tagungen standen thematisch insofern in einem engeren Zusammenhang, als 1973 unter dem Präsidium von H. Naumann in München plastischchirurgische Maßnahmen nach frischen Verletzungen, 1974 unter dem Präsidium von F. Hollwich in Düsseldorf solche bei Spätfolgen nach Unfällen zur Diskussion gestellt wurden, während E. Schmid seine Präsidentschaft 1975 der Wiederherstellung von Form und Funktion organischer Einheiten widmete. Die Berichte über diese drei Tagungen sind jeweils in Einzelbänden im Georg Thieme Verlag, Stuttgart, erschienen.

„Fehler und Gefahren in der Plastischen Chirurgie", vom Präsidenten für 1976, W. Düben, auf die Tagesordnung der 14. Jahrestagung in Hannover gesetzt, beleuchteten für alle in der Gesellschaft vertretenen Fachgebiete Probleme, mit denen sich jeder in der plastischen und Wiederherstellungschirurgie Tätige ständig auseinandersetzen muß, Probleme, die aber auch den Reiz der Arbeit in diesem Zweig der operativen Heilkunde ausmachen.

Eröffnungsansprache des Präsidenten der Deutschen Gesellschaft für Plastische und Wiederherstellungschirurgie 1977

J. Probst, Murnau

Meine sehr verehrten Damen, meine Herren!
Liebe Kolleginnen und Kollegen!

Zum 15. Male tritt die Deutsche Gesellschaft für Plastische und Wiederherstellungschirurgie zu einer Jahrestagung zusammen. 15 Tagungen sind keine zahlenmäßige Größenordnung, die uns zu einem Jubiläum veranlassen könnte. Indessen reicht ihre Entstehungsgeschichte weit über diesen Zeitraum hinaus, so daß wir uns, so gerechnet, schon im 25. Jahr befinden. Ist auch dies kein Grund zu jubilieren, so kann dennoch nicht berücksichtigt bleiben, daß sich seither unsere Gesellschaft entsprechend ihrer Aufgabenstellung gleichmäßig und durchaus mit gesunder Selbsteinschätzung weiterentwickelt hat, während im Aufgabengebiet selbst wesentliche Entwicklungen vor sich gegangen sind; beide Ereignisse verdienen Rückschau und Würdigung. Bevor dies geschehe, darf ich Sie sehr herzlich in der Berufsgenossenschaftlichen Unfallklinik Murnau und im Werdenfelser Land in der Marktgemeinde Murnau begrüßen.

Grüße zum heutigen Tage hat übermittelt der Bayerische Staatsminister für Arbeit und Sozialordnung Herr Dr. Fritz Pirkl, der sein ursprünglich zugesagtes Erscheinen nicht einhalten kann. In einem Handschreiben hat der Bayerische Staatsminister der Finanzen Herr Max Streibl bedauert, nicht selbst nach hier kommen zu können, um „die Leistungen der Deutschen Gesellschaft für Plastische- und Wiederherstellungschirurgie bei der Rehabilitation Körperbehinderter zu würdigen und dafür zu danken." Geschrieben haben sodann unser einziges Ehrenmitglied Herr Professor Dr. Dr. h.c. Karl Schuchardt, der sich derzeit in der Neuen Welt aufhält, der Präsident der Bundesärztekammer und der Bayerischen Landesärztekammer, Herr Kollege Sewering, der wegen gleichzeitigen Stattfindens des 30. Bayerischen Ärztetages an der Teilnahme verhindert ist. Weitere Grüße sandten der Präsident der Deutschen Gesellschaft für Chirurgie, der Präsident des Berufsverbandes Deutscher Fachärzte für Mund- und Kieferchirurgie, unser geschätzter Kollege Hemmerich, die Präsidentin der Vereinigung der Deutschen Plastischen Chirurgen, der Stellvertreter des Inspekteurs des Sanitäts- und Gesundheitswesens der Bundeswehr, der Hauptgeschäftsführer des Hauptverbandes der gewerblichen Berufsgenossenschaften. Nicht zuletzt hat uns der Vorsitzende des Vorstandes des Trägervereins dieser Klinik durch sein Grußwort im Tagungsführer erfreut. Allen sagen wir herzlichen Dank.

Unter den Anwesenden darf ich besonders aufmerksam unser Mitglied Herrn Schwenzer als Präsidenten der Deutschen Gesellschaft für Mund-, Kiefer- und Gesichtschirurgie, und den Präsidenten der Bayerischen Chirurgenvereinigung Herrn Gumrich, Augsburg, begrüßen.

In unserer Mitte befindet sich auch als Gründungsmitglied und wohl ältester Teilnehmer mein verehrter Lehrer Professor Alfons Lob, dem an seiner langjährigen Wirkungsstätte mein herzlicher Gruß gilt. Als Schüler von Erich Lexer und Georg Magnus stellt Alfons Lob die natürliche Verbindung zu einer Blütezeit der plastischen und Wiederherstellungschirurgie dar; wir sind ihm für sein aus lebenslanger Erfahrung schöpfendes Buch über „Wiederherstellungschirurgie nach Unfällen" zu besonderem Dank verpflichtet. Auf meine Bitte hin hat Professor Lob mir die in seinem Besitz befindliche Bisquit-Büste Dieffenbachs aus der KPM Berlin, ein Werk von Rauch, zur Verfügung gestellt, um eine Fotografie derselben unserem Tagungsführer beilegen zu können.

Als Sie, meine verehrten Kolleginnen und Kollegen, mich vor Jahresfrist mit der Ausrichtung unserer 15. Jahrestagung beauftragten, erforderte dies nicht nur die Wahl eines oder mehrerer Tagungsthemen und die Bestimmung eines Tagungsortes, sondern auch eine Auseinandersetzung mit der Stellung unserer Gesellschaft; letzteres ergab sich aus den Vorgängen um das Verhältnis zu einer anderen Chirurgengruppe, die sich zur Arbeit auf einem Teilgebiet vereinigt hat. Was sich im Laufe der Zeit ereignete und was in dem zwischen der 14. und der 15. Jahrestagung abgelaufenen Zeitraum diesbezüglich geschah, braucht nicht Gegenstand meiner Begrüßung zu sein und ist dahingehend zusammenzufassen, daß ein unmittelbarer Zusammenschluß gegenwärtig aus den Auffassungen der Vereinigung der Deutschen Plastischen Chirurgen heraus nicht zu verwirklichen erscheint, während unsere Ansichten sich mit denen der Deutschen Gesellschaft für Chirurgie bezüglich der Sektion Plastische Chirurgie decken. Gemeinsame Bemühungen um eine Klärung des Verhältnisses zur Internationalen Vereinigung für plastische und Wiederherstellungschirurgie gehen fort; wir hoffen, daß über die Sektion Plastische Chirurgie der Deutschen Gesellschaft für Chirurgie schließlich ein Ausgleich zu erreichen sein wird, der *allen* Bedürfnissen entspricht. Gut Ding will Weile haben, gilt auch hier und Geduld muß eine Tugend des Chirurgen sein, insbesonderheit des Wiederherstellungschirurgen.

Auch ein Rückblick in die Geschichte unserer Gesellschaft und darüberhinaus lehrt, daß niemals alles von Anfang an vollkommen, sondern höchst unvollkommen war. Und dennoch wurden Fortschritte erarbeitet, ausgebaut und weitergegeben. Ich habe Ihnen im Tagungsführer bereits eine kleine Rückerinnerung an den Werdegang unserer Gesellschaft gegeben und dabei auch auf die vorangegangene Gründerzeit zurückgegriffen. Zwei Zitate möchte ich herausgreifen, die mir von fortdauernder Bedeutung zu sein scheinen:

1961 hat Hans von Seemen ausgeführt: „Es soll erstrebt werden, daß die sich teilweise abzeichnende Absplitterung von Spezialgebieten der plastischen und Wiederherstellungs-Chirurgie vermieden wird. Aber darüber hinaus wäre es erwünscht und wir erstreben zu erreichen, daß sich der Sektion für plastische und Wiederherstellungs-Chirurgie auch Mitglieder anderer operativer Fachgebiete (so unter anderem der Gynäkologie, der Kiefer- und Gesichtschirurgie, der Ophthalmologie, der Orthopädie, der Urologie), in denen entsprechende plastische und Wiederherstellungs-Chirurgie gepflegt wird, anschließen. – Die großen Fortschritte der allgemeinen Grundlagen der Transplantationslehre und der praktischen und operationstechnischen Durchführung plastischer und wiederherstellender Operationen unter Ausnutzung der Fortschritte der allgemeinen Chirurgie in den letzten 20 Jahren haben dazu geführt, daß die plastische und Wiederherstellungs-Chirurgie eine rasch aufstrebende und vielseitige Entwicklung erfahren konnte, die einen Zusammenschluß der an diesem Arbeitsgebiet Beteiligten schon rein fachlich begründet. So hoffen wir eine breite Basis zu erreichen, nicht nur zur Förderung der plastischen und Wiederherstellungs-Chirurgie in wissenschaftlicher und praktischer Hinsicht, zur Förderung des Nachwuchses und schließlich zur Pflege des Gedanken- und Erfahrungsaustausches mit entsprechenden ausländischen Fachgesellschaften."

Schon 1955 hatte Eduard Rehn bemerkt: „... die Beschäftigung mit diesem Gebiet der Chirurgie ist wie selten geeignet, den chirurgischen Stil zu bilden, die saubere Gewebsbehandlung zu lehren, die Freiheit chirurgischen Handelns zu fördern. Dies gilt namentlich für die Unfallchirurgie, sie ist ohne die Wiederherstellungschirurgie vollkommen undenkbar." Ohne diese Rückerinnerung, in die ich auch das einbeziehe, was Bürkle de la Camp 1966 über unsere Arbeitsgebiete plastische und Wiederherstellungschirurgie sagte – ebenfalls nachzulesen im Tagungsführer – wäre es in der Tat kaum verständlich, daß es neben den großen Fachgesellschaften auch solche geben muß, die die Vertreter verschiedener Disziplinen zusammenführen, wo gleiche Ziele oder gleiche Methoden einen Gedanken- und Erfahrungsaustausch erfordern. Vielleicht wird nicht immer bedacht, daß dieser Austausch nicht nur der Befriedigung unserer Wünsche, sondern in erster Linie dem Patienten dient. Es gibt Fragen und Aufgaben, die zwischen den Fachgebieten liegen, die innerhalb der Fachgebiete nicht oder nicht abschließend gelöst werden können, deren Lösung gleichwohl das Interesse des kranken Menschen fordert. Dies ist auch ein Problem des Daseins und des Wirkens und solchermaßen der Aufgaben wissenschaftlicher Gesellschaften. Letztere sind nur zu erfüllen, wenn Darstellung und Diskussion im Vordergrund stehen, der Fluß der Erkenntnisse von der theoretischen zur praktischen Seite und umgekehrt unbehindert, eine lediglich institutionelle Auseinandersetzung ausgeschlossen ist. Der Medizinsoziologe Baier hat gewiß nicht zu Unrecht – wir erleben das am Beispiel der plastischen Chirurgie – unlängst beklagt, angesichts der „Komplexität des medizinischen Wissens und der unüberblickbaren Ausdifferenzierung seiner praktischen und technischen Anwendung" sei nichts nötiger, „als eine Art bewegliche Systematisierung des laufenden Forschungswissens." Es sei bezeichnend, „daß in den medizinischen Fächern bis heute kaum Ansätze einer Wissenschaftstheorie entwickelt worden sind, die in systematischer Absicht das empirische und praktische Wissen durchgliedern und ordnen, es dem Pointillismus des Spezialisten entziehen und dem lernenden Auge des Kollegen öffnen." Und weiter: „Der Erfahrungsfortschrifft ist lehrbar und lernbar eben nicht mehr im additiven Pluralismus der Spezialforschung, sondern nur noch in einer integrativen Theorie."

Ich kann mich diesen Gedankengängen nicht verschließen. Das mag darauf beruhen, daß ich als ein die Chirurgie in einem Spezialbereich Ausübender sehr wohl weiß, daß es keine scharfen Grenzen innerhalb, ebensowenig aber eine völlig unabhängige Selbständigkeit außerhalb der umfassenden Chirurgie geben kann. Der Anspruch auf tatsächliche oder nominale Reservate erscheint mir demgegenüber unbegründet, wenn der ihn Erhebende sich in jenen Rahmen einzuordnen nicht bereit ist.

Wissenschaftliche Gesellschaften haben neben Forschung und Wissensaustausch, also Fortbildung, auch die Aufgabe der Förderung des wissenschaftlichen, in unserem Aufgabengebiet sowohl des klinischen als auch des unmittelbar forschenden Nachwuchses. Das ist in einer Gesellschaft, die ihre fachlichen Bindungen multilateral pflegt, nicht einfach. Darüberhinaus sind unsere jungen Kollegen aus naheliegenden Gründen vielfach gezwungen, fachdisziplniert zu arbeiten. Das sollte jedoch nicht den Blick einengen auf fachspezifische Eigentümlichkeiten. Diese Überlegung und die Tatsache, daß eine Gesellschaft nur aus ihrem Nachwuchs die Zukunft gestalten kann, bewog mich, aus Anlaß dieser Tagung einmal auch auf die weiter zurückliegenden Grundlagen hinzuweisen und wieder an die Begründer der plastischen und Wiederherstellungschirurgie zu erinnern, Johann Friedrich Dieffenbach und Erich Lexer, wobei der eine, Dieffenbach, als Begründer der neuzeitlichen, der andere, Lexer, als der Begründer der modernen plastischen und Wiederherstellungschirurgie aufzufassen sind. Man darf indessen nicht in den Fehler verfallen, sie als plastische Chirurgen auf *ein* Gebiet einzuengen. Das muß insbesondere Dieffenbach zur Rechtfertigung ausgesprochen werden, war er doch ein die gesamte Chirurgie seiner Zeit umfassend ausübender und darüberhinaus mehr ein wiederherstellender als allein plastischer Chirurg. Ein Blick in das Verzeichnis seiner Schriften bestätigt dies. Wer sich näher mit Dieffenbach befaßt — was ich jüngeren Kollegen sehr empfehlen kann — wird erstaunend feststellen, welchen Rang schon bei ihm z.B. der Gedanke der Rehabilitation innehatte, wie sehr vor allem Dieffenbach selbst in seinen Schriften darauf hingewiesen hat.

Über den Ersatz der Oberlippe durch Umlagerung hat Dieffenbach 1827, also vor genau 150 Jahren, geschrieben: „Nach dieser von mir beschriebenen Methode operierte ich unter anderem einen jungen Gardehusaren, dessen ganze Oberlippe infolge eines Hufschlages vom Pferde verloren gegangen war. Der vordere Teil des Oberkiefers und die Zähne waren entblößt.

Der Erfolg der Operation war so auffallend und die Heilung erfolgte binnen kurzem so schnell, daß man einen anderen Menschen nach derselben zu sehen glaubte, da keine Spur die frühere Entstellung verriet."

Dieses Erbe sollte unvergessen bleiben. Mit Zustimmung des Gesamtvorstandes habe ich im Andenken an Dieffenbach für diese Tagung, die 130 Jahre nach Dieffenbachs Tod — am 11. 11. 1847 — stattfindet, eine Preis für den besten Vortrag der 15. Jahrestagung ausgesetzt, einen 4 Arbeiten von Dieffenbach enthaltenden Band aus Heckers Annalen von 1826. Die 4 Arbeiten befassen sich mit der Verschließung des Afters, der Gaumennaht, der Behandlung der Harnröhrenverengung und mit dem Gaumensegel, passen also recht gut in das Bild unserer multidisziplinären Gesellschaft. In diesem Zusammenhang darf ich erwähnen, daß unser heutiges kleines Namensschildchen die Dieffenbachsche Zeichnung zur Blepharoplastik des Jahres 1828 trägt. Kein Geringerer als Bernhard von Langenbeck, Dieffenbachs Nachfolger auf dem Berliner Lehrstuhl, hat 1849 über die Blepharoplastik sein Urteil ausgesprochen: „Der Ersatz durch Hautverziehung in seiner allgemeinsten Bedeutung und vielfachen Anwendung bei den verschiedenartigsten plastischen Operationen ist unbestritten eine Erfindung Dieffenbachs und würde allein ausreichen, um seinem Namen die Unsterblichkeit zu sichern."[1]

Als Sie mir vor einem Jahr die Leitung der 15. Jahrestagung übertrugen, fiel es mir nicht schwer, mich alsbald thematisch zu entscheiden: wollte ich doch auch damit den Charakter unserer Gesellschaft unter Beweis stellen. Die chirurgischen Infektionen, die immer im Zentrum der Sorge und des Interesses der Operateure standen, spielen wie in der Unfallchirurgie auch in der plastischen und Wiederherstellungschirurgie naturgemäß eine besondere Rolle. Ich brauche nur daran zu erinnern, daß Arzt und

---

1 Preisträger wurde Prof. Dr. Wolfgang Draf, Mainz.

Patient, die sich zu einem operativen Eingriff entschließen, heute wie damals ein vorher nicht vorhandenes Risiko eingehen, von dessen Realisierungsfaktoren einer die iatrogene Wunde ist. Im Fortschritt unserer Behandlungsverfahren sind wir aber dahin gekommen, auch dort Anzeigen zur Operation zu stellen, wo bereits Infektionen bestanden oder noch bestehen. Im ersten Fall stehen wir vor der Frage, ob wir das Risiko wiederholen dürfen, im zweiten greifen wir, um mit dem Dichterarzt Carossa zu sprechen, dem Schicksal unmittelbar in den Rachen. Die Zahl der Anmeldungen zu diesem Leitthema hat mir gezeigt, daß das Thema für uns alle aktuell ist.

Wenn Sie, meine Kollegen, dieses Thema in diesen Räumen abhandeln, so geschieht es gerade an derjenigen Stelle, an der vor 3 Jahren erstmals in der BRD eine Abteilung für septische Chirurgie als eigenes Gebäude außerhalb der aseptischen Klinikbereiche errichtet und in Betrieb genommen worden ist, zugleich in einer Klinik, die seit fast 25 Jahren neben der Unfall- die Wiederherstellungschirurgie im Lexerschen Sinne ausübt. Unter Wiederherstellungschirurgie versteht man der Hauptsache nach diejenigen Operationen, die imstande sind, Funktion und äußere Form wiederzugeben oder wenigstens zu verbessern und damit die Folgen der Verletzung zu beseitigen (Lexer, Wiederherstellungschirurgie, 1. Aufl., 1920). Daß die Wiederherstellungschirurgie des Verletzten – und gleichermaßen des Kranken – nicht allein auf das unmittelbar engere Fachgebiet der Chirurgie beschränkt sein kann, zeigt sich überzeugend auch am Charakter dieser Klinik, die auf der Integration einer ganzen Reihe von Disziplinen – Chirurgie, Innere Medizin, Neurologie, Orthopädie, Urologie, Anaesthesiologie – beruht und im Zusammenwirken derselben nach demjenigen Grade der Wirksamkeit strebt, die die gegebenen und die zu gewinnenden Kenntnisse und Erfahrungen zulassen. Auf dieser Grundlage hat sich aus den Anfängen eines vorwiegend der nachgehenden Übungsbehandlung gewidmeten Krankenhauses die Klinik entwickelt, die selbst zum möglichst frühen Zeitpunkt operativ in den Prozeß der Wiederherstellung eingreift. Daß im Zuge des Ausbaues der gestellten Aufgaben schließlich eine baulich selbständige und hygienisch-organisatorisch getrennte Abteilung für septische Chirurgie errichtet werden konnte, ergab sich zwangsläufig aus der Erkenntnis, daß die Behandlung dieser Verletzten und Kranken zu ihrer Wiederherstellung auch des Faktors der Erfahrung an einer großen Zahl gleichgelagerter Fälle bedarf.

Daß diese Aufgaben zu ihrer Lösung der Mitwirkung der Kostenträger bedürfen, darf hier nicht unerwähnt bleiben. Vielmehr muß öffentlich anerkannt werden, daß der heutige Stand der Unfall- und Wiederherstellungschirurgie ohne die Leistungen der Träger der gesetzlichen Unfallversicherung, der Berufsgenossenschaften, nicht denkbar wäre. Dafür ist diese Klinik ein lebendes Beispiel. In diesem Zusammenhang darf ich darauf hinweisen, daß wir hier im Begriff stehen, ein weiteres wichtiges Gebiet der Unfall-, plastischen und Wiederherstellungschirurgie zu integrieren. Sie wissen, daß die Versorgung mit Zentren für Brandverletzte, von denen in der BRD lediglich die Berufsgenossenschaften drei in ihren Kliniken geschaffen haben und unterhalten, unzureichend ist. Ich freue mich Ihnen mitteilen zu können, daß wir uns bereits sehr eingehend mit Plänen zur Errichtung eines weiteren Brandverletztenzentrums in dieser Klinik befassen. Daß auch mit diesem Arbeitsgebiet das heutige Leitthema angesprochen ist, sei der Vollständigkeit halber erwähnt.

Ein Wort lassen Sie mich auch dem geographischen Ort Murnau widmen. Als wir vor Jahresfrist in der Stadt der Welfen – um mit meinem Landsmann Wilhelm Busch zu umschreiben — tagten, wurde mir gesagt, daß man gern auch einmal „aufs Land" und eben nach Murnau ginge. So darf ich Sie herzlich im „kayserlich-gefreiten Markt Murnau" begrüßen und damit auch wieder in altem welfischem Stammland, indem Murnau eine Gründung Heinrichs des Löwen ist und noch ältere, sehr bedeutende Zeugen welfischer Geschichte z.B. in Steingaden und Rottenbuch zu finden sind. Diese Landschaft verkörpert 20 Millionen Jahre Naturgeschichte und zwölfhundert Jahre Kulturgeschichte.

Wesentlich zur Ausgestaltung unserer Tagung tragen auch zahlreiche Firmen der Medizintechnik, der Pharmazie, der medizinischen Versorgung und Buchhandlungen bei, die eine sehr schöne Ausstellung eingerichtet haben. Ich darf den Firmen herzlich dafür danken, daß auch sie nach Murnau und zu unserer Gesellschaft gekommen sind und bitte darum, auch der Ausstellung reges Interesse entgegenzubringen.

Damit erkläre ich die 15. Jahrestagung der Deutschen Gesellschaft für plastische und Wiederherstellungschirurgie für eröffnet.

Festvortrag

Die Krankenhausinfektion im Wandel der Zeiten

S. Carlson, Nürnberg

Auf dem Gebiet der Wundbehandlung wurden — wie in der Geschichte so oft — heilsame Errungenschaften wieder vergessen und nach vielen unnötigen Opfern neu entdeckt. Hierbei ist insbesondere die Frage nach der Notwendigkeit der Wundeiterung im Laufe der Jahrhunderte nur zu oft wie eine Weltanschauung behandelt und umstritten worden. Das alte klassische Postulat nach einer Heilung „per primam intensionem" ist oft erschüttert worden. Die Geschichte der Chirurgie ist, wie es Thorwald ausdrückte, eine Geschichte der letzten hundert Jahre. Ob die vorangegangene Zeit nur als eine „Nacht der Unwissenheit, der Qual und des furchtlosen Tastens im Dunkeln" bezeichnet werden kann, möchte ich bezweifeln. In breiter Ausstrahlung begegnet uns die Chirurgie, das „göttliche Handwerk", schon in den Heldenliedern des Homer.

Mit wenigen Ausnahmen mußte jedoch seit Jahrtausenden eine sekundäre Wundheilung „per granulationem" als Regel angesehen werden. Dabei sollte das „pus bonum et laudabile" einen zur Heilung geradezu notwendigen Faktor darstellen, dessen Sekretion angeregt und nur bei excessivem Ausmaß durch Aderlässe oder Nahrungskarenz zu hemmen versucht wurde. Meist ist hier bereits mit der ersten Wundversorgung der oftmals tödliche Erreger durch Kontaktinfektion übertragen worden. Dies ist verständlich, wenn wie aus Überlieferungen bekannt ist, z.B. ein und derselbe Schwamm ungereinigt in der Wundbehandlung zahlreicher Verletzter benutzt wurde.

Als Verbandmaterial diente die „Charpie", zu Fäden zerzupfte alte Leinenwäsche, die häufig nur unzulänglich gereinigt war. Billroth mußte oft Kompressen zurückweisen, die von früherer Verwendung her noch Eiterreste trugen. Zum Unterbinden verwendete man vielfach gewöhnliche Peitschenschnur, die aus dem gleichen Kaufladen stammte, in dem auch der Fuhrmann seinen Bedarf deckte. Sie wurde zusammen mit Seide und einem dem Catgut ähnlichen Nahtmaterial am Rockaufschlag befestigt, um sie rasch bei der Hand zu haben. Die Operationskleidung bestand aus einem alten Rock, der für andere Zwecke nicht mehr verwendet werden konnte. Der englische Chirurg John Godlee schreibt, daß ältere Chirurgen sich vor den jüngeren Assistenten durch einen mit Blut und Eiterkrusten bedeckten Rock auszeichneten und häufig nicht ohne eine gewisse Geringschätzung auf das noch saubere Kleid des Anfängers herabblickten. Besonders eindrucksvoll beschreibt G. Fischer [2] die fast unglaublichen Zustände der damaligen Zeit.

Im Hinblick auf die Zahl der Kranken stand das Hôtel Dieu in Paris an erster Stelle. Auch die Sterblichkeit war hier am größten, so daß es mit der Berliner Charité, die den zweiten Platz einnahm, in dem Ruf einer Mördergrube stand.

Von allen Todesfällen in Paris kam ein Drittel in den Hospitälern vor. Im Hôtel Dieu starben von 5 Kranken einer. Trepanationen machte man hier nicht mehr, weil seit 40 Jahren keine einzige glücklich verlaufen war. Die besten Hospitäler waren die englischen, insbesondere die in Edinburgh und Manchester wegen ihrer freien Lage und luftigen Bauart. Hier betrug die Sterblichkeit nur 4%. Der überwiegende Teil der Spitäler war jedoch im 18. Jahrhundert katastrophal schlecht. An ungesunden Plätzen erbaut, hatten die meisten nur kleine und niedrige Krankenzimmer, in denen die Patienten, medizinische und chirurgische häufig durcheinander, wie eingepöckelt begraben waren. Schmutz und Gestank waren groß. Besonders mangelte, wie G. Fischer [2] berichtete, den Franzosen der Sinn für Reinlichkeit, ganz abgesehen von ihrer die Menschlichkeit empörenden Gewohnheit, mehrere Kranke in ein Bett zu packen. Für 4800 Kranke gab es im Hôtel Dieu nur 2000 Betten. Mitunter lagen 6 Kranke zusammen. Hier fand man in ein- und demselben, von Unflat schmutzigem Bett 3 Verwundete, dort 3 Rasende, die sich in ihrer Wut lahm und tod schlagen konnten. Zwischen Kranken und Toden lagen die Rekonvaleszenten. Sämtliche Verwundete, 2–300, waren in dem einzigen Saale zusammengepfropft, der gleichzeitig den alleinigen Durchgang zur Küche und zum Keller bildete. Kot und Urin liefen aus den Abtritten in einer engen Röhre zusammen, durchdrangen die Mauern, wodurch sich ein enormer Gestank entwickelte. Am haarsträubendsten war, daß die Totenkammer mit dem Anatomiesaal am Ende von zwei Krankensälen lag und die Türen von dort hineinführten. Durch diese Säle mußten deshalb alle Toten getragen werden, so daß der Leichengeruch alles verpestete. Ebenso grauenhaft war der niedrige und finstere Operationssaal, wo die Kranken am hellsten Tage bei Kerzenlicht operiert wurden.

In der Regel waren mehr als 500 chirurgische Kranke im Spital. Im Frühling und Herbst fanden die meisten Operationen statt, oft an einem Tage zehn bis zwölf. Es bestand hier wie in anderen großen französischen Hospitälern die Unsitte, alle Steinkranken an einem bestimmten Tage zu operieren, so daß manche oft wochen-, ja monatelang auf die Operation warten mußten und infolge der schlechten Hospitalluft und Diät sehr herunterkamen. So machte z.B. Moreau (1761) im Hôtel Dieu an einem Tage fünfzehn Steinschnitte. Die Direktorenstellen wurden auch damals oft durch Protektion vergeben. Man bemühte sich vorwiegend um Geld und überließ die Arbeit den unerfahrenen Assistenten, so häuften sich allein nicht nur Mißbräuche, sondern auch die Wissenschaft ging leer aus.

Im allgemeinen wurde außerordentlich wenig operiert. Von den chirurgischen Kranken, deren Statistik leider sehr klein ist, starben z.B. in der Berliner Charité rund 10–15%. Im Jahre 1801 kamen auf 523 Kranke 30 Operationen, und zwei Jahre später auf 798 nur 23. Das Gleiche war im Friedrichshospital in Kopenhagen der Fall, wo im Jahre 1783 von 593 chirurgischen Kranken 34 und nach zwei Jahren von 639 nur 30 operiert wurden. Das Risiko der Operation erlaubte im allgemeinen nur Notfalleingriffe. So war z.B. die unblutige Taxis beim eingeklemmten Leistenbruch die Methode der Wahl. Nur wenn sie mißlang wurde operiert. Dies war in der Billrothschen Klinik in Zürich von 1860 bis 1867 bei 16 Patienten notwendig von denen 13 starben. Die ganze Tragik der chirurgischen Tätigkeit vor Lister läßt sich am besten an einigen Zahlen ermessen. Im Krimkrieg starb jeder zweite verwundete Soldat, der lebend das Lazarett erreichte. Die Mortalität der Beinamputierten lag auf deutscher Seite im Krieg 1870/71 bei rund 100%. Nach französischen Angaben starben von 13.173 Amputierten 10.006 trotz der Entdeckungen Pasteurs. Die großen Hospitäler wiesen eine höhere Sterblichkeitsrate als verstreute Einzelquartiere auf. Es wurde deshalb das Skalpell des Chirurgen oft mit der Unfehlbarkeit einer Guillotine verglichen. So ungünstig wie die Statistik bei Kriegsverletzten war sie im allgemeinen bei Operierten nicht. In der Heidelberger Klinik starben bei Chelius von 1830 bis 1835 von 24 Amputierten des Ober- und Unterschenkels nur zwei Patienten. Auf Grund der vielen Mißerfolge erklärte jedoch 1874 Listers Lehrer Sir John Erichsen, daß das Abdomen, der Thorax und die Schädelhöhle wohl für immer dem Zugang des Chirurgen verschlossen bleiben müßte.

Johann Nepomuk von Nussbaum beschreibt im gleichen Jahr sehr plastisch die traurigen Erfahrungen der operativen Medizin in München. „Junge, gesund aussehende Menschen mit frischen Wunden kamen ins Spital, wurden schwer krank, starben unter Schüttelfrost, oder ihre Wunden wurden anstatt kleiner alle Tage größer, tiefer, grün und grau belegt, stinkend und waren gezackt an den Rändern, als ob ein wildes Tier mit den Zähnen daran genagt hätte. Pulsadern wurden angefressen, und wenn das vom Spitalbrand zerstörte Glied nicht rasch weggenommen wurde, drohte der Tod durch Verblutung, gegen welche es ein anderes Mittel nun nicht mehr gab, weil die blutenden Pulsadern so verfault waren, daß man sie mit keinem Faden erfolgreich unterbinden konnte."

Unter dem Sammelbegriff Wundinfektionen, die jede chirurgische Arbeit bedrohten und für unzählige Patienten das Todesurteil bedeuteten, verstand man eine ganze Reihe sehr unterschiedlich interpretierter klinischer Bilder. Im wesentlichen lassen sich vier deutlich unterscheidbare Krankheitsformen abgrenzen. Die Wundrose oder das Erysipel wurden bereits im 18. Jahrhundert als infektiöse Wundkrankheit erkannt (J. Hunter). Die Übertragbarkeit ist also lange vor der Entdeckung der Streptokokken vermutet worden. Der landläufigen Meinung, die Wundrose würde durch Erkältung oder durch Gemütsbewegung verursacht, trat besonders Billroth energisch entgegen. Genannt werden müssen ferner der Tetanus oder Wundstarrkrampf als Krankheitserscheinung nach Verletzungen. Die als Pyämie und Septicämie bezeichneten Krankheitsbilder sind Staphylokokken- oder Streptokokken-Infektionen, die zumeist einen septischen Verlauf nahmen. Schwieriger ist es, eine einheitliche ätiologische Deutung des sogenannten Hospitalbrandes zu geben. Dabei hat es sich wahrscheinlich um klassische Gasbrandinfektionen gehandelt, während andere Beschreibungen auf Wunddiphtherie schließen lassen. Die verschiedenen Formen des Hospitalbrandes sind ausführlich von H. Lossen (1896) in seinem Lehrbuch der „Allgemeinen Chirurgie" behandelt worden.

Der Begriff Sepsis verdient eine nähere Erläuterung. Als einer der ersten verwendete ihn Galen (129 bis 199) für Fäulnisprozesse im menschlichen und tierischen Organismus. Die damit verbundene Entzündung teilte er in drei Stadien ein. Zuerst würde sich eine Anhäufung von Flüssigkeit in dem betreffenden Gebiet bilden, dann käme es als Ausdruck einer sogenannten „Pepsis" einer Kochung zur Eiterbildung, und endlich, wenn damit die „materia peccans" noch nicht ausgetrieben werden könnte, zu einer allgemeinen Sepsis häufig mit tödlichem Ausgang. Diesem Beispiel folgend sprach man in der Medizin fast zwei Jahrtausende lang von der „Fäulnis" des Blutes oder von Fäulniserscheinungen an einzelnen Organen und der Begriff „Sepsis" blieb bis zum heutigen Tage als ein Terminus technicus. — Ein besonders auffälliges Symptom der Fäulniserscheinungen ist der penetrante Geruch. Man verwechselte deshalb lange Zeit Ursache und Wirkung, indem man annahm, daß von einem Fäulnisherd giftige Stoffe in die Luft aufsteigen könnten, die in Form des sogenannten „Miasmas" auch bei anderen, bisher nicht Betroffenen, ähnliche Krankheitserscheinungen auslösen würden. — Jahrhundertelang versuchte man mit luftverbessernden Maßnahmen dieses Miasma zu vertreiben oder zu vernichten. Es war naheliegend, daß man stark duftende Präparate verwendete, um dem Auftreten der Sepsis oder von Infektionskrankheiten wie der Malaria (der Name „Mal-aria" = schlechte Luft, deutet noch auf die Vorstellung einer mit der Außenluft verbreiteten miasmatischen Ansteckung hin) Herr zu werden. Dies ist wohl einer der Gründe, warum in der katholischen Kirche der Weihrauch eingeführt wurde, der gewisse antiseptische Eigenschaften hat. Weitere Beispiele sind das Verbrennen von Wachholder oder auch von Pulver in Gefängnissen oder an Bord von Kriegs- und Handelsschiffen, sowie die Verwendung von Essig und das Riechen an Riechfläschchen oder Duftäpfeln.

Über die eigentlichen Ursachen der Wundinfektionskrankheiten hatte man bis in die zweite Hälfte des 19. Jahrhunderts keine klaren Vorstellungen. Die Miasmen auf der einen Seite und die sogenannte „Krankheitsmateria" durch ein als lebend gedachtes Contagium (G. Francastoro, 1478 bis 1553) auf der anderen blieben blasse hypothetische Begriffe.

Die Überschätzung der Luft als Contagium fand bis Ende der achtziger Jahre des letzten Jahrhunderts bei vielen Ärzten statt. Selbst Lister war in der ersten Phase seiner Arbeit über die Verhütung der Wundinfektionskrankheit von der „Luftinfektion" überzeugt. Er hoffte durch Anwendung der Karbolsäure einen luftabschließenden Hautschorf über der Wunde zu erzielen, der den Fäulnis- und Gärungskeimen den Zugang verschließen würde.

Die Entdeckungen von Semmelweis (1847) und Lister (1865) setzten dieser dunkelsten Zeit der ärztlichen Krankenhausbehandlung ein Ende. Semmelweis erkannte vor allem den Übertragungsmechanismus von Patient zu Patient durch die Hand oder durch die Instrumente des Arztes und konnte zeigen, daß sich dieser Übertragungskreislauf durch Desinfektion mit Chlorkalklösung durchbrechen läßt. Schon 1825 war Chlorkalk von einer Marseiller Gesundheitskommission zur Desinfektion der Hände empfohlen worden. Durch obligates Händewaschen in Chlorkalklösung konnte Semmelweis die Kindbettfiebersterblichkeit in der ersten Abteilung der Wiener geburtshilflichen Klinik von rund 11% (1846) auf rund 1% (1848) senken und begründete damit die Antisepsis.

Als Ursache der Puerperalsepsis vermutete er zwar nicht lebende Keime, wohl aber einen ,,zersetzenden tierischen Stoff", der nach Sektionen und Operationsübungen von den Leichen auf die Kreissenden und Wöchnerinnen übertragen würde. Semmelweis begnügte sich nicht allein mit der Reinigung der Hände. Er forderte auch für Instrumente, Schwämme, Leibschüsseln, Wäsche und Bettgeräte die gleichen Desinfektionsmaßnahmen mit der antiseptischen Chlorlösung. Eine Leicheninfektion seines Freundes Kolletschka weckte in Semmelweis die Überzeugung, daß Puerperalfieber und Wundinfektionen identische Vorgänge sind.

Lister führte die totale antiseptische, d.h. antiinfektiöse Prophylaxe bei Operationen und Wundbehandlungen ein. Durch breiteste Anwendung der Karbolsäure als Desinfektionsmittel konnte die Wundinfektionsrate z.B. in der Chirurgischen Klinik in Basel von 36% auf 8% gedrückt werden. Die Weiterentwicklung der Antisepsis zur Asepsis war nur die logische Konsequenz, die sich aus den Erkenntnissen der beginnenden medizinischen Mikrobiologie ergab. Die Bemühungen Krankheitskeime gar nicht erst in den Operationsraum und auf die Wunde kommen zu lassen, führten zur Entwicklung von Pavillonkrankenhäusern. Richtungsweisend waren die Wege, die Gustav Neuber (1850 bis 1932) in seiner chirurgischen Privatklinik beschritt. Er schuf abwaschbare Operationsräume, neue chirurgische Instrumente, Lüftungseinrichtungen, Luftheizung, sterile Wasserversorgungsanlagen, und verlangte eine spezielle Vorbereitung des gesamten Personals und der Patienten vor der Operation. Zum ersten Mal wurden getrennte Operationssäle für infektiöse und nicht infektiöse Kranke eingeführt.

Mitte des vergangenen Jahrhunderts begannen in Frankreich, Italien, England und Deutschland die ersten systematischen Untersuchungen über das Vorkommen von Mikroorganismen in Krankheitsherden.

1866 injizierten Coze und Feltz in Straßburg faulige Flüssigkeit und Blut von thyphus- und pockenkranken Menschen Kaninchen. Im Blut der Tiere fanden sich ,,zahllose Bakterien verschiedener Größe, Form und Bewegung".

Rindfleisch gelang im gleichen Jahr der Nachweis von Bakterien in Organen von Patienten, die an Wundinfektionskrankheiten gestorben waren.

Cohnheim fand 1867 Vibrionen in Entzündungsherden. Obermeier, ein Assistent Virchows, entdeckte 1868 im Blut von Rückfallfieberkranken Spirochaeten. Es war eine Zeit begeisterter Bakterienforschung angebrochen, die sowohl Theoretiker als auch Praktiker in ihren Bann zog wie z.B. den Chirurgen Carl Hueter (1838–1882), der später als Ordinarius nach Rostock kam, und Theodor Billroth (1829–1894).

Da die septisch-pyämischen Zustände eine große Ähnlichkeit mit Vergiftungen hatten, erfolgten zahlreiche Versuche auch unter diesem Aspekt.

Der badische Chirurg Bernhard Beck (1821–1894) fand 1852 im Eiter hydrothionsaures Ammoniak, das in Tierversuchen „septische Eigenschaften" besaß.

Die chemische Natur der putriden Gifte blieb trotz einer Preisaufgabe der Marburger Universität zunächst im Dunkeln. Der Chirurg Ernst von Bergmann (1836–1907) und Oswald Schmiedeberg isolierten 1868 aus faulender Hefe eine kristalline toxische Substanz, die sie Sepsin nannten. Von großer Bedeutung wurden die Untersuchungen von Edwin Klebs. Ebenso wie Bernhard Beck hatte er im deutsch-französischen Krieg 1870/71 an Verwundeten der Karlsruher Kriegslazarette Gelegenheit gehabt, deren Ursachen der Wundinfektionskrankheiten, des Wundfiebers, der Pyämie und der Sepsis nachzugehen. Er fand die Ursachen in Pilzbildungen mit Fäden und Sporen, die er 1871 unter der Bezeichnung „Microsporon septicum" zusammenfaßte. Er vermutete auch, daß dabei ein giftiges Stoffwechselprodukt beteiligt sein muß.

Ernst Tiegel, ein Schüler von Klebs, stellte im gleichen Jahr die fiebersenkende Eigenschaft des Microsporon fest. Ernst von Bergmann beobachtete (1872), daß das putride Gift von Keimen in die Nährlösung ausgeschieden wird.

Trotz verschiedener, die Bakteriengenese bestätigender Versuche schließt 1875 der Barmer Arzt Friedrich Sander einen begeisternden Aufsatz über Lister mit den Worten Thierschs: „Mein Herz zieht mich zu den Bakterien hin, aber mein Verstand sagt mir, warte noch."

Mit Hilfe von Färbungen, Kultur und Tierversuchen wurden im letzten Drittel des vergangenen Jahrhunderts zahlreiche neue Krankheitserreger entdeckt. Auf der 51. Versammlung Deutscher Naturforscher und Ärzte in Kassel 1878 gibt Robert Koch bekannt, daß den verschiedenen Formen der infektiösen Wundkrankheiten Stäbchen und Kokken verschiedener Art entsprechen. In seinen gefärbten Präparaten erkannte man auch Streptokokken.

Der französische Chirurg Charles Emmanuel Sedillot (1804–1883) prägte für Eitererreger den Namen „Mikroben".

Pasteur beobachtete in den Jahren 1878/79 in Furunkeln Kokken, die in Häufchen, und bei der Puerperalsepsis solche, die halsschnurförmig geordnet waren.

Das Wort „Streptokokken" war jedoch bereits 1874 von Billroth für kettenartige Kokken geprägt worden. Er hielt sie aber nicht für eine besondere Gattung, sondern nur für eine vorübergehende „Vegetationsform".

Die Sonderheit der Staphylokokken erkannte der schottische Chirurg Alexander Ogston (1844–1929) und gab ihnen 1882 den Namen.

1833 gibt Friedrich Fehleisen (1854–1924), damals Assistent Ernst von Bergmanns, später in San Francisco Chirurg, in einer Schrift über die „Aetiologie des Milzbrandes" bekannt, daß er eine besondere Art von Streptokokken als Erreger des Erysipels nachgewiesen hat.

In der Folgezeit werden noch zahlreiche andere Arten spezifisch wirkender Streptokokken und Staphylokokken erkannt, wie der Streptococcus pyogenes und haemolyticus, der Staphylococcus aureus, albus usw.

Arthur Nicolaier beobachtete 1884 als cand.-med. und beschreibt in seiner 1885 verfaßten Göttinger Doktordissertation, daß man bei Mäusen, Kaninchen und Meerschweinchen, denen man Erde in künstlich gesetzte Hauttaschen bringt, Wundstarrkrampf erzeugen kann, und führte die Krankheit auf einen im Erdboden befindlichen Tetanusbacillus zurück.

William Henry Welch (1850–1934) züchtete 1892 in Baltimore aus einer Leiche den gasbildenden Bacillus aerogenes capsulatus. Dieser wurde 1893 von dem Pathologen Eugen Fraenkel (1857–1925) in Hamburg-Eppendorf als Gasbranderreger erkannt und später Welch-Fraenkelscher Bacillus phlegmonis emphysaematosae genannt.

Diese Entdeckungen der Bakteriologen und Chirurgen hatten eine grundsätzliche Bedeutung für die Frage nach der Krankheitsursache und für die Lehre der Entzündung.

Die Entwicklung und strengen Vorschriften der Antisepsis und Asepsis vertrieben zwar nahezu schlagartig, die seit Jahrhunderten als unausweichlich angesehenen, bösartigen Infektionen aus den Krankenhäusern und ermöglichten den Aufbau der modernen Chirurgie. Trotzdem war aber dadurch die Gefahr der Krankenhausinfektionen – wie man feststellen mußte – nicht endgültig beseitigt, sondern nur wesentlich vermindert.

Mit der Entdeckung der antibakteriellen Wirkung der Sulfonamide durch Domagk trat ab 1935 ein weiterer, grundlegender Umbruch im Verhältnis des Menschen zu den bakteriellen Krankheitserregern ein, der 1940 mit der ersten klinischen Erprobung des Penicillins in die immer rasantere Entwicklung der modernen, antimikrobiellen Chemotherapie überleitete. Leider brachten auch diese bahnbrechenden Entdeckungen weder den vollständigen Sieg des Menschen über die pathogenen Bakterien im Sinne einer „therapia magna sterilisans", noch vermochte die jetzt mögliche antibakterielle Chemoprophylaxe das Phänomen der Krankenhausinfektionen zu beseitigen.

Erste Anzeichen einer neuen Periode der Krankenhausinfektionen machten sich zu Beginn der 50er Jahre bemerkbar. In den Krankenhäusern traten in einer bisher nicht beobachteten Häufung epidemische Infektionen durch Staphylococcus aureus auf. Die eigentlichen Ursachen dieser Erscheinung sind bis heute ungeklärt geblieben, weil eine Reihe ganz verschiedener Faktoren daran beteiligt ist.

Mit der Einführung immer neuer chemotherapeutischer Wirkstoffklassen wurden die Staphylokokken-Krankenhausinfektionen mehr oder weniger abgelöst. An ihre Stelle traten zunehmend Infektionen durch gramnegative Bakterien. Die Gründe dafür sind ebenso wie beim Auftreten des Staphylokokken-Hospitalismus ohne Zweifel äußerst komplexer Natur. Die höhere natürliche Antibioticaresistenz und die größere Neigung zur Resistenzsteigerung bei den Gramnegativen scheinen jedenfalls nicht der einzige Anlaß des Erregerwechsels zu sein. Das Spektrum der heutigen gramnegativen Krankenhausinfektionserreger umfaßt nicht nur Arten, deren pathogene Potenz schon länger bekannt war, sondern auch Mikroorganismen, die noch bis vor kurzem als völlig harmlos für den Menschen galten.

Als erster und auch heute noch wichtigster opportunistischer epidemischer Krankenhausinfektionserreger trat Anfang der 60er Jahre Pseudomonas aeruginosa in Erscheinung. Prädilektionsstellen für seine Ansiedlung sind großflächige Hautdefekte. Inoculiert wird dieses Bacterium vorwiegend beim Verbandswechsel und durch Pflegemaßnahmen. Besonders gefürchtet ist Ps. aeruginosa als Infektionserreger in Abteilungen zur Behandlung Verbrennungskranker. Als weiterer Keim breitete sich in vielen Krankenhäusern Klebsiella aerogenes aus. Er verursacht vor allem schwere Pneumonien und nicht selten Septicämien mit tödlichem Ausgang. Unerwartet entwickelt sich auch Serratia marcescens zum Krankenhausinfektionserreger. Durch die hohe natürliche und sekundäre Resistenz gegenüber Antibiotica und Haftfähigkeit im Organismus verlaufen Serratia-Infektionen besonders schwer und sind therapeutisch kaum zu beeinflussen. Als Problemkeime kommen weiterhin die verschiedenen Proteus-Spezies in Betracht. Die Behandlung von E. coli-Infektionen ist im allgemeinen erfolgversprechender als die der anderen genannten gramnegativen Keime.

Es erhebt sich die Frage, welche Probleme stellen sich heute konkret der operativen Medizin auf den Gebieten der Aseptik und Infektionsverhütung? Erwähnt werden muß, daß unabhängig von der derzeitigen wirtschaftlichen Situation der Krankenhäuser die Erfordernisse und Maßnahmen der Krankenhaushygiene immer nur ein Kompromiß zwischen dem ärztlich sowie hygienisch Notwendigen, klinisch Praktikablen und technisch Realisierbaren darstellen. Wir dürfen nicht vergessen, daß trotz aller Bemühungen auch die beste Krankenhaushygiene nicht das Ende sämtlicher Krankenhausinfektionen bedeutet, weil sich z.B. endogene Infektionen durch vorbeugende Maßnahmen der Hygiene nicht verhindern lassen. Als wichtigste Ursachen der Zunahme von Krankenhausinfektionen kommen in Betracht:

1. Vernachläßigung der Hygiene im Krankenhaus seit Einführung der Antibiotica. An die Stelle vorbeugender Maßnahmen trat bei operativen und diagnostischen Eingriffen die antibiotische Therapie.
2. Wandel des Erregerspektrums und der Erregerresistenz durch ungezielte, zu häufige, zu niedrige oder zu kurze Antibioticabehandlung.
3. Operative und diagnostische Eingriffe bei abwehrschwachen alten Menschen durch Entwicklung neuer Narkoseverfahren und Herabsetzung des Operationsrisikos.
4. Abwehrschwäche gegenüber exo- und endogenen Infektionen durch Anwendung von Immunsuppressiva, Cytostatika, Corticoiden und Strahlenbehandlung.
5. Intensivpflegemaßnahmen bei Schwerkranken, Frühgeborenen und Patienten, deren Abwehrmechanismen durch ihre schwere Erkrankung herabgesetzt sind.
6. Verwendung von thermolabilen komplizierten Geräten und Instrumenten für diagnostische, bioptische oder therapeutische Zwecke, die nicht sterilisiert oder nur unzureichend desinfiziert werden können. Von den Herstellerfirmen wird dies sorglos vernachläßigt und verschwiegen.
7. Fehlerhafte Organisation der Ver- und Entsorgung des Patienten und des internen Krankenhausbetriebes durch falsche Rationalisierung.

Die strikte Befolgung der altbewährten Methoden der Antisepsis and Asepsis ist auch heute noch die beste Maßnahme zur Verhütung von Krankenhausinfektionen. Die traurigen Erfahrungen der letzten beiden Jahrzehnte haben uns ganz deutlich gezeigt, welche Folgen eine Vernachläßigung der Antisepsis und Asepsis mit sich bringt. Eine generelle Antibioticaprophylaxe muß entschieden abgelehnt werden. Sie hat sich in der Vergangenheit als nicht verläßlich erwiesen und fördert die Entstehung und Verbreitung von hochresistenten Bakterienstämmen.

Eine erfolgreiche Antisepsis und Asepsis setzt voraus, daß eine optimale Desinfektion durchgeführt wird, daß die Sterilität der verwendeten Gerätschaften gewährleistet ist, die Operationsraumhygiene und die klimatechnischen Anlagen einwandfrei funktionieren.

Wir müssen uns darüber im klaren sein, daß sich Krankenhausinfektionen auch in Zukunft nie mit absoluter Sicherheit verhindern lassen werden. Wir haben aber die Pflicht und die Aufgabe, das Risiko solcher Infektionen möglichst klein zu halten. Das kann m.E. nur dadurch erreicht werden, daß die allgemeine Hygiene der Krankenhäuser den erforderlichen Standard aufweist, Ärzte und Pflegepersonal entsprechend geschult sind und ein Hygiene-Team vorhanden ist, das die notwendigen Überwachungsaufgaben und -pflichten übernimmt. Schließlich muß auch das zugehörige bakteriologische Laboratorium qualitativ und funktionsmäßig die notwendige Leistungsfähigkeit aufweisen.

Literatur

1. Diepgen, P.: Geschichte der Medizin, Bd. 1 und 2. Berlin: de Gruyter 1949–1959
2. Fischer, G.: Chirurgie vor 100 Jahren. Leipzig: 1876
3. Naumann, P.: Antiseptik und Aseptik im Wandel der Zeit. Med.Welt *13*, 611–617 (1961)
4. Schadewaldt, H.: Aus der Geschichte der medizinischen Desinfektion. Frankfurt: Umwelt und Medizin 1975
5. Schipperges, H.: Moderne Medizin im Spiegel der Geschichte. Stuttgart: G. Thieme 1970
6. Semmelweis, I. Ph.: Die Aetiologie, der Begriff und die Prophylaxis des Kindbettfiebers. New York: Johnson Reprint Corp. 1966

Pathologisch-anatomische Grundlagen chirurgischer Eingriffe am infizierten Gewebe sowie nach abgelaufenen chirurgischen Infektionen

W. Gössner, München

In diesem einleitenden Referat sollen einige Grundlagen der allgemeinen Pathologie behandelt werden, die entsprechend dem Thema dieser Tagung die Kapitel *Entzündung* und *Wundheilung* betreffen.

Als Antwort auf eine Zell- und Gewebsschädigung, ausgelöst durch die verschiedensten Ursachen, kennt die allgemeine Pathologie die Entzündung und die Reparation. Beide Vorgänge sind eng miteinander verflochten und oft nicht scharf voneinander abzugrenzen. In diesem Zusammenhang interessiert auf der einen Seite der chirurgische Eingriff, der stets zu einer mehr oder weniger starken Traumatisierung des Gewebes führt und auf der anderen Seite die Infektion mit dem Eindringen von Krankheitserregern in das Gewebe. Für die weiteren Betrachtungen ist die Tatsache wichtig, daß beide Ursachen als Reaktion die Phänomene einer Entzündung auslösen, die damit zum verbindenden Glied zwischen diesen beiden Schädigungsformen wird. Wir wollen hier vor allem festhalten, daß der Begriff der Entzündung im Sinne der allgemeinen Pathologie nicht mit Infektion gleichzusetzen ist.

Unter dieser Voraussetzung kann man also eine *defensive* von einer *reparativen Entzündung* unterscheiden. Die defensive Entzündung richtet sich im allgemeinen gegen eine andauernde z.B. durch bakterielle Infektion bedingte Schädigung, während die reparative Entzündung lediglich zum Ersatz von zerstörtem Gewebe führt. Damit werden Form, Ablauf und Ausgang der Entzündung bei jeder Wechselwirkung zwischen chirurgischem Eingriff und Infektion des Gewebes im Mittelpunkt stehen.

Stadien und Folgen der akuten Entzündungsreaktion

Zunächst müssen wir uns mit den verschiedenen *Stadien* der Entzündungsreaktion befassen, wie wir sie im allgemeinen nach einer Infektion beobachten. In der frühen Phase erfolgen Hyperämie und Exsudation sowie die Umwandlung von Fibrinogen in Fibrin. Granulocyten und Erythrocyten gelangen aus den Gefäßen ins Gewebe, danach Monocyten, die im Gewebe zu Makrophagen werden und Lymphocyten. Im präexistenten Gewebe beginnen Histiocyten, Fibroblasten und Angioblasten zu proliferieren. Einige Lymphocyten wandeln sich in Plasmazellen um. Nach einer Zerstörung des Gewebes entstehen kollagene Fasern, es kommt schließlich zur Narbenbildung.

Wir kennen eine Reihe von *Folgen* einer lokalen exsudativen Reaktion, wie sie sich nach einer akuten aber auch einer frisch rezidivierten chronischen durch Infektion ausgelösten Entzündung entwickeln können. Wenn keine Komplikationen auftreten, wird das entzündliche Exsudat aufgelöst. Daran sind zwei wesentliche Mechanismen, nämlich die Reinigung durch das lymphatische System und die Reinigung durch Makrophagen beteiligt.

Bei einer großen Zahl von exsudativen Entzündungen wird das ortsständige Gewebe zerstört. Bereits während der Auflösung des Exsudats tritt die *Regeneration* ein. Dieselbe kann entweder zur vollständigen Wiederherstellung des Gewebes führen oder es kann eine unvollständige Regeneration mit Bildung eines Ersatz- bzw. Narbengewebes erfolgen.

Durch Entzündungserreger und ihre Bestandteile sowie die Entstehung von Autoantigenen während des Entzündungsablaufes können immunologische Vorgänge ausgelöst werden. Diese wiederum können zu *immunpathologischen Reaktionen* und damit zu Zweitkrankheiten führen.

Gelangen die Entzündungserreger direkt oder über das lymphatische System in das Blutgefäßsystem, entsteht unter ungünstigen Bedingungen eine *Allgemeininfektion* im Sinne einer Sepsis, Septicopyämie oder Pyämie. Diese früher gefürchteten Komplikationen sind trotz aller Möglichkeiten der modernen Therapie immer noch nicht völlig ausgerottet.

Charakteristika der chronischen Entzündung

Die chronische proliferative Entzündung mit ihrer starken Zellneubildung hat eine Grenze, die von der Ernährungsmöglichkeit der neugebildeten Zellen bestimmt wird. Es müssen daher Capillaren neugebildet werden. Da aber der Ernährungsradius einer einzelnen Capillare begrenzt ist, müssen bei fortlaufender Neubildung von Zellen auch entsprechend viele neue Capillaren entstehen, d.h. die Entzündung granuliert. Bei dieser Neubildung von Zellen, Grundsubstanzen, Fasern und Gefäßen handelt es sich um die Entstehung neuer Gewebseinheiten, die man als *Histien* bezeichnet hat. Die Entstehung solcher zusätzlicher Histien im Verlauf der chronischen Entzündung bei einer Infektion ist Folge der noch anhaltenden Ansprüche des Entzündungsvorganges, die die Funktion des autochthonen Gewebes übersteigen.

In diesem Funktionsanspruch liegt eine Möglichkeit zur Abgrenzung des Granulationsgewebes der chronischen defensiven Entzündung von dem Granulationsgewebe der Wundheilung. Beide sind ihrer Struktur nach völlig gleichartig, aber doch nicht in ihrem Wesen und in ihrer Leistung. Für die *Wundheilung* ist Granulationsgewebe Ersatz und Füllgewebe, für die *defensive Entzündung* Resorptionsgewebe, d.h. zusätzliche Struktureinheiten für gesteigerte gewebliche Resorptionsfunktion.

Die granulierende Reaktion ist durch die Neubildung von *Granulationsgewebe* gekennzeichnet. Sie tritt immer dann auf, wenn größere Gewebsdefekte entstanden sind. Deshalb kommt sie nicht nur bei Entzündungen nach Infektionen vor, sondern auch im Reparationsstadium von Wunden und Nekrosen. Das Granulationsgewebe tritt als Reparaturmaterial immer dann auf, wenn eine Defektheilung nicht durch vollständige Regeneration repariert werden kann. Bei Entzündungen spielt die granulierende Reaktion bei der Demarkation von Abscessen, bei der Begrenzung von Fisteln und bei der Demarkation von Ulcerationen der Deckepithelien eine wichtige Rolle. Den stufenartigen Aufbau eines Granulationsgewebes kann man besonders schön an der *Membran chronischer Abscesse* demonstrieren. Ein weitgehend gleichartiges Bild entwickelt sich aber auch um eine *aseptische Nekrose*. Wird ein Abszeß im akuten Stadium nicht spontan oder durch Incision entleert, entsteht um die Abszeßnekrose eine Membran. Sie entwickelt sich aus dem Granulationsgewebe, das den Abszeß gegen die nicht veränderte Umgebung demarkiert. Man unterscheidet drei Schichten. Direkt an die Abszeßnekrose grenzt als innerste Zone die Resorptionszone. Sie besteht aus phagocytierenden Makrophagen, die vorwiegend Lipide aus der Nekrose gespeichert haben und dadurch zu Schaumzellen umgewandelt werden. Die Zone der Bindegewebsbildung besteht aus capillarreichem Granulationsgewebe. In der äußeren Zone hat sich eine Transformation des Granulationsgewebes zu einem ausgereiften Bindegewebe durch Bildung von Intercellularsubstanz vollzogen. Hier finden sich meist noch herdförmig angeordnete Lymphocyteninfiltrate. Auch eine *Fistel* wird durch eine granulierende Gewebsreaktion von ähnlichem Aufbau begrenzt.

Örtliche Variation der Entzündung am Beispiel des Knochengewebes

Form und Ablauf einer Entzündung werden durch das Organ oder Gewebe in dem sich der Prozeß abspielt oft entscheidend beeinflußt. Dies läßt sich besonders gut am Beispiel der durch Infektion bedingten *Entzündung des Knochens*, die im Rahmen dieser Tagung sicher eine wesentliche Rolle spielen wird, demonstrieren. Der Ablauf einer Knocheninfektion wird durch die enge räumliche Beziehung von Knochenmark und Knochen, sowie die Begrenzung des Entzündungsherdes durch die Knochenschale bestimmt. Es kommt im Allgemeinen zu einer konzentrischen Schichtung des Entzündungsherdes mit zentraler eitriger Einschmelzung. Die perifocale Entzündungsreaktion führt zur Transformation des blutbildenden Markes und des Fettmarkes in fibröses Mark, sowie zur endostalen und periostalen Knochenneubildung. Druckzunahme durch Exsudat stört die Blutversorgung und eine subperiostale Eiterung kann die Ernährung des Knochens durch Ablösen des Periostes und Thrombosierung der Gefäße zusätzlich blockieren, so daß er der Nekrose verfällt. Diese wird demarkiert und damit zum Sequester, der durch eitrige Gewebseinschmelzung über den Weg einer Fistel ausgestoßen werden kann. Eine Knochenentzündung kann aber auch ohne Nekrose der Knochensubstanz weiterschwelen. Durch dauernde Neubildung von Granulationsgewebe können große Teile des Knochens nicht nur zerstört und resorbiert, sondern zugleich auch deformiert werden, da zusätzlich neuer Knochen aus dem fibroplastischen Gewebe der ehemaligen Granulationen aufgebaut wird. Wir sprechen dann von osteoclastischer und osteoplastischer bzw. ossifizierender Entzündung. Damit wird die Reparationsphase nach Entzündung von den gleichen periostalen und endostalen osteogenen Prozessen begleitet wie nach einem Trauma, lediglich modifiziert durch Schwere und Typ der Infektion.

Wundheilung und Wundinfektion

Hier soll noch einmal darauf hingewiesen werden, daß im Rahmen einer allgemeinpathologischen Betrachtungsweise auch bei der primären Wundheilung entzündliche

Phänomene eine Rolle spielen. Bei einer Hautwunde nach einer Operation bei der kein wesentlicher Gewebsverlust eingetreten und keine Infektion erfolgt ist, werden die Vorgänge der Gewebereparatur durch die stets von Blutungen begleitende Verletzung in Gang gesetzt. In der Wunde bildet sich ein Gerinnsel und in der Umgebung erfolgt eine Entzündungsantwort mit Proliferation und Phagocytose. Der Wundbereich füllt sich mit Granulationsgewebe. Im Epithel beginnt die Zellteilung in einer gewissen Entfernung von den verletzten Zellen. Der Grad der Entzündung nimmt langsam ab und einige Wochen später ist die Wunde vollständig abgeheilt. Alles was übrig bleibt, ist eine kleine schmale Narbe. Es besteht kein Zweifel, daß diese Entzündungsantwort durch das Gerinnsel und einzelne nekrotische Zellen in Szene gesetzt wird. Das erste Stadium aller Heilungsvorgänge ist also stets eine Entzündung gefolgt von der Bildung von Granulationsgewebe.

Eine *Verzögerung der Wundheilung* kann bekanntlich durch zahlreiche exogene und endogene Faktoren verursacht werden. Zu den exogenen Ursachen gehören Fremdkörper, anhaltende Traumata, Infektion, ionisierende Strahlung, schädliche Chemikalien oder Verschiebung der Wund- bzw. Frakturränder. Als endogene Ursachen kommen in Betracht hohe Konzentrationen bestimmter Hormone, z.T. von Corticosteroiden, reduzierte Blutversorgung, Vitaminmangel, besonders ein Mangel an Vitamin C, Proteinmangel oder die Entwicklung eines malignen Tumors. Erst nach Entfernung dieser Ursachen kann eine Heilung der Wunde erfolgen.

Auch für die Entstehung einer *Wundinfektion* sind zahlreiche Faktoren von Bedeutung. Die Infektion kann von außen oder hämatogen erfolgen. Begünstigende Faktoren für eine Wundinfektion sind Durchblutungsstörungen des Gewebes, wie z.B. bei einer Arteriosklerose oder einer diabetischen Angiopathie. Nekrosen im Wundbereich können zusätzlich die bakterielle Infektion fördern. Eine wichtige Rolle spielen Fremdkörper im Wundbereich. Es konnte z.T. tierexperimentell nachgewiesen werden, daß für die Erzeugung eines subcutanen Abscesses ca. eine Million Keime durch transcutane Injektion in das subcutane Gewebe eingebracht werden müssen. Bei der Infektion mittels eines geknoteten Fadens, d.h. bei Fremdkörperreiz und lokaler Ischämie sind aber nur 100 Keime für die Erzeugung eines subcutanen Abscesses notwendig.

Das Schicksal einer traumatischen und/oder infektiösen Gewebsschädigung

Nachdem wir bis jetzt die wesentlichen Reaktionen auf eine traumatische oder infektiöse Gewebsschädigung in Form der Entzündungsphänomene kennengelernt haben, wollen wir uns zum Schluß die Frage stellen, wodurch der Ausgang einer solchen Schädigung, vor allem im Hinblick auf Erhaltung oder Störung von Form und Funktion bestimmt wird.

Ist die Entzündungsantwort einmal durch die Schädigung eingeleitet, so gibt es zwei Alternativen. Entweder kann die auslösende Ursache beseitigt werden und damit die Schädigung aufhören oder der Schädigungsprozeß kann im Gewebe andauern, weil die auslösende Ursache z.B. eine Infektion nicht abklingt oder weil im Organismus eine Kettenreaktion in Gang gesetzt worden ist, welche dieser selbst oder die Therapie nicht mehr bremsen kann. Wir wollen uns nun die Frage stellen, was im Falle jeder dieser beiden Alternativen geschieht, wobei wie wir sehen werden, schließlich das Ausmaß der Gewebezerstörung eine wesentliche Rolle spielt.

Hört die Schädigung auf und liegt keine wesentliche Gewebezerstörung vor, so erfolgt wie im Falle einer operativ gesetzten primär heilenden Wunde eine mehr oder weniger vollständige Wiederherstellung der normalen Form und Funktion. Auch bei einer etwas stärkeren Gewebszerstörung kann es zu einer vollständigen Wiederherstellung kommen, wenn das geschädigte Gewebe aus Zellpopulationen vom labilen Typ, also gut regenerationsfähigen Zellen besteht. Ist der Grad der Gewebezerstörung aber stärker, so kommt es auf alle Fälle zu Reparaturprozessen. Diese führen dann zu einem *Narbengewebe*, das eine veränderte Form und Funktion zur Folge hat, wie z.B. bei einer Absceßmembran.

Hält ein Schädigungsvorgang, z.T. eine Infektion an, ohne daß dabei eine wesentliche Gewebezerstörung erfolgt ist, kommt es zu einer proliferativen Entzündung mit Veränderung von Form und Funktion. Das gleiche bewirkt die Einlagerung von Fremdkörpern im Gewebe. Bei fortschreitender Exsudation und Störung der Resorption wird das Exsudat organisiert mit Bildung von überschüssigem Fasergewebe. Bei anhaltender und fortschreitender Gewebezerstörung bleiben sowohl die exsudative Entzündung als auch die Reparaturprozesse bestehen und es gesellt sich eine proliferative Entzündung dazu. Dies tritt vor allem bei chronischen rezidivierenden und mit Einschmelzung einhergehenden Entzündungen nach bakterieller Infektion ein und führt zur Bildung überschüssigen Fasergewebes mit beträchtlicher Störung von Form und Funktion. Alle Prozesse die zu einer granulierenden Reaktion geführt haben, zeigen letztlich als Endzustand eine *bindegewebige Narbe*, die oft auch Anlaß zu Komplikationen gibt. Vielleicht werden sich in der Zukunft Ansätze ergeben, die unerwünschten Eigenschaften einer Narbe durch spezifische Behandlung einer Wunde in der frühen Heilungsphase zu beeinflussen.

Ziel dieser allgemein-pathologischen Betrachtungen war zu zeigen, daß dem Organismus als Antwort auf eine Gewebsschädigung, sei sie traumatischer oder infektiöser Natur, stets die gleiche Reaktion nämlich die Entzündung zur Verfügung steht. Allerdings können die entzündlichen Phänomene in ihrer Morphe und ihrem Ablauf außerordentlich unterschiedlich sein. Das Reaktionsmuster und damit auch das Endstadium werden wesentlich bestimmt durch Qualität, Quantität und zeitlichen Ablauf der Schädigung, wobei zwischen einem Trauma und einer Infektion aber kein prinzipieller Unterschied bestehen muß.

In der Praxis wird es unsere Aufgabe sein, das Stadium einer Entzündung möglichst genau zu definieren. Dabei kann die feingewebliche Untersuchung operativ entfernter Gewebsproben eine wertvolle Ergänzung der übrigen klinischen Befunde darstellen. Sie erlaubt die Analyse der Entzündungsantwort im Gewebe und damit in einem gewissen Grade auch Aussagen über das zu erwartende Schicksal. Die richtige Interpretation der Befunde wird erleichtert durch die Kenntnis der allgemeinen pathologischen Grundlagen und ihrer Gesetzmäßigkeiten, die ich versucht habe, in groben Zügen darzustellen.

Wundheilungsbedingungen nach generalisierter Strahlenvorschädigung (Ganzkörperbestrahlung)

O. Messerschmidt, Neuherberg bei München

Bei meinem Thema geht es um die Erörterung der sogenannten Kombinationsschäden, d.h. hier um die Folgen der gemeinsamen Einwirkung von Strahlung und Trauma auf den Organismus. Unter der Strahleneinwirkung soll in diesem besonderen Falle die Ganzkörperbestrahlung, also die Absorption von energiereicher Strahlung durch alle Organe und Zellen des Organismus gemeint sein, unter Trauma sollen hier Verbrennungen, mechanische Wunden und auch chirurgische Eingriffe verstanden werden.

Derartige Kombinationsschäden können entstehen als Folgen von Reaktorunfällen, Kernexplosionen, aber auch bei der klinischen Anwendung von Strahlen, z.B. bei der Leukämiebehandlung, falls nachfolgend Operationen notwendig werden.

Dabei ist es einerseits wichtig zu erfahren, ob und wie der Heilungsablauf von Wunden durch die zusätzliche Strahlenbelastung verändert wird, andererseits ist es von Interesse zu wissen, inwieweit der Verlauf einer Strahlenschädigung, insbesondere in Form des akuten Strahlensyndroms, durch das zusätzliche Trauma in seinem Verlauf verändert wird.

Da in diesem Kreise gut bekannt sein dürfte, wie der normale Heilungsverlauf einer Wunde ist, die Kenntnisse über das Strahlensyndrom aber vielleicht geringer sind, möchte ich in meinem Referat zunächst einige Bestrahlungssymptome beschreiben, wobei ich mich auf diejenigen beschränke, die auf den Verlauf von Wundheilungsvorgängen Einfluß haben können.

Zunächst sei herausgestellt, daß es für das Verhalten einer Wunde von entscheidender Bedeutung ist, ob es sich bei der zusätzlichen Strahlenbelastung um einen lokalen Strahlenschaden, also die Folge einer Teilkörperbestrahlung handelt wie z.B. in der radiologischen Tumortherapie, oder aber um die Auswirkungen einer Ganzkörperbestrahlung. Lokale Wirkungen als Folge einer therapeutischen Strahlenanwendung sind meist Effekte sehr hoher Dosiseinwirkungen in der Größenordnung von einigen tausend Rad. Die Bestrahlungseffekte bestehen dann, wenn man von den Einwirkungen auf den zu behandelnden Tumor selbst absieht, in dem umgebenden Gewebe nach Abklingen der akuten Strahlenreaktionen vor allem in Veränderungen des Gefäß-Bindegewebsapparates, wobei diese Störungen, wenn sie sehr ausgeprägt sind, bei nachfolgenden Operationen zu erschwerten oder verzögerten Wundheilungsvorgängen führen.

Ganz anders ist die Situation im Gefolge einer Ganzkörperbestrahlung, und das ist das Thema, über das ich hier eigentlich sprechen möchte. Die Strahlenbelastungen bei Ganzkörperexpositionen können naturgemäß von nur sehr viel geringerer Dosis sein, als dies bei den genannten lokalen Bestrahlungen der Fall ist. Nur wenige hundert Rad Ganzkörperbestrahlung können überhaupt überlebt werden. Das Krankheitsbild ist hierbei auch wesentlich anders. Als Folge der Strahlenschädigung des gesamten blutbildenden Systems kommt es zur nachhaltigen Knochenmarkinsuffizienz, die in Abhängigkeit von der absorbierten Dosis zur mehr oder weniger ausgeprägten Leukopenie und Thrombocytopenie führt. Abbildung 1 zeigt das Verhalten des Blutbildes beim Menschen.

Wirkt ein zusätzliches Trauma in der Phase der Bestrahlungsagranulocytose auf den Organismus ein, so kann dies zu einer lebensgefährlichen Komplikation der Strahlenkrankheit führen.

Aber auch dann, wenn dies schon zur gleichen Zeit mit der Strahleneinwirkung geschieht, kann die Strahlenletalität signifikant erhöht werden. So beobachteten die japanischen Ärzte von Hiroshima und Nagasaki bei ihren Patienten, deren Verletzungen und Verbrennungen sie behandelt hatten — das galt besonders für die höher Bestrahlten —, daß eine bis zwei Wochen nach der Explosion, also in der Höhepunktsphase der Strahlenkrankheit, die Wunden ein Wiederaufflackern der Infektionen und eine erhöhte Blutungsbereitschaft als Folge der Bestrahlungsgranulocytose erkennen ließen [2].

In den Jahren nach dem Kriege wurde besonders von militärärztlicher Seite, vor allem in der Sowjetunion, eine Reihe von Tierversuchen ausgeführt, um das Verhalten von Wunden bei ganzkörperbestrahlten Organismen zu überprüfen. Die untersuchten Wunden zeigten dabei nach Bystrova und Sokolov [3] meist etwa folgenden Verlauf: In den ersten Tagen bestand kein signifikanter Unterschied gegenüber den Wunden der nichtbestrahlten Kontrolltiere. Dann gingen jedoch die entzündlichen Reaktionen im Wundbereich deutlich zurück. Die Wunden wurden trocken, sie sonderten nur geringe Sekretmengen ab. Nach dem 7. Tage kam es zu ausgedehnten Nekrosen im Grund der Wunden ohne Anzeichen einer Epithelisation. In der Umgebung der Wunden entstanden ausgedehnte Hämorrhagien. Der Wundboden enthielt Detritus und massenhaft grampositive Kokken. In der Umgebung des nekrotischen Gewebes war keine Zellreaktion zu beobachten.

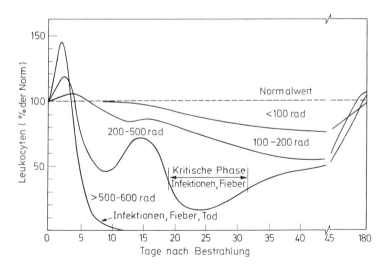

Abb. 1. Mittlerer Verlauf der Leukocytenwerte beim Menschen nach akuter Ganzkörperbestrahlung in Abhängigkeit von der empfangenen Dosis (nach Langham [1])

In dieser Phase starben viele der Versuchstiere an einer allgemeinen Bacteriämie, die bestrahlten Tiere wurden mit ihrer nekrotisch gewordenen Wunde einfach nicht fertig. Überlebten die Tiere, so zeigten die Wunden mit deutlicher Verspätung, gewissermaßen als Spiegel des sich regenerierenden Blutbildes, Wundreaktionen, die als beginnende Heilungsprozesse zu deuten waren. Es zeigte sich jetzt eine Entzündung, und es bildeten sich Granulationen. Die Wunden heilten unter deutlicher Verzögerung und Bildung von Narben, die weit größer waren als die der nichtbestrahlten Kontrolltiere.

Zu einem ähnlichen Verhalten führte auch die Kombination von Ganzkörperbestrahlung und Knochenfraktur im Tierversuch. So zeigen sich in den ersten Tagen im Röntgenbild bei bestrahlten Kaninchen und unbestrahlten Kontrolltieren, denen eine artifizielle Radiusfraktur gesetzt worden war, keine nennenswerten Unterschiede. Eine Verzögerung der Regeneration des Knochengewebes war erst zwischen dem 19. und 26. Tag, also der Höhepunktsphase der Strahlenkrankheit, nachweisbar. Auch bei den bestrahlten Tieren kam es zur Heilung der Fraktur, allerdings mit einer Verzögerung von 30 Tagen.

Histologisch zeigten sich nicht nur Hämorrhagien in dem Frakturbereich, sondern vor allem Störungen der Ossifikation, die von Antipina und Zemljanoj [4], den Autoren dieser Untersuchungen, als Auswirkungen der Ganzkörperbestrahlungen mit dadurch bedingten Beeinträchtigungen des Stoffwechsels und weniger als Auswirkungen der lokalen Strahleneinwirkung gedeutet wurden.

Abbildung 2 zeigt das Ergebnis eigener Untersuchungen und zwar wiederum am Beispiel der offenen Hautwunde. Die Verzögerung der Wundheilung bei zusätzlicher Strahlenbelastung wird dabei sichtbar. Es zeigt sich hierbei auch die Bedeutung des Zeitfaktors [5]. Wird die Wunde *vor* der Bestrahlung erzeugt, so ist die Verzögerung der Wundheilung sehr viel geringer als bei umgekehrter Reihenfolge. Hinzu kommt, daß bei Wundsetzung *nach* Bestrahlung die Letalität der Versuchstiere deutlich ansteigt. Unter Zeitfaktor wird in diesem Zusammenhang der Einfluß der Reihenfolge und des zeitlichen Abstandes zwischen Bestrahlung und zweitem Trauma verstanden. Das gilt übrigens auch für die Frage der Infektion, die bei solchen Kombinationsschäden sicher eine große Rolle spielt. Wie man auf Abb. 3 nach Petrov [6] erkennt, ist die Letalität der Versuchstiere besonders hoch bei Infektionen am 5. bis 9. Tag, d.h. zu einem Zeitpunkt, an dem die Leukopenie am stärksten ausgeprägt ist.

Die Bedeutung des Zeitfaktors zeigt auch die Tabelle 1 nach Petrov [7] wo es um das Einheilen von Autotransplantaten bei bestrahlten Kaninchen geht. Während im Initialstadium der Strahlenkrankheit immerhin noch 79% der Transplantate anwachsen, sinkt der Anteil über 32% in der Initialphase und 16% in der Latenzphase bis auf 0% beim Versuch einer Transplantation zum Zeitpunkt der Höhepunktsphase der Strahlenkrankheit.

Aus diesen, aber auch vielen anderen Untersuchungen ergibt sich für die Praxis ein absolutes Operationsverbot für die Zeit der Granulocyten- und Thrombocytendepression nach Bestrahlung. Notwendige Eingriffe sollten deshalb so früh wie möglich, jedoch nach Abklingen der Schockphase einer Verwundung und *nach* Abklingen der Frühsymptome der Strahlenkrankheit in Form von Übelkeit und Erbrechen erfolgen (siehe Abb. 4 nach Schildt [8]).

Eine weitere wesentliche Forderung für das Verhalten des Chirurgen ist die des baldigen Verschließens der Wunde bei zusätzlicher Strahlenbelastung. So konnte

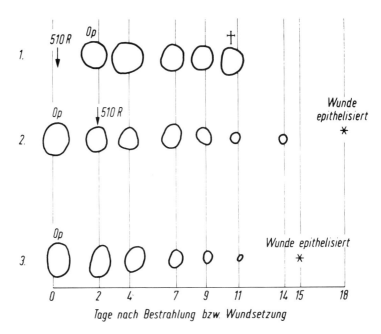

Abb. 2. Flächengrößen von offenen Hautwunden, die 1) 2 Tage *nach* Bestrahlung mit 510 R, 2) 2 Tage *vor* Bestrahlung mit 510 R und 3) ohne zusätzliche Bestrahlung gesetzt wurden

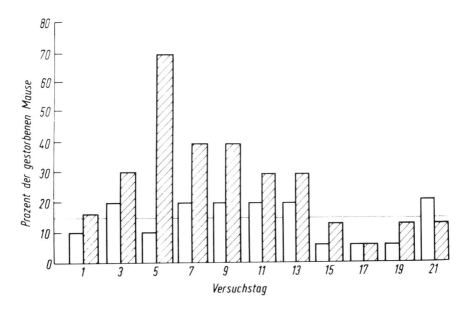

Abb. 3. Veränderungen der Empfindlichkeit bestrahlter weißer Mäuse gegen Infektion mit Gasbranderregern in verschiedenen Zeitabständen nach der Bestrahlung (nach Petrov [6]). Weiße Säulen: Kontrollmäuse, schraffierte Säulen: bestrahlte Mäuse

Tabelle 1. Einheilung von Autotransplantaten bei Kaninchen in verschiedenen Stadien der Strahlenkrankheit (nach Petrov [7])

Stadium der Strahlenkrankheit	Gesamtzahl der Tiere	davon gestorben	Einheilung des Transplantats	%
Initialstadium (6–12 Std. p.r.)	28	12	22	79
Latenzzeit (24–48 Std. p.r.)	28	12	9	32
Beginn der klinischen Symptome	13	9	2	16
Höhepunkt der Strahlenkrankheit	17	7	–	0
Genesungsphase	18	–	14	78

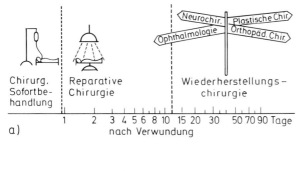

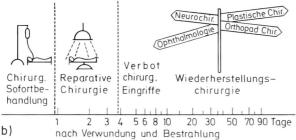

Abb. 4a, b. Zeitliche Phasen möglicher chirurgischer Eingriffe nach a konventionellen Verletzungen sowie b nach Kombinations- und Strahlenschäden (nach Schildt [8])

Razgovorov [9] bei seinen Hundeversuchen zeigen, daß alle Tiere starben und daß sich ihre Überlebenszeiten verkürzten, wenn die ihnen zugefügten Hautwunden offen blieben. Wurden die Wunden jedoch bis zu 24 Stunden offen gelassen und dann wieder verschlossen, so überlebten die Tiere, oder wenn sie doch starben, so waren die Überlebenszeiten zumindest doppelt so lang wie bei den unbehandelten Hunden. Eigene Untersuchungen an Mäusen zeigt Tabelle 2, aus der zu ersehen ist, daß die Tiere zu 90% zugrunde gingen, wenn die Wunden offen blieben, daß die Sterblichkeit auf 18% sank, wenn die Wunden sofort, und daß sie 38% betrug, wenn sie nach 3 Stunden wieder zugenäht wurden [5].

Tabelle 2. Letalität männlicher Mäuse, die bestrahlt wurden und 2 Tage später Hautwunden erhielten, die zu verschiedenen Zeiten vernäht wurden

Art der Schädigung	Letalität	%
510 R	26/100	26
offene Hautwunde (HW)	6/100	7
510 R + HW 2 d.p.r. HW offen gelassen	45/50	90
510 R + HW 2 d.p.r. HW sofort geschlossen	9/50	18
510 R + HW 2 d.p.r. HW nach 3 h geschlossen	31/80	39
510 R + HW 2 d.p.r. HW nach 24 h geschlossen	74/80	92

Abschließend läßt sich dazu sagen, daß offene Wunden im Falle eines Strahlenunfalls unbedingt verschlossen werden müssen. Das gilt auch, wie Tierversuche gezeigt haben, für Verbrennungswunden. Rechtzeitige Hauttransplantationen erhöhten eindeutig die Überlebenschancen der Versuchstiere. Gerade beim kombinierten Strahlenschaden kommt der zusätzlichen Antibioticatherapie eine entscheidende Rolle zu. Dabei erscheint die Behandlung der allgemeinen Bacteriämie vielleicht noch wichtiger als die der lokalen Wunde.

An die Antibioticatherapie werden dabei allerdings recht hohe Anforderungen gestellt. So sollten wegen der Vielfältigkeit der zu erwartenden Keime Breitbandantibiotica oder mehrere sich gegenseitig ergänzende Antibiotica verwendet werden. Da diese bis zum Abklingen des Fiebers u.U. wochenlang und in hoher Dosierung gegeben werden müssen, sollten die Antibiotica möglichst wenig toxisch sein und dabei insbesondere keine Rückwirkungen auf das bereits vorgeschädigte Knochenmark haben. Ich gebe zu, daß hiermit Forderungen ausgesprochen werden, die nur schwer miteinander vereinbar sind. Zur Auffindung geeigneter Antibiotica sollten bakteriologische Untersuchungen von Nasen-Rachen-Abstrichen sowie von Urin und Faeces vorgenommen werden. Einen besonderen Infektionsschutz würde die Unterbringung der Verletzten in sterilen Plastikzelten nach vorheriger bakterieller Dekontaminierung von Darm und Körperoberfläche bedeuten, so wie es gelegentlich auch bei Schwerverbrannten geschieht.

Sicher ist es für die lokalen Heilungsvorgänge der Wunden günstig, wenn auch die allgemeinen hämatologischen Ausfallssymptome erfolgreich behandelt werden. Das kann geschehen durch eine Zellersatztherapie in Form von Thrombocyteninfusionen, vielleicht auch Knochenmarktransplantationen. Für letztere bestehen jedoch noch erhebliche immunologische Probleme, so daß man hier noch geneigt ist, Zurückhaltung zu üben.

Abschließend läßt sich zur Behandlung der Kombinationsschäden, die mit Wunden und Verbrennungen einhergeben, nur sagen, daß es hierüber praktisch keine Erfahrungen gibt, da der Reaktorunfall bis jetzt — Gott sei Dank — ein sehr seltenes Ereignis geblieben ist.

Literatur

1. Langham, W.H. (Ed.): Radiobiological Factors in Manned Space Flight. Washington: 1967
2. Messerschmidt, O.: Auswirkungen atomarer Detonationen auf den Menschen. Ärztlicher Berich über Hiroshima, Nagasaki und den Bikini-Fallout. München: 1960
3. Bystrova, V.V. Sokolov, S.S.: Morphologische Charakteristik des Wundheilungsprozesses bei Strahlenkrankheit. Med. Radiol. *5,* 71 (1958)
4. Antipina, A.N., Zemljano, A.G.: Die allgemeine morphologische Charakteristik der Heilung offener Frakturen bei Strahlenkrankheit. Med. Radiol. *1,* 70 (1957)
5. Messerschmidt, O.: Kombinationsschäden als Folge nuklearer Explosionen. In: Chirurgie der Gegenwart, Band IV. München: 1975
6. Petrov, R.V.: Thesen der Referate der wissenschaftlich-technischen Unionskonferenz zur Anwendung radioaktiver und stabiler Isotope und Strahlen, S. 108, Moskau: 1957
7. Petrov, V.I.: Freies Hauttransplantat bei Strahlenkrankheit. Vestn. chir. *9,* 85 (1956)
8. Schildt, E., Thoren, L.: Experimental and clinical aspects of combined injuries. In: Intermedes Proceedings 1968, Combined Injuries and Shock. Stockholm: 1968
9. Razgovorov, B.L.: Primäre Wundnaht bei Strahlenkrankheit. Exper. chir. *2,* 47 (1957)

Moderne Chemotherapie in der Plastischen und Wiederherstellungschirurgie

P. Naumann und A. Giebel, Düsseldorf

Antibakterielle Chemotherapie als monokausale Behandlung bakterieller Infektionen mit Substanzen, die direkt und selektiv am Erreger angreifen, hat in der Chirurgie eine deutlich andere Stellung als etwa in konservativen Disziplinen der Medizin. Während sie bei Infektionen in der Pädiatrie oder auch in der Inneren Medizin im Mittelpunkt des therapeutischen Handelns stehen muß, stellt sie in der Regel bei chirurgischen Infektionen nur eine zusätzliche Hilfsmaßnahme dar. Chemotherapie bakterieller Infektionen sollte damit in der Chirurgie etwas unbedingt Sekundäres sein, das lediglich ergänzend hinter oder neben der chirurgischen Intervention steht. Auch heute noch gilt die alte Regel, daß eine mangelhafte Chirurgie auch durch noch so zahlreiche Antibiotica nicht zu guten Resultaten kommt, eine gute Chirurgie dagegen sehr weitgehend auf eine antibakterielle Chemotherapie verzichten kann. Es dürfte der Sache dienlich sein, wenn auch die – mit der Leidenschaft eines Glaubenskampfes geführte – Diskussion um die prae- und postoperative Antibioticaprophylaxe verstärkt unter diesem Motto betrachtet würde.

Wie in jeder anderen Disziplin, ist antibakterielle Chemotherapie auch in der Plastischen und Wiederherstellungschirurgie definiert als ein „Konzentrationsgeschehen am Wirkungsort", das den behandelnden Arzt vor die Aufgabe stellt, am Ort der gewünschten Wirkung (also im Entzündungsherd) *die* Konzentration des von ihm gewählten Antibioticums zu realisieren, die für den ursächlichen, für den zu behandelnden Erreger sicher antibakteriell effektiv sind. Zwei Parameter sind für diesen antibakteriellen Effekt *in vivo* von entscheidender Bedeutung: Einmal die antibakterielle Aktivität des betreffenden Antibioticums, d.h. seine konzentrationsabhängige Eigenschaft, entweder irreversibel abtötend oder auch nur reversibel vermehrungshemmend auf den Erreger einzuwirken. Diese Aktivität ist als Konzentrationsgröße unter standardisierten Bedingungen *in vitro* meßbar, und sie kann in mcg/ml bzw. E/ml quantitativ definiert werden. Dabei ist die Unterscheidung in bactericide und bacteriostatische Wirkung nicht nur von akademischem Interesse, sondern hat gerade in der Plastischen und Wiederherstellungschirurgie eine unmittelbare klinische Relevanz. Verstehen wir unter Heilung das erfolgreiche Zusammenwirken von Antibiotica-Effekt und körpereigener (cellulärer und/oder humoraler) Infektabwehr, so ist es einleuchtend, daß wir bei Infektionen auf incorporierten alloplastischen Materialien, also bei der sog. Endoplastitis, einen dauerhaften curativen Erfolg mit einer nur bacteriostatischen Therapie nicht erwarten können. Durch das völlige Fehlen aller körpereigenen Abwehrreaktionen am eigentlichen Infektionsherd ist eine Eliminierung des Erregers durch ein reines Bacteriostaticum nicht möglich. Für Infektionen auf Fremdkörpern und Fremdstoffen müssen wir daher mit bactericid wirkenden Präparaten (Penicillin- und Cephalosporin-Gruppe, Aminoglykosid-Antibiotica) versuchen, die Forderung von Paul Ehrlich nach einer „Therapie magna sterilisans" zu erfüllen. Sie ist sensu strictu allerdings kaum realisierbar, so daß eine Endoplastitis in den meisten Fällen zugleich auch eine Indikation zur chirurgischen Intervention bedeutet.

Neben der antibakteriellen Aktivität bestimmt als weiterer Parameter die im Patientenorganismus realisierbare „Wirkstoffkonzentration *in vivo*" den chemotherapeutischen Effekt. Hier handelt es sich um eine pharmakokinetische Größe des Antibioticums, die in unmittelbarer Beziehung zur Dosierung und damit zur Toxizität bzw. zur Verträglichkeit der betreffenden Substanz steht. Sie wird weiterhin entscheidend beeinflußt vom Applikationsweg, der Resorption, dem Applikationsintervall und der Verteilung im Organismus sowie von der renalen und extrarenalen Elimination und deren Störungen. Auch der Wirkstoffspiegel *in vivo* kann sowohl experimentell als auch unter therapeutischen Bedingungen gemessen und – meist als Blutspiegel, im Idealfall als Gewebsspiegel – in E/ml oder mcg/ml definiert werden.

Bei der Realisierung antibakteriell effektiver Spiegel am Ort der gewünschten Wirkung bestehen allerdings gerade für die Plastische und Wiederherstellungschirurgie besondere Schwierigkeiten. In nicht wenigen Fällen ist gerade hier der Infektionsherd auf Grund aufgehobener oder stark reduzierter Vascularisationsund Durchblutungsverhältnisse für das Antibioticum nicht oder nicht im notwendigen Ausmaß erreichbar. Dieses „pharmakokinetische Handicap", das sich nur ausnahmsweise etwa durch drastische Dosiserhöhungen kompensieren läßt, hat die Suche nach besonderen Formen und Techniken der Antibiotica-Anwendung induziert. Bemerkenswert erscheint hier die lokale Gentamicin-Anwendung im Knochenzement [1] und in Verbindung mit den Polymethylmetacrylat-Kugeln- und Ketten [2, 4, 8]. Über diese Versuche einer chirurgischen Antibiotica-Applikation mit Depoteffekt in die für eine systematische Antibiotica-Gabe nicht (oder nur schwer) erreichbaren Infektionsherde wird im weiteren Vormittagsprogramm noch ausführlich berichtet werden. Eine grundsätzlich ähnliche Problematik besteht bei der präventiven und therapeutischen Antibiotica-Anwendung nach Knochenverpflanzungen. Auch hier ist es vor der Revaskularisierung des Transplantates, die erst 5 Tage post operationem nachweisbar wird, kaum möglich, antibakteriell effektive Antibiotica-Spiegel im Transplantat zu erzeugen. Wird dagegen der Knochen zur Übertragung kurz nach einer hoch dosierten systemischen Antibiotica-Applikation entnommen, so hat sich noch in situ und auf physiologischem Wege ein antibakteriell wirksamer Spiegel im Gewebe aufgebaut. Dieser Wirkstoffspiegel bleibt auch am Zielort der Transplantation erhalten, wenn durch gleichzeitige systemische Antibiotica-Gaben ein Diffusionsgefälle vom Transplantat zum Lagergewebe vermieden wird [3]. Auch über dieses interessante Verfahren zur Infektionsprophylaxe bei autologen Knochentransplantaten wird auf dieser Tagung noch von kompetenter Seite berichtet werden. Grundsätzlich muß jedoch bei jeder Chemotherapie von Knocheninfektionen bedacht werden, daß die im Knochengewebe realisierbaren Antibiotica-Konzentrationen außerordentlich niedrig liegen und zumeist nur Bruchteile des simultanen Blutspiegels ausmachen. Das trifft ganz besonders für die Aminoglykosid-Antibiotica zu [7], für die Dosiserhöhungen bei der systemischen Applikation nur in ganz engen Grenzen möglich sind.

Die Wahl des optimalen Antibioticums für den jeweiligen Fall hat sich auch in der Plastischen und Wiederherstellungschirurgie grundsätzlich am ursächlichen Erreger und seiner Empfindlichkeit zu orientieren. Während in den letzten 10 Jahren weltweit eine Zunahme der gram-negativen Erreger speziell auch bei chirurgischen Infektionen zu beobachten ist, schien dieser Trend in den Jahren 1970 und 1971 für das Untersuchungsmaterial der Westdeutschen Kieferklinik (Klinik für Kiefer- und Plastische Gesichtschirurgie) noch keine Gültigkeit zu haben [5]. Eine aktuelle Zusammenstellung der bakteriologischen Befunde von insgesamt 182 Untersuchungen dieser gleichen Klinik aus den Jahren 1975, 1976 und dem ersten Halbjahr 1977 läßt jetzt jedoch ein etwas anderes Bild erkennen (Tabelle 1). Einer Zahl von 73 gram-positiven Kulturresultaten (unter denen die Anzüchtungen von Staphylococcus albus wegen der nur fraglichen ursächlichen Bedeutung nicht berücksichtig wurden) stehen nunmehr doch schon 78 Kulturbefunde mit gram-negativen Erregern gegenüber. Besonders auffallend und erschreckend ist dabei das mit 30 Anzüchtungen gehäufte Vorkommen von Keimen der Klebsiella-Enterobacter-Gruppe und von Serratia marcescens. Hier handelt es sich um eine charakteristische iatrogene Hospitalflora, die auch in allen anderen chirurgischen Disziplinen und Intensiveinheiten die Erreger von Probleminfektionen stellt. Offensichtlich beginnt sich damit auch für die Kiefer- und Gesichtschirurgie eine Zunahme der gram-negativen Infektionen abzuzeichnen. Sie macht neben hospitalhygienischen Maßnahmen zur Prävention auch neue therapeutische Konzepte zur Behandlung notwendig.

Tabelle 1. Bakteriologische Befunde bei Infektionen in der Kiefer- und plastischen Gesichtschirurgie (182 Untersuchungen 1975, 1976 und erstes Halbjahr 1977)

---

27 Proben steril
36 Proben ohne pathogene Keime
18 Staph. albus mit fraglicher ursächlicher Bedeutung

101 Proben mit sicheren Erreger-Befunden
 41 Staph. aur. haem.
 28 Streptokokken und Peptostroptokokken
  4 Pneumokokken

 73 gram-positive Erreger
 15 E. coli
 10 B. proteus
 16 Ps. aeruginosa
 22 Klebsiella/Entrobacter
  8 Serratia
  3 Haem. influenzae
  4 Sonstige (Bacteroides, Sphaeropherus u.a.)

 78 gram-negative Erreger

Die antibakterielle Therapie der gram-positiven Infektionen kann ja – zumindest von der Antibiotica-Seite her – heute als unproblematisch gelten. Mit dem klassischen Penicillin-G, den Penicillinase-festen Staphylokokken-Penicillinen und den Cephalosporinen sowie mit Lincomycin und Erythromycin (als Ausweichpräparaten) stehen gut wirksame und bewährte Antibiotica für diese Indikation zur Verfügung. Für die Behandlung der gram-negativen Infektionen sind dagegen – trotz einer Vielzahl von neuen Wirkstoffen und einer noch größeren Zahl von Handelspräparaten – die therapeutischen Möglichkeiten weniger günstig. Vier Wirkstoffklassen stehen bei der Behandlung der gram-negativen Infektionen im Vordergrund des Interesses:

Das klassische *Ampicillin* (Tabelle 2) hat seit vielen Jahren einen festen Platz in der Therapie gram-negativer Infektionen, aus dem es auch durch die große Zahl von Ampicillin-Estern und sog. Nachfolgepräparaten bis heute nicht verdrängt worden ist. Weder Amoxycillin (Clamoxyl, Amoxypen) noch die Ampicillin-Ester Pivampicillin (Berocillin, Maxifen) und Bacampicillin (Penglobe) haben der Ampicillin-Anwendung grundsätzlich neue Aspekte und Indikationen gegeben. Die neuen Derivate sind von gleicher antibakterieller Wirksamkeit wie das konventionelle Ampicillin, werden allerdings nach oraler Gabe mit dem Faktor 1,6 bis 2 besser resorbiert. Dennoch kommt es de facto nach Verabreichung der Ampicillin-Ester nicht zu den im Prospekt- und Werbematerial immer wieder betonten höheren Wirkstoffspiegeln im Organismus, da die Dosierungen von den Herstellern entsprechend der höheren Resorptionsquote zurückgenommen wurden. Der Vorteil der verbesserten Resorption wurde damit in den einer Dosisreduktion umgemünzt.

Bei gleichen antibakteriellen und pharmakokinetischen Eigenschaften bedeuten auch Hetacillin (Penplenum) und Epicillin (Spectacillin) keine Verbesserungen der Ampicillin-Therapie. Ciclacillin (Ultracillin) hat gegen gram-negative Bakterien (also im eigentlichen Indikationsgebiet des Ampicillin) sogar nur 1/10 der antibakteriellen Aktivität des Ampicillin, für das es keine Alternative bedeutet.

Tabelle 2. Aminopenicilline

Generic	Handelsnamen	relative Aktivität	relative Serumkonz.
Ampicillin	Amblosin		
	Binotal		
	Deripen	1	1
	Penbristol		
	Penbrock		
Hetacillin	Penplenum	= 1	< 1
Amoxycillin	Clamoxyl	= 1	1,6–1,8
	Amoxypen		
Pivampicillin	Berocillin	= 1	initial 1,8–2
	Maxifen		
Bacampicillin	Penglobe	= 1	initial 1,8–2
Epicillin	Spectacillin	= 1	= 1
Ciclacillin	Ultracillin	0,1	initial > 1

Von großer Bedeutung ist weiterhin die Gruppe der Carboxyl- und Ureido-Penicilline (Tabelle 3). Hier ist in jüngster Zeit neben das schon länger bekannte Carbenicillin als neues Präparat das Ticarcillin (Aerugipen) getreten, das innerhalb der Pseudomonas-Gruppe eine um den Faktor 2 stärkere Aktivität besitzt. Auf Grund dieser verbesserten Pseudomonas-Wirkung wurde allerdings auch die Ticarcillin-Dosierung auf 15–20 g/die reduziert, so daß auch hier der Vorteil der höheren antibakteriellen Wirkung aufgegeben und in den einer Dosisreduzierung umgewandelt wurde.

Mit weitgehend gleicher Indikation stehen dann zwei in Deutschland neu entwickelte Acyl-Ureido-Penicilline zur Verfügung. Es handelt sich dabei einmal um Azlocillin (Securopen), das eine um das zwei- bis achtfach stärkere Wirkung gegen Ps. aeruginosa hat und daher in einer um 50% niedrigeren Dosierung als beim Carbenicillin eingesetzt werden kann. Diese Dosierung sollte jedoch im Interesse der therapeutischen Sicherheit nicht unter 3 x 5 g/Tag liegen. Mit nur 3 x 2 g/die dürfte dieses grundsätzlich interessante Antibioticum nach unseren eigenen Befunden unterdosiert sein.

Als zweites Ureido-Penicillin wird in Kürze Mezlocillin (Baypen) zur Verfügung stehen. Es ist in einem in seiner antibakteriellen Wirkung verbesserten parenteralen Ampicillin vergleichbar, so daß seine Indikation vorwiegend bei Infektionen liegt, die

Tabelle 3

Carboxylpenicilline

Carbenicillin	i.v.	Anabactyl, Microcillin
Carindacillin	oral	Carindapen
Ticarcillin	i.v.	Aerugipen

Ureidopenicilline

Azlocillin	parenteral	Securopen
Mezlocillin	parenteral	Baypen

durch E. coli, Proteus spp. und Keime der Klebsiella-Enterobacter-Gruppe verursacht werden.

Unter den β-Lactam-Antibiotica haben neben diesen Penicillinen auch die *Cephalosporin-Antibiotica* eine klar ausgewiesene Indikation bei der Behandlung gram-negativer Infektionen (Tabelle 4). Hier sind zu den klassischen Cephalosporinen, von denen das Cephalothin bis heute seinen Platz behauptet hat, in der zweiten und dritten Generation zahlreiche neue Derivate der 7-Aminocephalosporansäure hinzugekommen. Einige dieser neuen Cephalosporine zeichnen sich durch eine wesentlich stärkere antibakterielle Aktivität und z.T. auch durch günstigere pharmakokinetische Eigenschaften aus. Dennoch sind die klinischen Therapieresultate und curativen Erfolge mit den neuen Cephalosporin-Generationen bisher noch nicht überzeugend besser. Ob diese zum Teil recht verwirrende Cephalosporin-Entwicklung über neue Eigenschaften hinaus auch zu einer tatsächlichen Verbesserung der therapeutischen Möglichkeiten führt, ist eine zur Zeit noch offene Frage.

Als weitere wichtige Wirkstoffklasse zur Behandlung gramnegativer Infektionen stehen uns die ausschließlich parenteral applikablen *Aminoglykosid-Antibiotica* zur Verfügung (Tabelle 5). Hier sind neben das seit einem Jahrzehnt bekannte Gentamicin die neuen Präparate Tobramycin (Gernebcin) und Sisomicin (Extramycin, Pathomycin) getreten sowie an Stelle des (in Deutschland allerdings selten verwendeten) Kanamycin das Amikacin (Biklin). Mit weiteren neuen Derivaten, z.B. Netilmicin und Dibekacin, ist in absehbarer Zeit zu rechnen. Gentamicin, Tobramycin, Sisomicin und Netilmicin haben bei gleichen pharmakokinetischen Eigenschaften graduelle Unterschiede in ihrer antibakteriellen Wirkung. Diese Unterschiede sind zumeist nur gering, so daß diese Präparate ein grundsätzlich identisches Indikationsgebiet haben, in dem sie – bei nachgewiesener Erregerempfindlichkeit – alternativ und nach freiem Ermessen des behandelnden Arztes eingesetzt werden können. Amikacin hat in der Regel eine überlegene Wirkung auf Erreger mit Resistenz gegen die Aminoglykoside der sog. „Gentamicin-Gruppe". Es sollte wegen seiner hier evtl. lebensrettenden Bedeutung restriktiver und nur in dieser Indikation zur Anwendung kommen. Denn bisher ist noch jedes neue Antibioticum mit einer entsprechenden Resistenzentwicklung seitens der Erreger beantwortet worden. Eine solche Entwicklung könnte u.a. auch

Tabelle 4. Cephalosporin-Antibiotica

Generic	Applikation	Handelsnamen in Deutschland
Cephalothin	i.v. (i.m.)	Cephalotin Lilly, Cepovenin
Cephaloridine	i.v. i.m.	Kefspor, Cephaloridin-Glaxo
Cephalexin	oral	Oracef, Ceporex
Cephazolin	i.v. i.m.	Gramaxin, Elzogram, Zolicef
Cephacetril	i.v. i.m.	Celospor
Cephapyrin	i.v. i.m.	Bristocef
Cephradine	oral, i.v. (i.m.)	Sefril
Cefamandole	i.v. (i.m.)	Mandokef
Cefoxitin	i.v. (i.m.)	Mefoxitin
Cefuroxime	i.v. i.m.	Zinacef

Tabelle 5. Aminoglykosid-Antibiotica

"Gentamycin-Gruppe"		
Gentamicin	(Micromonospora purpurea)	Refobacin
		Sulmycin
Tobramycin	(Strept. tenebrarius)	Gernebcin
Sisomicin	(Micromonospora inyoensis)	Extramycin
		Pathomycin
"Kanamycin-Gruppe"		
Kanamycin	(Strept. kanamycticus)	Kanabristol
		Kanamycin "Grünenthal"
Amikacin	(Strept. kanamyceticus)	Biklin

den Wert der hochwirksamen Aminoglykosid-Antibiotica sehr rasch limitieren. Abb. 1 demonstriert die Resistenzbestimmung (Agar-Diffusionstest) eines Serratia-Stammes, der aus dem Blut und Liquor eines Patienten mit tödlich verlaufender Hospital-Infektion isoliert wurde. Die komplette Resistenz gegen Tobramycin, Sisomicin und selbst Amikacin mit Hemmwerten von 64 und 128 mcg/ml ist auf den ersten Blick erkennbar. Allein für Gentamicin besteht noch eine hohe Empfindlichkeit mit einer MHK von 1 mcg/ml. Hier wird zugleich deutlich, daß eine Empfindlichkeit gegen Gentamicin nicht automatisch auch eine Effektivität der neuen Aminoglykoside impliziert und diese dem klassischen Gentamicin nicht grundsätzlich überlegen sind. Auch die Entwicklung neuer Antibiotica läßt keine anhaltende und prinzipielle Besserung dieser Situation erwarten. Erfahrungsgemäß folgt der Einführung und verbreiteten Anwen-

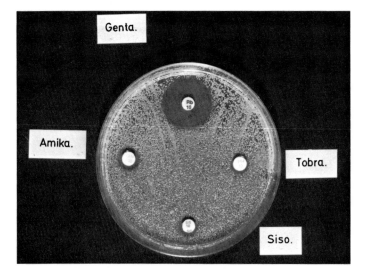

Abb. 1. Serratia marcescens aus dem Liquor eines Kindes mit Sepsis und Meningitis purulenta

dung neuer Wirkstoffe sehr schnell eine Resistenztransfer großen Ausmaßes, bis eine neue Population resistenter Organismen entstanden ist, die sich dem auf ihr lastenden Selektionsdruck anpaßt [6]. Hier sind möglichst vollständiger Verzicht auf eine prophylaktische Antibiotica-Anwendung und eine rationale Beschränkung des therapeutischen Antibiotica-Gebrauchs die in unserer Verantwortung liegenden Maßnahmen, um einer weiteren Resistenzentwicklung und Verbreitung resistenter Erreger zu begegnen. Nur so werden wir verhindern können, daß weitere Waffen unseres Antibiotica-Arsenals stumpf und unbrauchbar werden — und uns Ärzten nur wieder die therapeutische Resignation einer vorantibiotischen Ära verbleibt.

Literatur

1. Buchholz, H.W., Gartmann, H.-D.: Infektionsprophylaxe und Behandlung der schleichenden, tiefen Infektion bei der totalen Endoprothese. Chirurg 43, 446–452 (1972)
2. Dingeldein, E., Wahlig, H.: Gentamycin-Konzentrationen in Körperflüssigkeiten von Patienten nach Implantation von Gentamycin-Polymethylmetacrylat-Kugeln. Unfallchirurgie, Sonderheft: Gentamycin-Polymethylmetacrylat-Kette und -Kugeln 8–10 (1977)
3. Höltje, W.J., Lentrodt, J., Mai, K., Matz, K.: Tierexperimentelle Untersuchungen zur Frage des antibiotischen Schutzes von freien Knochentransplantaten. actuelle traumatologie 2, 159–165 (1972)
4. Klemm, K.: Die Behandlung chronischer Knocheninfektionen mit Gentamycin-Polymethylmetacrylat-Ketten und -Kugeln. Unfallchirurgie, Sonderheft: Gentamycin-Polymethylmetacrylat-Kette und -Kugeln 20–25 (1977)
5. Naumann, P.: Bakteriologie und Pharmakologie moderner Antibiotika. In: Chemotherapie in der Zahn-, Mund- und Kieferheilkunde. Th. Kirsch (Hrsg.), S. 11–19. Stuttgart: Georg Thieme Verlag
6. Richmond, H.M.: Folgeerscheinungen der Antibiotica-Anwendung. Dtsch. med. Wschr. 99, 470–478 (1974)
7. Rosin, H., Rosin, A.-M., Krämer, J.: Determination of antibiotic levels in human bone. 1. Gentamicin levels in bone. Infection 2, 3–4 (1974)
8. Wahlig, H., Bergmann, R., Dingeldein, E., Reuss, K.: Experimentelle Untersuchungen mit Gentamycin-Polymethylmetacrylat-Kugeln. Unfallchirurgie, Sonderheft: Gentamycin-Polymethylmetacrylat-Kette und -Kugeln 4–7 (1977)

Objektive Grenzen der Antibioticaprophylaxe im Lichte neuer Gewebespiegelbestimmungen

R. Plaue, O. Müller, B. Oellers und K. Fabricius, Mannheim und Offenbach

Konzentrationsbestimmungen verschiedener Antibiotica in menschlichen Geweben sind, soweit sie Werte im therapeutisch wirksamen Bereich ergeben hatten, immer wieder als Argument für die umstrittene Antibioticaprophylaxe ins Feld geführt worden. In der Mehrzahl der bisher veröffentlichten Untersuchungen sind aber nicht zwischen intra- und extravasalem Wirkstoffanteil unterschieden worden. Vermeintlich hohe Gewebespiegel waren oft nur die Folge vermehrter Blutfülle.

Durch gleichzeitige Bestimmung der in den untersuchten Geweben enthaltenen Blutmengen läßt sich dieser Fehler eliminieren. Rosin u. Mitarb. (1974) haben deshalb empfohlen, stets auch den Hb-Gehalt des Gewebeeluats zu messen, um so bei bekanntem Serumspiegel den intravasalen vom extravasalen Wirkstoffanteil rechnerisch zu trennen.

In einer eigenen Versuchsreihe, deren Ergebnisse hier mitgeteilt werden sollen, haben wir uns mit der Gewebegängigkeit von Cefamandol, einem neuen Antibioticum der Cephalosporinreihe beschäftigt[1]. Hinsichtlich der Methodik konnten wir uns dabei auf ähnliche Untersuchungen stützen, die wir früher mit Cephalotin und Ticarcillin durchgeführt haben (Tabelle 1). Besondere Aufmerksamkeit wurde der Ermittlung des Blutgehaltes der einzelnen Gewebeproben gewidmet. Neben den üblichen Messungen des IgM-Anteils und des Hb-Wertes wurde als zusätzliche Kontrolle eine Dextranbestimmung durchgeführt. Hochmolekulares Dextran tritt nicht nennenswert aus der Blutbahn ins extravasale Gewebe über. Durch quantitativen Nachweis des Dextrans in

Tabelle 1. Methodik der Cefamandolspiegel-Bestimmungen

Versuchspersonen:	15 ausgewählte, erwachsene Patienten
Untersuchtes Material:	Serum, Cutis, Subcutis, Fascie, Muskel, Corticalis, Spongiosa
Materialentnahme:	Anläßlich unterschiedlicher Knochenoperationen
Dosierung:	40 mg Cefamandol/kg Körpergewicht, einmalig
Applikation:	Intravenöse Kurzinfusion (15')
Meßzeitpunkte	
a) Serum:	In 10-minütigen Intervallen 10'–130'
b) Gewebe:	Variierende Meßpunkte 30'–90'
Meßmethoden	
a) Cefamandol:	Lochplattenhemmtest/Bac. subtilis Sporen
b) Blutgehalt:	IgM, Hb, Dextran

---

[1] Die Untersuchungen wurden durch freundliche Unterstützung der Eli LILLY-GmbH ermöglicht.

der Gewebeprobe läßt sich daher auch ihr Blut- bzw. Serumgehalt feststellen. Zur Dextranmessung wurde die Anthron-Methode nach Wallenius in einer Modifikation von Appel angewandt (Tabelle 2).

Mit Ausnahme der Hb-Werte für Cutis und Fascie zeigen die Ergebnisse aller drei angewandten Methoden eine recht gute Übereinstimmung. Die gewonnenen Zahlen dürften den durchschnittlichen Blutgehalt der einzelnen Gewebearten einigermaßen zuverlässig wiedergeben (Abb. 1).

Der Cefamandol-Serumspiegel wird während der ersten beiden Stunden relativ langsam abgebaut. Die Konzentration in den einzelnen Geweben erreicht schon nach 40 Min. einen Höchstwert, um dann ebenfalls kontinuierlich abzusinken (Abb. 2 und 3).

Tabelle 2. Serumgehalt der untersuchten Gewebe in Gewichtsprozent

Bestimmungs-methode	Dextran n = 22	Hb n = 20	IgM n = 20	Mittel
Corticalis	3,7	4,1	5,2	4,3
Spongiosa	11,8	13,9	13,0	12,9
Muskel	10,4	8,4	—	9,4
Fascie	9,4	6,5	11,0	9,0
Subcutis	6,2	4,8	6,0	5,7
Cutis	11,0	2,5	12,0	8,5

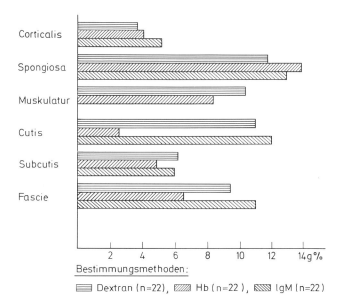

Abb. 1. Serumgehalt verschiedener menschlicher Gewebe, bestimmt durch IgM-, Hb- und Dextranmessung

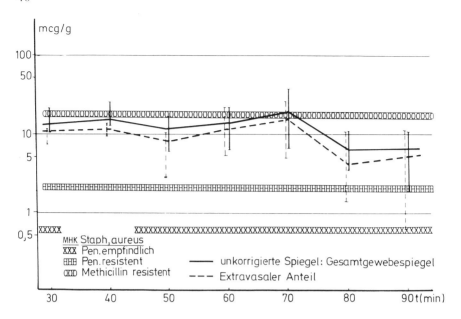

Abb. 2. Cefamandolspiegel in der Corticalis nach einmaliger intravenöser Gabe von 40 mg Cefamandol/kg Köpergewicht

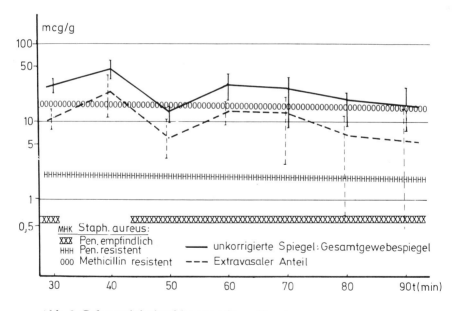

Abb. 3. Cefamandolspiegel im spongiösen Knochen

Vergleicht man die ausschließlich auf den Extravasalraum bezogenen Werte, so ergibt sich eine annähernd gleichschnelle und gleichstarke Penetration in die Subcutis, die Muskulatur und die Spongiosa. Deutlich höhere Spiegel wurden in der Cutis und in der Fascie gemessen. Einen glaubhaften Grund hierfür haben wir bisher nicht gefunden. Die niedrigsten Konzentrationen waren leider im Corticalisknochen festzustellen.

Die logarithmische Einteilung der Ordinate täuscht vielleicht etwas über das wahre Ausmaß der Korrektur, die sich aus dem Abzug des enthaltenen Serumanteils ergibt. Tatsächlich macht der Serumanteil bis zu 50% der Gesamtgewebekonzentration aus.

Verfälschungen durch noch in der Blutbahn befindlichen Wirkstoff sind natürlich in der Initialphase des Versuchs besonders groß. Der Serumspiegel ist hoch, die Konzentration im extravasalen Gewebe gering. Sobald ein Diffusionsausgleich erreicht ist, beträgt der intravasale Wirkstoffanteil am Gesamtgewebespiegel nicht mehr als dem Blutgehalt entspricht, eher weniger. Der Zeitfaktor spielt also eine ganz entscheidende Rolle.

Am Beispiel früherer Cephalotinspiegelbestimmungen werden diese Zusammenhänge besonders deutlich. Wir haben unsere damaligen Meßdaten unter Zugrundelegung des jetzt ermittelten durchschnittlichen Blutgehaltes korrigiert. Da der Diffusionsausgleich beim Cephalotin erst relativ spät erfolgt, liegen einige Meßpunkte wesentlich früher; für sie ergibt sich natürlich eine ganz erhebliche Berichtigung was den extravasalen Anteil betrifft. Bei der seinerzeit vom Hersteller empfohlenen Dosierung wird der kritische MIC-Wert (0,1–0,8 mcg/g) für penicillinresistente Staphylokokken nicht zuverlässig erreicht.

Bei der Eliminierung des Antibioticums aus der Blutbahn folgt der Gewebespiegel infolge Rückdiffusion dicht auf. D. h. Serum- und Gewebespiegel sinken jetzt mehr oder weniger parallel ab.

Bei früheren Ticarcillinbestimmungen lagen unsere Meßpunkte zeitlich nach dem Diffusionsausgleich. Dementsprechend ergeben sich durch Abzug des Serumanteils gleichmäßige, auch hier nicht unerhebliche Korrekturen.

Die Kontamination von Unfall- und Operationswunden spielt sich an der Wundoberfläche, also im extravasalen Bereich ab. Eine wirksame Prophylaxe müßte vor allem dieses Vorfeld der primären Keimabsiedlung antibiotisch abdecken. Hier gibt es offenbar pharmakokinetische Probleme. Die im Gewebe erreichten Antibioticakonzentrationen bleiben zu weit hinter dem Serumspiegel zurück; die minimale Hemmkonzentration wird im extravasalen Bereich häufig nicht erreicht.

Für unsere Cefamandol-Studie bedeutet dies, daß die Blutbahn bei der von uns gewählten Dosierung durch bakterizide Wirkstoffkonzentrationen abgeschirmt wird. Dagegen bleiben z.B. die Spiegel in der Corticalis und in der Spongiosa für einige wichtige Erreger unter der MIC-Grenze. Penicillinempfindliche und -restistente Staphylokokken werden noch zuverlässig gehemmt, methicillinresistente Stämme aber schon nicht mehr. Proteus und E. coli lassen sich durch die im Knochen erzielten Cefamandolspiegel erst recht nicht beeinflussen.

Wichtig ist wie gesagt der Zeitfaktor. Selbst wenn das Antibioticum intravenös appliziert, also rasch in die Blutbahn eingeschleust wird, erfolgt die Diffusion ins Gewebe mit einer deutlichen Verzögerung. Der intraoperativ gefaßte Entschluß, sich wegen verlängerter Operationszeit oder sonst erhöhten Infektrisikos antibiotisch abzusichern, kommt also in aller Regel zu spät. Das trifft natürlich erst recht auf die Antibioticaprophylaxe bei offenen Frakturen zu.

Ob man bei Wahleingriffen durch mehrtägige antibiotische Vorbehandlung entsprechend höhere Gewebespiegel herstellen und auf diese Weise vielleicht doch eine wirksame Infektprophylaxe betreiben kann, muß nach den bisherigen klinischen Erfahrungen bezweifelt werden. Dennoch wollen wir dieser Frage bei unseren nächsten Gewebespiegelbestimmungen nachgehen.

Ungenügende Gewebespiegel trotz relativ hoher Serumkonzentration sind sicher nicht die einzige, aber doch wohl eine wichtige und häufige Erklärung für die Unzuverlässigkeit, die der Antibioticaprophylaxe bis heute anhaftet. Um eine ausreichende Antibioticasättigung der exponierten Gewebe sicherzustellen, bedarf es wahrscheinlich wesentlich höherer Dosierungen.

Die Wundheilungsstörungen unter Cytostaticatherapie und ihre Behandlungsmöglichkeiten

F. Körner und U. Hammer, Hamburg

Die Fortschritte der cytostatischen Therapie maligner Krankheitsprozesse haben zu einem Umdenken für die Planung und Durchführung radikaler Operationen bei verschiedenen Tumorarten geführt. So ist es z.B. möglich, durch eine intensive cytostatische Vor- und Nachbehandlung ausgedehnte Tumoren und ihre Metastasen zu verkleinern und sie, z.T. in Kombination mit einer Strahlentherapie, operationsfähig zu machen. Je größer die operativ gesetzten Defekte sind, um so zwingender werden plastische Eingriffe, um diese nach Möglichkeit schon primär zu verschließen.

Diese operative Intervention muß dann bei einem Patienten durchgeführt werden, bei dem die bereits durch die Tumorerkrankung eingeschränkte Immunabwehr zusätzlich durch eine massive cytostatische Behandlung nochmals vermindert wird.

Wie zahlreiche Untersuchungen zeigten, hemmen die verschiedenen Cytostatica das Zellwachstum in den verschiedensten Phasen. Zu gleichen Hemmungen kommt es natürlich in den schnell wachsenden Zellen, die für die Wundheilung verantwortlich sind. Bei intensiver cytostatischer Vorbehandlung kann bereits das Knochenmark so vorgeschädigt sein, daß die primäre Granulocyten-Emigration erheblich vermindert ist. Das gleiche gilt für den Anteil lympho-monocytärer Zellen am Zellpol des Wundgranulationsgewebes.

Die rasche Proliferation dieser lympho-monocytären hämatogenen und der histogenen Zellen des Wundfeldes wird durch Cytostatica blockiert bzw. abhängig von der Dosis und Dauer der Behandlung entscheidend reduziert. Weiterhin findet eine Hemmung der Capillar- und Epithel-Proliferation und Regeneration statt. Desweiteren sieht man eine Reduktion der Zwischenzellsubstanzsynthese im Granulationsgewebe und es kommt zur Hemmung der Kollagenbiosynthese. Es wurde nach Cytostaticagaben eine deutliche Störung der Wundfestigkeit (Lindner) gefunden.

Weiterhin werden durch Cytostatica die Antikörperproteinsynthese und somit generell die Immunmechanismen gehemmt, was in einer Reihe von experimentellen und klinischen Untersuchungen nachgewiesen wurde. Von großem Interesse ist auch die Wirkung von Cytostatica im zeitlichen Verlauf der Therapie. So wurde im Rahmen experimenteller Untersuchungen eine passagere Hemmung der Hämatopoese, der Fibroblastenentwicklung und eine Senkung des Gammaglobulins mit Maximum am 7. Tag der cytostatischen Behandlung gefunden. Zum Teil wurde ein Rebound-Effekt nach Absetzen der Cytostatica registriert.

Schmiedseder, der experimentell die Wundheilung bei Bleomycinbehandlung untersuchte, fand ebenfalls eine verzögerte Wundheilung mit Verminderung des Fibroblastenwachstums und konnte unterschiedliche Reaktionen bei zeitlich differenter Bleomycinapplikation feststellen.

An der Urologischen Abteilung des Bundeswehrkrankenhauses Hamburg wurden seit Jahren große operative Eingriffe bei Patienten wegen metastasierender Tumoren durchgeführt. Diese Patienten wurden bei großen retroperitonealen Metastasen und bei Lungenmetastasen mit verschiedenen Cytostatica nach der sogenannten Teilsynchronisationsmethode vor- und nachbehandelt, während Patienten mit kleineren retroperitonealen Metastasen nur Ifosfamid intra- und postoperativ erhielten. Zu Beginn dieser Behandlungsserie sahen wir eine Reihe von z.T. erheblichen Wundheilungsstörungen, wie ausgedehnte Serome, Nahtdeshiscenzen und einige Platzbäuche.

Aufgrund von Mitteilungen über tierexperimentelle Untersuchungen verschiedener Autoren sowie Berichte über klinische Beobachtungen, haben wir eine adjuvante Therapie bei diesen Patienten durchgeführt. Es gelang so, bei diesen Tumorpatienten die Wundheilungsstörungen völlig auszuschalten.

Bei allen Patienten, die sich einer cytostatischen Therapie unterziehen müssen, werden folgende Maßnahmen berücksichtigt:

1. Der Wasser- und Elektrolythaushalt muß ausgeglichen sein.
2. Das Hämoglobin sollte mindestens 10 g/% betragen, um eine ausreichende Sauerstoffversorgung des Gewebes sicherzustellen.
3. Der Eiweißhaushalt muß ausreguliert sein. Hier genügt nicht nur die ausreichende Zufuhr von Aminosäuregemischen mit Laevuloselösungen. Durch Gaben von anabolem Hormon versuchen wir, den Eiweißanbau weiterhin günstig zu beeinflussen.

Durch die Tumorerkrankung und Cytostaticabehandlung besteht bei den Patienten immer ein mehr oder weniger großes Defizit an Gammglobulin. Hierdurch wird die Sekundärinfektion besonders erleichtert. Erinnert sei nur an die Herpes zoster Infektion der Tumorkranken, die besonders häufig unter Cytostaticagaben auftritt. Aber auch bei der Wundheilung selbst hat das Gammaglubolin eine wichtige Funktion. Wie neuere Untersuchungen zeigen, ist das Intraglobin als die „Dritte Generation" der Gammaglobulinpräparate durch seine Struktur und seine lange Halbwertzeit besonders wirksam. Es gelang durch entsprechende Präparation, die Fc-Region des Gammaglobulins voll zu erhalten. Dieser Region kommt für die Komplementaktivierung, für die Phagocytoseaktivierung sowie für die Reglerfunktion besondere Bedeutung zu. Intraglobin entspricht praktisch dem biologischen IgG mit einem Molekulargewicht von 160.000 und einer biologischen Halbwertzeit von 12 bis 27 Tagen.

4. Faktor XIII. Zahlreiche experimentelle und klinische Untersuchungen haben sich mit dem Einfluß von Faktor XIII der Blutgerinnung auf die Wundheilung befaßt. Fürstenberg und Mitarbeiter sowie Gierhake und Mitarbeiter fanden eine signifikante Verbesserung der Wundheilung unter Gaben von Faktor XIII.

Danach kann man davon ausgehen, daß der Blutgerinnung und hier insbesondere dem fibrinstabilisierenden Faktor XIII eine wesentliche Bedeutung bei der Wundheilung zukommt. Faktor XIII ermöglicht die Bildung eines stabilen Fibringerüstes und fördert das Fibroblastenwachstum. Knoche und Schmitt (1976) konnten zeigen, daß ab der 72. Stunde post operationem sich bei mit Faktor XIII vorbehandelten Ratten im Vergleich zu den Kontrollgruppen ein fest gefügtes und gerichtetes Bindegewebe im Wundbett fand und daß die Wundheilung vornehmlich durch ein rasches Fibroblastenwachstum gefördert wurde. So greift der Faktor XIII gerade in die cytostaticabedingte kritische Phase der Wundheilung ein. Daher geben wir 2 bis 3 Tage vor der Operation und 3 Tage post operationem je 2 x 500 E pro Tag. Dabei ergibt sich die Frage, ob Faktor XIII-Gaben auch einen Einfluß auf das Tumorwachstum haben.

Tierexperimentelle Untersuchungen von Gericke mit transplantierten Lymphosarkomen ergaben keine Unterschiede im Wachstumsverhalten der Tumoren zwischen mit Faktor XIII behandelten Tieren und unbehandelten Tieren. Diese Befunde sind bisher noch nicht veröffentlicht worden. Sie wurden mir durch eine persönliche Mitteilung zugänglich gemacht.

5. Weiterhin scheinen die Vitamine A, B_6, C, D und E eine wesentliche Schutzinfektion für die Wundheilung zu haben. Wir verabreichen unseren Patienten diese Vitamine in hohen Dosen.

6. Über eine immunstimulierende Wirkung von BSG-Impfungen wurde in den letzten Jahren viel gearbeitet. Die Gefahr solcher Impfungen ist sicher nicht zu übersehen. Wir haben mit Hilfe von Infusionen mit Leukocytenkonzentraten einen anderen Weg zur Aktivierung der cellulären Abwehr beschritten. Wie unsere Untersuchungen zeigten, kam es nach kurzzeitiger Reduktion der Leukocyten im peripheren Blutbild nach Leukocytenkonzentratinfusion zum kräftigen Anstieg der Leukocyten, insbesondere der Lymphocyten.

7. Letzlich sei noch auf ein rein mechanisches Problem hingewiesen. Die verzögerte Wundheilung unter Cytostaticagaben stellt auch erhöhte Anforderungen an unser chirurgisches Nahtmaterial. Durch die Verwendung von synthetischen Fäden, die sehr langsam resorbiert werden, sind die Nähte länger belastungsfähig und tragen der verzögerten Festigung der Narben Rechnung. Seit wir Nahtmaterial aus Polyglactin 910 verwenden, hatten wir in bezug auf die Nähte keine Probleme mehr.

Ich wollte Ihnen einige Probleme der Wundheilung bei Tumorpatienten, die unter Cytostatica stehen, aufzeigen. Wie immer in der Medizin, spielen auch hier eine ganze Reihe von Faktoren eine negative, wie auch positive Rolle, die über Erfolg oder Mißerfolg unserer chirurgischen Bemühungen entscheiden.

Gentamycin-PMMA-Kugeln bei Weichteilinfektionen

G. Asche und K. Klemm, Frankfurt

In der Behandlung chronischer Knocheninfektionen hat sich die lokale Antibiotica-Therapie mit Gentamycin-PMMA-Kugeln in Ergänzung üblicher chirurgischer Maßnahmen bewährt. Das Bemerkenswerte an dieser neuen Form lokal-antibiotischer Therapie ist die protrahierte Freisetzung des Antibioticums aus den Kunststoffträgern in Konzentrationen, die durch systemische Applikation des gleichen Antibioticums nicht annähernd erreicht werden können. Bei einer über 100fach höheren Konzentration verliert die übliche Unterscheidung zwischen sensibel und resistent im Antibiogramm, die sich an den systemisch erzielbaren Gewebskonzentrationen orientiert, ihre Bedeutung. In den nachfolgenden Referaten von Schmidt sowie Uebelhör und Sossinka wird über die Verwendung von Gentamycin-PMMA-Kugeln bei chronischer Osteitis berichtet werden.

Wie wir aus eigener Erfahrung und den Berichten anderer Kliniken wissen, eignen sich die Gentamycin-PMMA-Kugeln vor allem in Kettenform – auch für die Behandlung abscedierender Weichteilinfektionen. Das Indikationsspektrum reicht vom perityphlitischen Absceß nach perforierender Appendicitis über die postoperative Wundinfektion nach Leistenbruchoperation bis zu infizierten traumatischen Weichteilschädigung.

Unabdingbare Voraussetzung für die Anwendung von Gentamycin-PMMA-Ketten bei abscedierenden Weichteilinfektionen ist wie bei Infektionen am Knochen die radikale chirurgische Revision mit Ausräumung aller Nekrosen und Fremdkörper, wie z.B. nicht resorbierbaren Nahtmaterials. Nach sorgfältiger Ausspülung der Absceßhöhle werden die Ketten mit einem Überlaufdrain eingelegt, danach wird entgegen bisher üblichen chirurgischen Grundsätzen die Wunde wie bei einem aseptischen Eingriff verschlossen.

Es kann gar nicht oft genug gesagt werden, daß die Anwendung der Ketten eine ergänzende therapeutische Maßnahme darstellt und der Mißerfolg vorprogrammiert ist, wenn eine Therapie ausschließlich darin besteht, eine Kette in einen Fistelgang einzuschieben, wie dies bisweilen bei resorbierbaren Antibioticum-Kugeln empfohlen wird.

Das therapeutische Vorgehen soll zunächst an einem Beispiel erläutert werden:

Ein 64jähriger Patient wurde wegen einer Absceßbildung im Bereich des distalen Oberschenkels stationär aufgenommen. Ursache der Absceßbildung war ein dislocierter kleiner Sequester in den Weichteilen bei alter Osteomyelitis im Trochanterbereich, die jedoch bereits seit Jahren ruhte und auch im Zusammenhang mit der jetzigen Absceßbildung nicht exarcerbierte. Die Absceßhöhle wurde eröffnet, ausgeräumt und sorgfältig ausgespült. Anschließend wurden 2 Gentamycin-PMMA-Kugelketten zusammen mit einem Überlaufdrain eingelegt und die Wunde primär verschlossen. Das Drain wurde nach 2 Tagen gezogen, die Ketten nach 10 Tagen entfernt. Eine systemische Antibiotica-Therapie war nicht erforderlich.

An diesem Beispiel kann man sehr gut die Vorteile des neuen Behandlungsverfahrens aufzeigen.

1. Durch die hochdosierte lokale Antibiotica-Freisetzung bilden sich die subjektiven und objektiven Entzündungszeichen so rasch zurück, daß der Heilverlauf praktisch dem bei aseptischen Eingriffen entspricht.
2. Eine im allgemeinen recht schmerzhafte Tamponaden-Behandlung der Absceß-höhle oder evtl. sogar eine Spül-Saug-Drainage bleibt dem Patienten erspart, er kann sehr frühzeitig mobilisiert werden.
3. Durch die geschlossene Behandlung wird der Keimverschleppung entgegengewirkt und damit die Krankenhaus-Hygiene verbessert.
4. Bei primärem Hautverschluß und rascher Rückbildung der entzündlichen Veränderungen kann mit einem kosmetisch günstigeren Ergebnis gerechnet werden.

Bei Polytraumatisierten ist eine operative Versorgung sämtlicher Verletzungen in einer Sitzung oft nicht möglich. Infektionen im Bereich von Weichteilverletzungen verzögern die Sekundärversorgung, so daß irreversible Schäden durch verletzungsbedingte Unterlassung an sich dringend erforderlicher Eingriffe auftreten. Hierzu ein Beispiel:

Vier Tage nach einem Verkehrsunfall wurde ein 18jähriger Mann mit traumatischer Oberschenkelamputation rechts, geschlossenem Oberschenkelbruch links, geschlossenem Oberschenkelrollenbruch links und geschlossenem Unterschenkelbruch links aus dem Ausland in unsere Klinik eingeliefert. Die Weichteilverhältnisse an der Außenseite des Oberschenkels, der Innenseite des Kniegelenkes und im körpernahen Unterschenkeldrittel waren zwar primär versorgt worden, inzwischen jedoch sämtlich erheblich infiziert. Die infizierten Wundtaschen wurden ausgeräumt, mit Gentamycin-PMMA-Ketten gefüllt und primär verschlossen. Bei infektfreien Hautverhältnissen konnte in den folgenden Tagen bei wesentlich geringerem Risiko eine Verriegelungsnagelung des Oberschenkelbruches, eine Verriegelungsnagelung des Unterschenkelbruches und eine

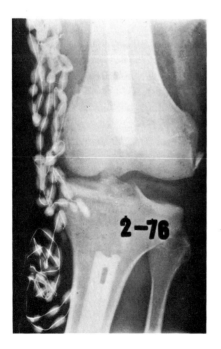

Abb. 1. Die Weichteilverhältnisse an der Innenseite des linken Kniegelenkes waren erheblich infiziert. Nach gründlicher chirurgischer Revision wurden in die infizierten Weichteiltaschen Gentamycin-PMMA-Ketten eingelegt

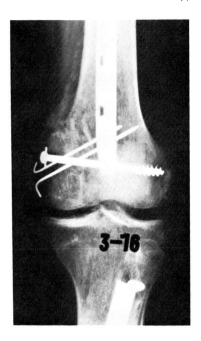

Abb. 2. Bereits 10 Tage nach dem Einlegen der Gentamycin-PMMA-Ketten in die Weichteile lagen derart reizlose Wundverhältnisse vor, daß die Osteosynthese der frakturierten Oberschenkelrolle vorgenommen werden konnte. Der postoperative Heilungsverlauf war primär

Verschraubung des Oberschenkelrollenbruches vorgenommen werden. Die Osteosynthesen blieben infektfrei. Bei der Metallentfernung 1 Jahr später konnte eine ausgezeichnete Beweglichkeit in den Gelenken des linken Beines festgestellt werden.

Bei Infektionen im Bereich der Hand ist die rasche Beherrschung der Infektion besonders wichtig, da die entzündlichen Veränderungen sehr rasch zu einer Einsteifung in den Fingergelenken und eine Verklebung der Gleitstrukturen zur Folge haben. Die im Handel befindlichen Gentamycin-PMMA-Kugeln mit einem Durchmesser von 7 mm sind für die Verwendung im Bereich der Hand viel zu groß. Speziell für die Hand wurden Miniketten mit ovalären Gentamycin-PMMA-Körpern und einem Durchmesser von 2–3 mm per Hand angefertigt, die wahrscheinlich in Kürze im Handel erhältlich sein werden.

Wir haben bisher 31 Patienten mit Phlegmonen im Bereich der Hand mit Gentamycin-PMMA-Miniketten behandelt und konnten auch hier die Vorteile des Verfahrens nutzen:

Der 24jährige Patient erlitt eine Schleifverletzung der rechten Hand. Dabei kam es zur schweren Verletzung von 4. und 5. Finger. Der 5. Finger konnte wegen erheblicher knöcherner Verletzungen und Weichteilquetschungen nicht erhalten werden. Am 4. Finger bestand ein Weichteildefekt. Dieser Weichteildefekt wurde durch die verbliebene Haut des 5. Fingers gedeckt. Postoperativ kam es zur Osteomyelitis am 4. Finger mit osteomyelitischen Herden am Mittelgelenk und am Grundglied. Das Mittelgelenk wurde reseziert. Sequester vom Grundglied wurden entfernt. Eine Arthrodese des Mittelgelenkes mit einem Minifixateur externe wurde vorgenommen, in die infizierten Weichteile an die Arthrodese und an den infizierten Knochen des Mittelgliedes wurden Gentamycin-PMMA-Miniketten eingelegt. Bereits nach 8 Tagen zeigten sich entzündungsfreie Hautverhältnisse. Nach 4 Wochen konnte der Minifixateur externe entfernt werden, die Arthrodese war knöchern überbrückt. Bereits während dieser 4wöchigen Behandlung konnten Bewegungsübungen im Grund- und Endgelenk vorgenommen werden.

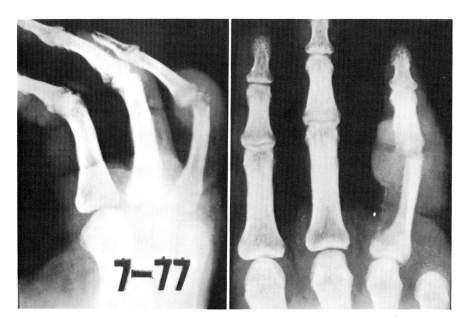

Abb. 3. Infizierter rechter Finger mit Sequesterbildung am Mittelgelenk und am Grundglied

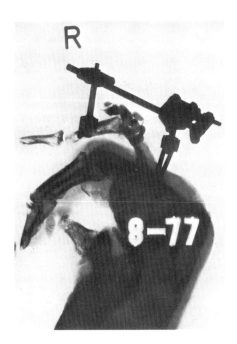

Abb. 4. Nach Ausräumen der Sequester Einlegen von Gentamycin-PMMA-Miniketten entlang der infizierten Knochen und in die Weichteile. Die Arthrodese wurde mit einem Minifixateur externe nach Hoffmann durchgeführt

Voraussetzung für die Anwendung der Gentamycin-PMMA-Miniketten ist auch hier eine sorgfältige chirurgische Revision. Durch hohe lokale Konzentration des Antibioticums wird ein Übergreifen der Infektion auf angrenzende Strukturen verhindert.

Bei rascher Rückbildung der entzündlichen Veränderungen und Schmerzfreiheit des Patienten kann sehr frühzeitig mit einer Übungsbehandlung begonnen werden. Rekonstruktive Sekundäreingriffe sind wesentlich früher möglich. In einem Fall einer infizierten Defektpseudarthrose des rechten 2. Fingergrundgliedes dienten die Gentamycin-PMMA-Miniketten als Platzhalter für die Spongiosaplastik bei einer Reosteosynthese mit einem Minifixateur externe.

Wir wollten aufzeigen, daß auch bei abscedierenden Weichteilinfektionen jedweder Genese die Verwendung von Gentamycin-PMMA-Kugeln eine Bereicherung unserer therapeutischen Möglichkeiten darstellt, nicht zuletzt auch unter dem Gesichtspunkt eines befriedigenden kosmetischen Ausheilungsergebnisses.

Klinische Erfahrungen mit Gentamycin-PMMA-Kugeln bzw. -Ketten bei chronischen Osteitiden

H. Schmidt, Hamburg

Seit Mai 1976 verwenden wir in der BG-Unfallklinik Hamburg bei der Therapie von chronischen Infektionen — vorzugsweise Knocheninfektionen — Gentamycin-PMMA-Kugeln bzw. -Ketten. Bis zum Juli 1977 hatten wir bei 82 Patienten in 122 Eingriffen Gentamycin-PMMA eingesetzt, worüber wir im folgenden kurz berichten wollen.

Als Behandlungsprinzipien der chronischen posttraumatischen Osteitis kommen die grundsätzlichen Verfahrensweisen zur Anwendung, wie sie von Burri in seinem Standardwerk „Posttraumatische Osteitis" ausgezeichnet zusammengefaßt werden, wobei allerdings die Spül-Saug-Drainage aus verschiedenen Gründen durch Gentamycin-PMMA ersetzt wird. Die Gentamycin-PMMA Ketten werden nach den Vorschlägen von Klemm, Uebelhör, Sossinka, Jenny u.a. eingesetzt.

Wie auch von anderen Autoren hervorgehoben wird, messen wir bei der Behandlung der chronischen posttraumatischen Osteitis der chirurgischen Therapie die entscheidende Bedeutung bei. Als Ursache der chronischen Infektion stellen wir in aller Regel sequestrierte Knochenanteile und/oder infiziertes Osteosynthesematerial fest. Grundsätzlich gilt, daß einerseits das nekrotische Gewebe bzw. das infizierte Osteosynthesematerial zu entfernen ist, wobei die Vitalfärbung mit Disulphine blue gute Hilfe leistet, andererseits instabile Knochenverhältnisse in stabile umgewandelt werden müssen. Wie andere Autoren müssen wir ausdrücklich davor warnen, Gentamycin-PMMA anstelle einer exakten und peniblen chirurgischen Therapie sozusagen als Allheilmittel einsetzen zu wollen. Gentamycin-PMMA wird von uns als ausgesprochen hilfreiche Maßnahme innerhalb der Osteitistherapie angesehen, ersetzt aber keinesfalls das spezielle, auf jeden Fall individuell zugeschnittene chirurgische Vorgehen. Um das eben gesagte zu unterstreichen, lassen Sie mich 2 Fälle vorstellen, an denen das grundsätzliche Vorgehen erläutert wird:

Beim ersten Fall war eine relativ harmlose erstgradig offen gewesene Unterschenkelfraktur in einem auswärtigen Krankenhaus durch eine in mehreren Punkten zu kritisierende Osteosynthese stabilisiert worden und als sog. primäre „Spongiosaplastik" die gesamte proximale Fibula in den Bruchspalt eingebracht worden. Ein sich anschließend entwickelnder handflächengroßer Hautdefekt wurde durch verschiedene Techniken zu verschließen versucht, zuletzt mit cross-leg Plastik. Bei der Übernahme des Patienten waren die eingebrachten Fibulaanteile sequestriert, die mittlere vordere Tibia lag mit dem Osteosynthesematerial frei und war ebenfalls stellenweise nekrotisch, der Hautdefekt erstreckte sich über das mittlere Tibiadrittel. Sanierung in zwei operativen Schritten: 1. Schritt: Metallentfernung, radikale Sequestrectomie unter Vitalfärbung. Vorübergehende Lagerung in Gipsschale, offene Wundreinigung. 2. Schritt: autologe Spongiosaplastik, Fixateur externe, Gentamycin-PMMA. Knöcherne Heilung, Hautdefektverschluß durch offene Wundbehandlung.

Im zweiten Fall handelte es sich um eine Oberschenkelstückfraktur, die in einem auswärtigen Hause nach anfänglicher unzulänglicher Plattenosteosynthese durch Intramedullär-Nagel zur Ausheilung gebracht werden sollte. Bei Übernahme der Patientin bestand im ehemaligen Frakturbereich eine ausgedehnte sequestrierte Knochenzone und ein Außendrehfehler von 30°. Wir sind in zwei operativen Schritten vorgegangen. Beim ersten Eingriff: Nagelentfernung, radikale Sequestrectomie unter Vitalfärbung mit Disulphine blue, Stabilisierung mit Oberschenkelplatte nach Beseitigung des Drehfehlers, Anlagen einer medialen Spongiosabrücke zur Defektüberbrückung, Einlegen von Gentamycin-PMMA. Beim zweiten Eingriff nach 6 Wochen: Entfernung der Gentamycin-PMMA Ketten, Defektauffüllung mit autologer Spongiosa aus beiden hinteren Beckenkämmen, nochmalige Einlage von Gentamycin-PMMA. Vierzehn Tage später erkennt man bereits beginnenden knöchernen Durchbau, die Infektion war beseitigt.

Nach dem eben geschilderten Prinzip haben wir in dem Zeitraum von Mai 1976 bis Juli 1977 insgesamt 82 Patienten mit chronischen Infektionen behandelt. Dabei unterscheiden wir 4 Behandlungsgruppen:

1. Osteitiden bei knöchern instabilen Frakturen	22/26,8%
2. Osteitiden bei knöchern stabilen Frakturen	40/48,8%
3. infizierte Pseudarthrosen mit/ohne Knochendefekt	9/11,0%
4. Weichteilinfektionen	11/13,4%
	82/100%

Die Zahlen geben die absolute und relative Verteilung an.

Nach einmaliger Anwendung von Gentamycin-PMMA konnten wir insgesamt bei 51 Fällen oder 62,2% eine Infektsanierung erreichen, bei 75 Fällen oder 9,15% nach zwei- bzw. mehrfacher Anwendung von Gentamycin-PMMA (s. Tabelle 1).

Wir dürfen darauf hinweisen, daß wir erst dann eine Infektsanierung annehmen, wenn es neben der Rückbildung der klinischen Symptomatik zum knöchernen Durchbau gekommen ist. Somit läßt sich betonen, daß bei einigen bisher nicht sanierten Fällen durchaus noch mit einer Sanierung zu rechnen ist.

Tabelle 1. Behandlungsergebnis mit Gentamycin-PMMA (BUKH, Mai 76–Juli 77)

Infektsanierung		%
nach einmaliger Anwendung	51	62,2
nach zwei- oder mehrfacher Anwendung	24	29,3
	75	91,5
bisher keine Infektsanierung	7	8,5

Wie sich die Behandlungsergebnisse in bezug auf die Behandlungsgruppen verhalten erläutert die letzte Tabelle, wobei wir hervorheben möchten, daß erwartungsgemäß die sog. leichteren Behandlungsgruppen 2 und 4 auch die höchsten Infektsanierungen nach einmaliger Gentamycin-PMMA Anwendung aufweisen (s. Tabelle 2).

Zusammenfassend läßt sich feststellen, daß der Schwerpunkt der Behandlung von chronischen posttraumatischen Osteitiden in der chirurgischen Therapie zu suchen ist, daß Gentamycin-PMMA als unterstützende Maßnahme hervorragende Dienste leistet und zumindest bei chronischen Infektionen die Spül-Saug-Drainage voll ersetzt.

Tabelle 2. Behandlungsergebnisse mit Gentamycin-PMMA bezogen auf die Anwendungsgruppen (BUKH, Mai 76–Juli 77)

Behandlung-gruppe	Infektsanierung nach		Zusammen	Keine Infekt-sanierung
	einmaliger Anwendung	mehrfacher Anwendung		
1	9/40,9%	11/50,0%	90,9%	2/ 9,1%
2	31/77,5%	7/17,5%	95,0%	2/ 5,0%
3	2/22,2%	5/55,6%	77,8%	2/22,2%
4	9/81,8%	1/ 9,1%	90,9%	1/ 9,1%

Literatur

1. Burri, C.: Posttraumatische Osteitis. In: Aktuelle Probleme in der Chirurgie, Bd. 18. Hans Huber 1974
2. Jenny, G.: Klinische Erfahrungen bei Anwendung von Gentamycin-PMMA Kugeln und Ketten in einigen ausgewählten Fällen von Knocheninfektionen. Symposium München, Unfallchirurg, Sonderheft *30,* Nov. 76
3. Klemm, K.: Die Behandlung chronischer Knocheninfektionen mit Gentamycin-PMMA Ketten und Kugeln. Symposium München, Unfallchirurg, Sonderheft *20,* Nov. 76
4. Uebelhör, A., Sossinka, N.-P.: Die Behandlung infizierter Osteosynthesen mit Gentamycin-PMMA Ketten und Kugeln. Symposium München, Unfallchirurg, Sonderheft *26,* Nov. 76

Chirurgische Therapie der chronischen posttraumatischen Osteomyelitis unter besonderer Berücksichtigung der Verwendung von Gentamycin-PMMA-Kugeln und -Ketten

N.-P. Sossinka und A. Uebelhör, Murnau

Rezidivierende Fiberschübe, Rötung, Überwärmung der Haut, Fisteln mit eitrigen Absonderungen, Instabilität des Knochens, Sequester und gelockerte Metallimplantate prägen das klinische Bild der chronisch-posttraumatischen Osteomyelitis.

Zu deren Behandlung sind mehrere Schritte notwendig (Tabelle 1). Nicht immer muß diese Reihenfolge eingehalten werden, auch sind nicht alle Schritte auf einmal notwendig. Häufig läßt es sich jedoch nicht vermeiden, daß der eine oder andere Schritt wiederholt werden muß. Bei stabiler Osteosynthese entfernen wir die Metallimplantate erst nach Abschluß des knöchernen Durchbaus. Antibiotica werden nicht gegeben, wir vermeiden Verhaltungen und legen wenn notwendig eine Spüldrainage. Bei instabiler Osteosynthese werden nach der Fistelausscheidung die Metallimplantate entfernt. Präoperativ wird die Keimart und Empfindlichkeit der Keime getestet. Ein Antibioticum haben wir in den letzten 1 1/2 Jahren während und nach dem operativen Eingriff nicht mehr gegeben, da, wie Böhm und Könn [1] an über 700 Beobachtungen bei chronischer Osteomyelitis zeigen konnten es zu einer ausgedehnten Vernarbung des Markraums und der angrenzenden Weichteile mit Drosselung der Durchblutung kommt, die ihrerseits wieder die Behandlung erschwert. Bei Entfernung von Marknägeln bohren wir auf 2 mm über Nagelstärke auf, legen dann Gentamycin-PMMA-Kugelketten in den Markraum ein, die das Hautniveau überragen und entfernen diese nach 10 Tagen.

An die Entfernung der Metallimplantate schließt sich eine radikale Sequestrectomie an – bei der Nagelentfernung entspricht dies dem Aufbohren – wir nehmen häufig die Vitalfärbung mit Disulphine-Blue zu Hilfe, um auch wirklich den letzten abgestorbenen Knochenanteil mit zu entfernen, – eine Kontraindikation für die Vitalfärbung ist eine eingeschränkte Nierenfunktion – Wiederholungseingriffe sollen so vermieden werden. Anschließend werden dann Gentamycin-PMMA-Kugeln oder Ketten eingelagert, die, wenn kein weiterer Eingriff mehr geplant ist, über das Hautniveau herausgeleitet wer-

Tabelle 1. Therapie der chronisch-posttraumatischen Osteomyelitis – UKM –

Infektion im Knochen: (Noch liegende Metallimplantate, Instabilität, Fisteln, Sequester, Knochendefekte)	1. Fistelausschneidung 2. Entfernen der Metallimplantate 3. Radikale Sequesterotomie unter Vitalfärbung mit Disulphin-Blau 4. Einlagerung von Gentamycin-PMMA-Kugeln und Ketten 5. Stabilisierung 6. Autologe Spongiosaplastik 6 Wochen später, nach Entfernung der als Platzhalter dienenden Gentamycin-PMMA-Kugeln und Ketten 7. Plastische Deckung

den. Die Entfernung erfolgt dann 10 Tage später. Länger sollte man nicht warten, da sonst die Ketten bindegewebig derart fest eingescheidet sind, daß beim Entfernen die Kette reißen kann. In allen übrigen Fällen dient die Gentamycin-PMMA-Kette gleichzeitig als Platzhalter für eine spätere Spongiosaeinlagerung und schafft so ein infektfreies Lager. Sie wird in der Regel ca. 6 Wochen später bei der dann durchgeführten autologen Spongiosaplastik mitentfernt. Eine der Grundvoraussetzungen zur Sanierung der infizierten Knochen ist die Stabilisierung. Am Oberschenkel verwenden wir dazu neben dem Verriegelungsnagel äußere Spanner nach Raoul-Hoffmann und den Wagnerapparat, am Unterschenkel äußere Druckspanner, Spanner nach Raoul-Hoffmann und den Verriegelungsnagel (Abb. 1). Solange der Verriegelungsnagel im Markraum liegt, wird ein Antibioticum in aller Regel nicht gegeben. Nach 6 Wochen wird der proximale Verriegelungsbolzen entfernt und die statische Verriegelung in eine dynamische umgewandelt. Auch die äußere Fixierung mit Spannern nach Raoul-Hoffmann hat sich bei uns bewährt. Es kann damit eine Stabilität erreicht werden, die eine Übungsbehandlung ermöglicht (Abb. 2). Der Wagnerapparat wird dann eingesetzt wenn ein längerer Knochendefekt vorliegt, der nach Sanierung mit Gentamycin-PMMA-Ketten mit autologer Spongiosa aufgefüllt werden soll. Am Unterschenkel verwenden wir äußere Druckspanner, bevorzugen aber in letzter Zeit die Spanner nach Raoul-Hoffmann, weil durch die räumliche Verstrebung eine bessere Stabilität erreicht wird (Abb. 3); dabei ist von Vorteil, daß die selbstschneidenden Nägel nach Raoul-Hoffmann, die von Hand mit langsamen Umdrehungen eingebracht werden, nicht vorgebohrt werden müssen und nicht zu Bohrlochsequestern neigen. Der nächste Schritt ist dann die autologe Spongiosaplastik, wobei wir als Entnahmestelle den vorderen Beckenkamm der Gegenseite wählen. Hier läßt sich nach Abheben eines innenseitlichen großflächigen Corticalisdeckel reichlich Spongiosa gewinnen. Nicht in allen Fällen ist eine plastische Deckung notwendig. Ausgedehnte Narbenbildungen und eine ernährungsgestörte

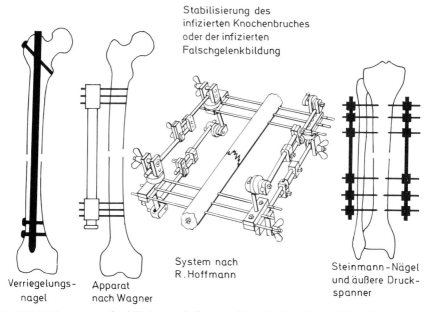

Abb. 1. Möglichkeiten der Stabilisierung infizierter Knochenbrüche und Pseudarthrosen

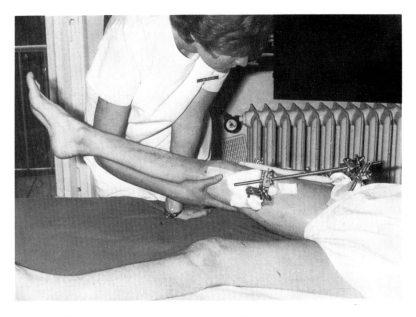

Abb. 2. Übungsbehandlung bei liegendem Fixateur externe, System nach Raoul-Hoffmann, Spanner am Oberschenkel

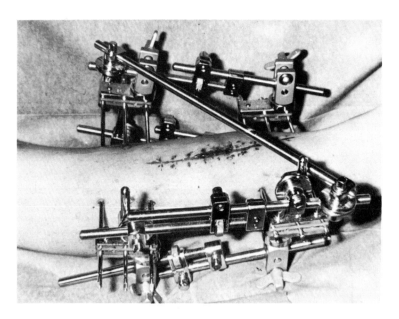

Abb. 3. Raoul-Hoffmann-Spanner am Unterschenkel

Haut, vor allem am Unterschenkel, erschweren die Sanierung. Sind Spalthautlappen oder lokale Schwenklappen nicht möglich, muß man den Defekt entweder mit autologer Spongiosa (Burri) [2] ausfüllen und nach Übergranulieren mit Spalthaut decken — dabei ist mit dem Verlust eines Teils der eingebrachten Spongiosa zu rechnen — oder es werden zunächst Gentamycin-PMMA-Kugelketten eingelagert und diese mit Epigard gedeckt. Eine spätere Spalthautlappenplastik schließt sich an.

Ein Beispiel hierzu. Es handelt sich um eine knochennekrotisierende Laugenverätzung über dem Schienbein mit Sequesterbildung (Abb. 4). Im Anschluß an die Sequestrectomie wurde eine Gentamycin-PMMA-Kette eingelagert und mit Epigard bedeckt (Abb. 5). Nach Granulation erfolgte dann die Deckung mit Spalthaut. Abb. 6 zeigt den Abschlußbefund.

In den letzten Jahren haben wir in der berufsgenossenschaftlichen Unfallklinik Murnau zunehmend Gentamycin-PMMA-Kugeln und Ketten zur Behandlung der chronisch-posttraumatischen Osteomyelitis verwandt [3]. 172 Fälle konnten bis heute ausgewertet werden. Unsere Ergebnisse haben wir aufgeteilt in

a) primäre Heilung, d.h. die Fisteln bzw. Wunde über dem ehemaligen Osteomyelitisbereich hat sich nach Einlagern der Gentamycin-PMMA-Kugeln oder Ketten bzw. unmittelbar nach deren Entfernung primär geschlossen.

b) Sekundäre Heilung, darunter verstehen wir alle die Fälle, die erst nach nochmaliger Einlagerung von Gentamycin-PMMA-Kugeln oder Ketten, oder nach Einlagerung von Spongiosa, nach erneuter Revision und Sequestrectomie, oder auch nach spontan abgestoßenen Sequestern abgeheilt sind.

c) Nicht abgeheilt, hierunter fallen auch die Fälle, die sich einer weiteren Behandlung oder Beobachtung entzogen.

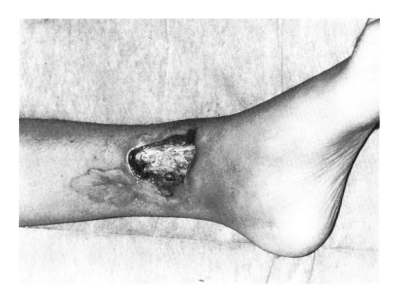

Abb. 4. Laugenverätzung mit Sequesterbildung

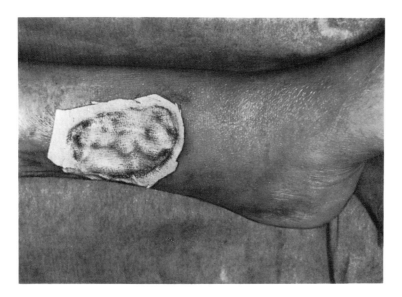

Abb. 5. Im gereinigten Defekt liegt eine Gentamycin-PMMA-Kette, bedeckt mit Epigard

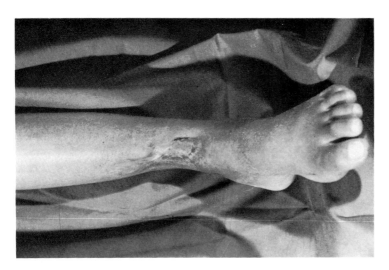

Abb. 6. Abschlußbefund

In der Tabelle 3 haben wir die Ergebnisse aufgeschlüsselt nach der Lokalisation in den Weichteilen und im Knochen. Ferner haben wir beim Knochen differenziert zwischen Schaftbereich und spongiösen Knochen. Dabei sahen wir unsere klinische Vermutung bestätigt, daß Infekte im spongiösen Bereich schlechter abheilen.

Tabelle 2. Ergebnisse der mit Gentamycin-PMMA-Kugeln und Ketten behandelter chronisch-posttraumatischer Osteomyelitiden

BG-Unfallklinik Murnau	Gesamt-zahl	PP-Heilung	Sekundär abgeheilt	Nicht abgeheilt
Mit Gentamycin-PMMA-Kugeln und Ketten behandelte posttraumatische chronische Osteomyelitiden	172	89	46	37
In Prozent	100%	52%	27%	21%

Tabelle 3

BG-Unfallklinik Murnau	Gesamt-zahl	PP-Heilung	Sekundär abgeheilt	Nicht abgeheilt
Weichteile (Fisteln oder Knochenbeteiligung)	19	15	3	1
Knochen	153	74	43	36
Davon: Im Schaftbereich	104	59	31	14
Im spongiösen Bereich	49	15	12	22

In Tabelle 4 haben wir unsere Ergebnisse getrennt aufgeführt, je nachdem, ob zusätzlich oral oder parenteral ein Antibioticum gegeben wurde; ein wesentlicher Unterschiede liegt nicht vor.

Wir glauben zeigen zu können, daß bei Anwendung der eben vorgetragenen therapeutischen Grundsätze, wobei wir neben einer Stabilisierung besonderen Wert auf die konsequente Sequestrectomie und die anschließende Einlagerung von Gentamycin-PMMA-Kugeln und Ketten legen, auch die chronisch-posttraumatische Osteomyelitis in vielen Fällen zum Ruhen gebracht werden kann. Nach unserer Erfahrung ist dabei die zusätzliche Gabe eines Antibioticums oral oder parenteral nicht notwendig.

Tabelle 4. Ergebnisse mit und ohne zusätzlich gegebenem Antibioticum (oral oder parenteral)

BG-Unfallklinik Murnau	Gesamt-zahl	PP-Heilung	Sekundär abgeheilt	Nicht abgeheilt
Chronisch-posttraumatische Osteomyelitiden behandelt mit Gentamycin-PMMA-Kugeln und Ketten *Zusätzlich:* Antibioticum nach Testung (oral oder parenteral)	48	17	22	9
Ohne: Zusätzliches Antibioticum	124	72	24	28

Literatur

1. Böhm, E., Könn, G.: Zur Morphologie der posttraumatischen Osteomyelitis. Unfallheilk. *79*, 127–132 (1976)
2. Burri, C.: Posttraumatische Osteitis. In: Aktuelle Probleme in der Chirurgie, Bd. 18. Bern: Hans Huber 1974
3. Uebelhör, A., Sossinka, N.-P.: Die Behandlung infizierter Osteosynthesen mit Gentamycin-PMMA-Ketten und Kugeln. Unfallchirurgie, Sonderheft über Gentamycin-PMMA-Ketten und Kugeln, S. 26–29. Symposion in München, 12.11.76

Sekundäre Weichteilversorgung bei Infektionen mit zu Meshgraft verarbeiteter Spalthaut

K.-H. Müller und W. Prescher, Bochum

Übliche Wege zur belastungsfähigen Deckung den Knochen entblößender Weichteildefekte sind im aseptischen Bereich Nahlappenplastik, direkte Fernlappenplastik und gelegentlich die aufwendige Wanderlappenplastik. Ein gleiches Vorgehen wird auch für die sekundäre Versorgung noch infizierter Weichteildefekte bei Osteomyelitis empfohlen. So erwarten und beobachteten einige Autoren über die Vollhautdeckung eine zusätzliche Vascularisierung des ernährungsgestörten, entzündeten Knochengewebes. Am Bergmannsheil sind radikales chirurgisches Debridement, konsequente Stabilisierung und Auffüllen des knöchernen Substanzdefektes durch autologe Spongiosa Hauptelemente der Osteomyelitisbehandlung (Abb. 1). Der plastische Ersatz der Weichteile tritt dabei *zunächst* etwas in den Hintergrund. Unabhängig davon sind, selbst nach gründlicher chirurgischer Vorbereitung, die Komplikationsraten von Lappenplastiken im septischen Milieu so hoch, daß andere, weniger riskante Wege gegangen werden.

Immer ungeeignet für eine Lappenplastik sind folgende Situationen:
— Die ausgebrannte, jahrzehntealte, chronische Osteomyelitis mit großflächigen, schweren dystrophischen Veränderungen.
— Die frische Osteomyelitis mit ausgedehnten, entzündlichen Weichteildefekten, die zur Eindämmung des Infektes einer raschen Verkleinerung der Wundfläche als Erregerreservoir bedürfen (Abb. 2).
— Übergroße Weichteildefekte im Bereich der Extremitäten, deren Ausdehnung eine Lappenplastik nicht erlaubt (Abb. 3).
— Im infizierten Milieu bereits mißlungene Lappenplastiken sind nur in Ausnahmefällen wiederholbar.
— Durch die Montage des häufig verwendeten Fixateur externe ergeben sich vielfach technische Schwierigkeiten für eine Lappenplastik (Abb. 1, 2).

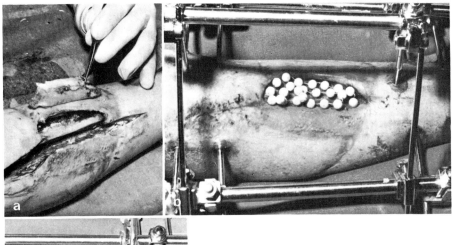
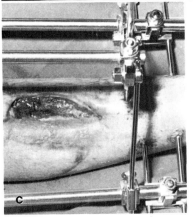

Abb. 1a–c. Taktisches Vorgehen bei der Osteomyelitisbehandlung. 49jähriger Mann, primäre Doppelplattenosteosynthese eines geschlossenen Unterschenkelschaftbruches mit nachfolgender posttraumatischer Osteomyelitis und infiziertem Weichteildefekt, **a** 7 Monate nach Unfall, Entfernung des internen Osteosynthesematerials und Sequestrectomie, **b** Operative Stabilisierung der Tibia durch dreidimensionalen Fixateur externe und lokale antibiotische Behandlung im ausgedehnten Defektbereich des Knochens, **c** 8 Monate nach Unfall, zunehmende Granulation über offener Spongiosaplastik

Zur Deckung der Weichteildefekte in Verbindung mit einer Osteomyelitis hat sich am Bergmannsheil die zu Meshgraft verarbeitete Spalthaut bewährt. Der herkömmlichen Spalthaut ist sie überlegen. Ihre gute Modellierbarkeit erlaubt die Auskleidung unregelmäßig begrenzter Höhlen. Die Netzform gewährt guten Sekretabfluß und ermöglicht dadurch die Transplantation auch auf leicht blutendem oder noch sezernierendem Untergrund. Die fehlende Tendenz, sich aufzurollen und zu schrumpfen, macht eine Fixierung am Wundrand durch Naht überflüssig (Abb. 4). Meshgraft wächst schneller an und ist belastungsfähiger als ein normales Spalthauttransplantat, da nach dem Prinzip der Insellappenplastik die regenerative Epithelialisierung an Ort und Stelle gefördert wird, während unbearbeitete Spalthaut nur abdeckt und erst nach geweblichem Umbau einheilt. Die Anspruchslosigkeit gegenüber dem Untergrund und die Widerstandsfähigkeit gegenüber ungünstigen Wachstumsbedingungen empfehlen die Anwendung im infizierten Milieu. Als wesentlichen Vorteil gewährleistet die dehnungsfähige Netzform des Meshgraft-Transplantates eine erhebliche Flächenvergrößerung.

Mängel an ästhetischer Qualität sind behoben, seit verbesserte Schneideeinrichtungen eine saubere und exakte Verarbeitung des entnommenen Spalthautlappens ermöglichen.

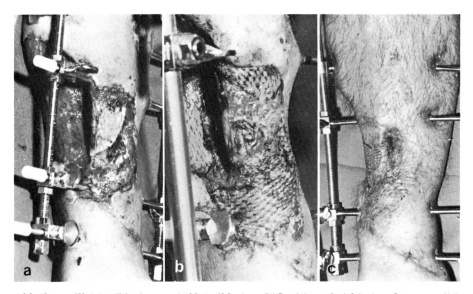

Abb. 2a–c. Weichteildeckung mit Netz-(Meshgraft)Spalthaut bei frischer Osteomyelitis und ausgedehnter infizierter Wundfläche. 52jähriger Kraftfahrer, Polytrauma nach Verkehrsunfall, drittgradig offene Unterschenkelbrüche beiderseits, hier Erhaltungsversuch am Unterschenkel durch primäre Osteosynthese mit Fixateur externe, nachfolgende Weichteil- und Knocheninfektion, a 1 Monat nach Unfall, einsetzende Weichteilgranulation nach spontanem Zerfall und operativer Abtragung nekrotischen Weichteilgewebes, nahezu zirkulär freiliegende Tibia auf 10 cm Länge, b 2 Wochen nach Transplantat mit Netz-(Meshgraft)Spalthaut, weitgehende Einheilung und sofortige Infektberuhigung, c 5 Monate nach Unfall, fortgeschrittene Bruchheilung, nahezu geschlossene, reizlose Weichteile

Das gleichmäßige, bei Bedarf sehr feine Netzwerk ergibt später eine nahezu normal strukturierte Hautoberfläche.

Anspruchsarm wächst das Meshgrafttransplantat auf jedem vitalen Gewebe an, auch auf angefrischtem Knochengewebe. Eine derartige Deckung ist – z.B. an der Tibiakante – nur wenig strapazierfähig und daher oftmals keine dauerhafte Lösung.

Dieses Vorgehen ist aber als vorübergehender, physiologischer Verband freiliegender Knochenbereiche vorteilhaft, ehe sich eine solide Weichteildeckung unter günstigeren Umständen anbietet. Wo es möglich ist, sollte zunächst eine ausreichende Granulation angestrebt werden. Sie polstert und gleicht kleinere knöcherne Mulden und Unebenheiten aus. Zur Anregung der Granulation haben sich feuchte Ringerverbände bewährt, wobei auch zahlreiche andere Wirkstoffe empfohlen werden. In der Wirksamkeit scheinen keine Unterschiede zu bestehen, sofern man – zumindestens in der Frühphase – die Verbände nur ausreichend häufig wechselt. Einen guten Granulationsförderer haben wir in den Gentamycin-PMMA-Kugeln gefunden. Werden diese in größere Defekte eingelegt oder auf Wundflächen aufgelegt, so bilden sich Granulationsgewebe meist innerhalb weniger Tage, selbst auf bis dahin nahezu reaktionslosem Wundgrund (Abb. 1). Als Ursachen nehmen wir die mikrobielle Reinigung durch die kontinuierliche, lokale antibiotische Wirkstoffabgabe in Verbindung mit einem Fremd-

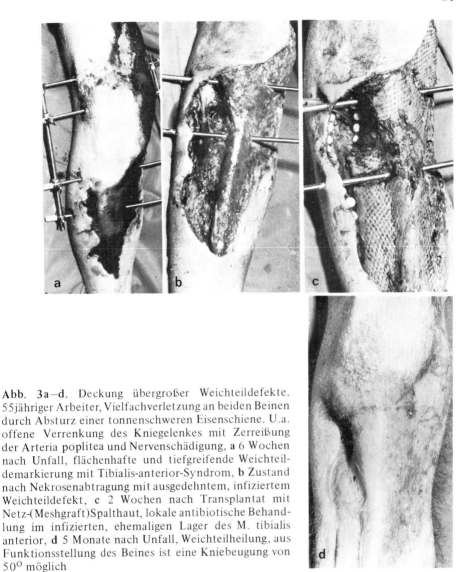

Abb. 3a–d. Deckung übergroßer Weichteildefekte. 55jähriger Arbeiter, Vielfachverletzung an beiden Beinen durch Absturz einer tonnenschweren Eisenschiene. U.a. offene Verrenkung des Kniegelenkes mit Zerreißung der Arteria poplitea und Nervenschädigung, a 6 Wochen nach Unfall, flächenhafte und tiefgreifende Weichteildemarkierung mit Tibialis-anterior-Syndrom, b Zustand nach Nekrosenabtragung mit ausgedehntem, infiziertem Weichteildefekt, c 2 Wochen nach Transplantat mit Netz-(Meshgraft)Spalthaut, lokale antibiotische Behandlung im infizierten, ehemaligen Lager des M. tibialis anterior, d 5 Monate nach Unfall, Weichteilheilung, aus Funktionsstellung des Beines ist eine Kniebeugung von 50° möglich

körperreiz an. Bei der Wahl des Transplantationszeitpunktes ist zu berücksichtigen, daß das Granulationsgewebe nicht immer von gleicher Qualität ist. Der günstigste Zeitpunkt ist erreicht, wenn sich nach etwa 10 Tagen ein fester Gewebsrasen gebildet hat (Abb. 5). Später kommt es durch ödematöse Dickenzunahme des Granulationsgewebes zu Qualitätsverlust. Dann aufgelegte Spalthaut kann zu Schrumpfungen und Einschmelzungen des Granulationsgewebes mit nachfolgendem Untergang des Transplantates führen.

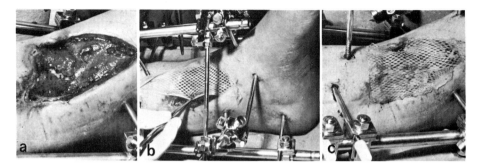

Abb. 4a–c. Deckung eines Weichteildefektes bei posttraumatischer Osteomyelitis nach offenem, distalem, intraarticulärem Unterschenkelbruch (Pilonfraktur) mit Netz-(Meshgraft)Spalthaut, a Gesäuberte Granulationsfläche, Fraktur mit dreidimensionalem Fixateur externe stabilisiert, b Auflegen des Transplantates nach Zubereitung, c Frisches Netz-(Meshgraft)Transplantat, das Maschenwerk sichert Sekretabfluß und paßt sich Unebenheiten an

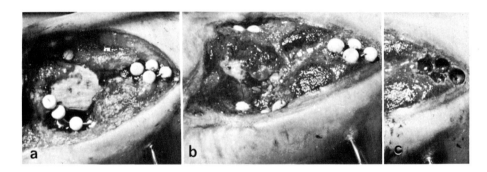

Abb. 5a–c. Granulation bei lokaler Antibiotikabehandlung mit Gentamycin-PMMA-Ketten, posttraumatische Osteomyelitis nach offener Pilonfraktur (s. Abb. 4), a 7 Tage nach offener Spongiosaplastik und lokaler antibiotischer Behandlung, ein Teil der distalen Tibiafläche liegt noch frei, b Zunehmende Granulation weitere 7 Tage später, c Nach 18 Tagen Kettenentfernung, Impressionen der Kugeln als Ausdruck vitaler und dichter Gewebsreaktion

Zusammenfassung

Zur Deckung infizierter Weichteildefekte, besonders in der Behandlung des Osteomyelitis, haben wir uns weitgehend für die zu Meshgraft verarbeitete Spalthaut entschieden. Die Gründe hierfür sind:

1. Im septischen Milieu ist die Komplikationsrate von Lappenplastiken hoch;
2. In zahlreichen Fällen verbieten sich eine Lappenplastik aus biologischen und technischen Gründen;
3. Lange hospitalisierte Osteomyelitis-Patienten sind vielfach nicht bereit, weitere zeitliche Opfer zu bringen;

4. In dem Meshgraft-Transplantat steht uns eine einfache, anspruchslose und sichere Methode mit wenig Nachteilen zur Verfügung.

Literatur

1. Adina, F.: Die freien Hauttransplatationen. S. 79. Berlin-Heidelberg-New York: Springer-Verlag 1970
2. Plaue, R.: Die Behandlung der sekundär-chronischen Osteomyelitis. Bücherei des Orthopäden, Bd. 13, S. 85. Stuttgart: Ferdinand Enke Verlag 1974
3. Tanner, J.C., Vandeput, J., Oiley, J.F.: The mesh skin graft. Plast. reconstr. Surg. *34*, 287 (1974)
4. Tscherne, H., Brüggemann, H.: Die sekundäre Versorgung der Weichteile bei offenen Frakturen. Verhandlungen der 11. Jahrestagung der Deutschen Gesellschaft für Plastische und Wiederherstellungschirurgie, S. 13–17. Stuttgart: Georg Thieme Verlag 1974

Behandlung frischer und älterer Defektwunden mit Polyurethan-Schaumstoff (Epigard), klinische Erfahrungen und Ergebnisse

U. Knapp und H.J. Habekost, Tübingen

Bei offenen Frakturen ist heute die sofortige Stabilisierung des Knochenbruches durch eine geeignete Osteosynthese die Behandlungsmethode der Wahl. Von entscheidender Bedeutung ist aber auch die weitere Versorgung der Weichteilwunden. Mehr und mehr wird heute der primäre Wundverschluß zugunsten einer zunächst offenen Wundbehandlung verlassen. Wir selbst verzichten bei offenen Frakturen prinzipiell auf eine Primärnaht der Verletzungswunde. Unsere Vorstellungen stützen sich dabei in erster Linie auf die neueren Erkenntnisse über die Pathophysiologie der Wundheilungsvorgänge.

Die Wundheilung wird heute allgemein in drei Stadien unterteilt: Während der ersten, zwei bis drei Tage dauernden *Latenzphase* werden erst die biochemischen, cellulären und vasculären Prozesse faßbar, in deren Verlauf dann die zur Infektabwehr und eigentlichen Heilung notwendigen Voraussetzungen bereit gestellt werden. Die frische Wunde sieht sich pathogenen Keimen vorerst hilflos ausgeliefert! Erst in der folgenden *Proliferationsphase* erreicht die Aktivität bestimmter Zellen und damit die Infektabwehr des nun optimal vascularisierten Gewebes ihren Höhepunkt. In der letzten, etwa am 8. Tage einsetzenden Phase der Wundheilung, nehmen Zelldichte und Infektabwehr wieder ab, die Vascularisation geht zurück. Durch rasche Zunahme kollagener Fasern kommt es zur Ausbildung des Narbengewebes. Durch einen primären Wundverschluß werden günstige Voraussetzungen für ein infiltrierendes Keimwachstum geschaffen — zum einen verfügt das traumatisierte Gewebe selbst zunächst noch über keine ausreichende Infektabwehr, zum anderen provozieren Nahtspannung und posttraumatisches Ödem geradezu das Auftreten von Zirkulationsstörungen, sodaß die Wundkeime optimale Bedingungen für ihre Vermehrung vorfinden. Der primäre Verschluß einer bakteriell kontaminierten Wunde fördert somit eher das Keimwachstum als die eigentliche Wundheilung (Ganzoni). Der Verzicht auf die Primärnaht schafft dagegen durch die Bedingungen der offenen Gewebe ungünstige Voraussetzungen für ein infiltrierendes Keimwachstum. Die Selbstreinigung der Wunde durch das ungestört abfließende Sekret und das Fehlen der durch Nahtspannung und Wundödem verursachten Durchblutungsstörungen, mögen eine Erklärung für diese seit langem bekannte, wissenschaftlich jedoch noch nie exakt bewiesene Erfahrung sein. Bei offenen Wundverhältnissen können sich die Abwehrkräfte ohne Hast formieren, um dann während der kritischen Phase, die der Wundnaht folgt, sofort verfügbar zu sein. Voraussetzung ist allerdings, daß die Wundfläche während der offenen Behandlungsphase wirksam vor einer massiven Kontamination mit den Hospitalkeimen geschützt wird. Der allgemein üblichen Verbandsmethode mit Fettgaze und sterilen Mullkompressen haftet der große Nachteil an, daß der Verband in der Regel schon nach kurzer Zeit mit Blut und Wundsekret durchfeuchtet wird – eine massive Keimbesiedelung der Wunde entlang der Sekretstraße ist dann schon nach wenigen Stunden die fast zwangsläufige Folge, wie Colebrook bereits 1948 nachweisen konnte. Die 1966 von Moncrief eingeführte temporäre Deckung von Infektwunden mit homologen Hauttransplantaten eröffnete eine neue Ära des Wundverbandes. Unbestritten ist heute, daß die transplantierte Fremdhaut als „biologischer Verband" vorübergehend einen vielfältigen, nützlichen Effekt auf die Wunde ausübt. Schwierigkeiten bei der Beschaffung und Konservierung homologer Hauttransplantate in ausreichender Menge, sowie die weitgehend noch ungeklärten immunologischen Vorgänge, die letztlich auch zur Abstoßung der Fremdhaut führen, waren Anlaß für die Entwicklung eines synthetischen Hautersatzes. Die 1973 von Alexander und Mitarbeitern entwickelte Hautersatzfolie Epigard besteht aus einem zweischichtigen, mikroporösen Kunststoff. Die der Wunde zugewandte Seite bildet eine saugfähige Matrix aus weichem Polyurethan-Schaumstoff. Das aufgesaugte und in der Schaumstoffschicht coagulierte Wundexsudat läßt sich beim Verbandwechsel zusammen mit kleineren Wundnekrosen mühelos entfernen, sodaß zunächst eine mechanische Wundreinigung erreicht wird. Die Außenseite besteht dagegen aus einem dünnen mikroporösen Teflonfilm mit einer Porengröße von nur 0.25 Mikron. Diese gewährleistet einerseits die notwendige Ventilation der Wunde, bildet aber andererseits eine schützende Schranke gegen eine mikrobielle Invasion der Wunde und verhindert den Durchtritt von Sekret und damit ein Durchfeuchten des Verbandes.

Ergebnisse

An der Berufsgenossenschaftlichen Unfallklinik Tübingen wird seit 1975 die Hautersatzfolie routinemäßig zur temporären Deckung frischer und älterer Defektwunden angewandt. Die Indikationen für die Anwendung der Folie sind in Tabelle 1 ausgeführt. Dabei hat sich folgendes Vorgehen bewährt: Bei offenen Frakturen bleibt die Verletzungswunde prinzipiell offen. Um eine Sekundärinfektion zu verhindern, werden die Wunden nach erfolgtem Wunddebridement und Stabilisierung der Fraktur vorübergehend mit der Hautersatzfolie bedeckt, die dann alle 24 Stunden unter sterilen

Tabelle 1. Indikationen für die Anwendung des synthetischen Hautersatzes (Epigard)

Frische Wunden bei offenen Frakturen
Frische Gelegenheitswunden in Körperbereichen mit schlechter Heilungstendenz
Zur Interimsdeckung nach Nekroseabtragung und bei offener Spongiosaplastik
Infizierte Verbrennungs- und Gelegenheitswunden
Ulcera cruris
Narben- und Decubitalulcera

Kautelen gewechselt werden muß. In aller Regel lassen sich die Wunden problemlos zwischen dem 3. und 7. Tage – also während der günstigen Proliferationsphase – durch eine verzögerte Primärnaht oder ein Spalthauttransplantat schließen.

Seit dem Verzicht auf einen primären Wundverschluß ist bei 74 offenen Frakturen der letzten zwei Jahre die Gesamtinfektionsrate auf 11% zurückgegangen, gegenüber einer Infektquote von immerhin 20% Weichteil- und Knocheninfektionen vor der Ära der offenen Wundbehandlung. Seit dem Verzicht auf eine Primärnaht der Verletzungswunde haben wir auch keine schwere septische Allgemein- oder anaerobe Wundinfektion mehr gesehen, gegenüber allein drei tödlichen Gasbrandinfektionen in einem vergleichbaren Zeitraum vor der konsequenten offenen Wundbehandlung. Auch bei der Behandlung sekundär infizierter Wunden mit schlechter Heilungstendenz hat sich uns der synthetische Hautersatz bewährt. Nach rascher Wundreinigung kommt es in aller Regel zur Neubildung von Granulationsgewebe, bis schließlich ein transplantationsfähiger Wundgrund zur definitiven Spalthautdeckung bereit steht.

Eine Problematik ganz besonderer Art stellt ohne Zweifel die Behandlung von Ulcera cruris, Narben- und Decubitalulcera dar. Nach klinischer Anwendung bei über 120 Patienten mit chronischer Ulcera stellt nach unserer Erfahrung die konsequente Anwendung der Hautersatzfolie ein wesentlicher Behandlungsfortschritt dar.

Zusammenfassung

Bei offenen Frakturen darf ein primärer Wundverschluß niemals erzwungen werden, will man nicht folgenschwere Wundheilungsstörungen riskieren. Nach unseren Erfahrungen ist einer zunächst offenen Wundbehandlung fast immer der Vorzug zu geben, wobei sich zur temporären Wundabdeckung der synthetische Hautersatz gut bewährt hat. Im Falle schlecht heilender Wunden oder Ulcera konnte in aller Regel durch konsequente Anwendung der Hautersatzfolie die Behandlungsdauer wesentlich verkürzt werden. In anderen Fällen war bei Anwendung der Folie erst eine Heilung möglich, wo zuvor über Jahre jede andere Therapie versagt hatte.

Bei richtiger Indikation und Anwendung bieten sich dem Unfallchirurgen mit dem Polyurethan-Schaumstoff vielfältige Möglichkeiten zur Behandlung von Defektwunden an.

Literatur

1. Alexander, J.W., Wheeler, L.M., Rooney, R.C., McDonald, J.J., MacMillan, B.G.: Clinical evaluation of Epigard, a new synthetic substitute for homograft and heterograft skin. J. Trauma *13*, 374–383 (1973)
2. Bohmert, H., Petzold, D., Schmidtler, F., Simon, T., Schleuter, B.: Experimentelle und klinische Testung von Polyurethanschaumstoff (Epigard) bei Verbrennungen. Langenbecks Arch. Chir., Suppl. Chir. Forum 257–259 (1974)
3. Colebrook, L., Hood, A.M.: Infection through soaked dressings. Lancet *2*, 682 (1948)
4. Ganzoni, N.: Die Schußverletzung im Krieg – Wesen, Behandlung, Prognose. Bern-Stuttgart-Wien: Verlag Hans Huber 1975

Hauttransplantation auf infektionsgefährdetes Gewebe unter Verwendung hochkonzentrierten humanen Fibrinogens als Gewebekleber

O. Staindl, Salzburg

Die übliche Methode der Wundrand-, bzw. Gewebevereinigung stellt die chirurgische Naht dar. Der Wunsch nach einem *Gewebekleber* entsteht hingegen immer dann, wenn die Indikation zu chirurgischen Nahtmethoden stark eingeschränkt oder gar nicht gegeben ist. Dies ist insbesonders bei parenchymatösen Organen der Fall, aber auch dann, wenn eine *flächenhafte* Gewebssynthese erwünscht erscheint. Besondere Bedeutung kommt einem Gewebekleber auch dann zu, wenn Gewebevereinigungen in infektiösem oder infektionsgefährdetem Wundgebiet erforderlich sind, in dem chirurgische Nähte zu Abstoßreaktionen führen würden.

Am verbreitetsten sind Gewebekleber auf Basis des *Cyanoacrylats*. Dieser Stoff besitzt zwar recht gute Klebeeigenschaften, die aber mit einer Reihe von Nachteilen verbunden sind:

1. erfordert er absolut trockene Gewebsflächen zur Klebung.
2. ist nur eine punktförmige Klebung möglich.
3. stellt er einen persistierenden Fremdkörper im Organismus dar, der
4. häufig zur Ausbildung von Fremdkörpergranulationsgewebe, gelegentlich aber auch zu Abstoßungsreaktionen mit langwierigen Fistelbildungen führt.

Die optimalen Forderungen, die man an einen Gewebekleber stellen kann, sind im Wesentlichen:

1. hohe Klebequalität,
2. minimale Antigen-, bzw. Fremdkörperwirkung im Organismus,
3. maximale Resorbierbarkeit.

Die zentrale Rolle, die das *Fibrin*, bzw. seine Vorstufe, das *Fibrinogen* im Rahmen der Blutgerinnung spielt, hat schon frühzeitig zu Überlegungen Anlaß gegeben, diesen Stoff auch als Gewebekleber zu verwenden. 1944 haben Cronkite und Tidrik erstmals

Hauttransplantationen mit Fibrinogen in Kombination mit Thrombin durchgeführt. Allerdings brachte der nur geringe Klebeeffekt, wohl als Folge zu niederer Fibrinogenkonzentrationen diesem Verfahren nur geringe Verbreitung. Matruas und Mitarbeiter haben in Wien 1972 diese Methode wiederum neu aufgegriffen, die im Anschluß daran von Braun, Holle und Spängler auf breiter Basis tierexperimentell und später auch im klinischen Bereich erfolgreich angewendet werden konnte. Seit 1975 wird die Methode der Gewebeklebung mit hochkonzentriertem, humanen Fibrinogen auch an der Station für plastisch-rekonstruktive Chirurgie an der Hals-Nasen-Ohren-Abteilung der Landeskrankenanstalten Salzburg bei einem breit gestreuten Indikationsgebiet angewandt.

Methode der Fibrinogen-Gewebeklebung

Folgende Stoffe kommen zur Anwendung:

1. *Humanes Fibrinogen-Kryopräcipitat* (Gesamtgehalt 120 mg/ml, davon thrombinfällbares Protein-Fibrinogen 110 mg/ml).
2. *Thrombin*: (1 OP „Topostasin"-Roche, gelöst in 5 ml Ringerlösung mit doppeltem Gehalt an Ca^{++} Jonen).
3. *Blutgerinnungsfaktor XIII-Konzentrat* (Behring-Werke, Marburg, 1 OP gelöst in Aqua dest.)

Vor der Verwendung zur Gewebeklebung wird zunächst das Fibrinogen-Kryopraecipitat langsam auf Zimmertemperatur erwärmt. Nach Auftragen des Fibrinogens auf die zu verklebende Fläche wird es durch Zugabe von Thrombin im Überschuß zur Fällung gebracht. Es entsteht ein farbloses Gel, welches sich zunehmend verfestigt und eine zäh-elastische Konsistenz annimmt. Die Zugabe von Blutgerinnungsfaktor XIII – einer Transglutaminase – dient der Stabilisierung des entstandenen Fibrinpolymers (durch Quervernetzung) gegenüber der Fibrinolyse. Die verklebten Flächen werden durch kurze Zeit unter zarter Kompression gehalten, der Klebevorgang ist damit abgeschlossen.

Welche Vorteile sehen wir in der Verwendung des Fibrinogen-Thrombin-Faktor XIII-Systems?

1. steht uns ein *humaner*, also vollkommen physiologischer Gewebekleber zur Verfügung.
2. kann eine *flächenhafte* Verklebung auch über ausgedehnte Wundgebiete durchgeführt werden.
3. besitzt der Kleber eine erhebliche Elastizität, die auch einer Belastung auf Zug und Druck standhält (z.B. Pulsationen bei gefäßchirurgischen Eingriffen oder Hirnpulsationen bei Duratransplantaten etc.).
4. der Kleber unterliegt den Vorgängen der Fibrinolyse, er ist damit nach einer bestimmten Zeit nicht mehr an der ursprünglich verwendeten Stelle im Operationsgebiet nachzuweisen.
5. kommt es im Wundgebiet zusätzlich zu einer Verklebung, bzw. „Plombierung" mittlerer und kleiner Blutgefäße. Es wird dadurch das Operationsgebiet „versiegelt", eine Haematombildung vermieden, die eine Wundheilungsstörung zur Konsequenz haben könnte.

6. eine Reihe von Operationen kann mit erheblichem Zeitgewinn gegenüber bisherigen Methoden durchgeführt werden. Dieser Faktor gewinnt vor allem bei älteren und für einen operativen Eingriff nur sehr bedingt belastbaren Patienten besondere Bedeutung.
7. die flächenhafte Verklebung frei zu transplantierender Spalthaut auf infiziertes oder infektionsgefährdetes Gewebe mittels des Fibrinogenklebers verspricht ein bedeutend günstigeres operatives Resultat als die üblichen chirurgischen Nahtmethoden.

Die Punkte 2, 5, 6 und 7 seien an folgendem Fall verdeutlicht: Die Patientin A. P., geb. 1889, wurde im Sommer 1977 wegen eines ausgedehnten Tumors an der Stirne an der Hals-Nasen-Ohrenabteilung der Landeskrankenanstalten Salzburg stationär aufgenommen. Es lag ein exophytärer, exulcerierter und jauchig-schmierig belegter Tumor vor, dessen Histologie ein Stachelzellcarcinom ergab. Ein Abstrich der Tumorbeläge ergab Bacterium pyocyaneum. Die 88jährige Patientin war in ihrem Allgemeinzustand hochgradig reduziert, von internistischer Seite bestand ein hohes Operationsrisiko (Abb. 1).

Bei der Operation der Geschwulst zeigte sich, daß der Tumor nicht nur die Haut der Stirne, sondern auch die Galea aponeurotica des Stirnbeines durchwachsen hatte, die daher ebenfalls entfernt werden mußte. Um ein Spalthauttransplantat zur Defektdeckung verwenden zu können, mußte daher zunächst die Tabula externa des Stirnbeines mit einem Flachmeissel abgetragen werden. Die gut durchblutete Diploe stellte erst ein geeignetes Transplantatlager zur Verfügung, auf welches Spalthaut ohne Verwendung einer einzigen Naht mittels des Fibrinogen-Gewebeklebers aufgeklebt wurde. Abb. 2 zeigt das postoperative Resultat 6 Wochen nach der Operation, die in kürzester und durch die Operationsdauer die Patientin nicht belastender Zeit durchgeführt werden konnte. Die Wundheilung war p.p., das Transplantat ist zur Gänze eingeheilt.

Abb. 3 zeigt einen sehr ähnlich gelagerten Fall bei einer 73jährigen Patientin. Das Bild zeigt ein frisch eingeklebtes Spalthauttransplantat am 4. postoperativen Tag, nach

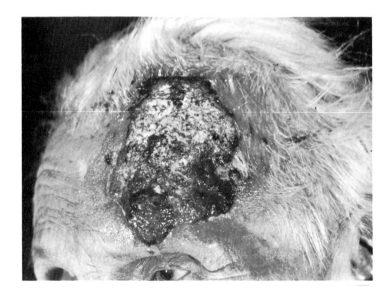

Abb. 1

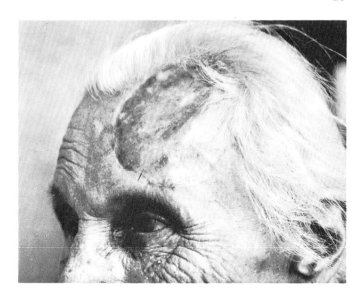

Abb. 2

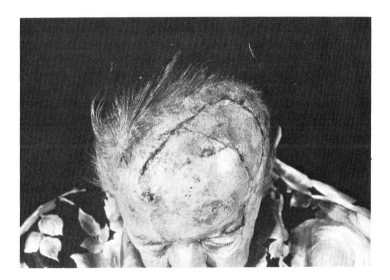

Abb. 3

der Excision eines Plattenepithelcarcinoms des Schädeldaches nach vorangegangener Röntgenbestrahlung.

Wir stehen mit unseren Erfahrungen mit dem Fibrinogen-Gewebekleber noch am Anfang. Eine Reihe weiterer Indikationsgebiete kann noch gefunden werden. Etwa sein Einsatz bei der plastisch-chirurgischen Versorgung ausgedehnter, flächenhafter Verbrennungen, bei der „Nahtsicherung" infektionsgefährdeter Operationsgebiete (Pharyngostomaversorgung nach Laryngektomie, Trachealplastiken etc.), ebenso wie nach Nervenanastomosen in der rekonstruktiven Facialischirurgie etc. Der Kleber kann und soll die bisherige Methode der chirurgischen Naht nicht ersetzen. Er kann aber eine wertvolle Hilfe und eine Unterstützung unserer operativen Möglichkeiten darstellen.

Literatur

1. Cronkite, E.P., Lozner, E.L., Deaver, J.M.: War Med. *5*, 80 (1944)
2. Matras, H., Dinges, H.P., Lassmann, H., Mammoli, P.: J. max. fac. Surg. *1*, 37 (1973)
3. Spängler, H.P., Holle, J., Braun, F.: Wr. klin. Wschr. *85*, 827 (1973)
4. Staindl, O.: Arch. Oto-Rhino-Laryng. *217*, 219 (1977)

Möglichkeiten zur plastischen Spätversorgung von Hautdefekten bei offenen Unterschenkelfrakturen

H.J. Habekost, H.H. Schauwecker und U. Knapp, Tübingen

Die gezielte Anwendung moderner Osteosyntheseverfahren erlauben es, auch ausgedehnte, offene Frakturen 3. Grades am Unterschenkel befriedigend zu stabilisieren. Wegen der knappen Weichteildeckung vor dem Schienbein ergibt sich hierbei aber eine besondere Problematik. Dies ist insofern von Bedeutung, als von 170 zweit- und drittgradig offenen Frakturen, die wir in den letzten 6 Jahren an unserer Klinik behandelt haben, fast die Hälfte den Unterschenkelbereich betrafen. Der alte Böhlersche Grundsatz, jegliche offene Fraktur möglichst frühzeitig in eine geschlossene zu verwandeln, hat nach unserer heutigen Anschauung an Bedeutung verloren. Wie die klinische Erfahrung gezeigt hat, sind gerade bei offenen Unterschenkelfrakturen mit schweren Weichteilverletzungen folgenschwere Wundheilungsstörungen erschreckend häufig, insbesondere wenn durch den erzwungenen, primären Wundschluß der Verletzungswunde das Auftreten lokaler Zirkulationsstörungen geradezu gefördert wird.

Es gilt heute als gesichert, daß die beste Infektionsprophylaxe bei einer offenen Fraktur nach erfolgtem, sorgfältigem Wunddebridement die Fixation der Fraktur durch eine geeignete, stabile Osteosynthese darstellt. Die sich daran anschließende offene Wundbehandlung – ich darf auf den Vortrag von Herrn Knapp verweisen – stellt unseres Erachtens kein erhöhtes, sondern ein vermindertes Infektionsrisiko dar. Hieraus ergibt sich die Notwendigkeit der sekundär-plastischen Versorgung der mitunter ausgedehnten Hautdefekte am Unterschenkel. Voraussetzungen hierfür sind saubere Wundverhältnisse und ein guter Wundgrund.

An Möglichkeiten stehen uns zur Verfügung:

1. Spalthauttransplantate verschiedenster Art, wie z.B. auch mesh-grafts.
2. Vollhauttransplantate.

3. Verschiebelappenplastiken, wie z.B. die Sommerfieldplastik.
4. Direkte Fernlappenplastiken, wie z.B. der cross-leg.

Seit 2 Jahren werden an unserer Klinik offene Unterschenkelfrakturen, prinzipiell und unabhängig vom Schweregrad, konsequent wie folgt behandelt:

Zunächst erfolgt ein sorgfältiges Wunddebridement mit ausgedehnter Wundspülung. Nach Instrumentenwechsel und erneutem Abdecken erfolgt die Stabilisierung der Fraktur durch eine geeignete Osteosynthese, wobei sich – besonders bei drittgradig offenen Frakturen – der 3dimensionale Festhalter bewährt hat. Die Verletzungswunde bleibt prinzipiell offen. Zur temporären Wunddeckung benützen wir, wie Herr Knapp bereits ausgeführt hat, Epigard. Nach reizlosen Wundverhältnissen bei täglicher Kontrolle des Verbands und bei gutem Wundgrund, in der Regel nach 4–8 Tagen, erfolgt dann die sekundär-plastische Deckung des Hautdefekts.

Örtliche Verschiebelappenplastiken, die Dehnungs-, Verlagerungs- oder Rotationslappen eignen sich bei den bekannten Vor- und Nachteilen dieser Technik am ehesten zur Deckung – vorwiegend ausgedehnter – Defekte an der Vorderseite des Unterschenkels.

Hierzu ist auch die Sommerfield-Umkippplastik zu rechnen, die lediglich den Nachteil eines erneuten Eingriffs bietet. Auch direkte Fernlappenplastiken, wie zum Beispiel der cross-leg, eignen sich gut zur Deckung größerer Defekte am Unterschenkel, wenn auch diese Methode wegen ihrer relativen Kompliziertheit nicht für jeden Patienten geeignet ist.

Da bei Hautdefekten nach frischen, offenen Brüchen am Unterschenkel zunächst eine gewisse „biologische Unruhe" in diesem Bereich besteht und außerdem die zuletzt erwähnten plastischen Methoden nicht den Vorteil der einfachen Wiederholbarkeit haben, wenn das Transplantat nicht einheilt, bevorzugen wir in den meisten Fällen die freie Hauttransplantation in Form von Spalt- oder auch Vollhaut. Vollhauttransplantate eignen sich mehr für kleinere Defekte.

Bei allen ausgedehnten Defekten benutzen wir in der Regel Spalthaut. Den Vorteil der Spalthaut sehen wir in der in aller Regel problemlosen Einheilung des Transplantates, in der relativ einfachen Technik und in der Möglichkeit, selbst ausgedehntere Defekte, bei denen wir mesh-grafts benutzen, leicht zu decken. Heilt das Transplantat nicht ein, besteht außerdem bei Verwendung von Spalthaut die einfache Möglichkeit zur erneuten Transplantation. Der wesentliche Nachteil besteht darin, daß bei offenen Unterschenkelbrüchen nicht selten der Knochen an der Vorderseite freiliegt und dann ein freies Hauttransplantat nicht sicher angeht. In diesen Fällen empfielt sich eine vorherige Pridiebohrung und nach Ausbildung eines Granulationsrasens über dem Knochen die Deckung mit Spalthaut. Bei veralteten Defekten, wenn die Frakturkonsolidierung bereits erfolgt ist, oder bei sehr schlechten kosmetischen Ergebnissen, sind dann Verschiebelappenplastiken oder direkte Fernlappenplastiken angezeigt. Die Infektionsrate aller primär an unserer Klinik behandelten offenen Frakturen – wobei in diesen Zahlen jeglicher posttraumatischer Infekt des Knochens, aber auch der Weichteile enthalten ist – konnte auf diese Weise in den letzten 2 Jahren von vorher 20% (n = 98) auf jetzt 11% (n = 74) signifikant gesenkt werden. Bei den offenen Unterschenkelfrakturen konnten wir zwar demgegenüber nur einen Rückgang der Infektionsrate um 5% feststellen. Wir haben in den letzten 2 Jahren jedoch als Folge einer offenen Unterschenkelfraktur keine septische Allgemeininfektion und keine Gasbrandinfektion mehr gesehen. Eine Amputation wegen einer posttraumatischen Osteitis war nicht notwendig.

Unserer Meinung nach sollte bei der Behandlung von offenen Unterschenkelfrakturen abschließend folgendes beachtet werden:

Nach sorgfältigem Wunddebridement und stabiler Osteosynthese erfolgt eine primär offene Wundbehandlung. Während der offenen Behandlungsphase erfolgt die temporäre Wunddeckung mit synthetischem Hautersatz. Nach 4–8 Tagen wird die Wunde mit einem autologen Hauttransplantat, vorzugsweise Spalthaut, bzw. mesh-grafts, gedeckt. Durch den Verzicht auf einen primären Verschluß der Verletzungswunde werden zusätzliche Zirkulationsstörungen vermieden und die Wundverhältnisse können besser beobachtet werden. Unseres Erachtens ist dies der sicherste Weg, um die uns allen bekannten, folgenschweren Komplikationen, wie sie nach offenen Unterschenkelfrakturen auftreten können, zu verhindern. Aufwendigere plastische Verfahren, wie Verschiebelappenplastiken und direkte Fernlappenplastiken sollten dann unseres Erachtens erst zu einem weit späteren Zeitpunkt Verwendung finden.

Kombiniert plastisch-chemotherapeutische Sanierung der Decubital-Ulcera Querschnittgelähmter

M.H. Ruidisch und D. Lang, Murnau

Querschnittlähmung und Druckgeschwür galten bisher als zwangsläufig zusammengehörig. Pathogenetisch wurde die Unterbrechung spezifisch trophischer Nervenbahnen dafür verantwortlich gemacht.

Der Begründer der modernen Behandlung Rückenmarkverletzter, Sir Ludwig Guttman, hat diesen Irrglauben beseitigt. Als Ursache für die Entstehung von Decubital-Ulcera kommen innere und äußere Faktoren in Betracht.

Die Lähmung der vasomotorischen Kontrolle bedingt durch die Unterbrechung der Vasoconstrictoren im Rückenmark führt im Anfangsstadium zur Erniedrigung des Gewebswiderstandes gegenüber Druckwirkung.

Die Aufhebung der Sensibilität läßt Warnsymptome der Ischämie wie Kribbeln, Taubheitsgefühl und Schmerz nicht bewußt werden.

Anatomische Gegebenheiten, insbesondere dünne Weichteilpolsterung zwischen Haut und druckaufnehmenden Knochen fördern die Druckgeschwürentstehung an diesen Prädilektionsstellen.

Spastizität führt nach Abklingen des spinalen Schocks zu typischen Druckstellen an den unteren Gliedmaßen, an den Knieinnenseiten und den Innenknöcheln.

Schließlich fördern Reduzierung des Allgemeinzustands, Anämie, Unterernährung und Infektionen ihre Entstehung.

Von den äußeren Faktoren kommt dem Druck im Entstehungsmechanismus die entscheidende Rolle zu, wobei insbesonders auftretende Scherkräfte zu großflächigen ischämischen Gewebebezirken führen.

Macaration, Kälte- und Hitzewirkung haben nur untergeordnete Bedeutung.

Aus der Erkenntnis heraus, daß Druck die wichtigste äußere Ursache der Druckgeschwürbildung ist, hat Guttman seine heute allgemein anerkannten prophylaktischen Behandlungsmaßnahmen erarbeitet, nämlich Lagerung des Frischverletzten im Quaderbett verbunden mit Drehbehandlung in 3 bis 4stündlichem Rhythmus, ausreichende Polsterung des Rollstuhls, regelmäßige Druckentlastung in ihm, Verwendung eines Schaumstoffquaders zwischen den Knien bei spastischen Patienten.

Ruhigstellende Gipsverbände führen fast immer zu Drucknekrosen und sind deshalb beim Rückenmarkverletzten kontraindiziert.

Die Therapie der Druckgeschwüre beginnt mit einer Überprüfung des Allgemeinzustandes. Wichtig ist vor allem die gezielte Bilanzierung der meist vorhandenen Dysproteinämie. Zur örtlichen Behandlung ist eine absolute Druckentlastung der befallenen Körperabschnitte notwendig. Da sich die Druckgeschwüre meist auf der Rückenseite befinden, muß der Patient zunächst an die Bauchlage gewöhnt werden. Durch die Verwendung einer Selbstfahrerliege entfällt die psychische Belastung der Immobilisation im Krankenzimmer, denn Behandlungszeiträume von 3–4 Monaten sind keine Seltenheit.

Die Wundbehandlung erfolgt individuell. In etwa kommt jedoch folgendes Schema zur Anwendung:

In der ersten Phase werden die nekrotischen Gewebsteile operativ und enzymatisch entfernt. Dabei aus dem entzündeten Gewebe gezüchtete Keime und Antibiogramme haben bei der Therapie nur orientierende Bedeutung.

In der zweiten Phase wird durch granulationsfördernde Maßnahmen das Geschwür auf die spätere plastische Deckung vorbereitet. Zur Granulationsförderung hat sich uns neben der medikamentösen und speziellen Verbandsbehandlung die Anwendung des elektromagnetischen Feldes, besonders bei reaktionsträgen Druckgeschwüren gut bewährt.

Kompliziert wird die Therapie, wenn eine Knochenmitbeteiligung vorliegt. Der Knochen ist dann immer im Sinne der Osteitis oder Osteomyelitis miterkrankt. Ohne die Sanierung dieser Knochenentzündung ist jedoch jede spätere plastische Deckung von vorne herein zum Scheitern verurteilt. Bis vor kurzem behandelten wir derartige Patienten mit der von Guttman empfohlenen Pseudo-Tumortechnik. Das Druckgeschwür bzw. der Fistelgang wurden mit in Farblösung getränkter Gaze ausgefüllt und der so entstandene Pseudo-Tumor wird zusammen mit dem darunter liegenden infizierten Knochen in toto entfernt. Wohl bedingt durch Reste entzündlich veränderter Knochenteile – die Grenze zum Gesunden ist makroskopisch nur schwer abgrenzbar – war die Rezidivquote relativ häufig. Beim Fortschreiten der Entzündung zum Hüftgelenk mußten Hüftknopf und Knorpelbelag der Pfanne entfernt werden.

Im letzten Jahr haben wir bei auf den Knochen reichenden Druckgeschwüren die Behandlung mit Refobacin-Pallakos-Kugeln versucht. Der Fistelgang bzw. das Geschwür werden mit Indigocarmin angefärbt und umschnitten, die angefärbten Knochenteile entfernt, anschließend wird eine Kette Refobacin-Pallakos-Kugeln eingelegt und die Wunde, wenn möglich, darüber adaptiert. Die Kugeln werden bis zu 3 Wochen belassen und dann in Etappen gezogen. Meist bildet sich zwischenzeitlich über dem ehemals entzündeten Knochen ein gesundes Granulationsgewebe, welches die plastische Deckung ermöglicht.

Zur plastischen Deckung kommen Spalthaut-, Rotationslappen und der Verschiebeschwenklappen zur Anwendung. Fernlappen, wie crossleg oder Rollstiellappen sind wegen der damit verbundenen notwendigen Ruhigstellung praktisch nur selten verwendbar.

Der Spalthautlappen eignet sich nur bei normalerweise nicht druckbelasteten Körperabschnitten bzw. zur temporären Deckung, wenn andere Verfahren wegen der Ausdehnung oder der Lokalisation nicht möglich sind.

Der Rotationslappen hat den Nachteil, daß ausgedehnte Gewebsanteile unterminiert und verschoben werden müssen. Muskellappen, die sich theoretisch wegen der besseren Polsterung und Durchblutung als Zwischenschicht anbieten würden, sind bei Rückenmarkverletzten wegen der erheblichen Muskelatrophie meist nicht zu bilden.

Die besten Ergebnisse, verbunden mit einem verhältnismäßig kleinen Eingriff, erzielten wir mit der Verschiebeschwenklappenplastik nach Schrudde, deren Technik ich Ihnen jetzt darstellen möchte (Abb. 1 und 2).

Unsere Erfahrung hat gezeigt, daß der Rückenmarkverletzte nach einer bestmöglichen Rehabilitation in den meisten Fällen in der Lage ist, seine Behinderung psychisch zu überwinden. Durch das Vorhandensein von Druckgeschwüren ist jedoch das wichtigste Kontaktorgan des Menschen – die Haut – geschädigt und der Verletzte gerät dadurch in eine psychische und soziale Isolierung, die wir verhindern müssen und können.

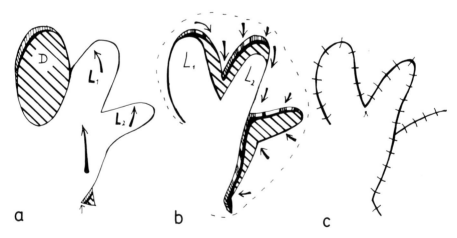

Abb. 1a–c. Verschluß eines großen Defektes mit einem gestielten „tri-lobed-flap" und der Verschiebung der Defektumgebung nach Schrudde

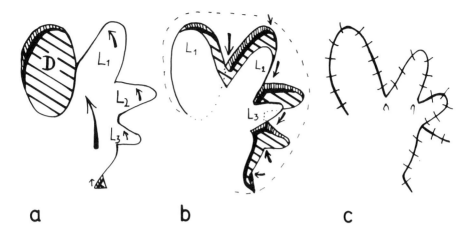

Abb. 2a–c. Verschluß eines großen Defektes mit einem gestielten „tri-lobed-flap" mit Verschiebung der Defektumgebung

Vorbereitung des Transplantatlagers in der Behandlung infizierter Defektpseudarthrosen mit dem cortico-spongiösen Beckenkammspan

K.-D. Vitt und R. Kleining, Duisburg

Eine Amputation bleibt als einziger Ausweg dort, wo die Verhältnisse einer infizierten Defektpseudarthrose in Verbindung mit darüberhinausgehenden Schädigungen irreparabel sind. Probleme treten bei der Behandlung infizierter Defektpseudarthrosen besonders in den Fällen auf, wo sie neben einem größeren knöchernen Defekt einhergehen mit schlechten oder akut infizierten Weichteilen. Die Ursachen für eine solche Situation sind vielfältig – eine versuchte „instabile" Marknagelosteosynthese, eine breite Platte dort verwandt, wo sie nicht hingehört, Doppelplatten an schmalen Röhrenknochen, ungünstige operative Zugänge oder ungünstige Kombinationstraumen. Es resultieren jedenfalls Weichteilschäden, Ernährungsstörungen größerer Knochenanteile, schwerste Infektionen von Weichteilmantel und Knochen, Gefährdung einer Extremität oder eines Extremitätenanteiles. Schon bei der ersten Intervention ist die Entscheidung *einzeitigen* oder *zwei- und mehrzeitigen* Vorgehens zu treffen. Die klinische Erfahrung hat gezeigt, daß oft Verlust oder Teilverlust der extrem wertvollen autologen Spongiosa droht bei primärem Vorgehen und gleichzeitig schlechten Bedingungen des Transplantatlagers. Entscheidend ist die Vorbereitung des Transplantatlagers, um optimale Bedingungen für das Angehen autologer Spongiosa oder eines cortico-spongiösen Beckenkammspanes zu verschaffen.

Das Vorgehen

Der Zugang nach Möglichkeit in einem Bereich des Weichteilmantels, der die relativ günstigen Bedingungen bietet. Weiter zu beachten:
Radikale restlose Entfernung avitalen Knochens, da nur über vitalen Knochen Kontakt zum Transplantat herstellbar ist. Sorgfältiges *Debridement* mit restloser Entfernung makroskopisch infiziertem Weichteilgewebe; nur so kann eine optimale Vascularisierung und damit Ernährung erreicht werden.

Beispiele

Verschiedene Ausgangssituationen. Erfahrungsgemäß treten die größten Probleme in exponierten Knochenanteilen auf; Unterarm und Unterschenkel im Bereich einer sowieso ungünstigen Weichteildeckung. Beispiele werden aufgezeigt am Unterschenkel: infizierte Defektpseudarthrosen sind in diesem Bereich ebenfalls wie am Unterarm recht häufig. Die Wiedererlangung einer belastbaren Stabilität ist das Ziel.

Wir unterscheiden das *knöcherne Transplantatlager* und das *Weichteiltransplantatlager*. Im ersten sind die Probleme geringer. Mulden und Hohlräume sind mit Spongiosa oder einem Span auszufüllen; die mechanisch ausreichende knöcherne Fixierung ist hier leicht zu erreichen. Im Bereich des Weichteiltransplantatlagers stehen im Vordergrund die Probleme der Kontinuität durch das Vorliegen des knöchernen Defektes.

Entscheidend wichtig für das Vorgehen ist die Fixation, das Erreichen mechanisch ausreichender Stabilität, um die Infektion zu beherrschen, um blande Verhältnisse zu erreichen. Dabei unterscheiden wir die *gleichzeitige Transplantation:* durchgeführt nur bei blander Fistelung und reizfreien Weichteilen. Hier liegen nach Fistelrevision und Sequestrotomie gut durchblutete Weichteilgewebe vor. Häufig ist hier noch eine Plattenosteosynthese möglich.

Die *zweizeitige* und *mehrzeitige* Operation kommt in Frage bei florider Entzündung oder ausgedehnten knöchernen und Weichteildefekten. Hier erfolgt nach Fistelrevision und Sequestrotomie die Stabilisierung, meist mit Fixateur externe oder Wagnerapparaten. Die Behandlung gleichzeitiger Weichteildefekte: Nekrosenabtragung mit anschließender Aeroplastdeckung, um Granulationen zu fördern. Bemerkung: Keine Aeroplastdeckung von knöchernen Anteilen, da wir hier Verschlechterungen sogar Sequestrieren des Knochens darunter beobachteten.

Einige Bildbeispiele zur Sanierung der Weichteile: Aeroplastdeckung – zufriedenstellende Granulation – Spalthaut, Hautdefekt mit darunter sichtbarem knöchernen Defekt – Spongiosaausfüllung – Spalthaut, Corticalis liegt frei zutage – Spalthaut. Sonderfall der Verbrennung – Spalthaut.

Die Drainage

Fisteln wurden beim Zugang excidiert. Soweit möglich wird der Weichteilmantel vollständig oder teilweise geschlossen, um eine primäre Wundheilung zu ermöglichen. Entscheidend ist bisher das gleichzeitige, teilweise über Wochen durchgeführte intermittierende Absaugen über großlumige, weit vom Ort des Geschehens ausgeführte Drainagen, um eine Verhaltung auszuschließen. Erst nach Erreichen blander Verhältnisse eines subakuten reizfreien Stadiums erfolgt die Transplantation von autologer Spongiosa oder eines cortico-spongiösen Beckenkammspanes.

Mit in die Anfangsplanung geht das Alter des Patienten sowie die Größe des zu überbrückenden Infektes ein. Je älter der Patient, desto geringer die Aussichten einer Defektüberbrückung. Hier eher eine Verkürzung, wobei kleinere Restdefekte mit Spongiosa ausgefüllt werden oder eine seitliche Abstützung dort, wo sie gewünscht wird, durch Spongiosa aufgebaut wird. Ansonsten operativ ein fester Verbund sofort erreichbar. Bei eher jüngeren Patienten sowie im Bereich des Unterarmes und im Bereich des Unterschenkels *in ausgewählten Fällen* werden wir den Span öfter verwenden, so die bisherige Erfahrung den primär guten Eindruck bestätigt.

Antibioticum

Präoperativ wird mit ausgetesteten Antibiotica in der Behandlung begonnen. Der frühere Einwand, am Ort des Geschehens wäre sowieso kein relevanter Spiegel zu erreichen, dürfte durch solche Art durchgeführter Maßnahmen entkräftigt werden können, da sowohl im Bereich des Knochens als auch im Bereich der Weichteile das operative Ziel letztlich ist, die vollvascularisierte Gewebsgrenze durch Abtragen nekrotisch-minderwertigem Materials zu erreichen; man also praktisch in ein gut durchblutetes Weichteilgewebe mit schon hier vorhandenem Antibioticaspiegel hineinoperiert.

Sicherlich gilt auch heute noch die Einteilung nach Lexer, des ersatzstarken, ersatzschwachen oder ersatzunfähigen Lagers. *Nur* – wenn durch die aufgeführten Maßnahmen eine ausreichende Vascularisierung, eine mechanisch ausreichende Stabilität, ein fester Verbund des Transplantates sowie eine Abnahme des Infektes erreicht werden kann, hätte man praktisch das ungünstige Lager in ein ersatzstarkes umgewandelt, wäre der Defekt auch in ungünstigen Ausgangssituationen zu überbrücken.

Die autologe Spongiosaplastik als entscheidender therapeutischer Schritt bei infizierten Defektpseudarthrosen und infizierten Defekten

D. Wolter, C. Burri und W. Spier, Ulm

Dem Schweizer Hermann Matti [2] aus Bern gebührt als erster der Verdienst die überragende Bedeutung der autologen Spongiosatransplantation erkannt und durch tierexperimentelle und klinische Untersuchungen bewiesen zu haben. Folgende noch heute gültige wichtige klinische Gesichtspunkte arbeitete er damals heraus:

1. Die Überlegenheit der autologen Spongiosa als Transplantatmaterial,
2. die unterstützende Decortikation des Knochens,
3. das adäquate, d.h. in diesem Zusammenhang vascularisationsfähige Lagergewebe,
4. die Widerstandsfähigkeit des Transplantates im Infekt.

Die höchsten Ansprüche an sämtliche therapeutischen Maßnahmen und damit auch an das knöcherne Transplantat stellt der osteitische Knochendefekt bei der infizierten Defektpseudarthrose dar. Dies gilt besonders dann, wenn zusätzlich noch ein Substanzverlust der Haut- und Weichteile vorliegt. Die Therapie der Wahl stellt die radikale Ausräumung des Herdes mit anschließender Überbrückung des Defektes durch autologe Spongiosatransplantate dar [1]. Das Vorgehen ist dabei durch 4 Schritte gekennzeichnet:

1 Ausräumung

Excision nekrotischer Weichteile, Entfernen nekrotischer Knochenanteile bis durchbluteter Knochen als Lager vorhanden ist.

2 Stabilisierung

Um gerade bei Defektpseudarthrosen eine knöcherne Überbrückung zu erreichen, ist eine möglichst weitgehende Stabilität von größter Wichtigkeit. Diese kann durch eine Plattenosteosynthese oder durch äußere Spanner erreicht werden. In der Regel ist dabei den äußeren Spannern der Vorzug zu geben, da einmal eine dreidimensionale Verspannung eine ausreichende Stabilisierung gestattet, zum anderen die Gefäßstraße am wenigsten geschädigt und nur ein Minimum an Fremdmaterial eingebracht wird.

3 Spüldrainage

Sie wird heute in erster Linie bei der akuten Form oder im akuten Schub der chronischen posttraumatischen Osteitis angewandt.

4 Knöcherne Überbrückung des Defektes

Neben der absoluten Stabilität im Defektbereich kommt diesem therapeutischen Schritt die größte Bedeutung zu. Wichtigste Voraussetzung für die autologe Knochentransplantation bei Defektpseudarthrosen und infizierten Defekten stellt dabei ein ausreichend vascularisiertes Lager bei vorhandener Stabilität dar. Das Transplantat der Wahl ist autologe Spongiosa. Eine Intensivierung der Knochenneubildung läßt sich durch Kompression der Spongiosateilchen erreichen. Eigene tierexperimentelle Untersuchungen und klinische Erfahrungen zeigen, daß durch Kompression der Spongiosa auf ca. die Hälfte des Volumens eine Erhöhung der Knochenumbaurate um über ein Drittel nachzuweisen ist [3].

Die Spongiosa wird als Bröckel aus der Spina iliaca posterior dem vorderen Beckenkamm oder dem großen Trochanter mit dem scharfen Löffel entnommen.

Durch Anwendung eines Kompressionsgerätes mit geeigneten Formen lassen sich nun Zylinder oder Platten unterschiedlicher Größe herstellen.

Diese Formen können so in den Defekt eingepaßt oder angelagert werden, daß sie möglichst hohe Formschlüssigkeit ergeben (Abb. 1). Um einen möglichst großen Kontakt zwischen dem Plantat und Implantatlager zu erreichen, erfolgt zusätzlich noch die Decortikation der Knochenoberfläche.

Wir unterscheiden zwei verschiedene Formen der Spongiosatransplantation:

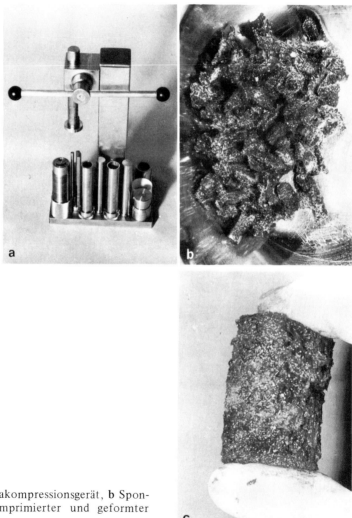

Abb. 1. a Spongiosakompressionsgerät, **b** Spongiosabröckel, **c** komprimierter und geformter Spongiosazylinder

1. Zur raschen Überbrückung eines ossären Defektes,
2. Zur Auffüllung des Knochendefektes bei angefrischten Knochenenden.

Im ersten Fall wird das Transplantat möglichst „infektfern" durch einen gesonderten Zugang angelagert, im zweiten Fall erfolgt die Auffüllung des angefrischten Knochendefektes unter gleichzeitiger Eröffnung und Ausräumung des Markraumes.

Als Beispiel sei hier ein 50jähriger Mann angeführt, bei dem eine infizierte Defektpseudarthrose im Bereich der distalen Tibia vorhanden war. Der Knochen lag primär über eine weite Strecke frei und war nekrotisch. Nach Entfernen des liegenden Osteosynthesematerials und der nekrotischen Knochenteile erfolgt die Stabilisierung durch Plattenosteosynthese an der Fibula, und ein Wagnerapparat sowie das Einbringen von komprimierter Spongiosa als offenes Transplantat. Im Verlauf der nächsten Monate kam es zu einem Einbau des Transplantates und zu einer festen Überbrückung unter Einbeziehung der Fibula. Der Patient ist wieder gehfähig (Abb. 2).

Neben der adäquaten Stabilisierung stellt das Einbringen autologer Spongiosa bei infizierten Defekten und infizierten Defektpseudarthrosen den entscheidenden therapeutischen Schritt dar. Eine Intensivierung der autologen Transplantation ist dabei durch eine Kompression und Formung des Transplantates zu erzielen.

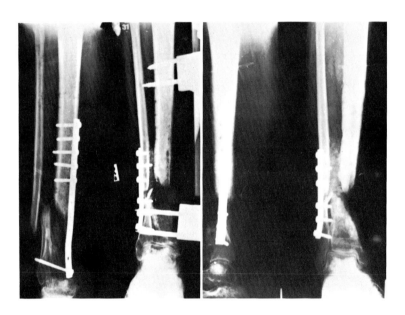

Abb. 2. Infizierte Defektpseudarthrose mit freiliegendem Knochen, Heilungsverlauf nach Entfernung des nekrotischen Knochens, adäquater Stabilisierung und offener komprimierter Spongiosaplastik während 7 Monaten

Literatur

1. Burri, C.: Posttraumatische Osteitis. Bern, Stuttgart, Wien: Hans Huber 1974
2. Matti, H.: Technik und Resultate meiner Pseudarthrosenoperation. Zbl. Chir. *63*, 1442–1453 (1936)
3. Wolter, D.: Das komprimierte und geformte autologe Spongiosatransplantat. Habilitationsschrift Universität Ulm (1976)

Septische Pseudarthrosen an Röhrenknochen und Möglichkeiten der Wiederherstellung

I. Winter und W. Groher, Berlin

Die Anzahl der infizierten Pseudarthrosen hat in den letzten Jahren und Jahrzehnten eine ständige Zunahme erfahren,
einmal durch die immer größer werdende Anzahl offener Frakturen,
zum anderen durch die bakterielle Kontamination von Wunden bei operativer Frakturbehandlung.

Es ist hier besonders die unzureichende Osteosynthese, die zu keiner zuverlässigen Stabilisierung der Fragmente führt, die die Infektion begünstigt. Analog ist die Entstehung septischer Pseudarthrosen als Folge vorausgegangener Osteotomien oder Arthrodesen zu bewerten.

Eine Heilung des Infektes nun ist nicht zu erwarten, solange Instabilität besteht, andererseits wird eine knöcherne Konsolidierung der Pseudarthrose durch das Vorliegen eines Infektes verzögert oder vollständig verhindert.

War *früher* die allgemeine und lokale Behandlung des Infektes erstes therapeutisches Ziel, so gilt *heute* die Erkenntnis, daß der Herstellung *stabiler* Verhältnisse an der Pseudarthrose Vorrang gebührt, da erst hierdurch die Voraussetzungen zur Ausheilung der Infektion geschaffen werden. Es gilt somit diese Reihenfolge:

1. Wiederherstellung der Knochenkontinuität.
2. Ausheilung des Infektes.
3. Ausreichende und zuverlässige Weichteildeckung.
4. Wiederherstellung der Gelenk- und Muskelfunktion.

Dabei sollte die Ausheilung der septischen Pseudarthrose möglichst innerhalb einer angemessenen Zeit erreicht werden.

Weber hat die beiden prinzipiell möglichen Wege aufgezeichnet:
1. Die sog. aktive oder „moderne" Behandlung, bei der die Wiederherstellung der Knochenkontinuität im Vordergrund steht. Die *Heilung des Infektes* erfolgt hier erst nach erreichter knöcherner Konsolidierung durch Anwendung *lokaler* Maßnahmen. Die dabei durchgeführte funktionelle Behandlung gewährleistet eine möglichst optimale Wiederherstellung der Gelenk- und Muskelfunktion.

2. Die konventionell-klassische Behandlung mit der Priorität der Überführung der septischen Pseudarthrose in eine aseptische und nachfolgender Stabilisierung mit dem Ziel der Ausheilung.

Die Einführung neuer Therapeutica in die Behandlung des Krankheitsbildes der septischen Pseudarthrose, wie zunächst der Saug-Spül-Drainage, sowie der ihr in geeigneten Fällen überlegenen Gentamycin-PMMA-Kette, hat zwar die Grundsätzlichkeit der aufgezeichneten Behandlungsschemata nicht geändert, ihre Möglichkeiten jedoch erweitert und den Behandlungserfolg sicherer gemacht.

In Verbindung mit einer ausreichenden Stabilisierung wird nun die gleichzeitige Infektbekämpfung wirksamer gestaltet und die Heilungsdauer abgekürzt.

Lassen Sie mich nun zu den einzelnen Schritten der Wiederherstellung einer septischen Pseudarthrose am langen Röhrenknochen, nämlich der
- Stabilisierung,
- Beseitigung des Infektes,
- sorgfältigen Hautdeckung

und der endgültigen Konsolidierung durch Spananlagerung
Stellung nehmen.

Der Forderung nach einer wirkungsvollen und sicheren Stabilisierung kommt in erster Linie der Fixateur externe nach. Er gestattet eine axiale, interfragmentäre Kompression *ohne* Einbringung von Fremdkörpern in den Infektbereich. Bewährt hat sich hier hauptsächlich der Rahmenfixateur mittels zweier oder mehrerer quer durch den Knochen eingebrachten Steinmann-Nägel mit äußerem Spannrahmen, wie er ursprünglich bei der Kompressionsarthrodese von Charnley angegeben wurde. Eine wirksame Ergänzung stellt die Kombination des Rahmenfixateurs mit einem Klammerfixateur dar, da hierdurch eine vollkommene Stabilität in beiden Ebenen erreicht wird.

Die Überlegenheit des Osteosyntheseverfahrens mit dem äußeren Spanner liegt unseres Erachtens aber *nicht nur* in der Erlangung einer ausgezeichneten Stabilität und ggf. Kompression, sondern auch in der Tatsache, daß die fixierenden Elemente *frakturfern* und eben gerade im Falle der septischen Pseudarthrose somit auch *infektfern* eingebracht werden.

Die Berücksichtigung dieser elementaren Tatsache hat uns veranlaßt, die in der Literatur angegebene Verwendung von direktem Osteosynthesematerial, d.h. die Plattenverschraubung, nur noch in seltensten Ausnahmeindikationen durchzuführen.

Die Grundlage zur Beseitigung des Infektes nun wird durch folgendes Vorgehen gewährleistet:

1. Metallentfernung,
2. Sorgfältige und radikale chirurgische Ausräumung,
3. Einlage von Gentamycin-PMMA-Ketten.

Wir stimmen mit den meisten Autoren in *der* Überzeugung überein, daß beim Vorliegen einer septischen Pseudarthrose *noch liegendes* Osteosynthesematerial eine Infektsanierung auf Dauer verhindert, da im Bereich des Metallagers verbleibende Bakterien nicht mit einer therapeutisch ausreichenden Antibioticadosis erreicht werden können.

Die radikale Intervention mit Beseitigung von aus der Blutversorgung ausgeschalteten Sequestern und sorgfältige Entfernung von nekrotischem Gewebe ist *so* vollständig auszuführen, daß auch kleinste Knochensequester entfernt werden, da diese weiterhin

Träger der Infektion bleiben würden, ohne daß eine therapeutische Wirkung des lokal einzubringenden Antibioticums zu erwarten wäre. Nötigenfalls ist hier eine Vitalfärbung mit Disulphine-Blau erforderlich.

Das von Klemm erstmals veröffentlichte und auf Buchholz's Untersuchungen an Beimischungen von Antibiotica zu Knochenzement zurückzuführende Verfahren der temporären Einlage von gentamycinhaltigen Polymeren in den Infektbereich ist nach unseren eigenen Untersuchungen sowie den bisherigen Veröffentlichungen der Instillation eines Antibioticums mittels Saug-Spül-Drainage vorzuziehen.

Erwähnt seien hier nur als wesentliche Vorteile der Gentamycin-PMMA-Kugel bzw. -Kette – einmal abgesehen vom therapeutischen Erfolg – die Erleichterungen für Patienten und Personal durch technisch bedeutend einfachere Handhabung, die Möglichkeit der Frühmobilisierung nach Operationen und die Verbesserung der Hygiene im Krankenhaus durch Eliminierung der bei der Saug-Spül-Drainage auftretenden Naßkeime.

Eine zusätzliche *systematische* Antibioticagabe ist nur in den Fällen indiziert, in denen z.B. die Temperaturerhöhung eine Generalisierung des Infektes befürchten läßt.

In diesem Zusammenhang sei noch der Hinweis darauf gestattet, daß in jedem Fall intraoperativ ein Abstrich zur Erreger-Resistenz-Bestimmung zu entnehmen ist.

Am Oskar-Helene-Heim in Berlin wurden seit Einführung der Gentamycin-PMMA-Kugel im November 1976 acht Patienten mit septischen Pseudarthrosen – ausnahmslos im Tibiaschaftbereich – nach dem beschriebenen Verfahren behandelt:

Dabei ist es in sechs Fällen zur sofortigen Heilung der infizierten Pseudarthrose gekommen, ein Fall ist erst nach erneuter Kettenimplantation zur Ausheilung gekommen. Der letzte Fall ist derzeit noch nicht endgültig zu beurteilen.

Lassen Sie mich abschließend noch je einen Fall zur bisherigen Behandlungsmethodik und zu dem jetzt durchgeführten Behandlungsverfahren demonstrieren:

Ein jetzt 24jähriger Patient erlitt im Mai 1972 eine proximale Unterschenkelfraktur. Nach Osteosynthese mit nachfolgendem Infekt (D) erfolgt Aufnahme in unserem Krankenhaus. Nach Sequestrotomie, dreimaliger Fistelrevision (zuletzt im August 1975) (D) und zweimaliger Anlage einer Saug-Spül-Drainage erfolgte im Juli 1976 nach Ausheilung des Infektes Stabilisierung durch äußere Spanner (D). Nach Spannerentfernung (D) durfte der Patient im September 1977 erstmals belasten (D). Die Behandlungsdauer betrug insgesamt 4 Jahre und 10 Monate.

Der zweite Fall ist ein jetzt 33jähriger Patient, der im Dezember 1975 im Ausland eine Unterschenkelfraktur links erlitt. Nach Osteosynthese mit nachfolgendem Infekt erfolgte Metallentfernung. Die Aufnahme in unserem Hause erfolgte im März 1977 unter der Diagnose einer septischen Pseudarthrose. Die Behandlung erfolgte durch Anlage äußerer Spanner, Sequestrotomie und Einlage einer Gentamycin-PMMA-Kugel (D). Im Mai d. J. dann Kettenentfernung, Anlage eines cortico-spongiösen Beckenkammspanes und nochmalige Einlage einer Kette, die 12 Tage danach entfernt wurde (D). Nach Spannerentfernung im August d. J. durfte der Patient im September (D) – allerdings noch im Light-caset-Verband – erstmals voll belasten. Die Behandlungsdauer betrug hier 7 Monate.

Osteosynthese mit dem räumlichen Fixateur externe bei infizierten Frakturen und Pseudarthrosen

G. Hierholzer, G. Hörster, R. Kleining und E. Ludolph, Duisburg

Die Fixateur-externe Osteosynthese hat bereits eine Vorgeschichte von mehreren Jahrzehnten [1, 2, 6, 9–13]. Das Verfahren ist geeignet für klinische Problemfälle, bei denen das Ausmaß einer primären Weichteil- oder Knochenschädigung sowie eine sekundär aufgetretene Komplikation ein erhöhtes Risiko für die Nagel- und Plattenosteosynthese darstellen. Bei derart schwerwiegenden Verletzungsfolgen ist aber die Indikation zur Stabilisierung besonders dringlich. Mit der Fixateur-externe-Osteosynthese wird diese ohne Metallimplantation in dem hochgefährdeten Bereich erzielt. Der Gipsverband gewährleistet in diesen Fällen weder die erforderliche Stabilität noch die notwendige Weichteilbehandlung. Die wichtigsten Merkmale der Fixateur-externe-Osteosynthese und die sich für uns daraus ergebende Indikationen haben wir tabellarisch zusammengefaßt (Tabelle 1–3).

Tabelle 1. Operative Merkmale der Fixateur-externe-Osteosynthese

1. Stabilisierung unter Aussparung eines gefährdeten Bereiches
2. Stabilisierung der zweizeitigen Spongiosaplastik
3. Möglichkeit der zweizeitigen Spongiosaplastik
4. Änderung der Osteosynthesetechnik möglich

Tabelle 2. Klinische Merkmale der Fixateur-externe-Osteosynthese

1. Erleichterung der Wundpflege
2. Schonende Lagerung
3. Übungsstabilität/Frühmobilisierung
4. Abkürzung der stationären Behandlung

Tabelle 3. Typische Indikationen zur Fixateur-externe-Osteosynthese

Diaphysärer, metaphysärer Bereich:
  offene Fraktur III. Grades
  infizierte Fraktur
  infizierte Pseudarthrose
  Weichteilvorschaden bei Fraktur,
  Pseudarthrose, knöcherne Fehlstellung

Articulärer Bereich:
  posttraumatische, degenerativer Schaden
  (Kniegelenk-, Sprunggelenkarthrodese)

Methodik

Unter Verwendung des Instrumentariums der Arbeitsgemeinschaft für Osteosynthesefragen haben wir die Stabilität überprüft und für die jeweilige Grundform im Modell die Durchbiegung der Steinmann-Nägel, die Verschiebung der Bruchenden, den Druck auf die Rohrstangen und die Biegebeanspruchung der Rohrstangen gemessen [7]. Die Ergebnisse machten deutlich, daß im Bereich der Diaphyse mit der herkömmlichen zweidimensionalen Montagegrundform A dann hohe Stabilität erreicht werden kann, wenn es möglich ist, proximal und distal der Verletzungsstelle 2 bis 3 Steinmann-Nägel einzubringen. Der Vorteil der von uns beschriebenen räumlichen Anordnung (Abb. 1) wird besonders bei kurzen metaphysären Bruchstücken deutlich. Der Vergleich der Steifigkeit (Kraft/Deformation) der verschiedenen Modelle zeigt, daß mit dem räumlichen Fixateur externe hohe Stabilität erzielt wird, ohne in der Horizontalrichtung zahlreiche Steinmann-Nägel einbringen zu müssen [7]. Gegenüber dem Rohrsystem der AO wurde für den Hoffmann-Fixateur-externe eine wesentlich größere Verschieblichkeit der Bruchenden im Modell gemessen.

Zum Einbringen der Steinmann-Nägel und der Schanzschen Schrauben werden jeweils knöcherne Kanäle vorgebohrt und dabei die Weichteile durch eine armierte Bohrbüchse geschützt. Besonders wichtig ist der schlüssige Sitz des Metalls im Knochengewebe bei osteoporotischen Veränderungen. Um Hitzenekrosen zu vermeiden, sollten deshalb die Steinmann-Nägel und die Schanzschen Schrauben langsam, d.h. nicht

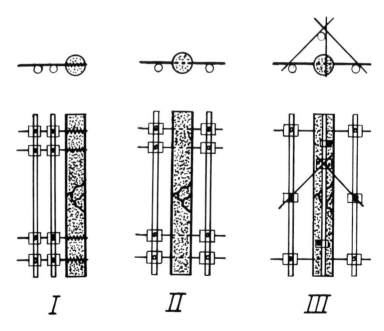

Abb. 1. Fixateur-externe-Osteosynthese, AO-Rohrsystem, Klassifizierung der technischen Anwendungsformen

maschinell eingedreht werden. Wird die Indikation für das Anbringen des räumlichen Fixateur externe (Abb. 1, Typ III) gestellt, so legen wir zunächst den Rahmen (Abb. 1, Typ II) an und vervollständigen die Osteosynthese über die in ventro-dorsaler Richtung einzubringenden Schanzschen Schrauben und das ventrale Rohr zum räumlichen Gerüst. Am Oberschenkel und am Arm verwenden wir aus anatomischen Gründen zur externen Fixation meist den Wagnerapparat oder die zweidimensionale Technik mit dem Rohrsystem (Abb. 1, Typ I). Zur Stellungskorrektur stehen spezielle Backen zur Verfügung. Eine abnehmbare Fußplatte erlaubt zwischenzeitliche Bewegungsübungen und ist geeignet, eine Spitzfußstellung zu vermeiden.

Klinische Beispiele und Ergebnisse

Bei der offenen Fraktur 3. Grades wird der Vorteil einer überbrückenden Osteosynthese offenkundig. Der hochgefährdete Bereich ist von einer Metallimplantation ausgespart. Die Erleichterung der Weichteilbehandlung wird aus den klinischen Abbildungen ersichtlich. Entsprechende Überlegungen treffen auch für die infizierte Fraktur zu. Hier wählen wir ebenfalls die Stabilisierungsform, die eine Metalleinbringung in den Verletzungs- und Entzündungsbereich vermeiden läßt. An dem Beispiel einer chronisch infizierten distalen Unterschenkelpseudarthrose wird der Vorteil der räumlichen Anordnung deutlich. Das kurze metaphysäre Teilstück ist mit nur einem Steinmann-Nagel und einer Schanzschen Schraube im räumlichen Gerüst übungsstabil fixiert. Die Indikation zur Fixateur-externe-Osteosynthese am Oberschenkel kann z.B. bei einem polytraumatisierten Patienten mit einer Femurstückfraktur bestehen. Das Ausmaß der allgemeinen Verletzungen und die Überschreitung der 12-Stundengrenze ergab in dem gezeigten Beispiel für uns eine Kontraindikation zur Winkelplattenosteosynthese. Bei großen Knochendefekten kann die Stabilität auch hier durch den räumlichen Fixateur erhöht werden, es ist dazu allerdings eine spezielle Technik erforderlich. In der Diskussion wird zu der damit verbundenen Auswirkung auf die Funktion Stellung genommen. Die äußere Fixation verwenden wir auch am Oberarm und am Unterarm. Die zweidimensionale Technik (Abb. 1, Typ I) berücksichtigt den Gefäßnervenverlauf und erlaubt besonders am Unterarm die Übung der Drehbeweglichkeit. Die räumliche Anordnung ist am Arm nur bei großen Defekten indiziert, wie an Beispielen gezeigt wird.

Diskussion

Nach den in der Tabelle 1 und 2 zusammengefaßten Merkmalen ergibt sich die Indikation zur Fixateur-externe-Osteosynthese bei ausgedehnten Knochen- und Weichteilverletzungen, bei einer Defektbildung und bei sekundär eingetretenen Komplikationen [5, 11]. Der Vorteil des Verfahrens liegt in der überbrückenden Stabilisierung, die eine Metallimplantation in den gefährdeten Bereich nicht erforderlich macht. Die Nagel- und Plattenosteosynthese ist in diesen Problemfällen nur mit erhöhtem Risiko anwendbar. Die Fixateur-externe-Osteosynthese soll also die Standardverfahren in bestimmten Fällen ergänzen und nicht ersetzen. Die Anwendung von Kompression ist mit dem Fixateur externe nur bei ausreichendem knöchernen Kontakt möglich und somit die Bezeichnung „äußerer Spanner" selten gerechtfertigt. Wir bevorzugen deshalb den Begriff „Fixateur externe", der die verschiedenen Anwendungsmöglichkeiten besser beschreibt.

Ergänzende operative Maßnahmen, wie eine Spongiosa- oder Spalthautplastik, können in Verbindung mit der Osteosynthese oder auch zu einem späteren Zeitpunkt durchgeführt werden. Die klinischen Beobachtungen machen weiterhin die Erleichterung der Weichteilpflege nach Anwendung des Verfahrens deutlich. Aus der Tabelle 4 geht schließlich hervor, daß mit der Fixateur-externe-Osteosynthese auch in Problemsituationen in den meisten Fällen Übungsstabilität erzielt werden kann. Es wird damit eine der wichtigsten Voraussetzungen für die knöcherne Regeneration erfüllt. Die Methode erlaubt im weiteren Verlauf gewisse Stellungskorrekturen und schließt den Übergang auf ein anderes Osteosyntheseverfahren nicht aus. Die Diskussion über die in Tabelle 3 aufgeführten Indikationen ist heute nicht abgeschlossen. Wir wenden das Verfahren z.B. auch bei der breit offenen Fraktur 2. Grades am Unterschenkel bei Patienten an, die jenseits der 6-Stundengrenze zur Operation kommen. Zur endgültigen Beurteilung sind größere Untersuchungsserien erforderlich.

Auf Grund der experimentell erhobenen Ergebnisse [7] systematisieren wir die technischen Anwendungsformen entsprechend der Abb. 1 in Typ I, II und III. Am Unterschenkel erlaubt die Anatomie eine bevorzugte Anwendung des räumlichen Fixateur externe (Typ III), mit dem auch bei einem kurzen metaphysären Bruchstück und bei einem größeren Defekt Übungsstabilität zu erzielen ist. Ist eine breite knöcherne Abstützung gegeben, so kann am Unterschenkel auch der Rahmenfixateur (Abb. 1, Typ II) benutzt werden. Am Oberschenkel und am Arm bevorzugen wir zur externen Fixation die zweidimensionale Technik (Typ I) mit dem Rohrsystem oder den Wagner-Apparat. Die räumliche Anordnung ist hier wegen des Gefäßnervenverlaufes nicht ohne Einschränkung anwendbar und funktionell am Oberschenkel und am Unterarm mit negativen Auswirkungen verbunden. Der räumliche Fixateur externe bleibt an diesen Skeletabschnitten Problemfällen mit ausgedehnter Defektbildung und vorbestehender Funktionsminderung vorbehalten. Die Rangigkeit der Gesichtspunkte ist also jeweils abzuwägen.

Bei der Operation zur Arthrodese des Kniegelenkes [3, 8] hat der räumliche Fixateur externe (Abb. 1, Typ III) das technische Vorgehen erleichtert [4]. Außerdem wird

Tabelle 4. Ergebnisse nach Osteosynthesen mit dem räumlichen Fixateur externe am Unterschenkel

Tiabia	Ps. asept. n = 18	Ps. sept. n = 28	o. Fr. III.° n = 9
Übungsstabilität	18	26	8
Durchbauung	18	25	8
Amputation	–	3	1

damit das bei der Frühmobilisation in ventro-dorsaler Richtung auftretende Biegemoment besser neutralisiert [4]. Das Verfahren einer Doppelplattenosteosynthese stabilisiert zwar den Arthrodesenbereich in hohem Maße [3], ist aber mit negativen Auswirkungen auf die Struktur des angrenzenden Knochenbereiches verbunden und erfordert für die Metallentfernung einen weiteren operativen Eingriff.

Die Fixateur-externe-Osteosynthese erfordert ausreichende technische Kenntnisse und äußere Bedingungen, die für jede Osteosynthese allgemein gültig sind.

Literatur

1. Charnley, J.: Compression arthrodesis. Edinburgh: E. u. S. Livingstone Ltd. 1953
2. Codivilla, A.: Means of Lengthening in Lower Limbs the Muscles and Tissues which are Shortened through Deformity. A.J. Orth. Surg. *3*, 353 (1904)
3. Diehl, K., Hort, W.: Statische und dynamische Untersuchungen bei der Kompressionsarthrodese des Kniegelenkes. Ztschr. Orthop. *111*, 919 (1973)
4. Hierholzer, G.: Arthrodese nach Schienbeinkopfbrüchen. H. z. Unfallheilk. *126*, 283 (1976)
5. Hierholzer, G.: Stabilisierung des Knochenbruchs beim Weichteilschaden mit Fixateur externes. Langenbecks Arch. Chir. *339*, 505 (1975)
6. Hoffmann, R.: Percutane Frakturbehandlung. Chirurg *14*, 101 (1942)
7. Kleining, R., Hierholzer, G., Hörster, G.: Biomechanische Untersuchungen zur Osteosynthese mit dem Fixateur externe. Vortrag: Dtsch. Sektion der Internat. Arbeitsgemeinschaft f. Osteosynthesefragen, 12.4.1975, Duisburg. Veröffentl.: Akt. traumatologie *6*, 71 (1976)
8. Klems, H., Weigert, M., Dirwinkel, E.: Die Resektions-Kompressionsarthrodese des Kniegelenkes. Ztschr. Orthop. *113*, 110 (1975)
9. Lambotte, A.: Sur l'osteosynthese. Belgique Med. *231* (1908)
10. Müller, M.E.: Die Kompressionsosteosynthese unter besonderer Berücksichtigung der Kniearthrodese. Helv. Chir. Acta *22*, 474 (1955)
11. Müller, M.E., Allgöwer, M., Willenegger, H.: Manual der Osteosynthese. Berlin-Heidelberg-New York: Springer 1969
12. Stader, O.: Treating Fractures of Long Bones with the Reduction Splint. North Amer. Vet. *20*, 55 (1939)
13. Wagner, H.: Technik und Indikation der operativen Verkürzung und Verlängerung von Ober- und Unterschenkel. Orthopäde *1*, 59 (1972)

Ausgewählte Beispiele der Anwendung des Fixateur externe in der Traumatologie

T. Mischkowsky und U. Schulz, Heidelberg

Neben den modernen Osteosyntheseverfahren zur inneren Stabilisierung und den klassischen Methoden der Knochenbruchbehandlung durch Gipsverbände oder Extensionen gehört der Fixateur externe heute zum Repertoire eines jeden Unfallchirurgen. Neben dem Routineeinsatz bei der Arthrodese des Knie- und oberen Sprunggelenkes wird der Fixateur externe zunehmend zur Methode der Wahl bei der Behandlung infizierter Pseudarthrosen sowie offener Frakturen 3. Grades. Die Vielfalt und Schwere frischer Traumen einerseits und Komplikationen nach innerer Stabilisierung andererseits zwingen in Einzelfällen, den Fixateur außer am Unterschenkel und seinen angrenzenden Gebieten auch an anderen Skeletabschnitten einzusetzen. Anhand einiger ausgewählter Fälle möchte ich Ihnen unsere Indikationen für die Anwendung des äußeren Spanners demonstrieren (Abb. 1).

Bei einer 82jährigen Patientin mit einer Komplexverletzung des linken Kniegelenkes mit lateraler Tibiakopfimpressionsfraktur, Ruptur von Innenband und hinterer Kapselschale sowie beider Kreuzbänder war, in Anbetracht des Alters der Patientin und der Schwere der Verletzung, eine Rekonstruktion der verletzten Strukturen nicht möglich. Wir entschlossen uns daher zur primären Arthrodese mit dem räumlichen Fixateur externe. Durch die stabile Fixation war eine sofortige Mobilisation mit Teilbelastung möglich. Rechts das Ausheilungsbild nach 12 Wochen in der erwünschten Antekurvations- und Valgusstellung.

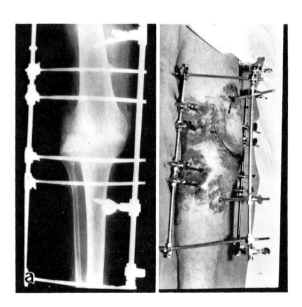

Abb. 1a

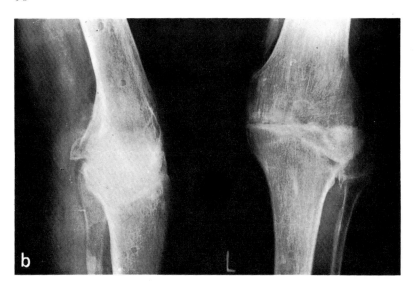

Abb. 1b

Die Vorzüge des Fixateur externe bei der Arthrodese im oberen Sprunggelenk sind bekannt. Hier das Beispiel einer schweren posttraumatischen Arthrodese im Sprunggelenk, das nach Anfrischen der Gelenkflächen mit dem Fixateur externe arthrodisiert wurde. In der Abb. 2 das Ausheilungsergebnis mit der angestrebten Rückversetzung des Fußes gegenüber dem Unterschenkel.

Eine besondere Form des äußeren Spanners, wie sie vor allem für die Korrektur von Beinlängendifferenzen gebräuchlich ist, steht uns in Form des Wagner-Spanners zur Verfügung. Links erkennen Sie eine in einer Verkürzung von 3,5 cm in guter Achsenstellung verheilte Unterschenkelfraktur nach Skiunfall (Abb. 3). Auf dringenden Wunsch der Patientin entschlossen wir uns trotz der relativ geringen Beinlängendifferenz zu einer Verlängerungsosteotomie und postoperativer Ruhigstellung sowie kontinuierlicher Distraktion mit dem Wagner-Spanner. Nach Erreichen einer ausreichenden Distraktionsstrecke wurde die Plattenosteosynthese und Spongiosaplastik durchgeführt. Nach 16 Wochen Erreichen einer belastungsstabilen Extremität mit, wie im rechten Bild gut zu erkennen, ausreichender Dorsalflexion des Fußes im oberen Sprunggelenk.

Auch am Oberschenkel benutzen wir den Fixateur externe als Wagner-Spanner. Hier das Beispiel eines 20jährigen Mädchens mit Drehfehler, Achsenknickung und Verkürzung nach konservativer Behandlung einer Oberschenkelfraktur (Abb. 4). Nach Osteotomie in Höhe der Fraktur, Ausgleichen des Rotationsfehlers und kontinuierlicher Distraktion sowie Achsenausgleich, konnte nach 6 Wochen die Plattenosteosynthese durchgeführt und nach 18 Wochen eine belastungsstabile Extremität erstellt werden. Hier das Ausheilungsresultat. Auch bei Infektpseudarthrosen am Oberschenkel ziehen wir wegen der besonderen anatomischen Verhältnisse den Wagner-Spanner vor. Bei diesem Fall (Abb. 5) war wegen einer Markraumphlegmone bei nicht mehr stabili-

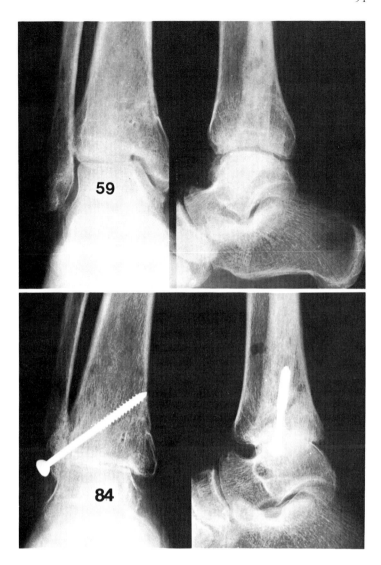

Abb. 2

sierendem Marknagel die frühzeitige Metallentfernung nicht zu vermeiden. Ruhigstellung mit dem Wagner-Spanner, Spülsaugdrainage und mehrfache Spongiosaplastik führten nach 49 Wochen zur Ausheilung und zum Erreichen einer belastungsstabilen Extremität.

Auch am Oberarm bevorzugen wir, z.B. bei der Behandlung einer infizierten Pseudarthrose, den Wagner-Spanner. Eine 35jährige Türkin kam aus ihrer Heimat mit dieser infizierten Pseudarthrose in unsere Behandlung. Die Entfernung der lockeren Platte, Ruhigstellung mit dem Wagner-Spanner sowie Spongiosaplastik, führten innerhalb 16 Wochen zur knöchernen Ausheilung (Abb. 6).

Die einfachste Montageform des äußeren Spanners genügt bei Korrektur-Osteotomien im Bereich der distalen Tibia, wie dieses Beispiel zeigt. Drei Jahre nach einer

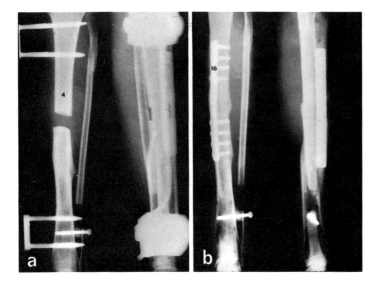

Abb. 3a,b

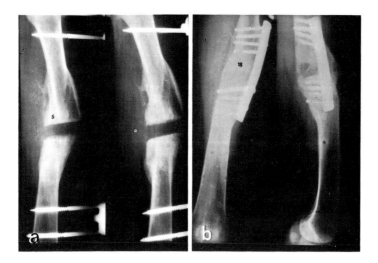

Abb. 4a,b

Aitken 1-Verletzung des oberen Sprunggelenkes hat sich eine 18gradige Varusfehlstellung des oberen Sprunggelenkes ausgebildet. Nach Korrektur-Osteotomie mit Entnahme eines lateralen Keil wurde die Osteotomie mit dem äußeren Spanner, wie Sie der Abb. 7 entnehmen können, in guter Stellung knöchern fest.

Eine seltene Anwendung des äußeren Spanners stellt die geschlossene Unterschenkeltrümmerfraktur bei problematischen Weichteilen dar. Bei dieser Tibiatrümmerfraktur zogen wir wegen der drohenden Devitalisierung einzelner Knochenfragmente bei der Plattenosteosynthese und den schlechten Hautverhältnissen die primäre Osteosynthese

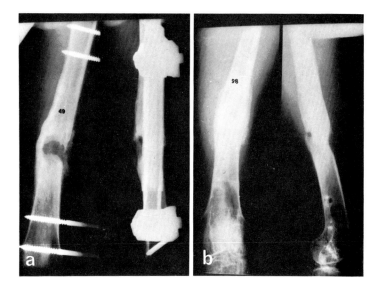

Abb. 5a, b

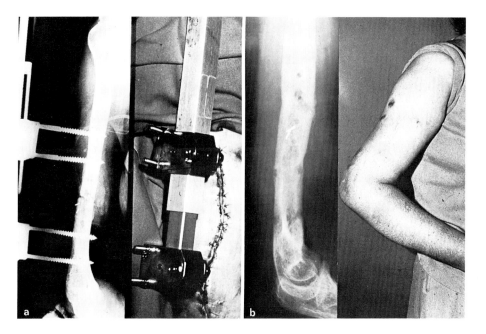

Abb. 6a, b

mit dem räumlichen Fixateur externe vor. Dieses Verfahren ermöglichte einerseits eine funktionelle Nachbehandlung, andererseits gewährte es die Frakturheilung in ausreichender Stellung, wie Sie dem folgenden Röntgenbild entnehmen können (Abb. 8).

Eine zunehmende häufigere Indikation für die Osteosynthese mit dem äußeren Spanner stellen in unserem Krankengut die schwerst offenen Frakturen dar. Nach

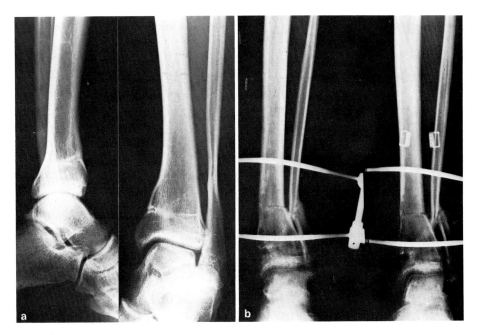

Abb. 7a, b

einem Hubschrauberabsturz wurde uns dieser 26jährige Patient mit einer Pilon-Fraktur links sowie einer drittgradig offenen Talusluxationsfraktur rechts eingeliefert. Die Schwere der Verletzungen sind in dieser Abbildung dokumentiert. Wegen der vollständigen Zerstörung des Talus war dessen Entfernung, oder besser die Entfernung seiner Reste erforderlich. Primäre Ruhigstellung und Arthrodese mit dem äußeren Spanner. Unter dieser Ruhigstellung war die sofortige funktionelle Behandlung möglich, die Wundheilung war primär. Die Abb. 9 zeigt den knöchernen Durchbau der Arthrodese mit Belastungsstabilität des Beines nach 22 Wochen.

Neben der inneren Stabilisierung und der konservativen Frakturenbehandlung ist der Fixateur externe heute ein schwerverzichtbares Verfahren bei der Behandlung von Extremitätenverletzungen.

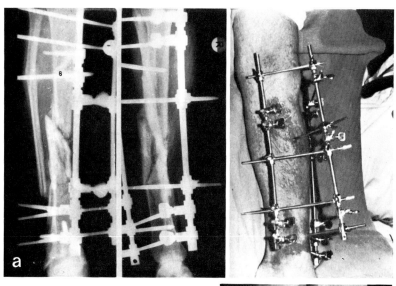
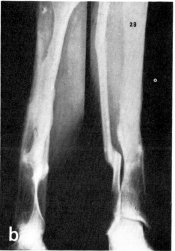

Abb. 8a, b

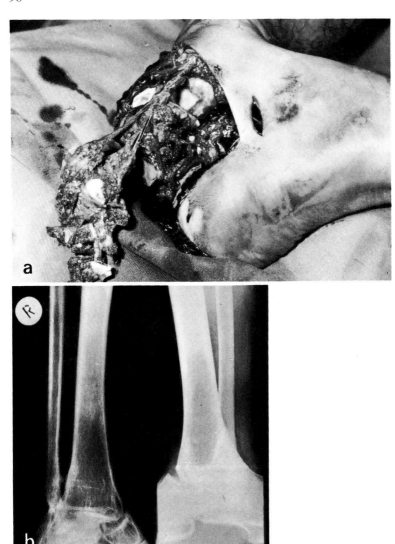

Abb. 9a, b

Der plastische Ersatz großer infizierter Ulna- und Radiusdefekte durch cortico-spongiöse Beckenkammspäne

R. Kleining und K.-D. Vitt, Duisburg

Als Behandlungsmethode der Wahl für den plastischen Ersatz großer infizierter Knochendefekte wird heute die Transplantation autologer Spongiosa ohne jedes Corticalisstückchen angesehen. Dabei wird empfohlen, die Spongiosa zu komprimieren. Das kleinste Corticalisstück wird als potentieller Sequester betrachtet und somit für die Transplantation für untauglich gehalten. Auch für den erfahrenen Chirurgen sind

Behandlungsfälle, die hier zur Diskussion stehen, äußerst problematisch. Die Problematik liegt in dem gewünschten Behandlungsziel der knöchernen Überbrückung des Defektes und die Beherrschung des Infektes. Es wird heute von niemandem bestritten, daß die Stabilität die wesentliche Voraussetzung für die erfolgreiche Behandlung des Infektes im Pseudarthrosenbereich und für den Einbau eines Knochentransplantates darstellt und daß der floride Infekt dagegen zur Verminderung der Stabilität führt.

Zur Stabilitätserhöhung führen eine stabilere Fixation der Fragmente und ein druckbelastbares Transplantat. Die bessere Fixation wird erreicht durch ausreichend dimensioniertes internes Osteosynthesematerial und durch eine leistungsfähigere Montage des Fixateur externe. Als stabileres und druckbelastbares Transplantat bietet sich der feste Verbund des cortico-spongiösen Beckenkammspanes an. Bei der Beherrschung des Infektes spielt neben dem Debridement, der Sequestrotomie, der ausreichenden Drainage und einer gezielten antibiotischen Behandlung ebenfalls die stabile Fixation eine wesentliche Rolle.

Unsere bisherigen Erfahrungen haben gezeigt, daß die gewünschte mechanische Ruhe im Defektbereich mit Hilfe des Wagner-Apparates in Verbindung mit einer autologen Spongiosaplastik nicht zu erzielen ist. Sie wird erst erreicht, wenn der Defekt mit einem cortico-spongiösen Span überbrückt und in axialer Richtung zwischen die Fragmentenden eingepreßt wird. Das druckbelastbare Transplantat eines cortico-spongiösen Spanes erhöht ebenfalls wesentlich die Stabilität bei einer Plattenosteosynthese auch im septischen Milieu. Die mechanische Ruhe ist Voraussetzung für ein ungehindertes Einsprossen von Gefäßen, somit für eine gute Vascularisierung und fördert daher den Einbau des Transplantes. Bei Betrachtung der biomechanischen Konstellation am Unterarm nach äußerer Fixation eines Defektbereiches und fehlender Defektüberbrückung ist festzustellen, daß bei exzentrischer Belastung Druckspannungen und Biegemomente zwischen den Schanzschen Schrauben nicht auftreten. Je druckbelastbarer das Transplantat, um so eher ist eine bessere biomechanische Konstellation zu erreichen. Autologe Spongiosa im lockeren Verbund kann im Defektbereich Druckspannungen nicht ausreichend aufnehmen. Der axial eingepreßte cortico-spongiöse Beckenkammspan ist dazu jedoch in der Lage und kann rasch in trajekoriell ausgerichteten Lamellenknochen umgebaut und eingebaut werden. Die bisher genannten Vorteile bei der Verwendung des Beckenkammspanes auch im infizierten Defektbereich berechtigen uns, den Nachteil, der in der Transplantation corticalen Knochens, also eines potentiellen Sequesters, liegen soll, zu vernachlässigen.

Auf die Bedeutung einer sorgfältigen Vorbereitung des Transplantatlagers hat Herr Vitt bereits hingewiesen. An einigen Operationsfotos (Abb. 1a–d) soll dies nochmals in Erinnerung gerufen und zur Stabilisierung nur folgendes gesagt werden: Der mit Periost bedeckte Beckenkammspan muß zimmermannsmäßig zubereitet und axial eingepreßt werden, wobei entsprechende Nuten eine sekundäre Dislokation des Transplantates verhindern können. Die Corticalisseite des Spanes muß zur Membrana interossea zeigen. Kommen am Unterarm 2 Wagner-Apparate zur Anwendung, ist die Stabilität durch Verstreben der Wagner-Apparate untereinander wesentlich zu erhöhen.

An vier Fällen soll Ihnen das derzeit bei uns übliche Vorgehen demonstriert werden:

Fall 1. 26jähriger Mann, der sich im Juni 1976 eine geschlossene Ulnafraktur rechts zuzog. Die Ulnafraktur wurde operative versorgt. Im weiteren Heilverlauf kam es zur

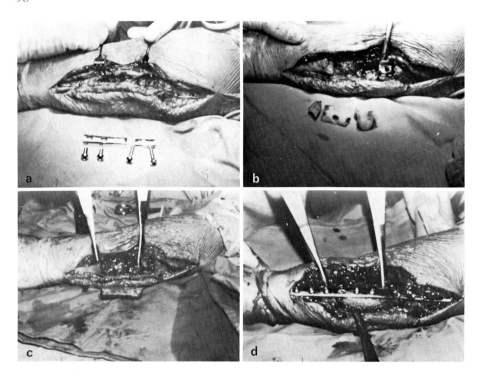

Abb. 1a–d. Nach Entfernung des gebrochenen und primär zu gering dimensionierten Osteosynthesematerials (a) wird ein ausgiebiges Débridement mit radikaler Sequestrotomie (b) durchgeführt. Ein entsprechender mit Periost bedeckter cortico-spongiöser Beckenkammspan (c) wird in den Defekt eingepaßt und in diesem Fall mittels einer ausreichend langen Platte an die beiden Hauptfragmente stabil fixiert (d) wobei durch axiale Kompression die Stabilität vergrößert wird

Ausbildung einer infizierten Defektpseudarthrose. Zehn Monate nach dem Unfall wurde bei uns eine Korrektur durchgeführt. Die Fistel wurde revidiert, nach ausgiebigem Débridement wurde der sequestrierte Knochen reseziert, der 9 cm lange Defekt mit einem Beckenkammspan überbrückt und mit dem Wagner-Apparat stabilisiert, wobei durch axiale Kompression die Stabilität wesentlich erhöht werden konnte (Abb. 2a, b).

Fall 1. 26jähriger Mann, der sich im Juni 1976 eine geschlossene Ulnafraktur rechts zuzog. Die Ulnafraktur wurde operative versorgt. Im weiteren Heilverlauf kam es zur Ausbildung einer infizierten Defektpseudarthrose. Zehn Monate nach dem Unfall wurde bei uns eine Korrektur durchgeführt. Die Fistel wurde revidiert, nach ausgiebigem Débridement wurde der sequestrierte Knochen reseziert, der 9 cm lange Defekt mit einem Beckenkammspan überbrückt und mit dem Wagner-Apparat stabilisiert, wobei durch axiale Kompression die Stabilität wesentlich erhöht werden konnte (Abb. 2a, b).

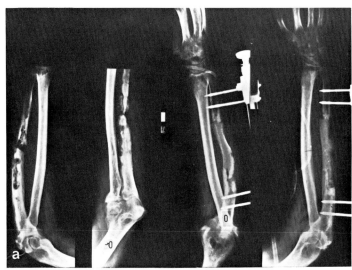

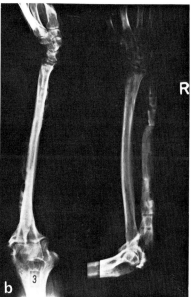

Abb. 2a, b. Nach radikaler Sequetrotomie resultiert ein großer Ulnadefekt, der mit einem Beckenkammspan überbrückt und mit dem Wagner-Apparat stabilisiert wird (**a**). Auf der Abb. **2b** erkennt man den knöchernen Einbau des Transplantats und den Zustand nach Entfernung des Osteosynthesematerials 3 Monate nach der Korrektur

Fall 2. 46jähriger Mann, der sich im September 1975 eine geschlossene Unterarmfraktur links zuzog. Die Unterarmfraktur wurde operativ versorgt. Im weiteren Verlauf kam es zur Ausbildung einer infizierten Ulna- und Radiuspseudarthrose. 11 Monate nach dem Unfall fand bei uns eine Korrektur statt. Nach Fistelrevision, Débridement und Sequestrotomie sowie nach Eröffnen des sklerosierten Markraumes der vitalen Fragmentenden verblieb ein 4–5 cm langer Defekt. Nach Aufeinanderstellen der Fragmentenden des Radius und Fixation des Radius mit dem Wagner-Apparat wurde der Ellendefekt durch einen Beckenkammspan überbrückt, mit dem Wagner-Apparat fixiert und unter axiale

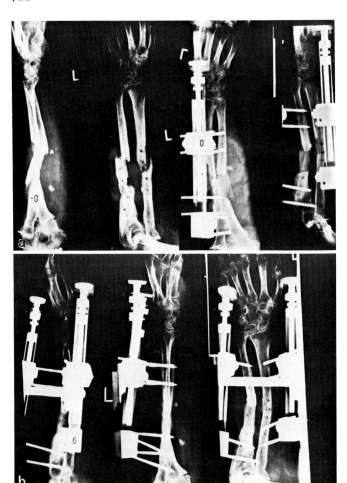

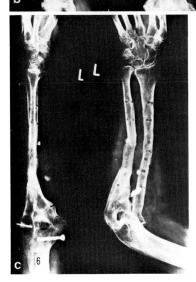

Abb. 3a–c. Nach radikaler Sequestrotomie resultiert eine Unterarmdefektpseudarthrose, deren Defekte mit Beckenkammspänen überbrückt werden. Die Stabilisierung erfolgt mittels zweier Wagner-Apparate (a). 6 Monate nach dem Korrektureingriff ist ein knöcherner Einbau der Transplantate erreicht (b). Die Wagner-Apparate wurden entfernt (c). Auf der Abb. 3b erkennt man die zur Stabilitätserhöhung durchgeführte Verstrebung beider Wagner-Apparate

Kompression gebracht. Die Stabilität konnte durch Verstreben beider Wagner-Apparate miteinander erhöht werden (Abb. 3a–d).

Fall 3. 30jähriger Mann, der sich im August 1971 einen offenen Unterarmbruch links zuzog. Der Unterarmbruch wurde zweimal operativ versorgt. Ein latenter Infekt führte schließlich zur Metallockerung, Metallbruch und zur Ausbildung einer Defektpseudarthrose der Elle. 39 Monate nach dem Unfall wurde bei uns dieser Zustand korrigiert. Nach ausgiebigem Débridement, Metallentfernung und Sequestrotomie mußte ein 10 cm langer Ulnadefekt überbrückt werden. Die Stabilisierung erfolgte mit einer 10-Loch schmalen Platte mit Fixation des überbrücktenden Beckenkammspanes und ergänzender Spongiosaanlagerung. Der intraoperativ entnommene Wundabstrich ergab Staphylococcus aureus (Abb. 4a, b).

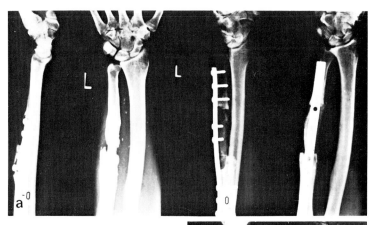

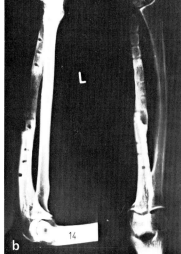

Abb. 4a, b. Die linke Seite der Abb. a zeigt einen Zustand nach operativ versorgtem geschlossenem Ellenschaftbruch mit nachfolgender Infektion, Pseudarthrosenbildung und Plattenbruch. Die klinische Situation ist auf den oben gezeigten Operationsfotos **a–d** ersichtlich. Die rechte Seite der Abb. **a** zeigt die Überbrückung des Defektes nach radikaler Sequestrotomie und die Stabilisierung mittels Platte. Den fest knöchernen Einbau des Transplantats zeigt Abb. **b** anläßlich einer Spätkontrolle 14 Monate nach dem Korrektureingriff

Fall 4. 46jähriger Mann, der sich im Mai 1976 eine offene Unterarmfraktur links zuzog. Nach zuerst erfolgter Plattenosteosynthese kam es zur Ausbildung einer Knocheninfektion, die zur Stabilisierung mit dem Hoffmann-Fixateur-externe Veranlassung gab. Im weiteren Verlauf kam es zur weitgehenden Sequestrierung von Ulna und Speiche. Zehn Monate nach dem Unfall wurde bei uns eine Korrektur durchgeführt. Nach Entfernung des liegenden Fixateur externe, Fistelrevision, Débridement und radikaler Sequestrotomie mußten ein 8 cm langer Radius- und ein 4 cm langer Ulnadefekt mit Beckenkammspänen überbrückt werden. Die Stabilisierung erfolgte mittels Wagner-Apparat. Im weiteren Verlauf mußte wegen einer noch bestehenden Instabilität der Wagner-Apparat komprimiert werden. Dies hatte eine zunehmende Fehlstellung zur Folge. Da mit Hilfe des Wagner-Apparates eine ausreichende Ruhigstellung nicht mehr zu erzielen war, wurde das Osteosynthesematerial entfernt, der Arm im Gipsverband ruhiggestellt, als weiterer operativer Eingriff ist, da die Weichteile es zulassen, eine Ruhigstellung durch interne Fixation vorgesehen, die mit ausreichender Wahrscheinlichkeit zum stabilen Einbau des Transplantates führen wird (Abb. 5a–c).

Zu den Korrekturergebnissen muß eine Vorbemerkung vorausgeschickt werden. Die Erhaltung der Extremität steht im Regelfall im Vordergrund. Die funktionellen Ergebnisse treten nach erfolgreichem Erhaltungsversuch und nach Beherrschung der Infektion zwangsläufig in den Hintergrund. Zum Schluß soll an einigen Tabellen ge-

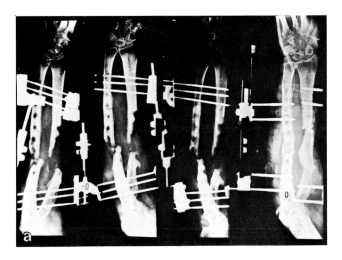

Abb. 5a–c. Die linke Seite der Abb. **a** zeigt einen Zustand nach mehrfach operativer Versorgung einer Unterarmdefektpseudarthrose mit zuletzt erfolgter Stabilisierung mittels Hoffmann-Fixateur-externe. Auf der rechten Seite der Abb. **a** erkennt man den knöchernen Aufbau des Radius- und Ulnadefektes mittels cortico-spongiöser Beckenkammspäne und die Stabilisierung durch 2 Wagner-Apparate. Zwei Monate nach dem Korrektureingriff hat das Transplantat im Bereich des Radius knöchernen Anschluß gefunden. Infolge weiterer Kompression des Transplantats an der Ulna kommt es zur Achsenverschiebung und zur Ausbildung einer Pseudarthrose zwischen Transplantat und proximalem Hauptfragment. Nach Entfernung beider Wagner-Apparate kann die verbleibende Pseudarthrose an der Elle durch eine Plattenosteosynthese ausreichend stabilisiert werden (**c**)

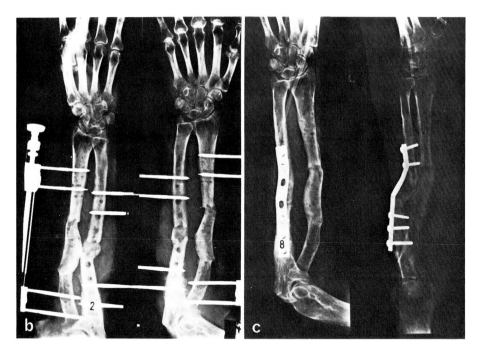

Abb. 5b, c

zeigt werden, welche Art der Stabilisierung bei unseren Korrektureingriffen gewählt wurde, welche primäre Diagnose bei den 14 Behandlungsfällen vorgelegen hat und zu welchem Ergebnis der Korrektureingriff geführt hat. Vor dem Korrektureingriff lag in jedem Fall eine infizierte Pseudarthrose vor, die beherrscht werden konnte.

Tabelle 1. Aufschlüsselung des Kollektivs von 14 Pseudarthrosen im Bereich des Unterarmes mit größeren knöchernen Defekten nach primär gestellter Diagnose

Primäre Diagnose	n = 14
Offene Unterarmfraktur	5
Geschlossene Unterarmfraktur	5
Offene Ulnafraktur	0
Geschlossene Ulnafraktur	4
Offene Radiusfraktur	0
Geschlossene Radiusfraktur	0

Tabelle 2. Aufschlüsselung des Kollektivs nach primärer Versorgung und nach dem klinischen und röntgenologischen Zustand vor der Korrektur

Primäre Versorgung	n = 14	Zustand vor der Korrektur
Konservativ	3	Inf. Ps.
Operativ: Externe Fixation	1	Inf. Ps.
Interne Fixation	10	Inf. Ps.

Tabelle 3. Aufschlüsselung des Kollektivs nach der Art der Stabilisierung bei dem Korrektureingriff

Art der Stabilisierung bei Korrektureingriff	n = 14
Interne Fixation	10
Externe Fixation (Wagner-Apparat)	4

Tabelle 4. Aufschlüsselung des Kollektivs nach dem Korrekturergebnis, d.h. nach der Art des Einbaues des Transplantats. Der pseudarthrotische Anstoß des Transplantats mit dem proximalen Hauptfragment betrifft den obengenannten Fall 4 (Abb. 5). Diese Pseudarthrose wurde inzwischen durch eine Plattenosteosynthese stabil fixiert. Das Heilverfahren ist noch nicht beendet

Korrekturergebnisse:

Einbau des Transplantates	n = 14
knöchern	13
pseudarthrotisch	1
	HV nicht beendet

Stellungskorrekturen bei bestehender Osteitis

W. Spier und C. Burri, Ulm

In der Behandlung der chronischen Osteitis haben sich vier therapeutische Schritte durchgesetzt:
    Ausräumung des infizierten Herdes,
    Stabilisierung,
    Spüldrainage,
    Auffüllung des knöchernen Defektes.

Diese Prinzipien lassen sich nach den lokalen Erfordernissen kombinieren, eine oder mehrere Behandlungsmaßnahmen können unterbleiben, wenn die entsprechenden

Voraussetzungen bereits erfüllt sind. Fisteln sind bis ins Gesunde zu excidieren, Höhlungen auszuräumen, bis gut vascularisiertes Gewebe zutage tritt. Die Corticalis sollte man dabei allseits so weit anfrischen, bis der Austritt von Blutpunkten auf ausreichende Gefäßversorgung hinweist. Die befallenen Weichteile sollten möglichst „en bloc" bis auf den Knochen entfernt werden, wobei man auch Hautdefekte in Kauf nehmen darf. Ein gewaltsamer Hautverschluß ist zu vermeiden, man sollte den Defekt lieber offenlassen und erst nach sekundärer Granulation plastisch decken, wobei sich dünne Spalthauttransplantate bewährt haben. Lappenverschiebungen sind wegen Oedem und Durchblutungsstörungen problematisch.

Die Ausräumung schafft häufig instabile Verhältnisse, so daß eine Ruhigstellung erforderlich wird. Eine äußere Immobilisation im Gipsverband ist ungenügend und führt zu Gelenksteifen. Eine innere Fixation oder eine äußere Ruhigstellung durch „fixateurs externes" sind hier die Methoden der Wahl.

Alleinige Schraubenosteosynthesen sind meist nicht genügend stabil, Marknägel wegen der Gefahr einer Markrauminfektion kontraindiziert. Plattenosteosynthesen vermitteln gute Stabilität. Das Metall sollte stets gut in vascularisiertem Gewebe angebracht werden. So empfiehlt es sich z.B., die Osteosyntheseplatte am Unterschenkel dorsal zu montieren. Die Verwendung von dreidimensional angeordneten äußeren Spannern vermeidet eine direkte Irritation des Infektherdes durch das Metall.

Eine offene Spüldrainage ist nur bei massiver eitriger Sekretion angezeigt, im bladen Infekt wird nach dem Eingriff nur eine Saugdrainage für einige Tage eingelegt. Der entscheidende therapeutische Schritt bei der Sanierung des Infektes ist die Auffüllung des Defektes im Knochen mit autologer Spongiosa. Als Spenderregion dient der Beckenkamm oder der gleichseitige Trochanter major, große Mengen Transplantationsmaterial kann man aus der Spina iliaca posterior entnehmen.

Durch die genannten Maßnahmen gelingt es sehr häufig, den Infekt zu sanieren. Ziel der Therapie aber ist nicht nur, die Infektion auszuheilen, sondern auch die Funktion der betroffenen Extremität weitgehend wiederherzustellen. Dazu gehört selbstverständlich auch, Achsenverbiegungen und Verkürzungen zu beseitigen. Wartet man dazu die Ausheilung des Infektes ab, so vergehen unter Einhaltung eines Sicherheitsabstandes 1/2–1 Jahr, bis man operieren kann. Ein Wiederaufflackern des Infektes kann man aber auch hierdurch nicht ausschließen.

Die guten Erfahrungen, die wir mit unserem Therapieschema der chronischen Osteitis machten, ermutigten uns, in den letzten 7 Jahren Stellungskorrekturen an den langen Röhrenknochen auch unter den Zeichen eines Infektes vorzunehmen.

Wir konnten 24 Patienten nachkontrollieren (Tabellen 1–3). Die Untersuchung erfolgte 1–7 Jahre nach der Operation. Alle Operierten waren Männer, das Durchschnittsalter betrug 42,6 Jahre.

Die Korrekturen erfolgten viermal am Oberschenkel und 15 mal am Unterschenkel. Demgegenüber waren Eingriffe am Oberarm (2) und Unterarm (3) erheblich seltener. Bei den meisten Patienten bestand ein Achsenknick. Neunmal war die Beseitigung eines Drehfehlers nötig. Bei 5 Patienten zwang eine Verkürzung der unteren Extremität von mehr als 3 cm zum Ausgleich. Im Infekt sollte man in solchen Fällen sehr zurückhaltend sein, eine Verkürzungsoperation am unverletzten Bein zu riskieren und lieber eine Verlängerung an der Verletzungsstelle vornehmen. Häufig waren Kombinationen einzelner Fehlstellungen zu korrigieren.

Tabelle 1. Ausgangssituation (n = 24)

Lokalisation:	Oberschenkel	4
	Unterschenkel	15
	Oberarm	2
	Unterarm	3
Fehlstellung:	Achsenknickung	20
	Rotationsfehler	9
	Verkürzung	5
	Kombination	14
Infektgeschehen:	Purulente Sekretion	10
	blande Fistel	8
	z.Zt. keine Sekretion	6

Tabelle 2. Therapeutische Vorgehen (n = 24)

Osteotomie:	Oberschenkel	4
	Unterschenkel	11
	Oberarm	2
	Unterarm	3
	keine	4
Spüldrainage:	ja	14
	nein	10
Fixation:	Schrauben	1
	Platten	14
	äußere Spanner	9
Spongiosa:	ja	22
	nein	2

Tabelle 3. Ergebnisse (n = 24)

Achsenstellung	Korrekt	20
	Varus 5°	1
	Varus 8°	1
	Verkürzung 1 cm	1
	Verkürzung 10 cm (vorübergehend)	1
Belastungsstabilität:	voll	21
	teilweise	3
Haut:	reizlos	22
Infekt:	ruhig	22

Praeoperativ hatten 10 Patienten eine massive eitrige Sekretion, 8 eine blande Fistel, bei 6 Verletzten ruhte der Infekt zur Zeit des Eingriffes seit einigen Wochen.

Die Achsen- und Drehfehler wurden in den meisten Fällen durch Osteotomie beseitigt, bei 4 Unterschenkelfrakturen ließ sich der Achsenknick ohne operative Durchtrennung des Knochens beseitigen.

Die Verkürzungen wurden durchweg mehrzeitig ausgeglichen: In erster Sitzung wurde osteotomiert und ein Gerät zur allmählichen Verlängerung angebracht. Über

Tage bis Wochen wurde stufenweise der Verkürzungsausgleich erzielt, in zweiter Sitzung führten wir dann die stabile innere Fixation und die Spongiosaplastik aus. Eine Belastung war selbstverständlich erst nach tragfähigem Einbau der Spongiosa möglich, was in der Regel 3–6 Monate in Anspruch nahm.

Eine Spüldrainage installierten wir bei 14 Patienten, sonst wurde postoperativ nur ein Saugdrain eingelegt.

Die Fixation erfolgte einmal mit Schrauben allein. Bei 14 Patienten wurde eine übungsstabile Osteosynthese mit einer Platte erzielt, neunmal erbrachten äußere Spanner eine ausreichende Stabilität.

Die Transplantation autologer Spongiosa war 22 mal nötig, nur zweimal konnte man auf eine Spongiosaplastik verzichten.

Bei der Nachuntersuchung war bei 21 Patienten volle Belastungstabilität erreicht, 3 Verletzte belasteten erst teilweise. Haut und Weichteile waren bei 22 Patienten reizlos, bei zwei Kranken bestand noch eine blande Fistel.

Die Ergebnisse der Stellungskorrekturen waren befriedigend. Der Achsenknick war 20 mal beseitigt, in einem Fall verblieb eine Varusfehlstellung von 5°, in einem anderen von 8°.

Die Verkürzungen wurden sämtlich korrigiert, in einem Fall verblieb ein Längenunterschied von 1 cm, was sich durch Sohlenerhöhung ausgleichen ließ. Bei einem Patienten wurde ein erheblicher Varusknick nach pertrochanterer Fraktur im Infekt osteotomiert und durch Winkelplattenosteosynthese korrigiert (Abb. 1a–d). Am 2. postoperativen Tag trat eine Pseudomonassepsis auf, die erst durch die radikale Entfernung des befallenen Knochen- und Gelenkgewebes beherrscht werden konnte. Der Infekt heilte so zwar aus, es resultierte jedoch eine „Girdlestone-Hüfte" mit einer Beinverkürzung von 10 cm. Ein halbes Jahr später war der Infekt noch immer ruhig. Wir setzten nun eine Totalprothese ein, welche reizlos einheilte und dem Patienten eine gute Belastungsfähigkeit zurückbrachte.

Als Beispiel für die operative Taktik soll hier ein Fallbericht angeführt werden (Abb. 2a–e):

Ein 24jähriger Patient erlitt eine 2-Etagenfraktur des rechten Unterschenkels. Der proximale Bruch baute durch, distal kam es zum Infekt, zur Verkürzung, Varusstellung und Innendrehung. Hier wurde zunächst osteotomiert und ein „Wagner-Apparat" angelegt, mit dem sich über 3 Wochen die Verkürzung beseitigen ließ. Schließlich folgte die Verplattung und Spongiosaplastik, die den Durchbau brachte. Vier Monate nach dem Eingriff war die Fraktur durchbaut, ein Jahr nach der Operation war ein freier Einbeinstand möglich.

Zusammenfassung

Man sollte sich darüber klar sein, daß die Behandlung der chronischen posttraumatischen Osteitis langwierig und von Rückschlägen begleitet ist. In ausgewählten Fällen jedoch ist es gerechtfertigt, Stellungskorrekturen auch im Infekt zu riskieren und dem Patienten dadurch Zeit bis zur vollen Restitution zu gewinnen. Die Grundforderungen der Osteitisbehandlung, nämlich Reinigung des Infektherdes, Stabilisierung, Spongiosaplastik und Drainage müssen in solchen Fällen besonders sorgfältig befolgt werden.

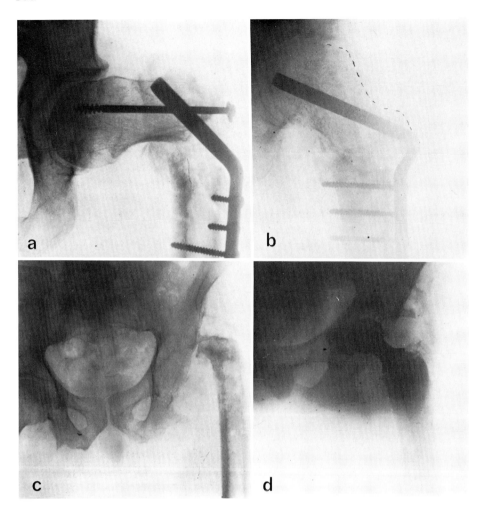

Abb. 1. a Varusfehlstellung nach Osteosynthese einer pertrochanteren Fraktur. Infekt, **b** Aufrichtung, Spongiosaplastik, Winkelplatte, Saugdrainage, **c** Gelenkresektion wegen Pseudomonassepsis, **d** Einsetzen einer Totalprothese

Literatur

Burri, C.: Posttraumatische Osteitis. Bern-Stuttgart-Wien: Huber 1974

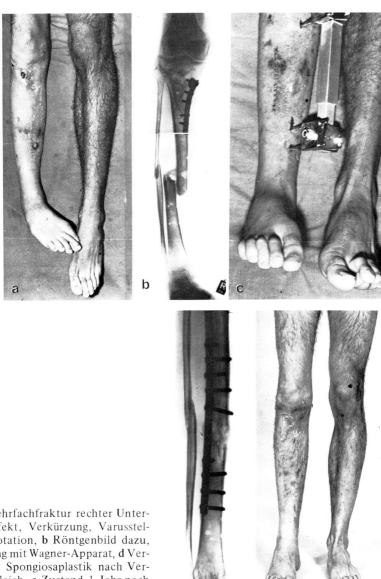

Abb. 2. a Mehrfachfraktur rechter Unterschenkel. Infekt, Verkürzung, Varusstellung, Innenrotation, **b** Röntgenbild dazu, **c** Verlängerung mit Wagner-Apparat, **d** Verplattung und Spongiosaplastik nach Verkürzungsausgleich, **e** Zustand 1 Jahr nach der Operation

Osteoplastische- und Osteosyntheseverfahren bei Defektfrakturen und Infektpseudarthrosen

M. Häring und E.H. Kuner, Freiburg/Br.

Knocheninfektionen sind seit Jahrtausenden ein Problem in der Heilkunst. Im Jahre 5000 v. Ch., so wird berichtet, wurden in Oberägypten Oberschenkelfrakturen mit Rinden-Rinnenschienen und Unterschenkelfrakturen mit Schienen aus Binsen-Bündeln stabilisiert. Hippokrates fordert für eine erkrankte Extremität im Jahre 200 v. Ch. Ruhe und Immobilisation, ein Gebot, das bis zum heutigen Tag noch seine Gültigkeit besitzt. Heute wie damals stellt die ossäre Infektion den Chirurgen vor Probleme. Nach Abheilen des akuten Infektes, z.B. bei drittgradig offenen Frakturen, fordert die weitere Versorgung einer Defektfraktur oder einer später auftretenden Infektpseudarthrose wegen der oft desolaten Weichteilverhältnisse konsequentes Vorgehen und Geduld.

Bei der Behandlung von Defektfrakturen und deren Folgezustände müssen die 4 Grundregeln zur Behandlung der posttraumatischen Osteitis, nämlich Sequestrotomie, Saug-Spüldrainage, Stabilisierung und Spongiosa-Plastik, streng und konsequent verfolgt werden. Das Vorgehen bei Defektfrakturen mit in der Regel schlechten Weichteilverhältnissen ist zunächst die Stabilisierung der Fraktur. Dies kann mittels einer Platte unter Einbau von avitalen Fragmenten, die als Platzhalter dienen, oder durch Fixateur externe zur Erhaltung der Länge erreicht werden. Unter Ruhigstellung und Drainage sowie durch attestgerechte Antibiotica-Gabe kommt es zur Sanierung des Weichteilmantels, so daß nach ca. 6–8 Wochen je nach Schwere der Schädigung der ossäre Defekt mit autologer Spongiosa aufgefüllt werden kann. Die Stabilisierung erfolgt, soweit es die Weichteile erlauben, durch eine Plattenosteosynthese oder durch einen Marknagel, wenn von der Fraktur her die Indikation gegeben ist. Da der Knochen bei ausreichender Vascularisierung und ununterbrochener Ruhigstellung sowie bei Fragmentkontakt zur organotypischen Regeneration fähig ist, wird so neuer Knochen gebildet. Das geschilderte Vorgehen möchte ich anhand von 3 Fällen kurz demonstrieren.

Ein 22jähriger Motorradfahrer kommt mit dieser drittgradig offenen Unterschenkelfraktur zur Aufnahme. Ein Fragment liegt extracorporal. Zunächst wird das avitale Fragment als Platzhalter miteingebaut. Acht Wochen nach dem Unfall finden wir diese Situation vor. Nun wird die Platte entfernt, der nekrotische Knochenbezirk ausgeräumt, eine autologe Spongiosaplastik aus dem Beckenkamm angebracht und ein Fixateur externe angelegt. Nach weiteren 8 Wochen ist die Spongiosaplastik mit Granulationsgewebe gedeckt, und das Abschlußbild 20 Wochen nach Unfall zeigt beginnenden knöchernen Durchbau (Abb. 1).

Es folgt nun die Serie einer 36jährigen Mopedfahrerin, die sich beim Sturz mit dem Moped diese offene Defektfraktur zugezogen hat (Abb. 2). Primäre Versorgung und Ausgleich des Defektes durch Fixateur externe. Es dauerte Monate, bis die Weichteile soweit gedeckt waren, daß mit autologer Spongiosa und einem corticospongiösen Span aus dem Beckenkamm der Defekt aufgefüllt und mit einer Plattenosteosynthese gesichert werden konnte. Im weiteren Verlauf wurde dann das Osteosynthesematerial

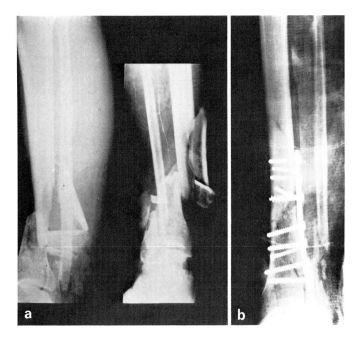

Abb. 1a–d. 22jähriger Motorradfahrer mit drittgradig offener Unterschenkelfraktur. **a** Unfallbild, **b** primäre Versorgung mit Plattenosteosynthese. Das extra corporal gelegene avitale Fragment wurde als Platzhalter verwendet

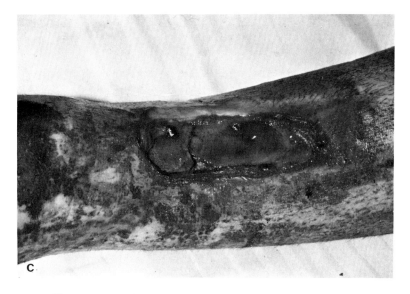

Abb. 1. c Das avitale Fragment liegt frei und ist nekrotisch. Entfernung der Platte

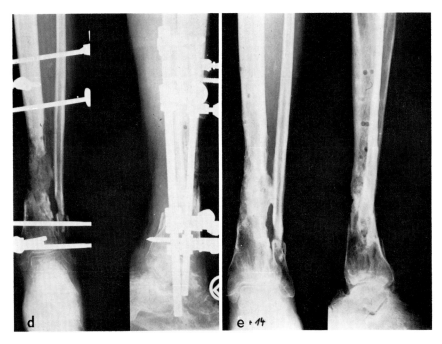

Abb. 1. d Verfahrenswechsel Fixateur externe und autologe Spongiosaplastik, **e** Zustand nach 14 Monaten: knöcherner Durchbau

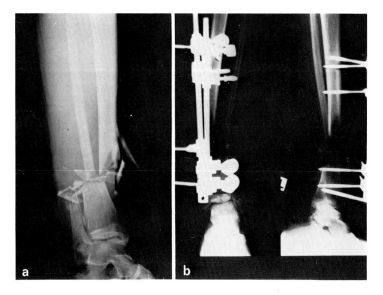

Abb. 2a–e. 36jährige Mopedfahrerin drittgradig offene Unterschenkelfraktur. **a** Unfallbild, **b** primäre Versorgung mit Fixateur externe, **c** unter Fixation durch äußere Spanner heilt der Infekt aus

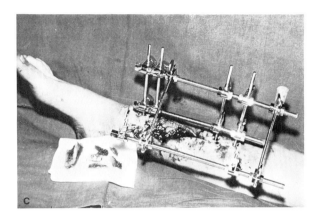

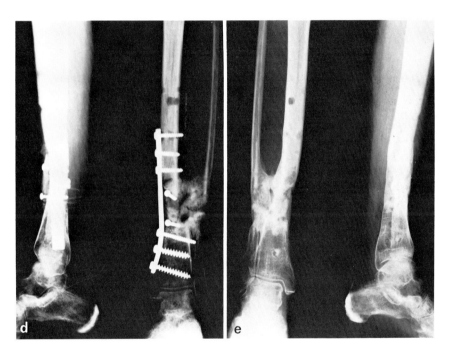

Abb. 2. d Verfahrenswechsel. Plattenosteosynthese und autologe Spongiosaplastik, e Zustand 2 Jahre nach dem Unfall: volle Belastbarkeit des Unterschenkels

schrittweise entfernt, nachdem sich der Knochen durchgebaut hat. Zum Abschluß die Funktionsaufnahmen 1 1/2 Jahre nach dem Unfall.

Als Letztes noch die Bilder einer 18jährigen Patientin, die als Socia auf einem Motorrad verunglückte und sich diese drittgradig offene Unterschenkelfraktur zugezogen hat (Abb. 3). Die Primärversorgung erfolgte mit dem Fixateur externe. Nach Deckung der Weichteile mit Thierschlappen-Transplantaten kommt es zur Ausheilung des Weichteilmantels unter Bildung einer Infektpseudarthrose, so daß 6 Monate nach

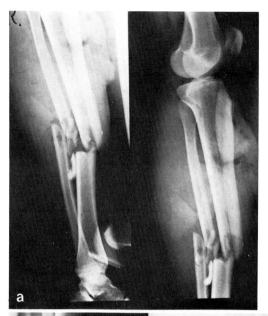

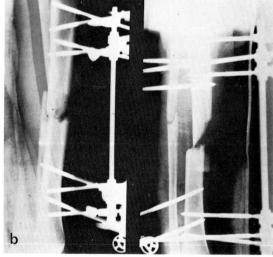

Abb. 3a–d. 18jährige Patientin durch Motorradunfall mit drittgradig offener Unterschenkelfraktur. **a** Unfallbild, **b** primäre Versorgung durch Fixateur externe

dem Unfall der Fixateur externe entfernt wird. Um die Palette der Osteosyntheseverfahren zu vervollständigen, wird die Defektpseudarthrose mit einem Marknagel stabilisiert. Die Funktionsaufnahmen zeigen die Patientin 1 Jahr nach dem Unfall.

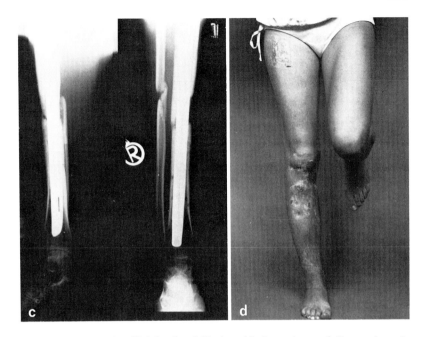

Abb. 3. c Nach Sanierung der Weichteilverhältnisse Marknagelung, d Zustand nach einem Jahr nach dem Unfall

Literatur

Brunn, v. W.: Kurze Geschichte der Chirurgie. Berlin, Heidelberg, New York: Springer 1973

Burri, C.: Posttraumatische Osteitis. Bern, Stuttgart, Wien: Verlag Hans Huber 1974

Kuner, E.H., Khosrow, H., Weyand, F.: Das Osteomyelitisproblem im Wandel der Prophylaxe und Therapie. Brun's Beiträge zur klinischen Chirurgie, Bd. *219,* I, 46–55 (1971)

Müller, M.E., Allgöwer, M., Willenegger, H.: Manual der Osteosynthese. Berlin, Heidelberg, New York 1969

Die Arthrodese in der Behandlung gelenknaher Knocheninfektionen

G. Hörster und G. Hierholzer, Duisburg

Die therapeutischen Prinzipien operativer Osteomyelitisbehandlung wurden Ihnen bereits dargelegt. Als wichtigste Voraussetzung zur Abheilung eines Knocheninfektes wird heute immer mehr die Notwendigkeit mechanischer Ruhe im Infektionsbereich in den Vordergrund gestellt. Rittmann und Perren sowie Friedrich haben in grundlegenden Monographien nachweisen können, daß unter Bedingungen biomechanischer Stabilität Knochenheilung auch bei vorliegender Infektion stattfindet.

Die Indikation zur Arthrodese beim gelenknahen Knocheninfekt wird von uns insbesondere unter diesem Gesichtspunkt gestellt. Wir sind bestrebt unter Beachtung der übrigen Prinzipien operativer Osteomyelitisbehandlung soweit als eben möglich biomechanisch günstige Voraussetzungen in Form von Stabilität herzustellen. Ist der Knocheninfekt im direkten Gelenkbereich gelegen bzw. so nahe am Gelenk, daß einwandfreie Stabilisierung nicht mehr möglich ist, so muß das Gelenk in Form einer Arthrodese in die Osteosynthese mit einbezogen werden. Die Sanierung des Knocheninfektes genießt dabei Priorität gegenüber einem evtl. auftretenden Funktionsverlust durch Ausfall des Gelenkes. Wir haben die Möglichkeit, zwischen endgültiger Versteifung sowie temporärer Überbrückung zu wählen. Auf die Entscheidungskriterien in dieser Frage wird noch eingegangen. Die Osteosynthese bzw. Arthrodese führen wir mit dem Fixateur externe durch; die Vorteile dieser Osteosyntheseform in der Behandlung der Osteomyelitis wurden bereits erwähnt.

Wenn wir eine Arthrodese bei vorliegendem Knocheninfekt durchführen, so sind wir uns durchaus der Gefahr bewußt, den die zusätzliche Eröffnung spongiöser Knochenflächen mit sich bringt. Wir werden daher in jedem Fall versuchen, zunächst ein blandes Infektionsstadium zu erreichen. Bei gut durchbluteten Knochenflächen und einwandfreier Stabilität ist nach unserer Erfahrung jedoch die Gefahr einer Ausdehnung der Osteomyelitis zu vernachlässigen. Die Operationen werden unter antibiotischer Abschirmung durchgeführt.

Ich möchte Ihnen nunmehr an einigen Fallbeispielen unsere Indikationsstellung zur Arthrodese beim gelenknahen Knocheninfekt näher erläutern. Angesichts der Kürze der zur Verfügung stehenden Zeit darf ich mich auch auf Fallbeispiele aus dem Bereich des oberen Sprunggelenkes beschränken.

Die infizierte Osteosynthese einer Fraktur mit Gelenkbeteiligung wie auf diesem Bild bedeutet praktisch immer den Verlust des betroffenen Gelenkes. Nur frühzeitige Metallentfernung und Arthrodese des Gelenkes nach Resektion aller infizierter Knochen- und Knorpelpartien verhindert ein Weiterschreiten der Infektion in die angrenzenden spongiösen Knochenbereiche. Der Fixateur externe ist in der Lage, auch in dieser Defektsituation die biomechanische Stabilität zu gewährleisten, welche zur Überbrückung des Knochendefektes erforderlich ist.

Hier ein weiterer Fall, bei dem es nach Osteosynthese eines drittgradig offenen Sprunggelenkverrenkungsbruches zu ausgedehnten Wundheilungsstörungen kam. Nur durch frühzeitige Arthrodese bereits 6 Wochen nach dem Unfall konnte die Knochen- und Weichteilinfektion beherrscht werden. Die Knochenstruktur bei dem Spätbild 20 Monate nach dem Unfall zeigt keinerlei osteomyelitische Knochenstrukturveränderungen.

Die nächsten Bilder zeigen einen Fall, bei dem der entscheidende Schritt einer Arthrodese über viele Jahre hindurch versäumt wurde. Es resultierte eine durch die Wackelbeweglichkeit des Gelenkes unterhaltene Fistelbildung bei weitgehender Zerstörung des Sprunggelenkes mit starken Belastungsbeschwerden. Auch hier brachte erst die Arthrodese in Verbindung mit der Spongiosaplastik eine Abheilung der Infektion.

Hier ein weiterer Fall mit einer jahrelang bestehenden Fistel im Sprunggelenksbereich nach Osteosynthese eines distalen Unterschenkelbruches. Auch hier die Wackelbeweglichkeit des Gelenkes in Verbindung mit Sequestern als Ursache der chronischen Osteomyelitis. Die Arthrodese konnte auch in diesem Fall eine Abheilung des Infektes begünstigen.

Bei gelenknahen infizierten Pseudarthrosen ist eine übungsstabile Fixation wegen des kleinen metaphysären Bruchstückes und der vorliegenden Osteoporose meist nicht möglich. Erst die Einbeziehung des Gelenkes in die Osteosynthese schafft die zur Ausheilung der Pseudarthrose erforderlichen Voraussetzungen. Die endgültige Versteifung des Gelenkes nach Resektion des Knorpels werden wir dann vorziehen, wenn im weiteren Verlauf eine ausreichende beschwerdearme Funktion des Gelenkes nicht zu erwarten ist. Hier ein solcher Fall, bei dem eine Arthrose in Verbindung mit der Osteosynthese durchgeführt wurde.

Diese Bilder zeigen einen weiteren Fall mit einem kleinen metaphysären Bruchstück zwischen infiziertem Falschgelenk und teilzerstörtem oberen Sprunggelenk. Auch hier Stabilisierung der Pseudarthrose, Arthrodese des oberen Sprunggelenkes mit Korrektur einer fixierten Spitzfußstellung. Die nächsten Bilder zeigen das ausgeheilte Falschgelenk und die knöchern überbrückte Arthrodese.

Eine Überbrückungsarthrodese führen wir durch, wenn das angrenzende Gelenk später noch eine ausreichende Funktion und Belastungsfähigkeit erwarten läßt. Das Gelenk wird auch hier in die Osteosynthese mit einbezogen, aber nicht operativ eröffnet. Hier ein distales Unterschenkelfalschgelenk, stabilisiert mittels Fixateur externe, weil das obere Sprunggelenk mit einbezogen wurde. Die weiteren Bilder zeigen die Ausheilung der Pseudarthrose sowie die gute Restfunktion des oberen Sprunggelenkes.

Hier ein weiterer Fall mit vorliegendem distalen Unterschenkelfalschgelenk. Auch hier wegen der starken Osteoporose eine übungsstabile Fixation nicht möglich, so daß das Sprunggelenk in die Fixation mit einbezogen werden mußte. Auch hier zeigen die weiteren Bilder das gute Ausheilungsergebnis bei durchaus befriedigender Restfunktion des Gelenkes.

Ich möchte Ihnen abschließend an 2 Beispielen zeigen, daß auch mit einer Sprunggelenksarthrodese eine gute Langzeitgehfunktion erhalten bleiben kann. Die beiden Bilder zeigen 15 bzw. 19 Jahre nach der Arthrodese eine kompensatorische Ausgleichsbeweglichkeit in der Fußwurzel von 34 bzw. 38°. Damit ist eine Abrollfähigkeit des Fußes ohne Benutzung orthopädischer Schuhe gegeben. Von entscheidender Bedeutung ist dabei der Zustand der Fußwurzelgelenke, welche für diese kompensatorische Beweglichkeit verantwortlich sind. Auch aus diesem Grunde sollte der eventuell notwendige Schritt zur Arthrodese nicht erst erfolgen, wenn diese Gelenke durch Dystrophie und Arthrodese bereits weitgehend geschädigt sind.

Plastische und rekonstruktive Maßnahmen an der Schädelbasis bei Traumen und primärem Hypertelorismus und nach Stirnbeinosteomyelitis

E. Kastenbauer, München

Traumen der Schädelbasis und der angrenzenden Nasennebenhöhlen sind nur den selteneren Fällen solitäre Verletzungen einer einzelnen Nebenhöhlenregion, meist beziehen sie den angrenzenden Schädelbereich, sowie die Dura in das Verletzungsareal mit ein. Bei einer offenen Duraläsion besteht aufgrund der Kommunikation mit den Nasenwegen die Gefahr der aufsteigenden Infektion mit der Möglichkeit der endocraniellen Komplikation. Liegt die Dura unter einer Basisfraktur unverletzt frei, so kann es dennoch zu einer Sekundärinfektion des traumatisierten Bezirkes mit der Gefahr der Infektausbreitung in das Endocranium kommen. Plastische und rekonstruktive Maßnahmen im Bereich der Schädelbasis werden vom Rhinologen somit in erster Linie bei der Versorgung von frischen oder alten Traumen und nur in selteneren Fällen bei der operativen Behandlung von angeborenen Fehlbildungen wie z.B. bei der frontobasalen Encephaocele oder beim primären Hypertelorismus im Teamwork erforderlich.

Stirnhöhle

Die Stirnhöhle wird aufgrund ihrer exponierten Lage nicht nur häufig direkt traumatisiert, sondern ist auch oft eine Einmündungsstelle von Frakturlinien.

Handelt es sich um eine große Stirnhöhle, und muß bei intakter Stirnhöhlenvorderwand der Übergang zum Siebbeindach kontrolliert werden, so muß mittels der verschiedenen osteoplastischen Maßnahmen versucht werden, das Höhlenlumen zu erhalten. Dieses Ziel ist nicht nur aus kosmetischen Gründen zur Vermeidung entstellender Stirnbeindefekte anzustreben, sondern auch deshalb, da ein erhaltenes Stirnbeinhöhlenlumen zu einem erheblich geringeren Prozentsatz zu Spätkomplikationen führt als eine verödete Stirnhöhle nach Riedel (Naumann, Rudert, Stange [6, 7, 10]).

Von einem bitemporalen Bügelschnitt aus wird die Stirnhöhle aufgedeckt, wobei die Stirnhöhlenvorderwand – am Periost belassen – nach vorne geklappt wird. Die Schleimheit sollte nach Möglichkeit im Infundibulumbereich geschont werden, um einer Celenbildung vorzubeugen. Liegt eine Duraläsion mit Liquoraustritt vor, so wird diese durch Abdeckung mit Fascia lata oder Galeaperiost vom Schädeldach oder vom Stirnbeinbereich gedeckt. Diese autogenen Transplantate sind günstiger als die allogene lyophilisierte Dura, da sich diese wegen ihrer weicheren Konsistenz besser unter die Knochenränder einschieben lassen und reizlos einheilen.

Ist die Vorderwand zersplittert und in größeren Fragmenten erhalten, so empfielt sich deren Erhaltung sowie osteoplastische Verdrahtung und Stabilisierung (Abb. 1a). Nach der temporären Entfernung der Bruchstücke intra operationem läßt sich die Hinterwand exakt inspizieren. Ist diese Region lädiert, so muß die meist blutig imbibierte Mucosa abgehoben werden, um feine Fissuren nach einer latenten Liquorrhoe absuchen zu können. Imprimierte Fragmente müssen angehoben oder entfernt werden, um eine Duraläsion versorgen zu können. Unser Hauptaugenmerk hat sich bei der operativen Revision einer traumatisierten Stirnhöhle deshalb auf die Hinterwand zu richten, da hier wegen der anhaftenden Dura am Übergang der Basis zur Stirnhöhlenhinterwand die Gefahr der Mitverletzung der Hirnhaut besonders groß ist (Abb. 1b).

Von besonderer Gefährlichkeit im Stirnhöhlenbereich sind lateroorbitale Frakturen, die von seitlich einstrahlend einen weit nach lateral reichenden periorbitalen Siebbeinzellzug tangieren und somit eine Kommunikation zur Nasenhöhle herstellen können. Auch hier muß eine sorgfältige Revision des Wundgebietes mit einer eventuell erforderlichen Duraabdeckung erfolgen.

Siebbeindach

Das Siebbeinzellsystem wird wegen seiner zentralen Lage im Nebenhöhlenbereich bei den meisten Stirnhöhlenbrüchen und Frakturen des Gesichtsschädels nach Le Fort II und III mit betroffen. Die Revision der Rhinobasis erfolgt am besten vom extranasalen Schnitt aus, da hierdurch gleichzeitig Verletzungen der angrenzenden Orbita und der Tränenwege abgeklärt werden können. Bei der Versorgung basaler Läsionen im Siebbeindachbereich muß stets daran gedacht werden, daß bei der Suche nach einer latenten Liquorrhoe neben dem eigentlichen Siebbeindach die fragile Grenzzone zur Lamina cribriformis exaktest eventuell mit Lupenbrille oder Mikroskop abzusuchen ist. Ist eine präoperative Liquorrhoe hier nicht zu finden, aufgrund des Tomogramms jedoch im Siebbeindachbereich zu erwarten, so ist die Ansatzstelle der mittleren Nasenmuschel an der Schädelbasis abzutrennen und die medial davon gelegene Lamina cribiformis zu kontrollieren. Ist die Liquoraustrittstelle gefunden, so ist die Fixierung eines autogenen Fascien- oder Periosttransplantates mit dem hochkonzentrierten Fibrinkleber gerade

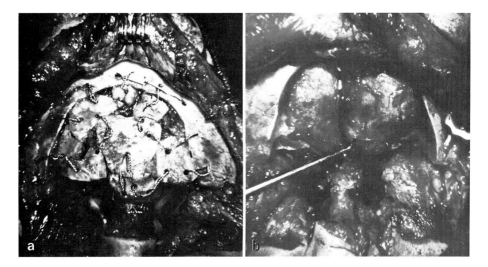

Abb. 1. a Zustand nach osteoplastischer Rekonstruktion der Stirnhöhlenvorderwand mittels der Drahtosteosynthese, **b** Liquorabfluß aus einer Duraläsion am Übergang der Stirnhöhlenhinterwand in die Schädelbasis

in dieser Zone indiziert, da ein Unterfüttern des Transplantates nach medial zur Lamina cribiformis hin nicht möglich ist. Das Transplantat muß zusätzlich noch für 4–5 Tage antamponiert werden.

Lamina orbitalis des Siebbeins beim primären Hypertelorismus

In den Grenzfällen, in denen Patienten mit einem primären Hypertelorismus eine ausgedehnte Operation mit kombiniertem neurochirurgischem, kieferchirurgischem und rhinochirurgischem Vorgehen nicht wünschen, kann von einem extranasalen Zugangsweg aus eine Verschmälerung der Nasenpyramide und des vorderen Siebbeinanteils dadurch erreicht werden, daß der gesamte knöcherne Block der Nase und des vorderen Siebbeinsystems inklusive der Fossa lacrimalis mit dem Osteotom mobilisiert und nach medial verlagert wird (Schmid [9]). Hierbei kann die Ansatzstelle der Lamina orbitalis an der Schädelbasis knöchern so verbreitert und zapfenartig gestaltet sein (Abb. 2), daß eine Medianverlagerung der Lamina orbitalis und eine Verschmälerung des vorderen Siebbeinzellsystems nur möglich ist, wenn dieser schädelbasisnahe Anteil der orbitalen Siebbeinwandung abgefräst wird. Durch eine gleichzeitige Verschiebung der Augenbraue nach medial mittels einer Y-V-Plastik kann der breite Augenabstand optisch verbessert werden, ohne dies objektiv zu erreichen (Schlöndorff [8]) (Abb. 3a–d, 4a, b).

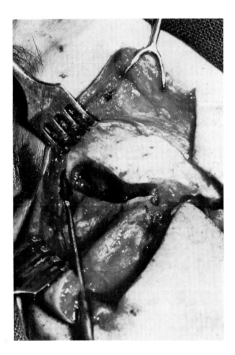

Abb. 2. Zapfenartige Verdickung der Lamina orbitalis am Ansatz an der Schädelbasis (Pfeil) bei extremer Weitstellung des Siebbeinsystems bei primärem Hypertelorismus

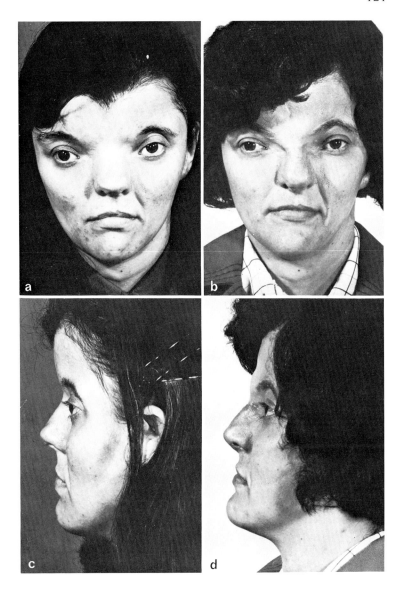

Abb. 3a–d. Prä- und postoperativer Zustand bei primärem Hypertelorismus nach rein transnasalem Vorgehen

Keilbeinhöhle

In 5–10% der frontobasalen Frakturen kann es zu einer Keilbeinhöhlenfraktur kommen (Boenninghaus, Kley [1, 5]). Diese Brüche sind wegen der geschützten Lage dieser Höhle und wegen der Dicke des Keilbeinhöhlendaches relativ selten. Liquorrhoen aus dieser Region werden am besten durch ein Veröden der Keilbeinhöhle mit Fascia lata

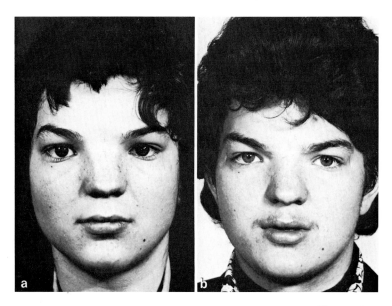

Abb. 4a, b. Prä- und postoperativer Zustand bei primärem Hypertelorismus nach transnasaler Operation

oder Temporalismuskulatur zum Stillstand gebracht, wobei jedoch zur Vermeidung einer Celenbildung die Schleimhaut sorgfältig zu entfernen ist. Plastisch-rekonstruktive Maßnahmen im eigentlichen Sinne kommen im Bereich der Keilbeinhöhle nicht zur Anwendung.

Stirnbeinosteomyelitis

Kommt es im Rahmen einer akuten Entzündung der Stirnhöhle oder im Anschluß an ein Trauma dieser Region zu einer ödematösen Schwellung im Stirnbeinbereich, so ist an eine Stirnbeinosteomyelitis zu denken. Da die konservative Therapie in diesen Fällen effektlos ist, müssen zur Sanierung des Krankheitsbildes in der Regel ausgedehnte Eingriffe vorgenommen werden. Nach der Operation der Stirnhöhle nach Killian oder Riedel werden die befallene Corticalis und Diploe der erkrankten Stirnbeinregion mit dem Meißel so weit abgeflacht, bis die Diploe blutend frei liegt. Die Lamina vitrea wird nach Möglichkeit erhalten. Eine gesunde Diploe blutet venös, aus einer osteomyelitisch veränderten Diploe treten aufgrund der Thrombophlebitis der kleinen Venen Eiterpünktchen auf. Die Ausbreitung dieser Infektion kann in den großen Diploevenen (Brechetsche Venen) über die gesamte Schädekalotte ziehen (Denecke, Herrmann [2, 3]). Eine plastische Rekonstruktion solcher mitunter sehr ausgedehnter Knochendefekte sollte man frühestens — soweit überhaupt indiziert — nach einem Jahr vornehmen. Als Ersatzmaterial kommen hier alloplastische Substanzen ebenso wie autogenes Material in Betracht. Bei freiliegender Dura sollte nach Möglichkeit auf autogene Transplantate wie Beckenkammknochen, gespaltene autogene Rippen oder autogenen Knorpel zurückgegriffen werden. Für die Rekonstruktion von Stirnbeindefekten ist die Methode nach Nagel zu empfehlen. Hierbei wird fein verarbeiteter autogener Knorpel zu einem dem Defekt angepaßten Span verwendet, wobei diese Knorpelchips in eine Kunststoff-Form gefaßt und für 6 Monate bis zur bindegewebigen Stabilisierung unter die Bauchhaut des Patienten verpflanzt werden. Nach seiner Konsolidierung wird dieser Span unter die Stirnhaut verpflanzt.

Auf alloplastische Materialien wie z.B. Silastik kann man bei nicht allzu großen Defekten zurückgreifen, wenn die Lamina vitrea erhalten ist. Diese Kunststoffimplantate finden im Stirnbereich ein relativ ruhiges Empfängerlager und werden unter einer sicheren Weichteilprotektion gut toleriert. Wir haben bisher aus diesem Bereich noch keine Abstoßungsreaktion gesehen (Kastenbauer [4]).

Literatur

1. Boenninghaus, H.G.: Rhinochirurgische Aufgaben bei der Chirurgie des an die Schädelbasis angrenzenden Gesichtsschädels. Kongreßber. Arch. Oto-Rhino-Laryng. *207*, 1−228 (1974)
2. Denecke, H.J.: Die oto-laryngologischen Operationen. In: Allgemeine und spezielle chirurgische Operationslehre, Bd. V, 2. Aufl. Guleke, N., Zenker, R. (Hrsg.), S. 248. Berlin-Göttingen-Heidelberg: Springer 1953
3. Herrmann, A.: Gefahren bei Operationen an Hals, Ohr und Gesicht und die Korrektur fehlerhafter Eingriffe, S. 498. Berlin-Heidelberg-New York: Springer 1968
4. Kastenbauer, E.: Spezielle Rekonstruktionsverfahren im Gesichtsbereich. Arch. Oto-Rhino-Laryng. *216*, 137 (1977)
5. Kley, W.: Die Unfallchirurgie der Schädelbasis und der pneumatischen Räume. Kongreßber. Arch. klin. exp. Ohr.-, Nas.- und Kehlk. Heilk. *191*, 1−216 (1968)
6. Naumann, H.H.: Los aspectos rhinologicos en casos de heridas frontobasales. Acta oto-rhino-laring. ibero-amer. *4*, 416 (1965)
7. Rudert, H.: Beitrag zur operativen Stirnhöhlenversorgung bei frontobasalen Frakturen unter besonderer Berücksichtigung der Rekonstruktion von Stirnhöhle und Glabella. HNO (Berl.) *21*, 217 (1973)
8. Schlöndorff, G.: Chirurgische Korrektur des Hypertelorismus. Laryng. Rhinol. *53*, 98 (1974)
9. Schmid, E.: Zur operativen Behandlung des angeborenen Hypertelorismus. Chir. plast. reconstr. (Berl.) *3*, 130 (1967)
10. Stange, G.: Rekonstruktion fronto-basaler Stirnhöhlenfrakturen. Z. Laryng. Rhinol. *11*, 767 (1972)

Komplikationen bei Kunststoffimplantation im Gesichtsbereich

A. Krüger, Düsseldorf

Die Verwendung von alloplastischem Material zur Unterfütterung von Weichteilstrukturen im Gesichts- und Kopfbereich hat eine ebenso lange Geschichte wie die Komplikationen, die nach solchen Eingriffen auftreten können.

Wir berichten heute über Komplikationen nach Implantation eines neuartigen Kunststoffes mit Namen Proplast, der aufgrund seiner Materialeigenschaften zur Implantation außerordentlich geeignet erscheint. Proplast ist ein kleinporöses, schwammartiges Material. Es besteht aus einer Kombination von zwei Polymeren, nämlich Polytetrafluoräthylen, das unter dem Herstellernamen Teflon bekannt ist, sowie reinem Kohlenstoff, Graphit als glasige Fasern. Physikalisch erscheint der Werkstoff als schwarzer, trägelastischer Filzschwamm, er ist chemisch außerordentlich unangreifbar, hitzebeständig, und er kann im Dampfautoklaven sterilisiert werden. Dieser trägfedernde, glasig-filzige Schwamm enthält Poren, die 70 bis 90% des Volumens ausmachen. Die Porengröße liegt zwischen 100–500 Mikron. Proplast läßt sich mit dem Messer oder der Schere schneiden und kann so in jede gewünschte Form modelliert werden.

Da die Oberfläche des Kunststoffes aus elementarem Kohlenstoff besteht, ist er extrem benetzbar durch Gewebs- und Körperflüssigkeit, wobei die Faser selbst sich durch eine sehr geringe Wasseraufnahmemöglichkeit auszeichnet; dadurch ist gewährleistet, daß die vorhandene ursprüngliche Reißfestigkeit auch nach der Implantation nur unwesentlich verringert wird. Aufgrund dieser hervorragenden physikalischen Eigenschaften und von biophysikalischen Versuchen her kann angenommen werden, daß dieser Stoff als Dauerimplantat eine unvergleichbar hohe Biofunktionalität und hohe Biokompatibilität besitzt.

Die Poren in der Größe zwischen 100 und 500 Mikron werden von Bindegewebe und Gefäßsprossen durchdrungen.

Aus den Ergebnissen beim Umgang mit andersartigen alloplastischen Materialien und ihrem Schicksal nach der Implantation scheint die Annahme berechtigt, daß es sich hier um ein geradezu ideales alloplastisches Dauerimplantationsmaterial handelt.

Die Ergebnisse mit diesem Werkstoff aus anderen Kliniken sowie persönliche Mitteilungen scheinen dagegen durchweg ermutigender zu sein als die unseren, wie schon an anderer Stelle von Jacobs und Meisel berichtet wurde.

Die Technik der Aufbereitung, die zur Implantation des Stoffes verwandt wurde, war zunächst folgende: Es wurde in den zuvor im Autoklaven sterilisierten Kunststoff ein Patientenblut-Reverin-Gemisch in den Kunststoff appliziert, nachdem dieser in die gewünschte Form gebracht war. Es war uns bekannt, daß bei der gesamten Handhabung übermäßiger Druck oder Zug zu vermeiden war, was beim Einbringen in möglicherweise enge Subperiostaltaschen Schwierigkeiten bereitet.

Insgesamt überblicken wir nun 34 Implantationen bei 30 Patienten im Kiefer- und Gesichtsbereich, bei denen auf die eben geschilderte Weise vorgegangen wurde.

1. Vier Kinnimplantate heilten reizlos und stabil ein.
2. Bei sechs Auflagerungen auf den Oberkiefer mußten wegen wochenlangen Reizerscheinungen bzw. Wanderung des Implantates bei vier Patienten sämtliche Kunststoffpartikel entfernt werden.
3. Bei fünf Patienten wurden Proplastscheiben zum Aufbau der stützenlosen Columella verwandt. Hierbei traten außer gelegentlichen Reizerscheinungen bisher keine schwerwiegenden Komplikationen auf.
4. Bei insgesamt vier Jochbeinauflagen kam es nur einmal zu glatter Heilung. In den anderen drei Fällen folgten eitrige Infektionen zum Teil mit Fistelbildungen und Induration der gesamten Weichteilumgebung, die zur Entfernung des Materials zwangen.
5. Wie schon früher berichtet, schlugen sämtliche vier Versuche der Ohrmuschelrekonstruktion unter Verwendung von Proplast fehl. Die bedeckende Haut wurde früher oder später nekrotisch. Der Stoff mußte ebenfalls restlos entfernt werden.
6. Bei mehreren Implantaten im Alveolarkammbereich kam es teilweise zu spontaner Abstoßung, woraufhin auch das übrige Material entfernt wurde.
7. Wir haben schon früher von vier Implantationen unter die Schleimhaut der lateralen Nasenwand zur Verkleinerung der Nasenhaupthöhle bei Ozaena ermutigend berichtet. Heute müssen wir auch hier von einem fehlgeschlagenen Therapieversuch mit Proplast berichten. Es wurde eine einseitige ausgeprägte Ozaena durch Implantation von Proplast unter die Schleimhaut der lateralen Nasenwand zunächst erfolgreich angegangen. Die Beschwerden von seiten der Osaena waren gebessert. Allerdings berichtete die Patientin ca. vier Monate nach der Implantation von phasenweisen Anschwellungen und Spannungsgefühl im Bereich der betroffenen Gesichtshälfte. Gut ein Jahr nach der Implantation mußten wir dann feststellen, daß der eine Teil der beiden Implantate durch die Schleimhaut der Nase durchgetreten war und aus der Nasenhaupthöhle entnommen werden konnte. Die Anschwellungen sowie das Spannungsgefühl in der betroffenen Gesichtshälfte verbleiben weiterhin. Weitere sechs Monate später kam es dann zu einer eitrigen Entzündung im Bereich der Nasennebenhöhlen, worauf wir auch den zweiten Implantatteil chirurgisch entfernen mußten. Histologisch ergab sich folgender Befund: In der Umgebung des doppelbrechenden Materials sieht man Granulationsgewebe unspezifischer Art, Massen von Fremdkörperriesenzellen mit stark histiocytärer Reaktion.

Wie in diesem Fall, so haben wir in keinem histologisch nachuntersuchten Fall die Durchdringung des gesamten Implantates durch Bindegewebe und Gefäße feststellen können. Vielmehr handelte es sich jeweils um Gefäß- und Bindegewebseinsprossung bis zu einer Tiefe von ca. 1 mm. Aus diesem Grunde müssen wir annehmen, daß die Durchwachsung des Kunststoffes mit körpereigenem Material, von dem ja zweifellos das Schicksal des Implantates abhängt, nicht in jedem Falle gewährleistet ist. Trotz der von vielen Seiten positiven Berichte glauben wir diese Ergebnisse bekanntgeben zu müssen, wobei wir dahingestellt sein lassen wollen, inwieweit die angewandte Handhabung für einzelne Mißerfolge anzuschuldigen sind. Das Material befindet sich weiterhin in unserer klinischen Testung.

Nach persönlicher Mitteilung des Herstellers wenden wir seit einiger Zeit folgende, streng zu beachtende Methode zur Implantation an:

1. Der Werkstoff ist niemals mit der bloßen Hand zu berühren.
2. Er wird immer mit dem vollständig entfetteten Handschuh aus der Herstellerpackung entnommen.
3. Der Kunststoff wird so, unsteril, in die gewünschte Form mit dem Messer zugeschnitten.
4. Erst jetzt folgt die Sterilisation im Dampfautoklaven.
5. Hiernach tritt durch Vakuumbehandlung in einer Spritze Reverinlösung in die Hohlräume des nun vollständig von Luft befreiten Kunststoffes.
6. Erst jetzt erfolgt die möglichst pressionslose Implantation unter vorsichtiger Handhabung.

Ergebnisse nach dieser geänderten Methode werden wir zu einem späteren Zeitpunkt mitteilen, ebenso die Ergebnisse über die Untersuchungen mit einem anders gearteten Kunststoff vom gleichen Hersteller, in dessen Testung wir jetzt eintreten.

Insgesamt läßt sich als Zwischenbericht heute folgendes sagen:

1. Die mit hoher Wahrscheinlichkeit durchzuführende komplikationsarme Implantation von Proplast ist uns mit der früher angewandten Methode nicht gelungen. Es ergab sich für uns kein signifikanter Vorteil gegenüber anderen alloplastischen Materialien, die zur Implantation Verwendung finden.
2. Wir verwenden jetzt Proplast auch nach der geänderten Handhabung nur in Regionen des Kiefer- und Gesichtsbereiches mit einer möglichst dicken Weichteilbedeckung. Niemals legen wir Proplast — auch nach den befriedigenden Ergebnissen der Implantation in den Nasensteg — direkt unter die Haut, wobei hier auch noch die durchschimmernde Schwarzfärbung des Stoffes ein solches Vorgehen verbietet. Grundsätzlich verwenden wir Proplast derzeit nur an Stellen, die möglichst geringen Spannungsschwankungen ausgesetzt sind und eine feste Unterlage haben.
3. Aussagen darüber, ob nach der jetzigen Verwendungsart die experimentell nachgewiesene Bindegewebs- und Gefäßeinsprossung in jedem Fall mit der zuverlässigen Sicherheit eintritt, können wir derzeit nicht machen. Aufgrund der Abstoßungen und Entzündungszustände ist die Annahme berechtigt, daß in Fällen, die wir noch nicht näher klassifizieren können und aus Gründen, die wir nicht sicher kennen, eine einfache Kapselbildung wie bei anderen Materialien auftreten kann. Wir halten den Erfolg in Abhängigkeit von der Verwendungsmethodik als eventuell in Abhängigkeit von der Dicke des implantierten Materials für möglich.

Literatur

1. Bromley, S., Freeman: Proplast a porous implant for contour restoration. (Dept. Plast. Surg., Baylor Coll. Med. and Doctors Ctr., Houston, Tx.) Br. J. plast. Surg. *29*, 158 (1976)
2. Jacobs, K.-F.: Weitere Erfahrungen mit dem neuen Kunststoffmaterial „Proplast". Vortrag 13. Jahrestagung der Dtsch. Gesellschaft für Plastische und Wiederherstellungschirurgie. Stuttgart 1975
3. Janeke, J.B., Komorn, R.M., Cohn, A.M.: Proplast in Cavity Obliteration and Soft Tissue Augmentation. Arch. Otolaryng. *100*, 24 (1974)
4. Kent, J.N., Homsy, C.A., Gross, B.D., Hinds, E.C.: Pilot Studies of a Porous Implant in Dentistry and Oral Surgery. J. oral Surg. *30*, 608 (1972)

5. Kent, J.A., Homsy, C.A., Hinds, E.C.: Proplast in Dental Facial Reconstruction. Oral Surg. *39*, 347 (1975)
6. Meisel, H.-H., Jacobs, K.-F.: Resümee nach dreijähriger Erfahrung mit dem Kunststoffmaterial Proplast im Kiefer-Gesichtsbereich. Dtsch. zahnärztl. Z. *32*, (1977)

Rekonstruktive Maßnahmen bei und nach Infektionen der Nase

E. Schmid, Stuttgart

Entzündungen im Nasenbereich haben mit Beginn der antibiotischen Aera mehr und mehr an Virulenz verloren, und die früher gefürchtete Sinusthrombose wird nur noch selten beobachtet. Auch heute sind aber im akuten Entzündungsstadium, wie früher, nur entlastende Eingriffe angezeigt.

Trotz der heutigen Therapiemöglichkeiten kann eine Entzündung chronisch werden oder von Anbeginn an einen chronischen Verlauf nehmen. Auch in einem solchen Fall zielen die Maßnahmen auf eine restitutio ad integrum.

Schwere Entzündungsprozesse führen meist zu Gewebsverlusten und Narbenbildungen bzw. zu mehr oder weniger ausgeprägten Kontrakturen, so daß es schließlich zu Form- und Strukturveränderungen, oft verbunden mit Funktionsbehinderungen, kommt.

Um dies zu vermeiden, können heute plastisch-chirurgische Maßnahmen angezeigt sein und verantwortet werden, die nicht mehr nur dem alleinigen Zweck einer beschleunigten Ausheilung dienen.

Folgender Fall möge dies illustrieren: Bei der Aufnahme im September 1955 bestand eine Breitsattel- und Schrumpfnase, obwohl alieno loco Elfenbein und zum Ersatz der Flügelknorpel Nylongewebe implantiert war. Letzteres unterhielt eine chronische Eiterung. Der Elfenbeinspan wurde entfernt und an seiner statt, damit die Nase nicht mehr schrumpfen kann, ein zusammengefalteter Subcutangewebestreifen implantiert. Zugleich wurde auch das mit dem Gewebe verfilzte Nylon mit der Granulation ausgetrennt und zwecks Erhaltung der Flügelform unter antibiotischem Schutz sofort Ohrknorpel mit anhängendem Subcutangewebe implantiert. Vier Monate später wurde die teleangiektatische und atrophische Nasenhaut excidiert und durch Vollhaut von submental ersetzt. Im nächsten Quartal wurde ein knorpeliges Nasengerüst implantiert (Abb. 1).

Auch ein weiterer Patient kam mit einer vereiterten Schrumpfnase zur Aufnahme. Es waren mehrfache Operationen vorausgegangen und zuletzt Paladon-Späne implantiert worden, die die Eiterung unterhielten. Die Schrumpfnase wurde nicht – wie zunächst vorgesehen – mit einem Stirnlappen wiederhergestellt, da dies vom Patienten abgelehnt wurde, sondern auf seine ausdrückliche Bitte hin wurde die Nase nach und nach unter Verwendung freier Transplantate aufgebaut. Ende 1964 war die Nase wiederhergestellt.

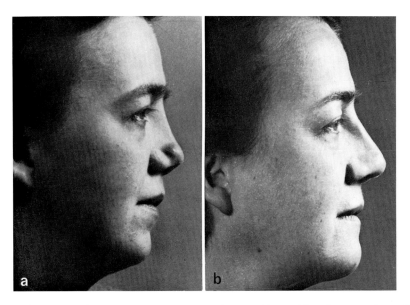

Abb. 1. a Elfenbeinspan in einer zu kurzen Nase. Absceß am rechten Nasenflügel (durch Nylonimplantat verursacht), **b** Nach Abschluß der Behandlung

Der Patient trug danach sein Anliegen vor, der Nase ein dinarisches Aussehen zu geben. Es wurden weitere Korrekturen durchgeführt und der Nase eine mäßige Schwingung im Profil gegeben. Aber auch damit war der Patient nicht zufrieden. Er zeichnete nun selbst eine ausgesprochen dinarische Höckernase und bat dringend um Ausführung dieser zusätzlichen Veränderungen. Dies wurde zunächst für nicht durchführbar gehalten, aber auf sein Drängen hin versucht (Abb. 2).

Gewebeverluste auf entzündlicher Basis entstanden früher vor allem auch nach Syphilis, Diphtherie und Lupuserkrankungen.

So hatte z.B. eine Patientin als Residuum eines ausgeheilten Lupus einen Mund- und Nasenverlust. Wir haben aus der Haut der oberen Stirnhälfte die Nase, und aus der unteren Hälfte einen neuen Mund gebildet. Zuvor wurde der Stirnmuskulatur rückseitig Vaginalschleimhaut aufgeheilt und diese samt dem innervierenden Nervenast zum Mund verlagert. Für die Bildung der Mundspalte wurde diese Muskulatur in einen Oberlippen- und einen Unterlippenanteil gespalten und auf diese Weise ein aktiv funktionierender Sphincter wiedergewonnen (Abb. 3).

Ein anderer Patient hatte, als er 1959 zur Aufnahme kam, noch vereinzelt Lupusknötchen. Es bestand eine Schrumpfnase. Wir haben die erkrankten Partien unter antibiotischem Schutz abgetragen und die Wunden mit freiverpflanzter Vollhaut epithelisiert. Die Oberlippe war durch einen submentalen Visierlappen rekonstruiert, und die Nasenflügel wurden durch knorpelgestützte Umkipp-Narbenhautlappen gebildet. Es wurde dann der Nase zunächst ein provisorisches Vollhauttransplantat aufgeheilt und dieses später durch Rotation spitzenwärts angehoben und mit einem Knorpelstück unterlegt, um die Nasenkontur zu normalisieren. Abschließend ersetzten wir die provisorische Vollhaut durch ein Transplantat von günstigerer Farbe.

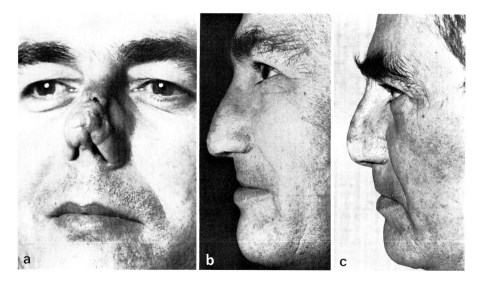

Abb. 2. a Eiternde Schrumpfnase nach Unfall und Paladon-Implantation, **b** Wiederherstellung der Nase unter Verwendung von Composite grafts, **c** Weitere Umformung der rekonstruierten Nase auf ausdrücklichen Wunsch des Patienten, der auf einer dinarischen Nasenform bestand

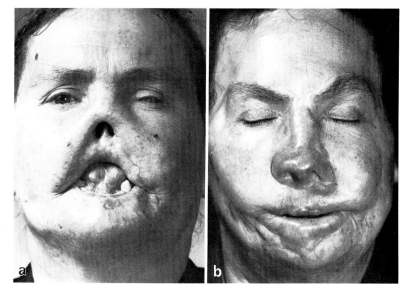

Abb. 3. a Gesichtsentstellung nach Lupus, **b** Ergebnis der Wiederherstellung unter Verwendung der Stirnweichteile, (Beschreibung des Falles in meiner Arbeit: Über die Verwendung von mimischer Stirnmuskulatur für die Lippenrekonstruktion und über die Verarbeitungsmöglichkeit der übrigen Stirnhaut zum gleichzeitigen Nasenersatz; siehe Literaturverzeichnis.)

1949 wurde uns eine 40jährige Patientin zur Behandlung der ektropionierten Augenlider eingewiesen. Sie war seit dem 3. Lebensjahr lupuskrank und war während ihrer Pubertät und 10 Jahre später nochmals röntgenbestrahlt worden. Die Vollhauttransplantate zur Wiederherstellung eines Lidschlusses heilten im Schutz antilupöser Medikation gut ein. 10 Jahre später kam die Patientin erneut zur Aufnahme. Der Lupus war gegen Antibiotica weitgehend immun und die Patientin allergisch gegen die meisten Medikamente. Diese konnten daher nur kurzfristig postoperativ appliziert werden. Die lupusbefallene narbige Gesichtshaut wurde zweimal, im Frühjahr 1960 und im Herbst 1962, radikal entfernt und die Wunden wurden mit Spalthaut versorgt. Auffallend war, daß ein auf dem linken Ohr aufgebrachtes Vollhauttransplantat längere Zeit keinen Neubefall aufwies. Auch die 1949 und später noch auf die Unterlider verpflanzte Vollhaut im Lidbereich blieb von einem Neubefall verschont. Ende 1963 war im äußeren Erscheinungsbild, nachdem im Oktober zuvor Nase und Ohr abgesetzt werden mußten, anscheinend eine Stabilisierung erreicht. Leider kam es jedoch wenige Tage nach einer Hauttransplantation zu einem akuten Herzversagen.

Ein weiterer Patient mit röntgenbestrahltem Lupus hatte bei der Aufnahme eine Radionekrose des rechten Unterkiefers und ein Lupuscarcinom der Nase. Dieses wurde abgetragen und der Unterkiefer nach Entfernung der Knochennekrosen neu aufgebaut. Die Nase wurde aus der noch verfügbaren, nicht vernarbten restlichen Stirnhaut gebildet (Abb. 4).

Eine Patientin, die 1958 16jährig mit einem sogenannten dishface-look zur Aufnahme kam, hatte im Säuglingsalter eine Nasendiphtherie durchgemacht. Die Naseneingänge hatten kaum Bleistiftstärke, und zwischen Steg und Spitze umgrenzte eine

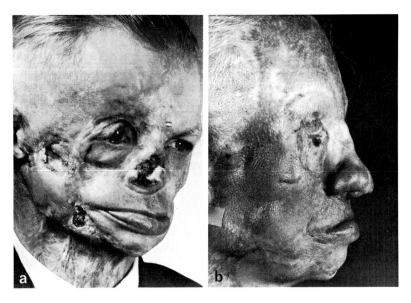

Abb. 4. a Osteomyelitis des Unterkiefers und carcinomatöse Ulceration der Nase, **b** Der wiederhergestellte Patient

Narbe ein früher aufgebrachtes Hauttransplantat. Auch war ein Elfenbeinspan implantiert.

Zuerst mobilisierten wir die Haut und Schleimhaut über und unter dem Nasenbein und streckten die Weichteile mit Hilfe von implantierten Metallstiften. Fünf Monate später wurde ein 1 cm breites und 1,5 cm langes Königsches Transplantat vom linken Naseneingang aus zwischen den im rückennahen Septumbereich gelegenen Metallstiften und der äußeren Haut brückenförmig so eingelagert, daß beide Enden des Transplantates das verengte Nasengewölbe weiteten und streckten, so daß die Nasenspitze caudalwärts nachgeben konnte. Dann wurde der Nasensteg aus dem Nasenboden heraus verlängert, aufgerichtet und mit einem Transplantat aus dem Tragus gestützt. Um die Lippenbasis nach vorne bringen zu können, wurde je ein Königsches Transplantat im Vorhofbereich des Nasenbodens eingeheilt, nachdem die Nasenflügelbasis durch ein Knorpelimplantat angehoben und mit der Lippenbasis vorverlagert worden war. Sodann wurden auch die Naseneingänge ausgeweitet, geformt und ein Nasenprofilgerüst eingepflanzt (Abb. 6).

Eine andere Patientin hatte angeblich im Alter von 8 Jahren eine Blutvergiftung, die zur Folge hatte, daß das Nasenbein herausgeeitert war. Im Alter von 15 Jahren sei Rippenknorpel implantiert worden. Dieser mußte wieder entfernt und durch Knochen ersetzt werden. Der linke Nasengang war zu eng. Am 29.7.60 heißt es in unserem Operationsbericht: An der Nasenscheidewand wurden zwei gegeneinanderversetzte Schnittführungen angelegt. Links wurde der Schnitt senkrecht zum Nasenbein durch die Nasenscheidewand geführt, dann weiter auf der rechten Seite dem Fornix entlang und vor dem Septum membranaceum der Nase weitergeführt. Beiderseits wurden zwischen Dreiecksknorpel und knöchernem Nasenbein von der Basis aus Schnitte bis zum Fornix geführt. Vom rückwärtigen Schnitt aus wurde ein gedoppeltes Ohrknorpelstück nach entsprechender Taschenbildung bis unter die Nasenspitze geschoben und mit einer von rückwärts gelegten Drahtmatratzennaht nach facial hin gestreckt gehalten während der Heilung. Dann wurde von den Defekten im Nasengang Modell genommen und aus der rechten und linken Concha ziemlich große Königsche Transplantate entnommen und in die Defekte hinter den Dreiecksknorpeln eingelagert. Es heißt ferner: „Die Transplantate waren nicht durchgehend, obwohl die Haut über dem Septum mobilisiert war." Später wurde eine Osteotomie beider Nasenbeine durchgeführt und dann ein Nasengerüst eingepflanzt (Abb. 5).

Eine andere Patientin, die 1959 zur Aufnahme kam, hatte in der Kindheit eine Purpura fulminans durchgemacht. Es entstand ein schwerer Nasendefekt. Die Nase wurde mit Stirnhaut rekonstruiert.

Eine nekrotisierende Entzündung im Alter von 2 Jahren infolge Abwehrschwäche nach einer schweren Infektionskrankheit hatte bei einer Patientin zu ausgedehnten Gewebsverlusten geführt. Später war u.a. ein Rundstiellappen in die Nasenregion verpflanzt worden, doch bestand keinerlei Nasenatmung und die Nase war viel zu klein. Wir haben die Nase mit Hilfe unserer fronto-temporalen Technik der Nasenflügelbildung rekonstruiert. Die Patientin befindet sich z.Zt. noch in Behandlung.

Eine schwere Osteomyelitis, die eine Patientin 1945 durchgemacht hatte, führte zu einem Defekt des Gaumens und vor allen Dingen auch des vorderen Alveolarkammes sowie zu Defekten im Oberlippen- und Nasenbereich. Um einen prothesentragfähigen Gaumen zu erhalten, wurde der fehlende Alveolarbogen rekonstruiert. Die Lippe

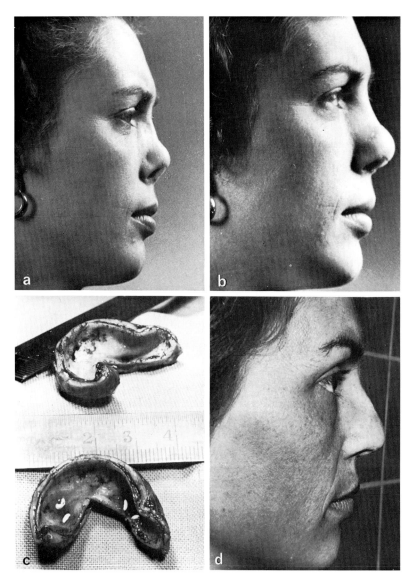

Abb. 5. a Aufnahmefoto vom 29.7.1960, **b** Profiländerung nach Streckung der Nasenweichteile sowie Lagestabilisierung mit zwei großen Composite grafts, die im rechten und linken Nasenvorhof zur Einheilung gebracht wurden, **c** Ansicht der Transplantate, **d** Ergebnis der Behandlung nach Implantation eines neuen Nasengerüstes

wurde mit Hilfe eines Stirnmuskulatur enthaltenden, nervengefäßgestielten Stirnhautmuskellappens neu gebildet und dann auch die Nase aufgerichtet.

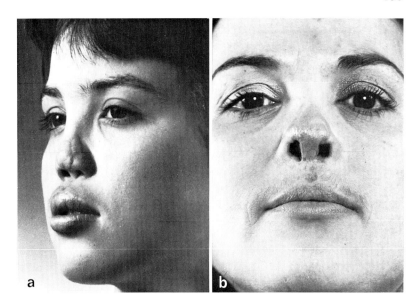

Abb. 6. a Aufnahmestatus, b Ergebnis der Wiederherstellung durch Implantation von Composite grafts sowie eines knorpeligen Nasengerüstes

Zusammenfassung

An Beispielen wird gezeigt, daß die Fortschritte der Medizin nicht nur das Entzündungsgeschehen gewandelt haben, sondern auch ermöglichen, antiinflammatorische Maßnahmen mit rehabilitativen zu kombinieren.

Weiter wird an Beispielen demonstriert, daß auch schwerste durch Entzündungsgeschehen verursachte Entstellungen sich zufriedenstellend korrigieren lassen.

Literatur

1. Schmid, E.: Die Wiederherstellung einer hochgradigen Schrumpfnase mit freien Transplantationen. Dtsch. Zahn-, Mund- und Kieferheilk. mit Zbl. für die ges. Zahn-, Mund- und Kieferheilk. *47*, 339–342 (1966)
2. Schmid, E.: Über die Verwendung von mimischer Stirnmuskulatur für die Lippenrekonstruktion und über die Verarbeitungsmöglichkeit der übrigen Stirnhaut zum gleichzeitigen Nasenersatz. Z. Laryng. Rhinol. *47*, 289–295 (1968)

Rhinoplastiken nach Infektionen, gleichzeitig Stellungnahme zu Rhinoplastiken bei Kindern

W. Hodes, Garmisch-Partenkirchen

Infektiöse Veränderungen der Nase im knöchernen und knorpeligen Anteil und im Bereich des Septums können aus verschiedenen Gründen auftreten:

Neben spezifischen Erkrankungen führen Infektionen bei Septumhämatomen und Septumabscessen häufig zu einer Zerstörung des äußeren Nasengerüstes infolge einer Osteomyelitis oder Perichondritis. Gleiche Schädigungen können bei superinfizierten Traumen – auch bei Septo-Rhinoplastiken – auftreten.

Ein seltener Fall einer Infektion der Nase nach einer Hämangiombestrahlung im Kindesalter und einer Aufbauplastik mit späterer Resorption und Sequesterbildung wird demonstriert.

Da es bei Kindern nach Infektionen besonders durch infizierte Septumhämatome zur Störung im Bereich der Wachstumszonen kommen kann, sollte man schon im Kindesalter aus funktionellen und ästhetischen Gründen, sowie im Hinblick auf das Wachstum der Nase Korrekturen vornehmen.

Dabei wirkt sich die Rekonstruktion des Septums und der Nase äußerst günstig auf das Wachstum der Nase aus. Korrekturen der Nase und Nasenaufbauplastiken können grundsätzlich erst nach Abklingen der Infektion und Abwarten einer gewissen Regenerationsphase durchgeführt werden.

Bei allen rhinoplastischen Eingriffen darf man die Funktion der Nase nicht außer acht lassen. Eine einwandfreie Korrektur der äußeren Nase ist insbesondere bei der knorpeligen Schiefnase ohne plastische Septumoperation nicht möglich. Dies bezieht sich auf Rhinoplastiken bei Jugendlichen und Erwachsenen nach Infektionen, sowie auch generell auf jede Rhinoplastik.

Korrekturen von Obstruktionen des Nasenlumens müssen bei Kindern und Jugendlichen die Wachstumszonen zwischen der Lamina quadrangularis und des Vomers, sowie der Prämaxillär-Region schonen.

Unter Beachtung dieser Prinzipien lassen sich rhinoplastische Eingriffe und Korrekturen am Septum bei Kindern ab dem 8. Lebensjahr ohne Störungen des Wachstums der Nase durchaus vertreten. Trotz aller gegenteiligen Meinungen ist zu empfehlen, schon ab diesem Alter ganz lateral stehende knöcherne Nasengerüst-Stümpfe durch vorsichtige Osteotomien nach median zu verlagern und nicht einfach Implantate auf das destruierte und weit lateral verlagerte knöcherne Nasengerüst aufzulagern.

Grundsätzlich eignet sich bei dem Wiederaufbau der Nase nach Infektionen für den knöchernen Teil ein vom Beckenkamm entnommener Corticalis-Spongiosa-Span. Für den knorpeligen Anteil, insbesondere bei einer notwendigen „Elongation of the nose", ist das beste Implantationsmaterial ein von der Rippe entnommener Knorpel, falls vom hinteren Septumanteil nichts mehr zu gewinnen ist.

Auch durchgehende Beckenspanimplantationen, welche bis zur vorderen Septumkante geführt werden, zeigen eine gute Einheilungstendenz.

Bei Defekten im Bereich des Flügelknorpels, z.B. dem Ballooning-Phänomen, ist ein composite graft von der Ohrmuschel zu empfehlen.

Das Taschenprinzip mit getrennter Implantation ist bei einer trophischen Störung der Haut und bei einer notwendigen „Elongation of the nose" empfehlenswerter als der durchgehende Knochen-Winkel-Span.

Erfahrungsgemäß ist Eigenmaterial immer besser als Fremdmaterial.

Im ersten zu demonstrierenden Fall sehen wir einen damals achtjährigen Jungen mit einer durch ein Septumhämatom und -absceß entstandenen Sattelnase (Abb. 1 und 2).

Eine Rekonstruktion des Nasenrückens wurde mit autologen Rippenknorpeln durchgeführt.

Nach der Nasenkorrektur des Naseninnern mußte wegen der breiten flachen Pyramide die laterale Osteotomie weit außen durchgeführt werden. Dadurch konnte eine

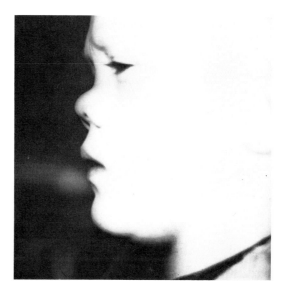

Abb. 1. Durch Septumabsceß entstand Sattelnase (präoperativ)

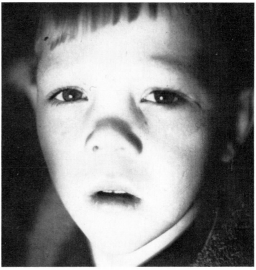

Abb. 2. Sattelnase präoperativ

gewisse Erhöhung des Nasenrückens vor der Implantation, sowie eine stufenloser Aufbau erzielt werden. Der implantierte Rippenknorpel und die vorhandenen Teile des Os nasale wurden wie beim Hypertelorismus durch eine Transfixationsnaht im Bereich der Glabella fixiert.

Nach fünf Jahren hat sich die knöcherne Struktur der Nase normal weiterentwickelt, aber der implantierte Rippenknorpel etwas resorbiert (Abb. 3 und 4). Generell sieht man hier, daß Rippenknorpel zwar gut einheilt, aber keine Einheit mit dem darunterliegenden Knochen darstellt und dadurch im knöchernen Anteil mehr zur

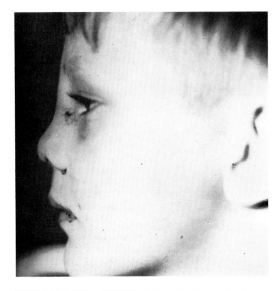

Abb. 3. Kurz nach dem Aufbau; noch sichtbare Matratzennaht im Bereich der Glabella

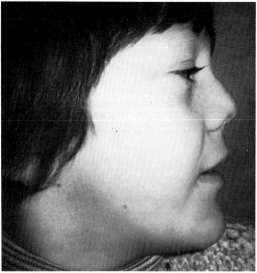

Abb. 4. Jahre nach dem Aufbau

Resorption neigt als ein implantierter Knochenspan vom Beckenkamm, der guten Kontakt zum knöchernen Nasengerüst hat.

Durch eine VY-Plastik wurde die Hidden-Columella beseitigt und die Columella durch Implantation verlängert.

Im nächsten Fall kam es durch frühkindliches Trauma und Infektion zu einer Störung der Wachstumszone der Nase. Es verblieb eine Flachnase ohne Septum, sowie Hypertelorismus (Abb. 5 und 6).

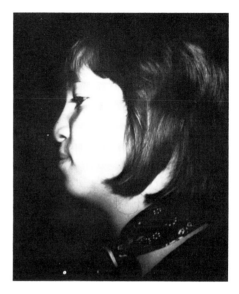

Abb. 5. Durch Infektion entstandene Flachnase

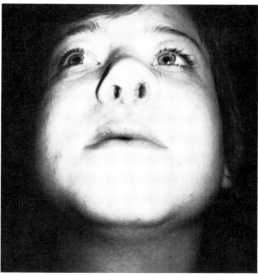

Abb. 6. Nase nach dem Aufbau. Nasenstenose, durch angepaßte Stützplastik (links offengehalten)

Es wurde eine Aufbauplastik des Septums und des knöchernen und knorpeligen Nasengerüstes durchgeführt. In diesem Fall wurden sowohl für den knöchernen als auch für den knorpeligen Anteil der Nase Knochenspäne vom Beckenkamm und composite grafts von der Ohrmuschel verwendet. Diese wurden zwischen den Dreiecks- und Flügelkorpeln implantiert.

Der Hypertelorismus konnte durch eine mediale Xantopexie behoben werden. Häutige Excisionen im Bereich der Nasenflügel dienten zur Profilierung in diesem Bereich.

Gleichzeitig mußte die Hidden-Columella durch eine VY-Plastik korrigiert werden und die Infrastruktur der Nase im vorderen Anteil durch einen Winkelspan aufgebaut werden.

Nach der zweiten Sitzung mit Verlängerung der Columella kam es zu einer Stenosierung des linken Nasenlumens (Abb. 7 und 8).

Die aufgetretene Naseneingangsstenose wurde nach Straith beseitigt und trat nach dem Einfügen einer angepaßten Stützplastik nicht wieder auf.

Der eingepflanzte Beckenkammspan ging eine völlige Verbindung mit dem osteotomierten Nasengerüst ein. Auch hier sind keine Störungen der Wachstumstendenzen aufgetreten.

Der letzte Fall demonstriert eine seltene Komplikation nach einer Aufbauplastik. Bei der Patientin war im Kindesalter eine Hämangiombestrahlung, offenbar mit konventionellen Röntgenstrahlen, durchgeführt worden. Es kam dadurch zu einer Zerstörung des Nasengerüstes.

Die Nase wurde im Ausland wieder aufgebaut und war jahrelang, abgesehen von trophischen Störungen der Haut, unauffällig. Etwa im Jahr 1975 begann plötzlich eine Eiterung im Bereich der Nasenspitze.

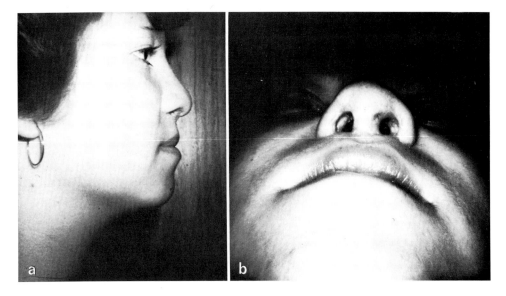

Abb. 7. a Postoperativ, seitlich, b postoperatives Resultat von unten

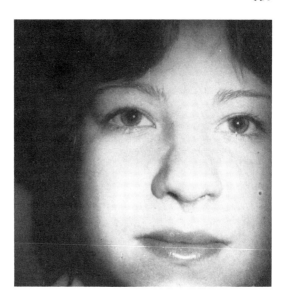

Abb. 8. Postoperatives Resultat von vorne

Die Patientin kam im Januar 1977 zur Behandlung. Eine Röntgenkontrolle ergab eine deutliche Sequesterbildung im Bereich der Nasenspitze. Der Sequester wurde unter dem Bildwandler entfernt. Danach trat eine Sepsis auf, die durch das vorhergehende Antibiogramm gut beherrscht werden konnte (Abb. 9, 10, 11 und 12).

Ein Vierteljahr später, nach Erholung des Infektionsgebietes, wurde zunächst ein vom Beckenkamm entnommener Corticalis-Spongiosa-Span in eine obere Tasche im knöchernen Bereich implantiert.

Die Spitze wurde zu diesem Zeitpunkt wegen der sehr schlechten Haut noch geschont. Die Nase war danach im knöchernen Bereich wieder profiliert.

Absichtlich wurde das knöcherne Implantat im Hinblick auf eine eventuelle Resorption etwas größer gewählt. Dadurch ist ein leichter Höcker im Augenblick noch vorhanden.

Zu diesem Zeitpunkt war die Nase immer noch zu kurz. Es mußte daher eine ,,Elongation of the nose" vorgenommen werden.

Nach nochmaligem Abwarten von zwei Monaten erfolgte die Verlängerung der Nase mittels eines von der Rippe entnommenen und dem Septumknorpel entsprechend geformten Knorpelspan.

Nach Lösen des Muco-Perichondriums am Septum, das stark narbig verändert war, konnte dieses Knorpelimplantat vor das Septum bis in die Columelle eingelegt und durch Vorziehen des Muco-Perichondriums gedeckt werden.

Im Bereich des weichen Dreiecks und lateral erfolgte eine Korrektur durch Hautexcisionen. Eine spätere Korrektur in diesem Bereich ist eventuell vorgesehen.

Die trophischen Störungen der Haut dürften wohl kaum durch eine Dermabrasio oder eine Ersatzplastik zu einem besseren Resultat geführt werden (Abb. 13 und 14).

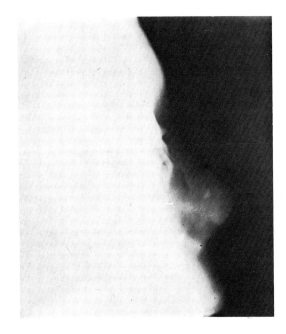

Abb. 9. Röntgenaufnahme mit Sequester, präoperativ

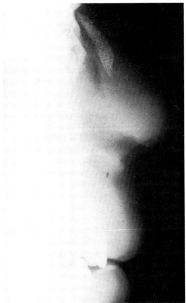

Abb. 10. Röntgenaufnahme (postoperativ) nach dem Aufbau mit autologem Knochenspan, und „Elongation of the Nose" mit autologem Rippenknorpelspan

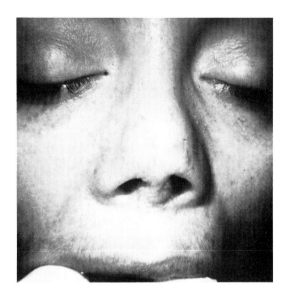

Abb. 11. Präoperativ, von vorne

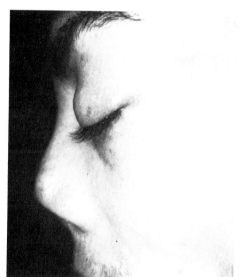

Abb. 12. Präoperativ, seitlich

Zusammenfassung

Es wird über die Operationsmethoden bei Defekten der Nase nach Infektionen berichtet.

Rhinoplastiken bei Kindern und Erwachsenen nach Infektionen sind erst nach einer gewissen Regenerationsphase und nach Abklingen der Entzündung möglich.

Schon bei Kindern kann man spätestens nach dem achten Lebensjahr Korrekturen am Septum und an der Nase zur Funktionsverbesserung und zur Normalisierung des Wachstums der Nase durchführen.

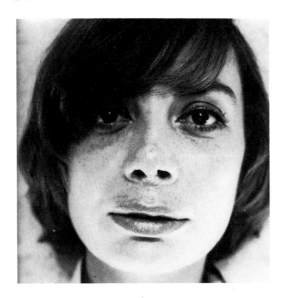

Abb. 13. Nach dem Aufbau; postoperatives Resultat

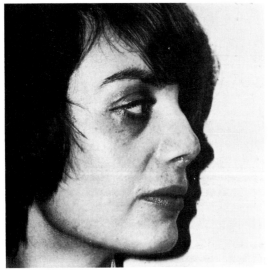

Abb. 14. Nach dem Aufbau; postoperatives Resultat

Zum Aufbau der Pyramide und zur Schaffung einer knöchernen Basis sollte man schon nach dem achten Lebensjahr Osteotomien vornehmen. Das Wachstum der Nase wird hierdurch, wie die Erfahrungen zeigen, günstig beeinflußt.

Ein wesentlicher Faktor ist neben dem ästhetischen Moment die Funktionsverbesserung der Nase.

Zum Aufbau der Nase eignet sich am besten autologes Material. Im knöchernen Anteil scheint ein Corticalis-Spongiosa-Span bei genügender Auflagerungsmöglichkeit eine ausgezeichnete Verbindung einzugehen. Zur „Elongation of the nose" ist ein von der

Rippe entnommener Knorpelspan zu empfehlen. Beim Ballooning-Phänomen ergeben composite grafts das beste Resultat.

Es werden drei Beispiele demonstriert: Zwei Jugendliche verschiedenen Alters und eine Erwachsene mit einer sequestrierenden Entzündung nach Hämangiombestrahlung.

Literatur

1. Denecke, H.J., Meyer, R.: Plastische Operationen an Kopf und Hals, 1. Bd. Berlin-Göttingen-Heidelberg: Springer 1964
2. Jost, G.: Defaut de projection de la pointe du nez. Ann. Chir. Plast. *17*, 245 (1972)
3. Kastenbauer, E.: Nasenplastik und Nasenfunktion. Münch. Med. Wschr. *9*, 116 (1974)
4. Meyer, R., Flemming, I.: Die angeborene Flachnase und ihre Korrektur. Z. Laryng. Rhinol. *48*, 808–811 (1969)
5. Meyer, R., Kesselring, U.K.: Sculpturing and Reconstructive Procedures in Aesthetic and Functional Rhinoplasty. Clin. Plast. Surg. *4*, 1 (1977)
6. Naumann, H.H.: Kopf- und Hals-Chirurgie. Bd. 2, Teil 1. Stuttgart: George Thieme Verlag 1974

Die Korrektur der Sattelnase nach Lues und Ozaena

D. Collo, Mainz

Die nach Infektion wie Lues, Ozaena, Tuberkulose und Lepra entstandene Sattelnase gehört infolge der verbesserten medikamentösen Therapie der letzten Jahrzehnte zu den Seltenheiten. Soll die operative Korrektur einer so entstandenen Sattelnase erfolgen, ist nach Fomon, Zinelli, Gillies u.a. die durch Entzündung, Vernarbung oder Atrophie stark veränderte Nasenschleimhaut zu berücksichtigen und so wenig wie möglich zu traumatisieren. Jeder Schnitt im Bereiche der entzündeten Nasenschleimhaut erhöht die Gefahr des operativen Mißerfolges.

Die in Europa nur noch selten anzutreffende luetische Sattelnase entsteht durch Einsinken des knöchernen Nasengerüstes. Im Laufe der Zeit vertiefen sich die Ulcerationen der Nasenschleimhaut und es entsteht im tertiären Stadium eine mehr oder weniger ausgedehnte Nekrose mit Knochensequestern, so daß Destruktionen des Knochen- und Knorpelgerüstes, Vernarbungen und Synechien die Formveränderungen bewirken. Der Nasenrücken wird flach, die Nasenspitze richtet sich nach oben, das Bild der Stupsnase resultiert (Abb. 1).

Zur Korrektur der Sattelnase nehmen wir zunächst über den Hemitransfixionsschnitt eine plastische Septumoperation vor. Auf diese Weise gelingt die Beurteilung, wieviel Septumknorpel vorhanden ist, ob und wie weit dieser korrigiert werden muß oder der Aufbau des Septums zur Stützung der Nasenspitze und als Widerlager für den

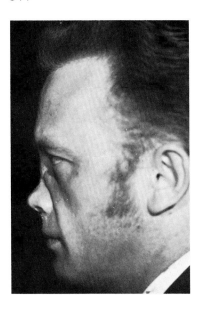

Abb. 1. Einsattelung des Nasenrückens bei Lues

Nasenrückenspan erforderlich wird. Von diesem Schnitt aus wird der Nasenrücken sparsam decolliert und die Seitenknorpel submucös abgetrennt. Laterale und falls notwendig mediale Osteotomien werden zur Nasenschleimhautschonung vom Mundvorhof aus vorgenommen. Nach Infraktion der Pyramide wird bei der luetischen Sattelnase zur Anhebung der Profillinie meist die Verwendung eines Nasenrückenspans erforderlich. Wir bevorzugen autologen Rippenknorpel. Der ausbalancierte geschnitzte Rippenspan wird in den Nasenrücken implantiert und fixiert. Falls gleichzeit zur Anhebung der Nasenspitze ein Septumspan implantiert wurde, erfolgt die Fixierung der Späne gegeneinander nach Einkerbung durch Verkeilung oder Naht.

Um das Einheilen des verwendeten autogenen Rippenknorpels zu gewährleisten, darf im Implantatbett kein Hämatom entstehen, der Sitz des Spanes muß fest sein, ohne daß Druck auf das umgebende Weichteilgewebe ausgeübt wird. Außerdem ist nach Fomon, Bell, Walter u.a. Knickspannung zu vermeiden.

Die Ozaena hat oft die Entwicklung einer Breit-Flachnase zur Folge. Die Nase ist abgeflacht, fast ohne Relief, die Columella gesenkt, die Nasenflügel verbreitert. Bei der Untersuchung zeigt sich, daß die Nasenhöhlen in der Regel weit, von oben her abgeplattet, der Naseneingang rund oder quer − statt längsoval − gestaltet ist.

Die zahlreichen operativen Maßnahmen zielen alle auf die Verkleinerung des Querdurchmessers der Nasenhöhlen hin. Am bekanntesten sind die Methoden nach Lautenschläger, Hinsberg, Eckert-Möbius, Jakobi, Kopp, Wolf u.a. Um den berechtigten funktionellen und ästhetischen Forderungen dieser Patienten in gleicher Weise gerecht zu werden, wählen wir das von Denecke und Meyer angegebene operative Kombinationsverfahren, das die Verengung durch äußere Nasenplastik mit der Verkleinerung der Nasenhöhlen verbindet.

Diese 26jährige Patientin bot das Bild einer Rhinitis atrophicans mit der typischen Platyrhinie (Abb. 2). Die Nase war abgeflacht, das Relief vergröbert, die Columella gesenkt, die Nasenflügel verbreitert. Um der ohnehin bereits geschädigten Schleimhaut

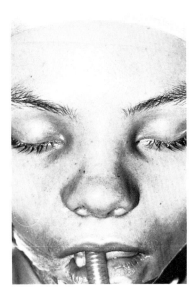

Abb. 2. Breit-Flachnase mit Einsattelung des Nasenrückens bei Ozaena

der Nasenhöhlen weitere Traumen zu ersparen, wurde das Vorgehen zunächst über den Mundvorhof gewählt.

Dabei erfolgte zur Verengung der Nasenhöhlen die Eröffnung der Kieferhöhlen nach Caldwell-Luc, anschließend wurde unter Schleimhautschonung das Mucoperiost der lateralen Nasenwand tunnelförmig gelöst und die mediale Kieferhöhlenwand von der Kieferhöhle her mit dem Meißel mobilisiert. Danach wurde zur äußeren Nasenkorrektur und Beseitigung der Breit-Sattelnase ein Hemitransfixionsschnitt und einseitiger Intercartilaginärschnitt gelegt, ein oberer Tunnel gebildet und der Nasenrücken decolliert. Bei Retraktion der Septumvorderkante und Verkürzung der Columella wurde zur Septumspanimplantation eine Schleimhauttasche gebildet.

Zur Implantation wurden zwei Rippenspäne entnommen, ein Teil des autogenen Rippenknorpels zur Anhebung der Nasenspitze verwendet, das noch vorhandene Material zur Fixation der mobilisierten und nach medial verlagerten nasoantralen Wand benötigt. Zur Verschmälerung der Nasenpyramide erfolgten die Osteotomien über den Mundvorhof. Der aus der zweiten Rippe zurechtgeschnittene Nasenrückenspan wurde anschließend zur Beseitigung der Einsattelung implantiert (Abb. 3).

Der Vorteil dieses Kombinationsverfahren besteht in der Verlagerung der unteren und mittleren Muschel gegen das Septum, so daß das Lumen der ganzen Nasenhöhle relativ gleichmäßig verengt wird. Außerdem wird ein Zurückweichen der nach medial verschobenen Wand wegen des Einsetzens und Verkeilens durch Rippenspäne verhindert. In gleicher Sitzung gelingt die Verschmälerung und Anhebung der Nase durch Implantation von Rippenspänen.

Das Vorgehen gestaltet sich also folgendermaßen:

1. Verschmälerung der Nasenhöhlen,
2. Entnahme von 2 Rippenspänen,
3. Korrektur der äußeren Nase durch Osteotomien und Implantation von Rippenspänen.

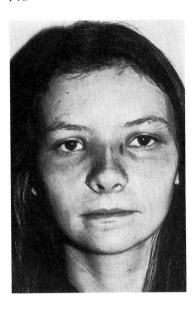

Abb. 3. Zustand nach Einstellen zweier Rippenknorpelspäne und Verschmälerung von äußerer und innerer Nase

Wird allerdings die Nasenschleimhaut während des Eingriffes eingerissen oder stärker traumatisiert, muß auf die Implantation von autogenem Rippenknorpel verzichtet und der Eingriff mehrzeitig geplant werden.

Zusammenfassung

Operative Möglichkeiten und Schwierigkeiten der Korrektur der nach Infektion wie Lues und Ozaena entstandenen, heute selten gewordenen Sattelnase werden erörtert. Zum Wiederaufbau des Septums und zur Verschmälerung der Nase werden dabei autologe Rippenknorpelspäne verwendet. Das operative Vorgehen wird an Fallbeispielen erläutert und demonstriert.

Literatur

1. Ballenger, W.L.: Diseases of the nose, throat and ear. Philadelphia: Lea and Febiger 1943
2. Brown, J.B., McDowell, F.: Plastic Surgery of the nose. Springfield, Illinois 1965
3. Cinelli, J.A.: The syphilitic nose. Larnygoscope 50, 520 (1940)
4. Denecke, H.J., Meyer, R.: Plastiken an Kopf und Hals. 1. Bd. Berlin-Göttingen-Heidelberg: Springer 1964
5. Diwan, V.S.: The depressed nose in leprosy. Brit. J. Plast. Surg. 21, 295 (1968)
6. Eckert-Möbius, A.: Mazierierte Knochenspongiosa als vielseitig verwendbares Implantationsmaterial. Z. HNO-Heilk. 2, 8 (1951)
7. Fomon, S., Bell, J.: Rhinoplasty. New Concepts. Springfield, Illinois 1970

8. Frühwald, V.: Korrektive Chirurgie der Nase, der Ohren und des Gesichtes. Wien: W. Maudrich 1952
9. Gillies, H.: Die Deformitäten der syphilitischen Sattelnase. Dtsch. Z. Chir. *250*, 379 (1938)
10. Hinsberg, V.: Operative Behandlung der Ozaena. Mschr. Ohr.-hk. *55*, 1269 (1921)
11. Jacobi, H.: Ozaena, ein ästhetisches und therapeutisches Problem. Kongreß Ästhet. Med., Wien 1960
12. Jayes, P.H.: L'operation de remplissage de Gillies dans le traitement de la difformite syphilitique du nez. Sem. Hop. Ann. (Chir. plast.) Paris *33*, 281 (1957)
13. Kopp, M.D.: Atrophic rhinitis in plastic surgery. Laryngoscope *50*, 510 (1940)
14. Lautenschläger, A.: Die Eingriffe am Ohr und an der Nase. In: Kirschner, M.: Allgemeine und spezielle chirurgische Operationslehre, Bd. 3/2. Berlin: Springer 1934
15. Meyer, R.: Rhinoplastik bei Ozaena. Arch. Ohr-, Nas.- u. Kehlk. hk. *180*, 781 (1962)
16. Mussinelli, F.: Problemi di rinoplastica in esiti mutilanti di tbs e di lue. Minerva Chir. Torino *78*, 742 (1963)
17. Rethi, A.: Operative treatment of the ozaena. J. Laryng. *62*, 139 (1948)
18. Walter, C.: Zur operativen Behandlung der Ozaena. HNO (Berlin) *6*, 122 (1957)
19. Walter, C.: Aesthetische Chirurgie der Nase. In: Gohrbandt, E., Gabka, J., Berndorfer, A. (Hrsg.): Handbuch der Plastischen Chirurgie, Bd. II, 34, 1. Berlin: de Gruyter & Co. 1973
20. Wolf, D.: Rhinoplasty and its relation to rhinology. Transact. Sect. Laryng. Otol. Rhinol. Amer. Med. Ass. *81* (1941)

Chronische Parotitis und Nervus facialis

M.E. Wigand und E. Eitschenberger, Erlangen

Zwei Fragen interessieren den plastisch-rekonstruktiv denkenden Parotisoperateur vorwiegend im Zusammenhang mit der chronischen Parotitis: a) Kann das Nervengeflecht bei entzündlichen-indurativen Prozessen präparativ erhalten werden, und b) gelingt im Entzündungsgebiet eine evtl. notwendige Facialisplastik zuverlässig. Anhand des Erlanger Krankengutes seit 1973 soll zu diesen Problemen Stellung genommen werden.

Die Tabelle 1 zeigt, daß der Prozentsatz von Eingriffen an der Parotisdrüse wegen chronischer Parotitis hinter den Tumorindikationen erheblich zurückbleibt. Natürlich verbergen sich hinter dieser Diagnose recht verschiedenartige Prozesse, die zur Operationsanzeige zwingen können: Die chronisch-rezidivierende Parotitis mit Spannungsschmerzen und Anschwellung, die chronisch-abscedierende Parotitis, ferner manche Sialoadenose und Sialoadenitis mit kosmetischer Indikation wegen häßlicher Gesichtsauftreibung (Abb. 1), ferner die Guanacline-Parotitis mit ihren unerträglichen lanzinierenden Schmerzen als Folge von Nebenwirkungen bestimmter Antihypertensiva — mit oder ohne Parotisschwellung —, schließlich die unbeherrschbaren Fisteleiterungen,

Tabelle 1. Parotischirurgie 1973–1977 (n = 210)

	Facialisrekonstruktion	
	ohne	mit
Trauma	0	3
Chronische Parotitis	47	2
Gutartige (Syn-) Sialome	37	2
Pleomorphes Adenom	63	7
Malignome	40	9
Total	187	23

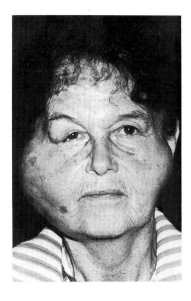

Abb. 1. Chronische Parotitis bei Lebercirrhose und Lues. Systemischer Befall aller Speichel- und Tränendrüsen

die besonders ungünstig bei der tuberkulösen Parotitis verlaufen. Vier unserer 49 Parotitisfälle waren tuberkulös.

Auf die Diagnostik der chronischen Parotitis braucht hier nicht eingegangen zu werden. Daß sich hierzu besonders die Sialographie eignet mit ihren typischen Befunden von diffusen, kleinfleckigen Gangektasien mit dem Bild des belaubten Baumes (Abb. 2a) bis hin zur Abbildung von Mikrokavernen mit Spiegeln von Kontrastmittel (Abb. 2b), ist allgemein bekannt. Daneben kommt der Nadelbiopsie und der präauriculären Probeexcision die höchste Aussagekraft zu (Tabelle 2). Diese sollte nach Möglichkeit die Falte vor dem Tragus zum Hautschnitt ausnutzen.

Aber neben den genannten Parotitiden im engeren Sinne können auch andere Ursachen zum entzündlich-narbigen Umbau des Drüsenstromas führen und bei evtl. notwendigen Eingriffen die gleichen operativen Probleme aufwerfen wie die chronische Parotitis, z.B. Traumen, Voroperationen oder die hochdosierte Bestrahlung (Tabelle 3, Abb. 3). Die im Folgenden besprochenen Facialisprobleme betreffen deshalb eine

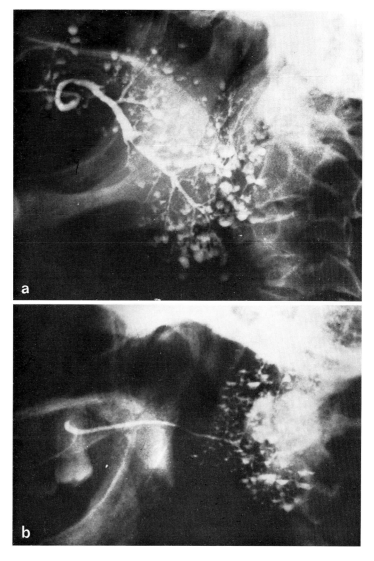

Abb. 2a, b. Sialografie bei chronischer Parotitis. a Diffuse kleinfleckige Gangektasien, b Mikrokavernen mit Spiegelbildung des Kontrastmittels

größere Zahl von Eingriffen, als in der ersten Tabelle unter chronischer Parotitis figurieren.

1. Die richtige Diagnose. In 11 von 210 Fällen einer Parotisoperation, das sind immerhin 5,2%, mußte postoperativ die histologische Diagnose der Probeexcision oder eines Schnellschnittes berichtigt werden. Darunter waren 5 Fälle von „Parotitis", die erst post festum als Malignom entlarvt wurden. Ganz offensichtlich ist die Technik der PE problematisch, andererseits bereitet die histologische Abgrenzung mancher Entzün-

Tabelle 2. Diagnostik bei chronischer Parotitis

Speichelchemie
Sialgraphie
Szintigraphie
Nadelbiopsie
Probeexcision

Tabelle 3. Ursachen bei Parotis-Fibrosen

Chronische Parotitis
Trauma
Voroperation (PE; Teilresektion)
Bestrahlung
Sialotoxica?

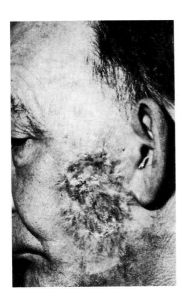

Abb. 3. Strahlennekrose der Haut und Fibrose der Parotisdrüse nach hochdosierter konventioneller Röntgentherapie

dungszellen gegenüber Malignomausläufern manchmal Schwierigkeiten. Auffällig ist, daß fast immer die postoperative Diagnose bösartiger lautete als die vorhergehende. Hinzuweisen ist ferner auf zwei Fälle von okkulten Parotiscarcinomen, die vor der Drüsenoperation wegen Facialislähmung bereits auswärts von plastischen Chirurgen mit Lidinlay und Gesichtsraffung behandelt worden waren; ein weiterer Fall war bei uns in Erlangen irrtümlich dekomprimiert worden.

Unbedingt gehört ein Lungenbild zur Diagnostik bei chronischer Parotitis: Einer unserer Tuberkulosefälle wurde nicht vom histologischen Befund, sondern erst nach 2jähriger auswärtiger Incisionsbehandlung vom Lungenbild her als spezifisch überführt. Auch ist an den Morbus Boeck zu erinnern, der sich am Mediastinalbefall zu erkennen geben kann. Ergänzend ist darauf hinzuweisen, daß 6 von 49 Parotitisfällen an einem manifesten Diabetes mellitus litten.

2. Die Nervenpräparation ist bei der Parotidektomie wegen chronisch-indurativer Parotitis deutlich erschwert gegenüber der üblichen Nervenfreilegung am Adenomknoten oder in einer gesunden Drüse. Sie ist bei der Erstoperation wegen Parotitis jedoch fast immer noch möglich, besonders, wenn man sich des Operationsmikroskopes bedient. Erst bei derben Verschwielungen infolge von Voroperation oder nach Lacerationen kann die Identifizierung von Nervenfasern aus Narbenfasern schier unmöglich werden.

Die Entscheidung, ob dann Drüsenreste zu belassen sind, oder besser eine Nervenläsion zu riskieren ist, kann schwierig werden, weshalb eine entsprechend weitgehende präoperative Aufklärung des Patienten wichtig ist. Nur zweimal mußte die Operation des Nerven aufgegeben werden, weil eine Nervenisolierung in der bioptisch als entzündet geltenden Drüse unmöglich war. Beide Male stellt sich hinterher die berichtete Diagnose Carcinom! Wenn die Nervenfasern rötlich statt weißlich, aufgequollen und filzig-derb übersponnen erscheinen, dann ist Gefahr im Verzuge, Mißtrauen geboten und evtl. eine erneute histologische Klärung abzuwarten.

Umgekehrt bedeutet die Belassung von entzündeten Drüsenresten stets die Gefahr von Fistelung und Verschwielung und eine Verschlechterung der Arbeitsbedingungen für den, der schließlich doch nachoperiert.

3. Alternativen zur Parotidektomie bei chronischer Parotitis wären aus diesen Gründen hocherwünscht. Nach der eigenen Erfahrung hat die Röntgentherapie keine zuverlässige Wirkung, sondern kann im Gegenteil u.U. die Beschwerden verstärken. Insbesondere ruft sie keine bleibende Sistierung der Speichelproduktion oder eine zuverlässige Entzündungshemmung hervor. Auch die Neurektomie des Jacobsonschen Nerven hatte bei uns keine ausreichend nachhaltige Wirkung, wenn sie auch vorübergehend die Speichelproduktion und den Guanacline-Schmerz in wenigen Fällen unterdrückte.

Dies war z.B. bei einer jungen Frau der Fall, die wegen eiternder Parotisfisteln 15mal voroperiert war, und bei der eine Gesichtslähmung ohne vitale Indikation jetzt keinesfalls riskiert werden sollte. So wurde die eigentlich indizierte Parotidektomie zurückgestellt, das war 1973. Als sie 1977 erneut in die Klinik kam, war ihr Problem inzwischen von anderer Seite gelöst worden: Sie erzählte, daß ein auswärtiger Kollege sie operiert habe. Nach ihrer Beschreibung wurde die Drüse mit Fascia lata eingehüllt und das Sekret mit einer eingepflanzten „Kalbsarterie" zum Mund hin abgeleitet. Sie hatte jetzt keine Fistel mehr und bot keinerlei Facialisparese und der Untersuchungsbefund war einwandfrei.

4. Die Möglichkeiten der Facialisnerven-Rekonstruktion sind bei narbig-indurierten Parotitiden manchmal eingeschränkt und die Schwierigkeiten der Nervenfindung, nach unseren Erfahrungen hingegen nicht durch die Entzündung selbst. So wurde auch niemals eine Facialisparese gesehen, die durch die chronische Parotitis verursacht worden wäre. In dem genannten Zeitraum 1973-1977 wurden immerhin 26 Nervennähte bzw. Nervenplastiken in der Parotis ausgeführt, davon 5mal unter Entzündungsbedingungen (Tabelle 4).

Siebzehn Fälle konnten nach entsprechender Zeit nachuntersuch werden: In acht Fällen konnte eine deutliche Reinnervierung bestätigt werden, viermal war sie fraglich,

Tabelle 4. Rekonstruktionen des Nervus Facialis (1973–1977 n = 27)

	Nervennaht	Transplantation
Keine Besserung	1	4
Geringe Reinnervation	1	3
Deutliche Reinnervation	2	6
Insgesamt nachuntersucht	4	13

fünfmal war die Plastik ergebnislos. Von den 8 positiven Fällen entfallen 2 auf Nerventransplantationen bei Parotidektomie wegen chronisch-fibrosierender Parotitis bzw. wegen abscedierender Parotitis. In dem voroperierten Schwielengebiet waren Einzeläste verlorengegangen. Die Zahlen sind natürlich zu klein, um bindende Schlüsse zu ziehen.

Auf eine besondere Möglichkeit der nervenplastischen Rehabilitation der Gesichtsmuskulatur ist hinzuweisen: Wenn man die peripheren Facialisäste im fibrosierten Gebiet nicht auffinden kann, sie gegebenenfalls reseziert werden, dann können die peripheren Stümpfe eines Transplantates ohne weitere Nervennaht direkt in die gelähmte Augen- oder Mundwinkelmuskulatur eingepflanzt werden. Eine solche Nervenimplantation führt nach eigenen tierexperimentellen Untersuchungen (Naumann et al.) sehr zuverlässig zur Bildung neuer motorischer Endplatten. Und auch Conley hat bestätigt, daß er in derartigen Fällen eine Nerv-Muskelimplantation für richtig hält. Ein bisher einziger eigener Fall ist noch zu frisch, um die Wirksamkeit des Verfahrens beurteilen zu können (Abb. 4).

Abschließend ist daran zu erinnern, daß sich die Parotitis sehr häufig bei Personen mit einem aufzehrenden Grundleiden findet. Auch unser Krankengut bestätigt diese

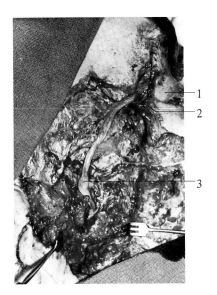

Abb. 4. Implantation eines Nerventransplantates in die Muskulatur des M. orbicularis oculi. 1 rechtes Auge; 2 Implantation im M. orbicularis oculi; 3 Naht des freien Nerventransplantates am proximalen Nervenstumpf

Regel. Ferner hat sich gezeigt, daß auch nachbarschaftliche Entzündungsherde im Bereich von Mund- und Nasenschleimhäuten eine bestimmende Rolle mitspielen können. Vor diesem Hintergrund ist die Bedeutung einer gut-nachbarlichen interdisziplinären Diagnostik bei chronischer Parotitis hervorzuheben, die der plastisch-rekonstruktiven Parotischirurgie immer vorausgehen sollte.

Literatur

1. Conley, J.: Persönl. Mitteilung 1973
2. Naumann, C., Hölldobler, G., Janzer, A., Wigand, M.E.: Neue motorische Endplatten im denervierten Gastrocnemius des Meerschweinchens nach Implantation freier Nerventransplantate. Arch. klin. ex. Ohr-, Nas.- u. Kehlk. Heilk. *194*, 367–371 (1969)

Trachealchirurgie – Chirurgie im infizierten Gebiet

H. Weerda und W. Merck, Freiburg/Br.

Die meisten Trachealstenosen entstehen durch Langzeitbeatmung oder zu hohe Tracheotomie. Wir finden deshalb häufig entzündlich veränderte Kehlkopf- und Trachealschleimhäute mit pathologischer Keimbesiedlung. Das heißt für uns:
   Chirurgie an der offenen Trachea ist septische Chirurgie.
1. Wir haben die von 44 Patienten routinemäßig wöchentlich durchgeführten 178 Trachealabstriche des letzten halben Jahres ausgewertet (Tabelle 1). Nur in 26 Abstrichen – d.h. in ca. 15% – fanden sich keine pathologischen Keime. Fünf Abstriche waren postoperativ entnommene Abstriche, das Operationsgebiet und besonders die Trachea waren hier vor der Operation nochmals ausgiebig mit Betaisodona (Polyvinylpyrrolidon-Jod; Povidone-iodine) gereinigt worden. Die letzten fünf Antibiotica der Tabelle 1 wurden nur bei Resistenz aller anderen getestet. *Gentamycin* hatte mit 69% den günstigsten Wirkungsgrad gegenüber allen Problemkeimen, bei Gram-positiven Keimen lag der Wirkungsgrad bei 84%, im Gram-negativen Bereich bei 58%. Waren lediglich Gram-positive Keime vorhanden, so waren Oxacillin, Cephalotin und Chloramphenicol mit einem Wirkungsgrad bei 85% einsetzbar, bei Gram-negativen Keimen war Polymyxin mit 65% weitaus am sichersten. Alle anderen Antibiotica lagen für Problemkeime unter der 50%-Grenze (Kopp et al., 1975).
2. Wir haben an der Kaninchentrachea eine Reihe von Problemen der Wundheilung untersucht und fanden, daß dünne, resorbierbare und monofile Fäden wesentlich bessere Ergebnisse als nicht resorbierbare und geflochtene Fäden brachten. Neben starker Granulationsgewebebildung um Polyesterfäden (Abb. 1a und c) fanden wir

Tabelle 1. Keimspektrum und Antibiogramm von 178 Trachealabstrichen bei 44 Patienten

		Antibiotica							
		Anzahl der Keime	Erythromycin	Lincomycin	Oxacillin	Penicillin	Ampicillin	Carbenicillin	Cephalosporin
	Keime								
Gram-positiv	Staph. aureus	74	27	32	69	3	2	25	69
	Staph. albus	14	7	8	12	2	2	4	9
	Haemolys. Streptokokken	7	7	7	7	7	7	7	7
	Enterokokken	6	5	–	–	4	5	6	1
	Corynebacterien	5	5	5	4	5	5	5	4
	Summe Gram. +	106	51	52	92	21	21	47	90
Gram-negativ	Escherichia Coli	8					2	5	4
	Klebsiella pneu.	42					1	1	17
	Enterobacter	22					1	10	2
	Proteus mirab.	17					4	4	11
	Proteus morgagni	2					–	2	–
	Proteus vulgaris	3					1	2	1
	Serratia marcescens	17					–	8	1
	Pseudomonas	45					–	36	–
	Summe Gram. –	156					9	68	36
	Summe Gram. ±	262					30	115	126
	Sonstige	27							
	Candida	14							
	ohne Befund	26							

eine Epitheleinwanderung entlang der Stichkanäle und Abscesse um die Fäden (Abb. 1b und c), die sich zum Teil noch nach eineinhalb Jahren nachweisen ließen (Weerda et al., 1974; Zollinger, 1962). Resorbierbare Nahtmaterialien zeigten einen Rückgang von Bindegewebe und der chronischen Entzündung mit zunehmender Resorption des Chromcatguts (Abb. 1d). Da synthetische resorbierbare Fäden zu langsam resorbiert werden, verwenden wir heute für die lumennahe Naht dünne Chromcatgutfäden.

3. Für die Infektionsanfälligkeit eines Knorpeltransplantates spielt sicher auch die Qualität des Lagers eine Rolle (Abb. 2).

Trotz Infektionsprophylaxe müssen wir immer mit Mißerfolgen durch Infektionen rechnen; hier einige Beispiele solcher „Mißerfolge":

Bei einem 16jährigen Jungen mit Polytrauma fand sich nach Langzeitbeatmung eine ca. 4 cm lange Stenose, die einen Durchmesser von 3 mm an der engsten Stelle hatte.

Tetracyclin	Chlorampenicol	Gentamycin	Sulfonamide	Sulfo-Trimetaprin	Kanamycin	Polymyxin	Nitrofurane	Nalidixinsäure	Amikacin	Sisomycin	Tobramycin	Minocyclin	Cephazolin
23	69	73	23	26	3	1	2	–	1	1	1	–	–
3	4	7	5	6	–	–	–	–	–	–	–	–	–
7	7	5	7	7	–	–	–	–	–	–	–	–	–
–	6	–	–	6	–	–	–	–	–	1	1	–	–
5	4	4	3	5	3	1	–	–	–	–	–	–	–
38	90	89	38	50	6	2	2	–	1	2	2	–	–
4	7	8	4	5	6	7	1	1	–	–	–	–	–
16	15	15	15	18	14	41	1	1	17	4	2	–	3
10	14	19	10	18	12	15	1	1	1	1	1	–	–
1	4	4	3	8	3	–	–	–	5	2	1	–	5
1	1	–	2	2	1	–	–	–	–	–	–	–	–
1	1	2	2	3	1	–	–	–	–	–	–	–	–
12	9	11	8	–	1	–	–	–	1	–	–	1	–
4	2	35	13	5	1	39	1	–	6	3	4	1	–
49	53	91	58	70	46	102	4	3	30	10	8	2	8
87	143	180	96	120	52	104	6	3	31	12	6	2	8

Nach Kornmesser-Plastik (Kornmesser, 1969, 1970) mit Rinnenbildung (Abb. 3 a, b) und Silikonrohreinlage[1] kam es zur Absceßbildung beiderseits mit einer langzeitigen Sezernation aus den beiden lateral der Rinne liegenden Wunden. Der Patient zeigte eine starke Neigung zur Tracheitis mit Borkenbildung (Abb. 3a und b). Merthiolatkonservierter Bankknorpel zur Erhöhung der Seitenwände wurde zum Teil nekrotisch und abgestoßen (Abb. 4a →). Knorpelstücke, die zur gleichen Zeit in einen vorgeschnittenen Lappen zur späteren Rinnendeckung implantiert wurden, heilten reizlos ein (Abb. 4b ⇗).

Beim Verschluß 12 Wochen nach der ersten Operation kam es zu drei kleineren Nahtdehiszenzen (Abb. 5 ↑). Wir fanden nach 5 Monaten stabile Wandverhältnisse und

---

[1] Fa. B. Braun, Melsungen,
Fa. A. Krauth, Hamburg.

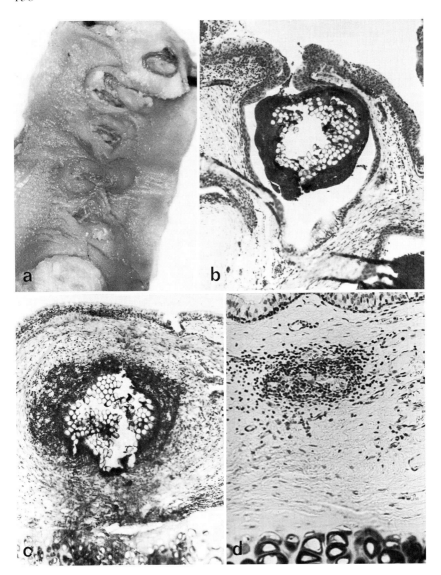

Abb. 1a–d. Experimentelle Untersuchungen zum Nahtproblem der Kaninchentrachea, a Granulationsgewebe und Abstoßung der Polyesterfäden am 30. postoperativen Tag, b Einwachsen von Epithel bei im Lumen liegendem Polyesterfaden (4-0 Mersilene, Fa. Ethicon, Hamburg) (30. Tag), c Starke bindegewebige Einkapselung und Mikroabsceß um einen Polyesterfaden (100. Tag), d Verschwinden der Entzündungszellen und des unreifen Bindegewebes um einen 4-0 Chromcatgutfaden (4-0 Mersilene, Fa. Ethicon, Hamburg) (120. Tag)

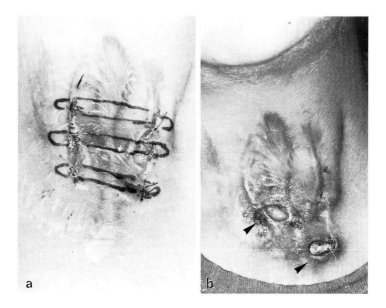

Abb. 2a, b. Narbig veränderte, instabile Trachealvorderwand; Zustand 5. Tag nach Knorpelimplantation. In Hauttunnel eingebrachte Bankknorpel eitern zum Teil wieder heraus

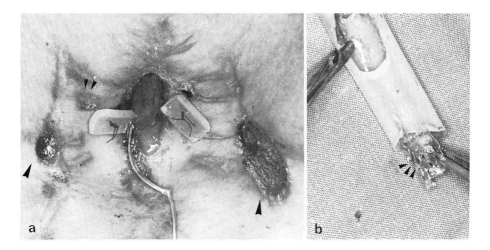

Abb. 3a, b. Trachealplastik nach Kornmesser (Mit Matratzennähten gesicherte Silikonrohreinlage. Unterhalb des Tracheostoms Haltefaden der Rohrklappe). → Abszeß mit Fistelbildung, ⇉ Granulombildung um monofilen Haltefaden, ⇛ Borken im Silikonrohr

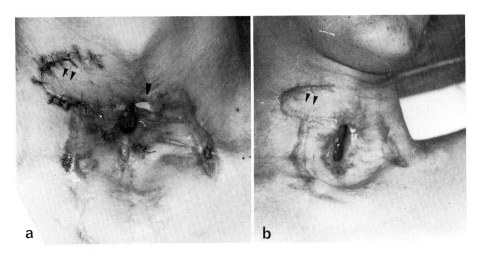

Abb. 4. Rinnenranderhöhung mit Bankknorpel: ⟶ Nekrosen und Abstoßung eines Teils der Knorpel, ⇉ Reizlos eingeheilter Merthiolatknorpel im vorgeschnittenen Schwenklappen

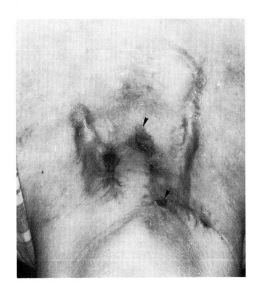

Abb. 5. Zustand nach Trachealverschluß: Nahtdehiscenzen mit sekundärer Wundheilung

ein weites Lumen. Der Atemwegswiderstand von 18 mm H_2O/l u. sec. war annähernd normal (Schumann et al., 1976).

Bei einer 45jährigen Patientin implantierten wir autologen Rippenknorpel (Abb. 6a) zur Stützung der Seitenwände und caudal einen Knorpel für die spätere Rinnendeckung (→, Abb. 6b). Nur der caudale Knorpel infizierte sich und wurde abgestoßen, im Abstrich der Trachea hatten wir vorher resistente Pseudomonas aeruginosa gefunden, die auch hier nachweisbar waren. Wir verwandten dann Ohrknorpel zur Stützung der Vorderwand. Nach einer Narbenkorrektur ein halbes Jahr nach der letzten Operation

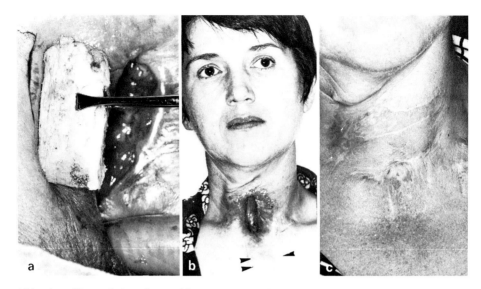

Abb. 6. a Rinnenbehandlung, Abstützung der Trachealwände mit autologem Rippenknorpel, b Der zur Verstärkung der späteren Vorderwand implantierte caudale Knorpel (➔) abscediert und wird nach einiger Zeit abgestoßen, c Zustand nach Abschluß der Behandlung

(Abb. 6c) fanden sich stabile Wandverhältnisse, ein weites Lumen und ein Atemwegswiderstand von 20,2 mm H_2O/l u. sec.

Bei einer 12jährigen Patientin hatte nach zu hoher Tracheotomie wegen einer Sepsis und Langzeitbeatmung eine Perichondritis Ringknorpel und Kehlkopfknorpel zum Teil zerstört. Es fand sich kaum noch ein Lumen. Das bis zum Zungenbein reichende Knorpelkonglomerat wurde gespalten und autologe Rippe als Platzhalter mit Drahtnähten fixiert (Abb. 7a). Unter dieser Rippe wurde die neue Rinne mit Halshaut ausgekleidet. Trotz Pseudomonasnachweis heilten die Wunden reizlos (Abb. 7b). Zwölf Wochen später wurde die Rinne geschlossen, die Vorderwand wurde auch hier durch Verwendung von Ohrknorpel (Abb. 7c) verstärkt. Der Ohrknorpel wurde trotz gezielter Antibioticaprophylaxe zum Teil nekrotisch, die Wunde eiterte über längere Zeit aus zwei Fisteln. Zwei Monate später fanden sich dann annähernd reizlose Narben (Abb. 7d), das Lumen hatte einen Durchmesser von ca. 10 mm, der Atemwegswiderstand betrug 27,2 mm H_2O/l u. sec.

Zusammenfassung

Trachealchirurgie ist septische Chirurgie. Für die hohe Rate von Wundheilungsstörungen sind verantwortlich:

1. Anwesenheit von pathogenen Keimen.
2. Wahl ungeeigneter Nahtmaterialien.
3. Schlechte Lagerleistung des voroperierten Gewebes bei Implantation von Knorpel.

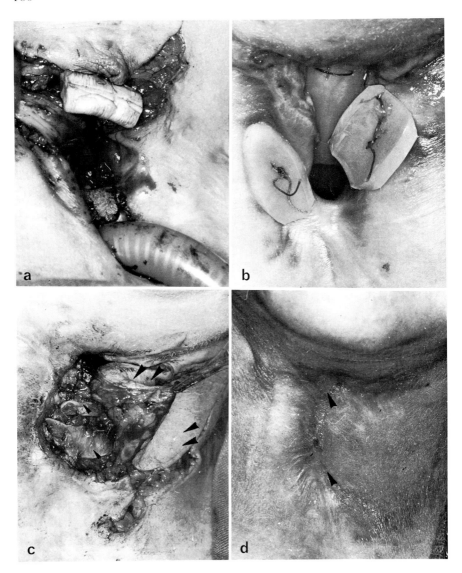

Abb. 7a–d. Rekonstruktion von Kehlkopf und oberer Trachea. **a** Autologer Rippenknorpel als Platzhalter, **b** Zustand nach Epithelisierung der Rinne (Silikonrohr mit Matratzennähten gesichert), **c** Innendeckung der Vorderwand mit einem ohrknorpelverstärkten (⟶) Türflügellappen. Die äußere Deckung wird mit einem Rotationslappen durchgeführt (⇉), **d** Zustand nach Abschluß der Behandlung: ⟶ sekundäre Heilung

Literatur

1. Kopp, K., Vogt, Th., Vogel, W.: Art und Wandel der Bakteriologie von Trachealabstrichen bei Beatmungspatienten auf einer Intensivstation. Kongreßband 15. Bremen: Zentraleuropäischer Anaestesiekongr. 1975
2. Kornmesser, J.: Zur Chirurgie der kollaren Trachea. Medizin. Habil.-Schrift, München 1969 und Fortschr. Med. *88*, 1272 (1970)
3. Weerda, H., Grüntjens, L., Petersen-Mahrt, I.: Die Naht am Tracheo-Bronchialbaum. Langenbecks Arch. klin. Chir. *336*, 91–102 (1974)
4. Weerda, H., Grüntjens, L., Petersen-Mahrt, I.: Nahtmaterial und Cortison in der Trachealchirurgie. Laryng. Rhinol. *53*, 181–187 (1974)
5. Weerda, H., Lange, G.: Die Chirurgie der zervikalen Trachea. Prax. Pneumol. *28*, 1007–1016 (1974)
6. Zollinger, H.: Die Wundheilung vom Standpunkt der pathologischen Anatomie. Helv. chir. Acta *29*, 181 (1962)

Zur Problematik von Infektionen in der plastisch-rekonstruktiven Tumorchirurgie des Hypopharynx und cervicalen Ösophagus

W. Draf, Mainz

Die Infektion war für Sörensen bei plastisch-rekonstruktiven Tumoroperationen des Hypopharynx und cervicalen Ösophagus die Ursache der „verhältnismäßig hohen Mortalität", wie er 1930 in seiner Monographie schreibt. Das Zeitalter der Antibiotica brachte eine grundsätzliche Wandlung. Andererseits sind durch die Zunahme von Allgemeinerkrankungen wie Diabetes und Arteriosklerose neue Probleme entstanden. Darüber hinaus zeigen resistente Keime die Relativität des Erfolgs der Antibiotica.

Für den Tumorchirurgen ergibt sich die Konsequenz, die Antibiotica nicht als Eckpfeiler, sonder als Hilfsmittel seiner operativen Planung anzusehen.

Als *Ursachen für eine Infektion* nach Eingriffen am Laryngopharynx und Ösophagus kommen *lokale* und *allgemeine Faktoren* in Betracht (Tabelle 1).

Tumoren des Laryngopharynx entwickeln sich in einer von physiologischer Bakterienflora besiedelten Region und sind häufig mit Problemkeimen *superinfiziert*.

Intraoperativ ist eine *Kommunikation des Halsweichteilwundgebietes mit dem infizierten Pharynx* unvermeidlich. Eine präoperativ erforderliche *Tracheotomie* ist als weitere Infektionsursache anzusehen, falls der Wundkanal nicht – wie von Sörensen sowie Denecke empfohlen – primär epithelisiert wird.

Schließlich bringt die *Strahlentherapie* durch Reduktion der Gewebsdurchblutung (Patterson et al.) eine erhöhte Nekrose- und Infektionsgefahr mit sich.

Eine mit den Fortschritten der inneren Medizin zunehmende Rolle für die Entstehung von Infektionen spielen die genannten *Allgemeinerkrankungen*.

Tabelle 1. *Infektionsursachen* in der *Chirurgie* des *Laryngopharynx* und *Ösophagus*

Allgemein
1. Diabetes mellitus
2. Arteriosklerose
3. Leber- und Nierenerkrankungen

Lokal
1. Tumorinfektion
2. Kommunikation Pharynx-Halsweichteilwundgebiet
3. Präoperative Trachetomie
4. Strahlentherapie

Während der *protrahierte Heilverlauf* als *Folge der lokalen Infektion* vom Arzt und Patienten in erster Linie Geduld verlangt, ist die *Arrosionsblutung* primär oder sekundär lebensbedrohlich. Darüber hinaus entstehen nach Infektionen *Schrumpfungsvorgänge* im Gewebe *mit Funktionseinschränkungen* (Tabelle 2).

Deshalb ist es zweckmäßig, durch eine Reihe von *prophylaktischen Maßnahmen* lokalen Infektionen vorzubeugen (Tabelle 3).

Wichtigster Punkt ist die zuverlässige *Epithelisierung der Wundflächen*. Diese kann nur in nicht bestrahlten Fällen durch einfache lokale Weichteilverschiebungen erfolgen. Radiierte Haut ist im Zweifelsfall zu verwerfen und durch großzügige Anwendung von außerhalb des Strahlenfeldes gelegenen *Transpositionslappen* zu ersetzen. Die Notwendigkeit der *Lappenautonomisierung* ist im Einzelfall abzuwägen.

Von der Größe des Tumors, dem Ausmaß der plastisch-rekonstruktiven Maßnahmen und dem Allgemeinzustand sollte es abhängig gemacht werden, ob *Tumorentfernung* und *Rekonstruktion des Speiseweges* besser *ein- oder zweizeitig* durchzuführen sind.

Die Einlage von *Saugdrainagen* sichert die Einheilung von Transpositionslappen auf der Unterlage und verhindert die Bildung von Hohlräumen mit nachfolgenden Infektionen und Nekrosen.

Die von Klemm zur Behandlung der Osteomyelitis empfohlene *lokale Antibioticaapplikation von Gentamycin-PMMA-Kugeln* erproben wir im Kopf- und Halsbereich in Fällen mit erhöhtem Infektionsrisiko (Abb. 1). Der bisherige Eindruck ist positiv.

Bei Gefahr einer infektionsbedingten Carotisarrosionsblutung ist die *Gefäßprotektion* ein wichtiger Teil des Eingriffs.

Die *Indikation zur Protektion der A. carotis* (Conley, Denecke) ist *prophylaktisch* gegeben (Tabelle 4), wenn Mundhöhle oder Pharynx in größerer Ausdehnung in das Operationsgebiet miteinbezogen sind, wenn es zu einer Verletzung der A. carotis kam oder tumorbedingt die Adventitia mitentfernt werden mußte.

Weiterhin ist sie nach Vorbestrahlung und ggf. bei geplanter Nachbestrahlung sowie bei allgemein erhöhter Infektionsgefahr empfehlenswert.

Therapeutisch sollte man sich bei Wundheilungsstörungen (Tabelle 5) nicht zu spät zur Gefäßrevision entschließen und zwar

Tabelle 2. Folgen einer lokalen Infektion

1. Protrahierter Heilverlauf
2. Gefäßarrosionsblutung
3. Funktionseinschränkung

Tabelle 3. Chirurgische Infektionsprophylaxe

1. *Zuverlässige Epithelisierung*
    1.1. Bestrahlte Haut nicht verwendbar
    1.2. Transpositionslappen
    1.3. Lappenautonomisierung
2. *Ein-* oder *zweizeitige* Operation
3. *Saugdrainage* (Redon)
4. Einlage von *Gentamycin-PMMA-Kugeln*
5. *Gefäßprotektion*

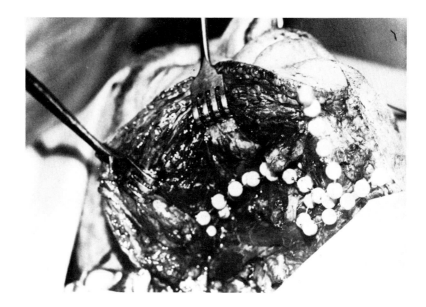

Abb. 1. Zustand nach Pharynx- und Unterkieferteilresektion. Nach Verschluß des Mundbodens und des Pharynx Einlegen einer Gentamycin-PMMA-Kugelkette

1. bei einer großen Pharynxfistel,
2. bei ausgedehnten Nekrosen und
3. bei ausgeprägter atheromatöser Reaktion im Stiel eines Transpositionslappens.
   Conley empfielt folgende *Techniken der Carotisprotektion* (Tabelle 6):

Tabelle 4. Indikation zur Carotisprotektion prophylaktisch

1. Einbeziehung von Mundhöhle oder Pharynx
2. Carotisverletzung
3. Entfernung der Adventitia
4. Nach Vorbestrahlung
5. Ggf. bei geplanter Nachbestrahlung
6. Bei erhöhter Infektionsgefahr
   (z.B. Diabetes mellitus)
   Lebererkrankungen

Tabelle 5. Indikation zur Carotisprotektion therapeutisch (Revision) bei Wundheilungsstörungen

1. Große Pharynxfistel
2. Ausgedehnte Nekrosen
3. Bei extremer Atherombildung

Tabelle 6. Möglichkeiten der Carotisprotektion

1. *Verlagerung in eine Muskeltasche*
   1.1. Levator scalpulae
   1.2. Constrictor pharyngis
2. *Muskellappentransposition*
   2.1. Levator scalpulae
   2.2. Scalenus Muskulatur
   2.3. Infrahyoidale Muskulatur
3. *Dermalappen, Fascia lata*
4. *Hauttranspositionslappen*

1. die *Verlagerung* des Carotis-externa-Stumpfes, der am meisten gefährdet ist, *in eine Muskeltasche*, entweder des Levator scapulae oder des Constrictor pharyngis (Abb. 2).
2. Die Deckung der A. carotis mit Hilfe von *Muskeltranspositionslappen*. Verwendbar sind der M. levator scapulae, die Scalenusmuskulatur und Teile der infrahyoidalen Muskulatur (Abb. 3).
3. Die Anwendung *autologer freier Transplantate* wie Dermalappen oder Fascia lata. Sie ist nur bei ausreichender Blutversorgung der Unterlage empfehlenswert.
4. *Hauttranspositionslappen*. Sie sind nach Denecke am sichersten, allerdings auch aufwendig. Die Problematik sei mit einigen Beispielen veranschaulicht.

Übersteigt das Ausmaß der Hypopharynxresektion 10 cm nicht und ist der Patient nicht vorbestrahlt, hat sich uns die *einzeitige Hypopharynxrekonstruktion* nach Loré bewährt (Abb. 4a).

Dabei werden die Hinterwand des neuzubildenden Speiseweges durch einen vom Oberschenkel gewonnen und auf die Wirbelsäule aufgenähten Dermallappen, die vorderen und seitlichen Begrenzungen durch einen muskulären, nach caudal verschobenen Zungengrundlappen rekonstruiert. Abb. 4b zeigt den auf die Fascia prae-

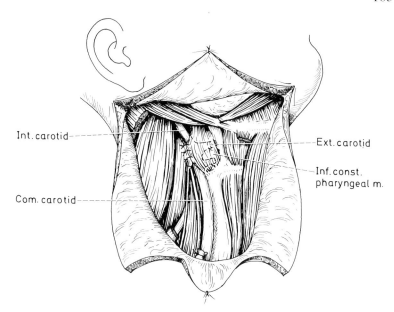

Abb. 2. Protektion des Carotis-externa-Stumpfes mit dem M. constrictor pharyngis (aus Conley, s. Literatur)

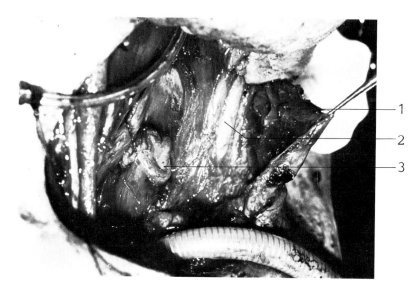

Abb. 3. Zustand nach Laryngo-Pharyngektomie. Protektion der Gefäßscheide links mit Hilfe der infrahyoidalen Muskulatur. 1 Muskellappen, 2 Gefäßscheide, 3 Ösophagusstumpf

vertebralis aufgenähten Dermallappen (1), die Carotis interna (2) und an den Klemmen den durch fischmaulartige Incision präparierten Zungenlappen (3).

Drei Wochen nach der Operation Entlassung des Patienten. Schluckakt ungestört (Abb. 4c).

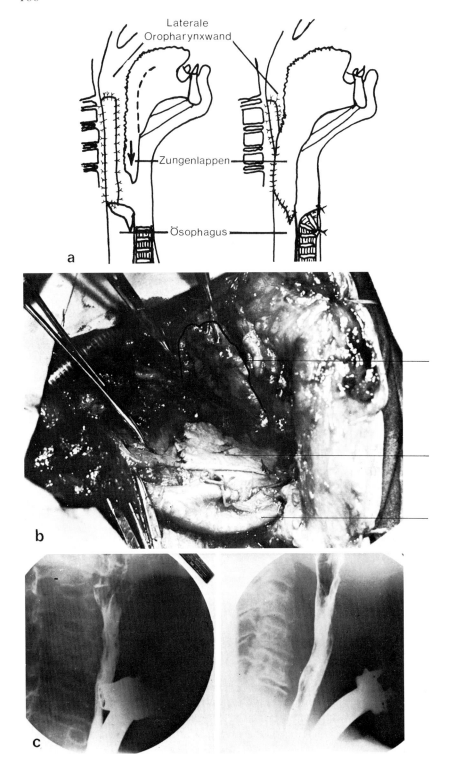

Bei einem 51jährigen Patienten mußten wir 7 Jahre nach der Laryngektomie mit Nachbestrahlung wegen eines schmerzhaften Tumorrezidivs des cervicalen Ösophagus die Resektion des Hypopharynx und des oberen Speiseröhrenanteils vornehmen.

Auf Abb. 5a ist das Resektionsausmaß mit den beiderseits der Wirbelsäule freiliegenden Carotiden sichtbar. Cranial der Zungengrund.

In gleicher Sitzung erfolgte die *Rekonstruktion des Hypopharynx mit einem deltopectoralen Lappen* (Abb. 5b). Die Halshaut wurde trotz der vorangegangenen Bestrahlung zur äußeren Deckung verwandt, da sie während des Eingriffes keinerlei Ernährungsstörungen zeigte.

Während der Transpositionslappen gut einheilte, kam es postoperativ zu einer Nekrose der vorbestrahlten äußeren Halshaut. Eine 8 Tage später auftretende Carotisarrosionsblutung links konnte durch Unterbindung der Carotis communis, glücklicherweise ohne schwerwiegende Folgen für den Patienten, beherrscht werden (Abb. 5c). Durch konservative Maßnahmen kam es zur Reinigung des Wundgebietes.

Dann Autonomisierung eines deltopectoralen Lappens auf der linken Seite. In einem weiteren Eingriff Schaffung der Pharynxinnenauskleidung durch Kipplappen und Einnähen des deltopectoralen Lappens (Abb. 5d).

In der letzten Sitzung wurde durch den Lappenstiel die gesamte vordere Halshaut ersetzt (Abb. 5e). Vier Wochen später zufriedenstellendes Schluckvermögen (Abb. 5f).

Dieser Fall verdeutlicht einmal mehr, daß bestrahlte Haut nicht für plastisch-rekonstruktive Maßnahmen verwendet werden sollte.

Die Problematik von Strahlentherapie und Infektion zeigt ein 45jähriger Patient (Abb. 6a). Nach der Laryngektomie und Pharynxteilresektion mit anschließender Telekobaltnachbestrahlung resultierte das Bild des „crippled oropharynx". Die erforderliche tägliche Bougierung wurde vernachlässigt, so daß es bei einer gewaltsamen Aufdehnung nach längerem Intervall zur Hypopharynxperforation mit nachfolgender Mediastinitis kam. Die Mediastinitis konnte durch intensiv-pflegerische Maßnahmen und Drainage des Mediastinums beherrscht werden. Zurück blieb eine große Hypopharynxfistel.

Nach Resektion der äußeren Halshaut, Aufsuchen und Excision des narbig obliterierten Hypopharynx erfolgte die Pharynx-Ösophagus-Rekonstruktion mit Hilfe eines deltopectoralen Lappens (Abb. 6b).

Die äußere Halshaut wurde durch einen *thoraco-achromialen Lappen* rechts ersetzt (Abb. 6c).

Abb. 6d zeigt den Patienten 4 Jahre nach der Hypopharynxrekonstruktion. Schluckakt zufriedenstellend (Abb. 6e).

In bestimmten Fällen ist der von vornherein geplante *zweizeitige Eingriff* der risikolosere und letztlich auch der schnellere Weg.

Bei einem anderen Patienten (Abb. 7a–e) war ein Jahr zuvor die Laryngektomie wegen eines äußeren Kehlkopfcarcinoms erfolgt. Ein Tumorrezidiv im Hypopharynx erforderte eine ausgedehnte Pharynx-Ösophagus- und Tracheanachresektion.

◄ **Abb. 4. a** Einzeitige Hypopharynxrekonstruktion nach Loré (aus W. Draf, s. Literatur), **b** Hypopharynxrekonstruktion nach Loré. 1 auf die Fascia prävertebralis aufgenähter Dermallappen, 2 Carotis interna, 3 Zungengrundlappen, **c** Ösophagusbreipassage 1/4 Jahr postop. Einwandfreie Passage

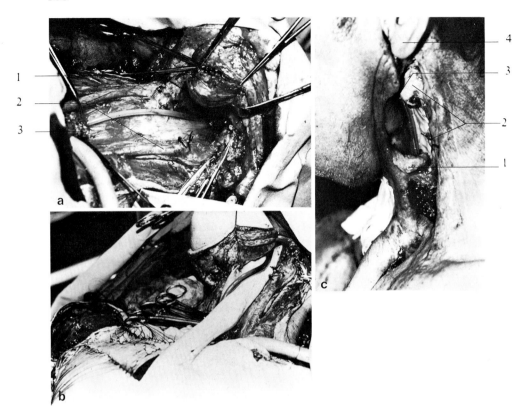

Abb. 5. a Zustand nach ausgedehnter Pharynxresektion. 1 Zungengrund, 2 beiderseits freiliegende A. carotis communis, 3 Ösophagusstumpf, **b** Deltopectoraler Lappen zur Rekonstruktion des Pharynx teilweise eingenäht, **c** Ausgedehnte Nekrose der äußeren Haut (s. Text). 1 Stumpf des deltopectoralen Lappens, 2 Carotis-interna-Stümpfe, 3 Zungengrund, 4 Ohrläppchen

Beide Carotiden mußten auf breiter Strecke freigelegt und eine größere Fläche der äußeren Halshaut geopfert werden (Abb. 7a). Deshalb nach Entfernung des Tumors Protektion der großen Gefäße und Aufbau der Hypopharynxhinterwand mit Hilfe eines deltopectoralen Lappens, Anlegen eines Pharyngostomas (Abb. 7b).

In zweiter Sitzung Bildung des Hypopharynx und cervicalen Ösophagus durch Einrollen des entsprechend umschnittenen Brustlappens ohne Tangierung der großen Gefäße (Abb. 7c).

Epithelisierung des äußeren Halses durch einen weiteren deltopectoralen Lappen der anderen Seite (Abb. 7d). Fünf Wochen später nach komplikationsloser Heilung einwandfreier Schluckakt (Abb. 7e).

Bemerkenswerterweise erlernte der Patient wegen des relativ großen Windkessels trotz des ausgedehnten Eingriffs die vorher bereits gut beherrschte Ösophagusersatzstimme wieder.

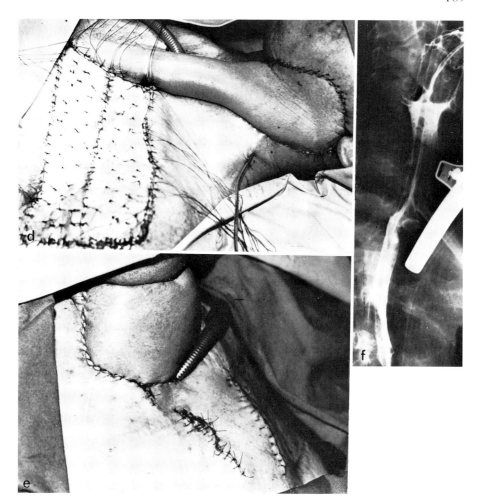

Abb. 5. d Zustand nach Verschluß des Pharynx durch Kipplappen und Einnähen eines deltopectoralen Lappens, e Rekonstruktion der gesamten äußeren Halshaut durch den Stiel des deltopectoralen Lappens, f Ösophagusbreipassage 12 Wochen nach der Operation

Die Tumorchirurgie des Hypopharynx und cervicalen Ösophagus ist Chirugie im infizierten Gebiet. Die plastisch-rekonstruktiven Maßnahmen zur Wiederherstellung der Funktion einschließlich der Gefäßprotektion stellen gleichzeitig eine chirurgische Infektionsprophylaxe dar. Den konservativen Behandlungsmaßnahmen – auf die wir nicht näher eingehen konnten – kommt ebenfalls ein wichtiger Stellenwert zu. Nur wenn das operative Vorgehen der individuellen Situation angepaßt wird, läßt sich eine befriedigende Rehabilitation erreichen.

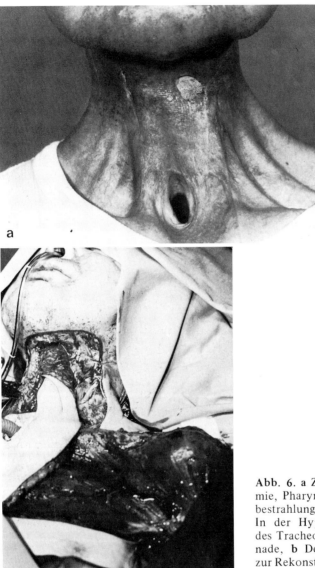

Abb. 6. a Zustand nach Laryngektomie, Pharynxteilresektion und Nachbestrahlung. „Crippled oropharynx". In der Hypopharynxfistel oberhalb des Tracheostomas liegt eine Tamponade, **b** Der deltopectorale Lappen zur Rekonstruktion des Hypopharynx und cervicalen Ösophagus ist teilweise eingenäht

Zusammenfassung

Die plastisch-rekonstruktive Tumorchirurgie des Hypopharynx und cervicalen Ösophagus ist Chirurgie im infizierten Gebiet. Die plastisch-rekonstruktiven Maßnahmen einschließlich der Protektion der großen Gefäße stellen die chirurgische Infektionsprophylaxe dar. Ein- bzw. zweizeitiges Vorgehen ist im Einzelfall gegeneinander abzuwägen. Die Einlage von Gentamycin-PMMA-Kugeln wird erprobt. Der erste Eindruck

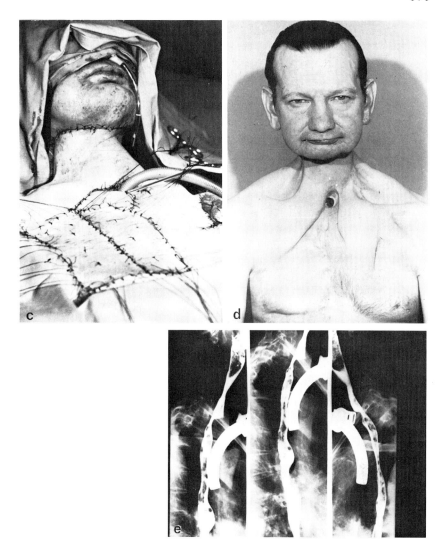

Abb. 6. c Deckung des äußeren Halses mit einem thoracoachromialen Lappen, rechts, **d** Der Patient 4 Jahre nach der Hypopharynxrekonstruktion. Beachte: die Lappenentnahmestellen sind kaum mehr sichtbar, **e** Ösophagusbreipassage, zufriedenstellende Passage

ist positiv. Anhand von Beispielen wird auf operationstechnische Details eingegangen. Von großer Bedeutung sind auch die konservativen postoperativen anti-infektiösen Maßnahmen.

Die hier gezeigten Kontrastmitteldarstellungen des Ösophagus wurden uns freundlicherweise von Herrn Professor Dr. Kutzner und Herrn Professor Dr. Georgi vom Institut für Strahlenheilkunde der Universität Mainz (Direktor: Professor Dr. L. Diethelm) angefertigt und zur Verfügung gestellt.

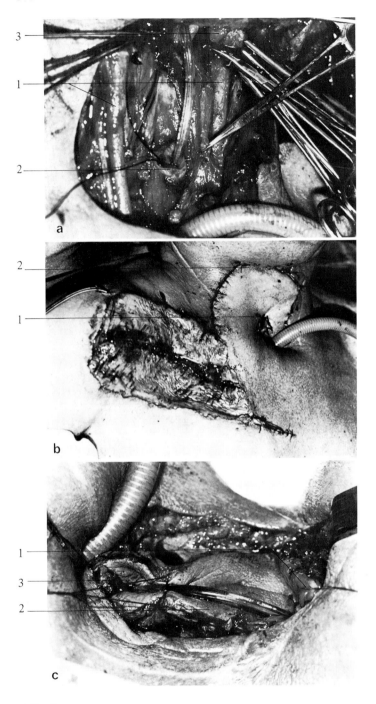

Abb. 7a—c

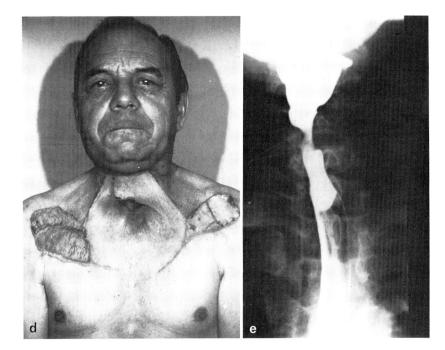

Abb. 7. a Situs nach Hypopharynx-, Ösophagus- und Tracheanachresektion mit weiter Resektion der äußeren Haut. 1 die beiderseits freiliegende Carotis, 2 Ösophagusstumpf, 3 Zungengrund, b Deltopectoraler Lappen von rechts zur Rekonstruktion der Hypopharynxhinterwand und Protektion der Gefäße eingenäht. 1 Ösophagostoma, 2 Hypopharyngostoma, c Zweite Sitzung, nach türflügelartiger Umschneidung der Haut Bildung des neuen Hypopharynx. 1 Zungengrund, 2 teilweise eingerollter Hypopharynx, 3 Anastomose am Ösophagusstumpf, d Der Patient 4 Wochen nach der zweiten Sitzung, e Breipassage: einwandfreier Schluckakt. Der weite Ösophagus stellt einen guten Windkessel für die Wiedererlernung der Ösophagusersatzstimme dar

Literatur

1. Conley, J.J.: Carotid artery protection. Arch. Otolaryng. *75*, 530 (1962)
2. Denecke, H.J.: Fehler und Gefahren bei der Tracheotomie. Arch. klin. exp. Ohr.-, Nas.- u. Kehlk. Heilk. *199*, 393 (1971)
3. Denecke, H.J.: Plastische und rekonstruktive Chirurgie des Halses (Teil II). In: Gohrbandt, Gabka, Berndorfer (Hrsg.): Handbuch der Plastischen Chirurgie. Bd. II, 3. Teil. Berlin-New York: De Gruyter 1973
4. Draf, W.: Einzeitige Hypopharynxrekonstruktion nach Laryngopharyngektomie. Laryng. Rhinol. *54*, 572 (1975)
5. Lore, J.M., jr.: Total reconstruction of the hypopharynx with tongue flap and dermal graft. Ann. Otol. (St. Louis) *83*, 1 (1974)
6. Patterson, T.J.S., Berry, R.J., Hopewell, J.W., Wiernik, G.: The effect of x-radiation on the survival of experimental skin flaps. In: Myers, M.B., Grabb, C.W. (eds.): Skin Flaps. Boston: Little, Brown and Company 1975
7. Soerensen, J.: Die Mund- und Halsoperationen. Berlin-Wien: Urban & Schwarzenberg 1930

Plastische und rekonstruktive Maßnahmen bei der Perichondritis der Ohrmuschel

F. Nagel, Pforzheim

Die Knorpelhautentzündung oder Perichondritis schließt sich gewöhnlich als Sekundärinfektion einer Ohrknorpelverletzung an, wie sie bei akzidentellen Ohrmuschelverletzungen, beim Othämatom, bei Verbrennungen und Erfrierungen, ausnahmsweise auch mal bei chirurgischen Eingriffen an der Ohrmuschel zustande kommen kann. Seltener geht sie von einer Dermatitis, einem Ekzem oder Furunkel aus. Fast immer findet sich in der Mischinfektion auch der anaerobe Bacillus pyocyaneus, der — wie wir alle wissen — besonders schwierig zu beherrschen ist.

Die Perichondritis der Ohrmuschel ist eine sehr seltene, aber gefürchtete Erkrankung, weil in der Mehrzahl der Fälle konservative Maßnahmen die Erkankung nicht zur Ausheilung, ja sogar in der Regel nicht einmal zum Stillstand bringen können, so daß sie unaufhaltsam fortschreitet, bis der ganze Knorpel sich als Sequester abstößt. Kommt es zur Sequesterbildung, so kann man versuchen, die Schrumpfung der Ohrmuschel dadurch zu verhindern, daß man den Helixrand temporär an der Kopfhaut fixiert, wie es Tobeck [3] angegeben hat. Diese Fixation kann die Schrumpfung der Ohrmuschel zu einem unförmigen Gebilde in der Regel aber doch nicht in dem gewünschten Maße aufhalten.

1938 hat Herrmann [1] angegeben, daß zur Beherrschung der Erkrankung eine Knorpelexcision im Gesunden erforderlich ist, und diese Maßnahme kann nur mit vollem Nachdruck unterstrichen werden. Sie ist nach unseren Erfahrungen die einzig sinnvolle und erfolgversprechende Therapie, wenn das Vollbild der Perichondritis vorliegt. Es ist dabei tröstlich zu wissen, daß man große Teile des Ohrmuschelknorpels resezieren kann, ohne daß eine auffällige Entstellung der Ohrmuschel resultiert, sofern folgende Strukturen erhalten werden können: Helixrand, Crus superior and inferior, Rand des Cavum conchae. Können diese Strukturen teilweise oder insgesamt nicht erhalten werden, so ist je nach Grad des Verlustes eine mehr oder weniger starke Entstellung die Folge.

Wie verhält man sich, wenn eine manifeste Perichondritis an der Ohrmuschel vorliegt? Zunächst ist einmal zu klären, von woher die Entzündung ihren Ausgang nahm. In der Regel ist freiliegender Knorpel die Eintrittspforte. Dieses freiliegende Knorpelareal kann manchmal nur schwer zu entdecken sein, nämlich dann, wenn es unter einer Kruste verborgen liegt oder aber, wenn die deckende Haut aufgrund einer Schädigung nekrotisch geworden ist, wie wir es besonders häufig bei Verbrennungen finden.

Wichtig ist, daß der gesamte entzündlich veränderte Knorpel samt der Knorpelhaut mit einem Sicherheitsabstand von mindestens 2 mm so früh wie möglich reseziert wird. Je früher die Resektion vorgenommen wird, desto mehr Ohrmuschelknorpel kann erhalten bleiben.

Treten Zweifel bei der vorzunehmenden Knorpelresektion auf, ob das eine oder andere Knorpelareal als entzündlich verändert zu betrachten ist oder nicht, so wird, ganz im Gegensatz zum Vorgehen bei einer Verletzung, nach dem Grundsatz verfahren, lieber etwas mehr Knorpel resezieren als auch nur eine Spur zu wenig, da die Erkrankung sonst unaufhaltsam fortschreitet, dabei weitere Teile des Ohrmuschelknorpels befällt und zerstört.

Ist das den infizierten Knorpel deckende Hautareal nicht erhaltungswürdig, da es nekrotisch zu werden droht, oder aber weil es schon nekrotisch ist, so wird es neben dem Knorpel ebenfalls reseziert und die entstehende Hautwunde über der gesunden Knorpelschnittfläche Stoß an Stoß miteinander vernäht, sofern ein perforierender, d.h. die Vorder- und Hinterfläche der Ohrmuschel betreffender Defekt entsteht, oder aber, wenn der Defekt nicht perforierend ist, ein freies Hauttransplantat – in der Regel zunächst als Epithelverband gedacht – verwendet, um den gesunden Knorpel abzudecken. Zu einem späteren Zeitpunkt nach Abklingen der entzündlichen Erscheinungen kann dann mit den rekonstruktiven Maßnahmen begonnen werden.

Nun noch ein Wort zu der Pseudoperichondritis, wie sie nach Eingriffen an der Ohrmuschel auftreten kann. Diese Erscheinungen sehen klinisch täuschend einer Perichondritis ähnlich, es fehlt ihnen aber das Kardinalsymptom, nämlich der ausgeprägte Schmerz, während Rötung und Schwellung im allgemeinen vorhanden sind.

Ursachen dieser Gewebsreaktionen sind zu feste Verbände, vor allem wenn die Ohrmuschelkonturen mit feuchter Watte ausgelegt wurden, wie dies bei der Ohrmuschelanlegeplastik oder ähnlichen Eingriffen praktiziert wird. Hier sind natürlich keine Maßnahmen, wie Knorpelresektionen etc. erforderlich, sondern der Verband muß gelockert werden, wobei die Erscheinungen dann spontan abklingen.

Veränderungen, die wie eine Perichondritis aussehen, haben wir schon des öfteren gesehen, wenn Chromcatgutfäden am Ohrknorpel verwendet wurden. Tage nach der Operation, in der Regel 10 bis 14 Tage postoperativ, tritt eine Rötung und Schwellung mit und ohne Fluktuation im Cavum conchae oder retroauriculär auf, eben dort, wo die Fäden verwendet wurden. Es kann zu einer spontanen Perforation kommen, aus der sich ein trübes Serom entleert, und beim genauen Hinsehen finden sich Teile des verwendeten Fadens. Man saugt oder drückt dieses Serom ab, kürettiert die Wundtasche oder bringt einen leichten Druckverband an. Die Erscheinung klingt innerhalb weniger Tage ab, sofern keine Fadenreste mehr in der Wunde sind. Entstellungen haben wir dabei in keinem unserer Fälle gesehen.

Wurden die eben genannten Vorsichtsmaßnahmen außer acht gelassen und der kranke Knorpel nicht frühzeitig oder nicht im Gesunden reseziert, so kommt es unweigerlich zu einer Schrumpfung mit einer daraus resultierenden mehr oder weniger starken Deformierung. Hier müssen die rekonstruktiven Maßnahmen einsetzen, über die ich aber nicht berichten will, um mich nicht zu wiederholen, denn ich habe schon auf der 12. Jahrestagung dieser Gesellschaft im Jahre 1974 in Düsseldorf über die chirurgischen Möglichkeiten der Teil- und Totalrekonstruktion der Ohrmuschel berichtet [3].

Literatur

1. Herrmann, A.: Die Perichondritis der Ohrmuschel. In: Gefahren bei Operationen am Hals, Ohr und Gesicht und die Korrektur fehlerhafter Eingriffe, S. 201. Berlin-Heidelberg-New York: Springer 1968

2. Nagel, F.: Plastische Maßnahmen nach Ohrmuschelverletzungen. In: Plastisch-chirurgische Maßnahmen bei Spätfolgen nach Unfällen, Hollwich, F., Walter, C. (Hrsg.), S. 154. Stuttgart: Thieme 1976
3. Tobeck, A.: Perichondritis der Ohrmuschel. Z. HNO-Heilk. *44*, 378 (1938)

Endonasale mikrochirurgische Dacryo-Cysto-Rhinostomie

J. Heermann, Essen

Ursachen für Tränenwegstenosen sind sehr vielfältig. Abgesehen von kongenitalen Stenosen, die der Augenarzt häufig durch Sondierungen und Spülungen bessern kann, sehen wir Verlegungen der Tränenwege nach Nasennebenhöhlenentzündungen, nach Konkrementbildungen im Tränensack, nach Unfällen mit Verletzungen und Nasenbeinbrüchen, bei Tumorwachstum oder nach Kieferhöhlenoperationen. Wenn die primäre Ursache nicht entzündlicher Art war, kommt es nach Entwicklung eines Hindernisses jedoch immer zu rezidivierenden Entzündungen, die schließlich das Auge gefährden können.

Die Dacryo-Cysto-Rhinostomie ist schon um 1770 von Lobstein in Straßburg ausgeführt worden. Er führte zur Offenhaltung ein Pferdehaar durch die neugeschaffene Öffnung in die Nase ein, wie uns von Goethe überliefert wurde (Hollwich, 1977). Die später zahllos angegebenen Techniken können hier nicht referiert werden. Wir haben seit 1912 an unserer Klinik bei Kindern unter 3 Jahren mit langen schmalen Nasen die Technik nach dem Rhinologen E. Toti (1904) in Modifikationen angewendet. Bei älteren Kindern und Erwachsenen operieren wir endonasal nach West, Polyak und Halle (1912), da aus anatomischen Gründen hierbei sekundäre Canaliculusstenosen seltener sind und das kosmetische Ergebnis besser ist.

Beim Vorgehen nach Toti muß gelegentlich das innere Lidbändchen (Lig. palpebrale mediale) temporär reseziert (Hollwich, 1977) werden (begünstigt sekundäre Canaliculusstenosen). Der Knochen wird von lateral her fortgenommen und der Tränensack mobilisiert. Wegen der Mobilisierung des Tränensackes beim Toti wird eine Vernähung mit der Nasenschleimhaut erforderlich.

Bei dem Vorgehen nach West-Polyak-Halle (1912) durch endonasale Abtragung des Knochens über der medialen Tränensackwand wird die laterale Tränensackwand und damit der Canaliculus communis *nicht* mobilisiert. Der *knöcherne Rahmen für die Aufhängung des Canaliculus communis bleibt unberührt.* Das ist der wesentliche Vorteil der endonasalen Technik. Lediglich die mediale Sackwand wird unter dem Zeiss-Mikroskop (Heermann, 1957) mit dem neurochirurgischen Skalpell abgetragen bzw. nach unten geklappt. Zur Vermeidung eines Rezidivs ist es nach unseren Erfahrungen sehr wichtig, daß über dem Fornix der Stirnfortsatz weit abgetragen wird mit Ausräumung des vorderen Siebbeines. Am Schluß der Operation wird der untere Canaliculus bis auf Sonde IV Bowman aufbougiert. Durch Inaktivitätsatrophie kann bei langjährigen Stenosen

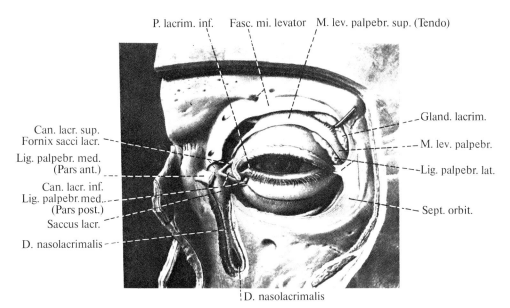

Abb. 1. Nachteile bei der Operation nach Toti (1904): 1. Das lig. palpebrale mediale muß häufig temporär reseziert werden. 2. Der knöcherne Rahmen für die Aufhängung der horizontalen Tränenwege wird teilweise entfernt. 3. Die Mobilisierung des Tränensackes erfordert Nähte (1–3 begünstigen sekundäre Canaliculusstenosen). 4. Es verbleibt eine kosmetisch erkennbare Narbe

der Kanal sehr eng sein, ohne daß hierdurch das postoperative Ergebnis ungünstig beeinflußt werden muß. Da beim endonasalen Vorgehen die laterale Tränensackwand nicht vom Knochen mobilisiert wurde, ist eine Vernähung mit der Nasenschleimhaut überflüssig.

Seit 1 1/2 Jahren geben wir Rohypnol i.v. vor der Lokalanaesthesie, so daß die Patienten keine Erinnerung an die Lokalanaesthesie und an den Eingriff haben. Die Nasentamponade wird nach einem Tag entfernt. Durch Nasensalben kann die postoperative Krustenbildung vermindert werden.

Wenn in seltenen Fällen nach einigen Tagen noch Tränenträufeln besteht, sind Spülungen des unteren Kanälchens durch den Augenarzt bzw. Sondierungen indiziert. Nach 2 bis 6 Wochen postoperativ ist bei Operationen nach West das Ergebnis stationär, da der verbleibende Tränenwegsapparat operativ nicht verändert wurde. Nach einem Eingriff nach Toti können durch Narbenzug usw. auch später noch sekundäre Canaliculusstenosen auftreten.

In letzter Zeit haben wir 50 bis 70 endonasale Tränensackoperationen jährlich in unserer Klinik ausgeführt (insgesamt über 2.000), die uns zu 99% von Augenärzten überwiesen wurden. In den letzten zwei Jahren waren 7 Nachoperationen erforderlich. Hiernach besserten sich 5 Fälle nach Ausräumung des vorderen Siebbeines mit Abtragung von Verwachsungen der mittleren Nasenmuschel oder Entfernung von Wucherungen des Stirnfortsatzes mit Narbenschwarten vor den Ostein. Zwei verbleibende hartnäckige Canaliculus-communis-Stenosen mußten schließlich mit einer Trichter-Polyäthylenprothese (Heermann, 1966) versorgt werden. Das Röhrchen liegt nur im

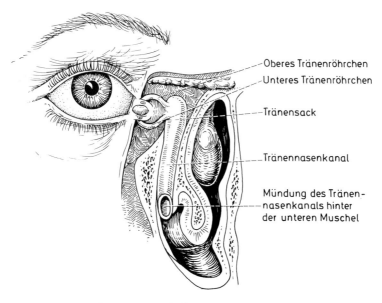

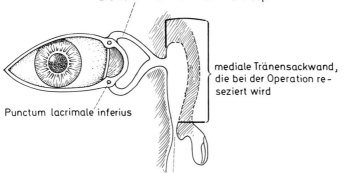

Abb. 2. Bei der endonasalen Operation (West, Polyak, Halle 1912) bleibt der knöcherne Rahmen für die Aufhängung der horizontalen Tränenwege unberührt. Nach Ausräumung des vorderen Siebbeines wird die mediale Tränensackwand mit dem Knochen über dem Fornix reseziert

Bereich der Stenose. Die Schleimhaut im intakten Anteil des Kanälchens wird nicht gereizt. Die meisten Stenosen liegen in Tränensacknähe. Daher bleibt das Punctum lacrimale mit der Conjunctiva reizlos. Über das Röhrchen kann eine Vene (Krusius, 1924) oder Arterie (Clodius et Alummi, 1976) gezogen und zur Einheilung gebracht werden. Jetzt verwenden wir konische Knorpel-Hohlzylinder, die von der Nase her eingezogen werden. Unsere Ergebnisse decken sich mit den Angaben, die nach Toti-Operationen gemacht wurden (1933 Dupuy-Dutemps, L. 96%; 1945 Gasteiger, H. 95%). Die Dacryo-Cysto-Rhinostomie ist daher ein dankbarer Eingriff, der den Pa-

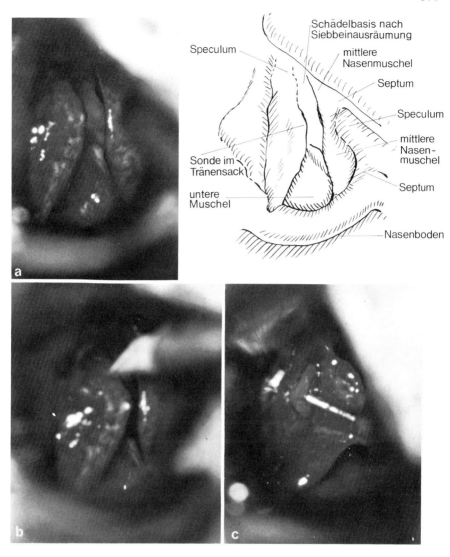

Abb. 3. a Die freigelegte mediale Tränensackwand wird durch eine Sonde vom Punctum lacrimale inferius her nach medial gedrückt, **b** Mit neurochirurgischem Skalpell beginnt die Incision über die Sonde im Fornix, **c** Der Tränensack ist in ganzer Länge vorn aufgeschnitten und wie ein Buch geöffnet. Anschließend wird hinten incidiert. Die mediale Sackwand wird nicht vom Knochen mobilisiert, so daß Nähte überflüssig sind

tienten vom lästigen Tränenträufeln befreit und von uns in ca. 90% ambulant ausgeführt wird.

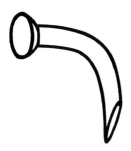

Abb. 4. Die Trichter-Polyäthylen-Prothese (Heermann, J., 1966) liegt nur im Bereich der Stenose. Das Punctum lacrimale mit der Conjunctiva bleibt reizlos. Eine Arterie über das Röhrchen gezogen kann zur Einheilung gebracht werden

Literatur

1. Clodius, L., Malka, G., Stricker, M., Flot, F., Raphael, B.: Etude experimentale de la reparation des voies lacrimales par greffe. J. franc. *25,* 137 (1976)
2. Halle, M.: Modification der Westschen Operation. Verhandl. d. Larnygol. Ges. zu Berlin 26. Jan. 1912
3. Heermann, H.: Über endonasale Chirurgie unter Verwendung des binocularen Mikroskopes, Kongr.-Ber. 1957/II). Arch. Ohr-, Nas.- u. Kehlk. Heilk. u. Z. Hals-, Nas.- u. Ohrenheilk. *1,* 295–297 (1958)
4. Heermann, J. Sr.: Über die Prognose der Westschen Op. 86. Vers. dtsch. Naturforsch. u. Ärzte. Nauheim. Ref.: Zbl. Laryng. 1920
5. Heermann, J. jr.: Trichter – Polyäthylen – Prothese nach endonasaler Tränensackoperation mit Stenose des horizontalen Kanälchens. U. Laryng. Rhinol. *45,* 842 (1966)
6. Hollwich, F.: Über eine Modifikation der „Totischen Operation". Klin. Mbl. Augenheilk. *170,* 633 (1977)
7. Polyak: Die Eröffnung des Ductus nasolacrimalis im Vorhofe des mittleren Nasenganges. 7. Jahresvers. d. ungar. Augenärzte in Budapest. Ref.: Z. Laryng. Rhinol. 1912
8. Toti, E.: Dacryocystorhinostomia. Clin. med., Firenze 1904
9. West, J.M.: 3 Fälle von intranasaler Tränensackoperation, Verhandl. d. Laryngol. Ges. zu Berlin, 22. Nov. 1912

Wangeninfektion nach der Coriumzügelplastik bei Facialisparesen

E. Kastenbauer und W. Draf, München und Mainz

Vor etwa 15 Jahren entwickelte Pitanguy für die Behandlung der Gesichtsasymmetrie bei peripheren Facialisparesen eine Korrekturmethode, die von der Art der publizierten Resultate und von der Technik her auf den ersten Blick bestechend erscheint.

Bei diesem Vorgehen wird auf der paretischen Gesichtsseite im Bereich der Nasolabialregion ein längsovalärer Hautbezirk desepithelisiert und bis auf einen etwa 1,5 cm x 1,5 cm großen Bezirk in der Mitte von seiner subcutanen Fettschicht abgehoben.

Dieser Lappen wird sodann zipfelförmig an seinen beiden Enden eingeschnitten, wobei darauf geachtet werden muß, daß im Zentrum des desepithelisierten Dermolappens der der subcutan ernährende Stiel erhalten bleibt. Die einzelnen Enden dieses sternförmig aufgeschnittenen Lappens werden dann nach einer gewissen Drehung im Bereich der Mitte der Ober- bzw. Unterlippe eingenäht und der obere Anteil des Dermolappens an der Fascie des M. temporalis oder an der Parotiskapsel fixiert (Abb. 1). Durchgreifende Nähte im Bereich des Jochbogenansatzes führen zu einer weiteren Stabilisierung des Coriumzügels und der abgesunkenen Gesichtshälfte. Gleichzeitig gibt der Autor noch eine Korrekturmöglichkeit für die Lider an, auf die hier nicht näher eingegangen werden soll.

In einer Publikation aus dem Jahre 1969 beschäftigen sich Pitanguy und Mitarb. mit der Frage, ob nach der Verwendung solcher desepithelisierter Coriumlappen die Entstehung von Dermoidcysten oder Cholesteatomen auszuschließen ist. Es wird bereits damals darauf verwiesen, daß die Entstehung von Einschlußcysten nicht immer vermieden werden kann; diese würden sich jedoch meist spontan entleren und das endgültige Ergebnis nicht beeinträchtigen.

An der Münchner Universitäts-HNO-Klinik wurde diese Operationsmethode an 4 Patienten vorgenommen und dann aufgegeben, da die Ergebnisse dieses Verfahrens nicht ermutigend waren.

Nach der entsprechenden Ausführung der Operation bei einer jugendlichen Patientin war das postoperative Resultat in den ersten 2 Wochen erfreulich gut. Dann kam es jedoch zu einer Rötung im Operationsgebiet und nach etwa 3–4 Wochen zu einer cystischen Auftreibung mit den Zeichen einer phlegmonösen Wangenentzündung (Abb. 2). Bei der Revision zeigte sich, daß sich im Bereich des subcutan verlagerten Dermolappens Cysten und Cholesteatome mit Haarwachstum entwickelt hatten

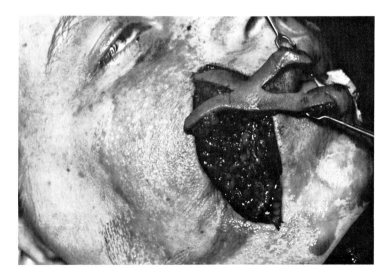

Abb. 1. Der zipfelförmig eingeschnittene Coriumlappen wird nach seiner Drehung an einem subcutanen Fett-Gefäßstiel an der Unter- bzw. Oberlippe sowie im oberen Wangen- bzw. Jochbeinbereich fixiert

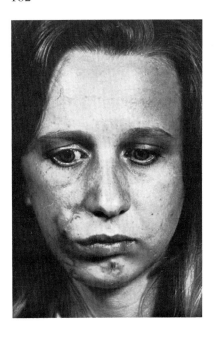

Abb. 2. Postoperatives Entzündungsbild im Wangenbereich

(Abb. 3). Die Entfernung dieser entzündlichen Veränderungen im Narbengebiet war mühsam und das Schlußresultat unbefriedigend (Kastenbauer).

Wenige Monate zuvor waren zwei 65jährige Frauen mit einer peripheren Facialisparese nach der Entfernung eines malignen Parotistumors entsprechend dieser Methode versorgt worden. Diese Ergebnisse waren relativ gut, da die Haut der älteren Patientinnen zart und nahezu haarlos war. Lediglich im Bereich der nasolabialen Incision und Entnahmestelle des Coriumzügels entwickelte sich eine kleine Cyste, die jedoch nach ihrer Entleerung abheilte.

Die schlechtesten Erfahrungen wurden bei einem 50jährigen Patienten mit relativ starkem Bartwuchs gemacht. Hier kam es nach der Ausführung der Coriumzügelplastik nach 3 Wochen unter heftigen Entzündungszeichen zu einer cystischen Auftreibung der Wange. Nach der Incision stieß man auf etwa 2–3 cm lange Barthaare, Cholesteatommassen und Cysten. Das gesamte mit dem Dermolappen versorgte Gebiet mußte sorgfältigst revidiert und die Zügel restlos entfernt werden. Das trotzdem relativ günstige Endresultat war der Narbenbildung zu verdanken, die letztlich doch einen statischen Effekt auf der paretischen Seite bewirkte (Abb. 4a, b).

Die Ursache für dieses postoperative Entzündungsgeschehen zeigt ein histologisches Schnittbild der Gesichtshaut, auf dem man erkennt, daß die Haarwurzeln der Epidermis bis in die subcutane Schicht reichen. Dies ist der Grund, weshalb ein Gesichtshautstreifen durch alleiniges Desepithelisieren oder Ausdünnen mit dem Skalpell oder der Fräse nicht so haarfrei gemacht werden kann, daß die Entstehung von Dermoidcysten und von nachwachsenden Haaren auszuschließen ist. Die Haarfollikel und Hautanhangsgebilde werden nach der Desepithelisierung der Gesichtshaut zwangsläufig subcutan verlagert, so daß sich hieraus die geschilderten Veränderungen entwickeln können. Bei den Frauen war wegen des geringen Haarwuchses diese Symptomatik abgeschwächter,

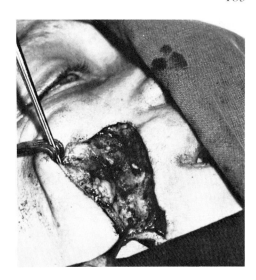

Abb. 3. Bei der Revision des Operationsgebietes stößt man auf Cysten- und Cholesteatombildung

jedoch insgesamt ähnlich. Die Gesichtshaut älterer Damen scheint aufgrund der altersbedingten Veränderungen für diese Zügelplastik geeigneter zu sein als die der jüngeren weiblichen Patienten.

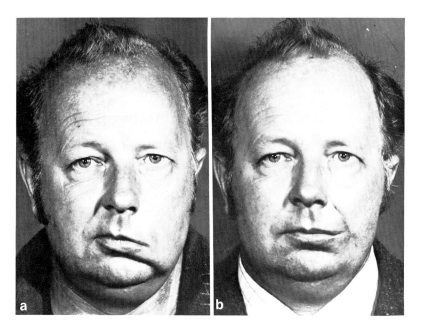

Abb. 4. a Patient mit peripherer Facialisparese links, **b** Zustand nach Coriumzügelplastik und zwischenzeitlicher Exstirpation von Epidermiscysten und Barthaarfisteln

In Mainz wurde zur Korrektur von peripheren Facialisparesen die von Samii vereinfachte und als Technik der facio-facialen Anastomosen bezeichnete Cross-face-Nervenplastik (Anderl) mit der hier geschilderten Coriumzügelplastik kombiniert.

Sowohl auf der paretischen wie auch auf der gesunden Seite wurden die Facialisäste am Vordergrund der Parotiskapsel aufgesucht, mit dem Reizgerät indentifiziert und dann etwa 50% der Rami für die Augen-Wangen- und Mundpartie durch Faszikel des N. suralis über eine Tunnelbildung in der Oberlippe miteinander verbunden. Dabei sind auf der kranken Seite die *peripheren* Stümpfe mit dem Autonerventransplantat und auf der gesunden Seite die zentralen Facialisenden zu anastomisieren. Je nach Situation kommt man mit ein oder maximal zwei Suralistransplantaten aus.

Um unmittelbar nach der Operation bereits eine statische Verbesserung der Gesichtshälfte zu erreichen, wurde in Zusammenarbeit mit Samii in insgesamt 8 Fällen die Coriumzügelplastik nach Pitanguy mit der facio-facialen Anastomose kombiniert. Mit Ausnahme einer einzigen Patientin, die über 60 Jahre alt war, kam es in allen Fällen zu den bereits geschilderten entzündlichen Begleiterscheinungen mit Cystenbildung, subcutaner Absceßbildung und Fisteleiterung. Eine spontane Ausheilung konnte nie beobachtet werden. Nach den Erfahrungen der Münchner und Mainzer Universitäts-Hals-Nasen-Ohrenkliniken sowie der Mainzer Neurochirurgischen Klinik ist die Coriumzügelplastik nach Pitanguy wegen ihrer relativ häufigen postoperativen Komplikationen nur mit erheblicher Einschränkung zu empfehlen.

Literatur

1. Anderl, H.: Reconstruction of the Face through Cross-Face-Nerve Transplantation in Facial Paralysis. Chir. Plast. *2*, 17 (1973)
2. Kastenbauer, E.: Spezielle Rekonstruktionsverfahren im Gesichtsbereich. Arch. Oto-Rhino-Laryng. *216*, 192 (1977)
3. Pitanguy, I.: Paralisia Facial Contribuicao ao seu Tratamento Cirurgico. Rev. Ass. med. bras. *11*, 24 (1965). Zit. n. Pitanguy, I., Flemming, I.: Z. Laryng. Rhinol. *48*, 812 (1969)
4. Pitanguy, I., Flemming, I.: Ergebnisse der Gesichtskorrektur mit Dermalappen bei irreversiblen Fazialisparesen. Z. Laryng. Rhinol. *48*, 812 (1969)
5. Samii, M.: Faziofaziale Anastomose durch Nerventransplantation. In: Fortschr. Kiefer- und Gesichtschir. Bd. XX, Schuchardt, K. (Hrsg.), S. 115. Stuttgart: 1975

Neuer Zugang zum retromaxillären Raum

R.R. Baumann, Würzburg

In der Monographie von Zehm [2] werden die Zugangswege zur chirurgischen Behandlung von Tumoren im retromaxillären Raum eingehend beschrieben. Der Zugang von vorne erfordert die Aufklappung der Wange, ohne daß dadurch ein ausreichend breiter Zugang zur mittleren Schädelbasis erzielt wird, falls Teile des Oberkiefers, insbesondere die Orbita, erhalten werden können. Von der Seite verwehren Facialis und aufsteigender Unterkieferast den Weg zum retromaxillären Raum. Wir haben deshalb nach Wegen gesucht, die erlauben, unter Vermeidung der bekannten Zugangswege eine Blockresektion der Strukturen des retromaxillären Raumes durchzuführen; eine Blockresektion, die wir in diesem Gebiet ganz besonders für angezeigt halten, da hier die Ausbreitung des Tumors „per continuitatem" – wie entzündliche Prozesse zeigen – besonders leicht möglich ist.

Eine ideale Blockgrenze finden wir nach cranial an der Schädelbasis (Abb. 1a, b). Ist der Tumor noch nicht in sie eingebrochen, so kann durch Ablösen des Periostes eine klare Grenze geschaffen werden. Nach *dorsal* entsteht durch den Processus styloideus mit der Vagina processus styloidei und weiter medial durch die Spina angularis ossis sphenoidalis eine knöcherne Begrenzung („S") des retromaxillären Raumes, die den Operateur vor der Verletzung der großen Gefäße – Jugularis und Carotis interna – schützt. Caudal (Abb. 2a, b) dieser Knochenwand hält man sich lateral und das Ligamentum stylohyoideum bzw. an die Muskeln stylopharyngeus und styloglossus, medial an die prävertebrale Halsfascie. Erst auf Höhe der Occlusionsebene entblößt man bei diesem Vorgehen unter Umständen die Carotis interna so sehr von ihrer Weichteilbedeckung, daß sie durch einen Zungenlappen abgedeckt werden muß. Die *mediale* Grenze bildet der Luftraum des Pharynx. Durch Abtrennen des Processus pterygoideus von der Schädelbasis, unter Mitnahme der hier ansetzenden Pterygoidmuskulatur und der an der Schädelbasis entspringenden Musculi tensor und levator veli palatini, werden auch hier klare Blockgrenzen geschaffen. Die *laterale Begrenzung* bildet der aufsteigende Unterkieferast. Er muß geopfert werden, weniger weil er vom Tumor infiltriert wird, als weil ohne die Entfernung des aufsteigenden Astes der Raum zwischen ihm und dem Mastoid bzw. der Wirbelsäule, in dem auch die pharyngealen Anteile der Parotis liegen, nicht ausgeräumt werden können.

Die Ausräumung dieses gesamten Blockes läßt sich durch den vorzustellenden neuen Zugang, ein kombinierter transoraler/transarticulärer Weg, relativ einfach und mit geringer Belastung für den Patienten ausführen.

Im ersten Schritt der Operation wird von oral das Tumorgebiet umschnitten. Der aufsteigende Unterkieferast wird über den Zugang, wie ihn Obweger [1] für die Progenieoperation beschrieb, bis zum Gelenk dargestellt und der M. temporalis abgetrennt. Dann durchtrennt man ihn auf Höhe der Occlusionsebene mit der Lindenmann-Fräse. Der Oberkiefer wird ebenfalls, soweit dies die Ausdehnung des Tumors erfordert, durchtrennt. Ober- und Unterkiefer bleiben aber mit der Schädelbasis in Verbindung.

Im zweiten Schritt wird durch einen präauriculären Schnitt der cranial nach ventral verlängert wird, das Kiefergelenk dargestellt und die A. maxillaris unterbunden. Die

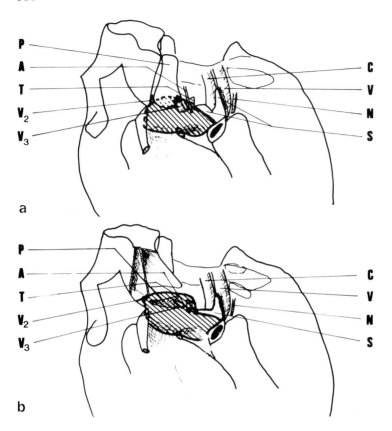

Abb. 1a, b. Horizontalschnitte durch den Schädel, *M* Masseter- u. Temporalismuskulatur, *U* Unterkiefer, N. lingualis, N. alveolaris inf., *P* Pterygoidmuskulatur, *G* Gaumensegelmuskulatur, *T* Tube (tangentional angeschnitten), *F* Fascia colli propria, *L* Mm. longi capitis et colli, *E* Carotis externa, N. glossopharyngeus, *S* Proc. styloideus (Lig. stylophyoideum), Styloidmuskulatur, *V* V. jugularis interna, Carotis interna, N. accessorius, N. hypoglossus, N. vagus, Gang. cervicale craniale, *B* M. biventer, *D* Glandula parotis. **a** Der Schnitt liegt dicht unterhalb der Schädelbasis, **b** der Schnitt liegt auf Höhe der Occlusionsebene

dorsale Jochbogenwurzel wird abgetrennt und mit der Massetermuskulatur nach vorne seitlich frakturiert. Nun wird das Kieferköpfchen aus der Pfanne luxiert und der aufsteigende Unterkieferast nach oral gedrängt. Das an der Schädelbasis haftende Gewebe kann durch den so geschaffenen breiten Zugang abgelöst werden. Beim Ablösen des Periostes wird besonders darauf geachtet, daß die A. meningea media am Foramen spinosum („A") (s. Abb. 1) sicher verschlossen wird. Der Trigeminus 3 wird am Foramen ovale abgetrennt. Der Flügelfortsatz („P") wird im Bereich der Basis skelettiert und dann mit der Lindenmann-Fräse und/oder dem Meissel an dieser abgetrennt. Nun läßt sich das gesamte Gewebepaket nach oral abdrängen und mit dem aufsteigenden Ast des Unterkiefers entfernen. Die Auskleidung der Resektionshöhle kann mit Thiersch, der über einen Thierschträger aus Kerr eingebracht wird, erfolgen. Der Kieferstumpf

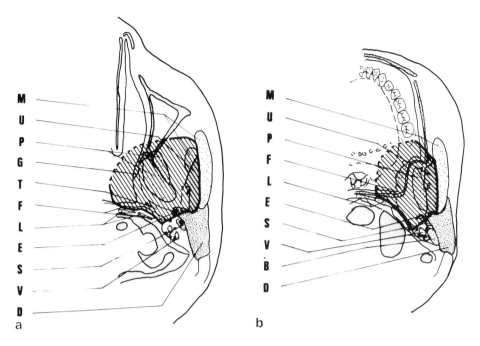

Abb. 2a, b. Operationssitus schematisch (Aufblick auf die Schädelbasis), *P* Proc. pterygoideus, *A* A. meningea media, *T* Tube, V_2 N. maxillaris, V_3 N. mandibularis, *C* Carotis interna, *V* Vena jugularis interna, *N* N. facialis, *S* Proc. styloideus mit Vagina processus styloidei, Spina angularis, **a** Der Jochbogen ist nach vorne gekippt, das Kieferköpfchen aus der Gelenkpfanne entfernt, **b** Teile des Oberkiefers, der Processus pterygoideus und die in diesem Gebiet austretenden Nerven sind abgetragen

läßt sich mit Teilen des vom Jochbogen abgetrennten Masseters, der in die Mundhöhle hineingeschlagen wird, decken.

Erlauben Sie mir aus Zeitgründen nur zwei klinische Fälle vorzustellen: Beim ersten Patienten handelt es sich um ein ausgedehntes Tonsillencarcinom, das bereits weit in den retromaxillären Raum und die Tuberregion des Oberkiefers eingedrungen war. Mit dem beschriebenen Vorgehen, welches mit einer Neck dissection kombiniert wurde, war es uns möglich, den Tumor weit im Gesunden zu resezieren. Die Fotos zeigen (Abb. 3), wie wenig entstellend dieser große Eingriff ist.

Bei der zweiten Patientin handelt es sich um ein Carcinom des Trigenum retromolare des Unterkiefers, das durch totale Parotidektomie, Opferung des Unterkieferastes, Neck dissection und Bestrahlung angegangen wurde. Fünf Jahre später trat ein Rezidiv hinter dem Tuber maxillae auf. Durch den kombinierten transoralen/transarticulären Zugang, der durch die vorangegangene Unterkieferexarticulation präformiert war, konnte der Patientin eine ausgedehnte Schnittführung durch das Mittelgesicht erspart werden. Die Resektionshöhle war nach wenigen Wochen, obschon nur mit Thierschhaut versorgt, epithelisiert und sauber. Die Epidermis tolerierte den Druck der Resektionsprothese; das kosmetische Ergebnis darf als sehr gut angesehen werden.

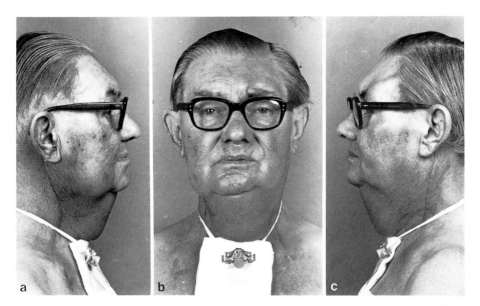

Abb. 3a–c. Status nach transarticulärer/transoraler Ausräumung des retromaxillären Raumes und beidseitiger Neck dissection, 8 Wochen postoperativ. Die Narben von den Neck dissections sind noch deutlich zu sehen, der präauriculäre Zugang kann nur noch vermutet werden. Die Abweichung des Unterkiefers nach rechts ist kaum sichtbar

Wir haben diesen Zugang vorgestellt, da er eine Blockresektion der Gewebe des retromaxillären Raumes ermöglicht, ohne daß der Kieferwinkel und der Facialis geopfert bzw. letzterer dargestellt werden muß. Zudem erlaubt dieser Zugang, einen Stirnlappen einzuschlagen oder an der A. und V. temporalis superificialis mittels mikrochirurgischer Gefäßnaht einen Hautlappen zur Innenauskleidung der Resektionshöhle anzuschließen. Damit wäre es möglich, in einer zweiten Sitzung ein Implantat oder Transplantat zum Ersatz des resezierten aufsteigenden Unterkiefers einzusetzen. So würde die funktionelle Rekonstruktion nach Resektion des retromaxillären Raumes möglich.

Zusammenfassung

Beim transoralen/transarticulären Zugang zum retromaxillären Raum wird der Tumor von oral entsprechend seiner Ausdehnung umschnitten, der aufsteigende Unterkieferast skelettiert und auf Höhe der Occlusionsebene abgetrennt. Die Ablösung des Gewebeblocks an der Schädelbasis erfolgt von lateral über einen cranial nach ventral erweiterten präauriculären Schnitt. Der Processus pterygoideus wird dabei an der Basis mit der ihm anhaftenden Muskulatur abgetrennt. Die Resektionshöhle wird mit Spalthaut, die mit Hilfe eines Thierschträgers aus Stenz eingebracht wird, ausgekleidet.

Literatur

1. Obwegeser, H.: Vorteile und Möglichkeiten des intraoralen Vorgehens bei der Korrektur von Unterkieferanomalien. Fortschr. Kiefer- u. Gesichts-Chir. Bd. VII, Schuchardt, K. (Hrsg.), S. 159–164. Stuttgart: 1961
2. Zehm, S.: Der retromaxilläre Raum. In: Aktuelle Oto-Rhino-Laryngologie, Heft 3, Becker, W. et. al (Hrsg.). Stuttgart: Thieme 1970

Ein Fall von Neurofibromatose von Recklinghausen am Kinn. Rekonstruktion durch bilateral gestielte Hautinsellappen

W. Richter und W. Georgi, Würzburg

Im Vordergrund des funktionellen Geschehens der Lippe stehen die Kontrolle des Speichelflusses, der Nahrungsaufnahme und die Mitgestaltung am Sprechvorgang. Methoden des Defektverschlusses in diesem Bereich durch laterale Verschiebeplastik wurden von Bernhard, Fries, Hertig, Meyer und anderen angegeben.

Erreicht die Tumorresektion Kinn, angrenzende Wange oder Mundboden, steht nicht ausreichendes Material zur Verfügung. Die Hals-, Brust- oder Stirnlappen decken wohl die großen Defekte, erfüllen jedoch nicht die Forderung nach zumindest teilweiser Wiederherstellung der spezifischen Funktion. Es handelt sich um muskelfreie Transplantate. Kosmetische und funktionelle Störungen schränken das operative Ergebnis ein. Ausgedehnte Narbenbildung, mangelnde Motorik und Speichelinkontinenz können die Folge sein.

Deshalb wird zur Deckung eines dreischichtigen Gesichtsdefektes angesichts der Nachteile einer einfachen oder gedoppelten Flachhautplastik die Überlegung auf einen kombinierten Haut-Muskellappen gelenkt. Dieses Verfahren beschrieb erstmals Owens im Jahre 1955. Es handelt sich hierbei um eine cervicale Hautinsel unterschiedlicher Größe, die mit dem am Mastoid gestielten M. sternocleidomastoideus in Verbindung steht.

Bakamjian ergänzte den Anwendungsbereich dieser sogenannten Compound flaps. Er verlängerte die cervicale Hautinsel um einige Zentimeter über die Clavicula hinaus nach caudal.

O'Brian versorgte einen Totaldefekt mit diesem gestielten Insellappen anatomisch und funktionell befriedigend. Die Präservation der Innervation garantiert den ausreichenden funktionellen Ersatz des M. orbicularis oris.

Diese Erkenntnis veranlaßte uns bei einem ausgedehnten Lippen-, Kinn- und Wangendefekt auf das zuletzt geschilderte Operationsprinzip zurückzugreifen. Wir beschreiben hier die Möglichkeit, einen Defekt dieser Größe mit zwei getrennt angelegten, muskulär gestielten, innervierten Insellappen aus der Schlüsselbeingrube zu verschließen.

Ein 23jähriger, männlicher Patient erkrankte an einer Neurofibromatose von Recklinghausen. Ein Herd durchsetzte die Unterlippe samt Kinnhaut und angrenzenden Partien der Wange (Abb. 1). Bei augenfälliger körperlicher Verunstaltung war zusätzlich die Beweglichkeit der Lippe eingeschränkt, der Lippenschluß konnte nur unter Zwang erzielt werden. Man ging den Tumor im Zeitraum von 1967 bis 1976 dreimal operativ an. Da die außerordentliche Rezidivneigung und die Möglichkeit der malignen Entartung bekannt sind, war die Radikaloperation mit sofortiger Rekonstruktion des Defektes unumgänglich.

Wir resezierten die tumöse äußere Haut, den M. orbicularis oris, Teile der vestibulären Schleimhaut, Periost und die Corticalis der Kinnprominenz. Die histologische Begutachtung ließ auf eine Tumorentfernung im Gesunden schließen. Die paramediane Hautinsel im unteren Halsbereich wird entsprechend dem Defektausmaß durch eine Schablone markiert. Wegen der späteren Rotation des Muskels um 90° kommt die Mittellinie nach unten zu liegen. Die caudale Incision überlappt auf beiden Seiten gerade das Schlüsselbein und den Muskelursprung. Der mediale Bauch des Muskels wird aufgesucht und an seinem Ursprung mit der Hautinsel gelöst. Wichtig erscheint es, die fibrösen Fasern an ihrer Insertion zu erhalten. Sie liefern mit ihrer Festigkeit einen Ersatz des Periostes zur idealen Vereinigung der beiden Compound flaps.

Der Muskel wird in seinem Verlauf exponiert und bis in die Höhe des Unterkieferwinkels mobilisiert. Wir stellen den 12. Hirnnerven im oberen Teil des Trigonum caroticum dar und stoßen in Verfolgung seines Verlaufs unmittelbar auf die überkreuzende A. sternocleidomastoidea.

Für die Transposition der Insellappen muß ein subcutaner Tunnel in der Regio submandibularis angelegt werden (Abb. 2). Der entsprechend weite Tunnel nimmt

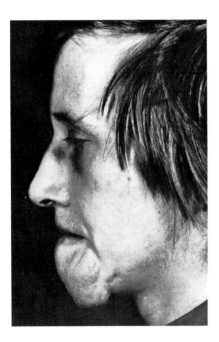

Abb. 1. Morbus Recklinghausen des Kinns und angrenzender Wangenweichteile eines 23jährigen Patienten

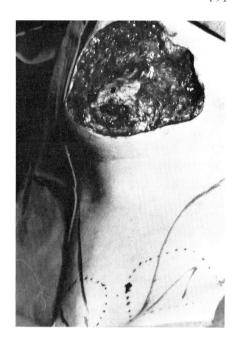

Abb. 2. Resektionspräparat, Schnittführung im Halsbereich am Vorderrand des M. sternocleidomastoideus, (punktiert) Hautinsel über Schlüsselbein und Supraclaviculargrube

einen Großteil des Muskelkörpers auf. Bei beidseits identischem Vorgehen kann der Defekt in der Mittellinie dreischichtig unter Vereinigung der Sehnenspiegel, Muskelstümpfe und der deckenden Haut geschlossen werden. Die freien oberen Muskelränder finden Anschluß an die Gesichtsmuskulatur, um die Integretät des M. orbicularis oris wiederherzustellen (Abb. 3).

Tommey konnte in einer experimentellen Studie bestätigen, daß intakte Muskulatur, wie z.B. das Platysma, entscheidend die Vitalität der deckenden Haut beeinflußt. Dennoch war die Heilung verzögert. Die Begründung ist einleuchtend, da ein derart transplantiertes Gewebe seine kontraktilen Eigenschaften behält. Diese Eigenschaften werden dem Operateur mit dem Ausleiten aus der Narkose und der nachlassenden Wirkung der Muskelrelaxantien deutlich vor Augen geführt. Die Farbe des anfänglich gut durchbluteten Lappen wechselt schlagartig und die venöse Stauung bahnt sich an. Man sollte in der ersten postoperativen Phase die pharmakologische Beeinflussung des Hirnnerven über Lokalanästhetica erwägen.

Die Compounds zeigen eine gewisse Schrumpfungstendenz. Wir waren daher gezwungen, ein sekundäres medianes Lippenektropium durch Interposition zweier Nasolabiallappen zu beheben. Der zwanglose Lippenschluß ist nun gewährleistet. Sie sehen auf diesen beiden Diapositiven den jetzigen Zustand des Patienten.

Mit dem Ziele der Verbesserung dieser Methodik können wir eine weitere Lehre aus der Kasuistik erhalten. Um das Abgleiten des Transplantates von der Lippenprominenz in der postoperativen Phase zu verhindern, schlagen wir vor, zusätzlich einen Knochenspan von der medianen Clavicula, also ein Compound Haut, Muskel, Knochen zu entnehmen, und dieses durch Mini-Osteosyntheseschrauben oder ähnliches am Kinn zu befestigen.

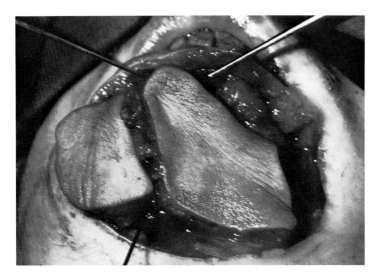

Abb. 3. Die beiden Compound-Flaps sind über submandibuläre Tunnel in den Defekt eingeschwenkt

Den Nachweis der nervalen Aktivitäten in dem muskulär unterfütterten Hauttransplantat konnten wir elektromyographisch erbringen. Dies schaltet die Vermutung aus, daß die neugeformte Unterlippe passiv von den lateralen Wangenstümpfen aus bewegt wird. Nach einer 8monatigen Kontrollserie war die nervöse Versorgung aus dem Ursprungsgebiet herabgesetzt. Bei Kopfwendung, also bei Innervation des M. sternocleidomastoideus schlägt die nervale Aktivität noch durch. Unter willkürlichen Lippenbewegungen schließlich stellt sich im Nerve-excitibility-test ein polyphasisches Muster dar (Abb. 4). Das dreiseitig umschnittene Muskelgewebe fand über motorische Einheiten aus dem facialen Nachbargewebe Anschluß an die neue Umgebung. Pfeifer, Puff und Lentrodt beschrieben die Reinnervation von Lippen-Schwenklappen, die bei voroperierten Lippen-Kieferspalten nach dem Prinzip Abbe-Neuber umschnitten wurden. Bereits zu Beginn des dritten postoperativen Monats traten neben Spontanaktivitäten in Ruhe erste Aktionspotentiale als Zeichen der einsetzenden Reinnervation auf. In unserem Falle induzieren die Schädigung des M. sterocleidomastoideus durch die Transplantation und die Schädigung des Transplantatlagers durch die Resektion das Einwachsen von Facialisfasern durch terminale und ultraterminale Aussprossung.

Literatur

Bakamjian, V.Y.: A two-stage method for pharyngeosophageal reconstruction with a primary pectoral skin flap. Plast. reconstr. Surg. *36*, 173 (1965)

Bakamjian, V.Y.: Total reconstruction of the pharynx with medially based deltopectoral skin flap. N.Y. State J. Med. *68*, 2771 (1968)

Bernard, C.: Cancer de la levre inferieure opere par un procede nouveau. Bull. et Mem. Soc. Chir. de Paris *3*, 357 (1853)

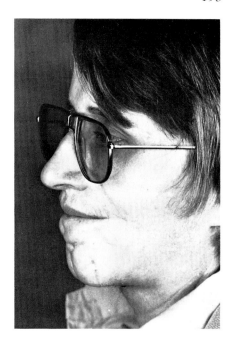

Abb. 4. Drei Monate nach Tumoroperation, bei Zustand nach Sekundärkorrektur mit Interposition nasolabialer Lappen

Fries, R.: The merits of Bernard's operation as an universal procedure for lower lip reconstruction after resection of carcinomas. Chir. plast. (Berl.) *1*, 45 (1971)

Hertig, P.: Une nouvelle technique de reconstruction plastique de la levre inferieure. Pract. oto-rhino-laryng. (Basel) *27*, 157 (1965)

Meyer, R., Shapiro, M.A.: A technique for the immediate reconstruction of the lower lip after ablation of tumour. Chir. plast. (Berl.) *2*, 1 (1973)

O'Brian, B.: A muscle – skin pedicle for total reconstruction of the lower lip. Plast. reconstr. Surg. *45*, 395 (1970)

Toomey, J.M., Leu, W.: The Role of Platysina in the Survival of Cervical Skin Flaps. II. Internat. Symp. Facial Plast. Reconstr. Surg., Chicago 1975

Wundheilungsstörungen freier Hauttransplantate und Regionallappenplastiken im Gesichtsbereich

R. Reck, Mainz

Traumatische oder tumorchirurgisch bedingte Gewebsdefekte zerstören die Harmonie des Gesichts. Sie sind im Gegensatz zu anderen Bereichen des Körpers durch Kleidung nicht zu verhüllen. Der plastisch-tätige Chirurg ist daher bemüht, neben der Wiederherstellung der meist gestörten Funktion den Defekt unsichtbar zu machen. Bei allen angewandten Operationsverfahren — so auch freien Hauttransplantationen oder Nahlappenplastiken — kann dieses Ziel nur erreicht werden, wenn die Wundheilung ungestört ist. Wie häufig wir bei unseren Patienten, die in den letzten 10 Jahren mit freien Hauttransplantationen oder Nahlappenplastiken im Gesichtsbereich versorgt wurden, Wundheilungsstörungen beobachten mußten, soll im Folgenden mitgeteilt werden.

In den Jahren 1967 bis 1976 wurden an der Mainzer Universitäts-Hals-Ohrenklinik unter der Leitung von Herrn Professor Dr. W. Kley 657 entsprechende Eingriffe durchgeführt, bei 446 Patienten stationär, bei 211 Patienten ambulant. Die Krankenunterlagen der stationären Patienten wurden ausgewertet. Hierzu wurde das Gesicht in Anlehnung an die regionalen Einheiten (esthetic units) [1] in folgende Bereiche untergliedert: Stirn, Nase, Nasenflügel, Auge einschließlich Supraorbitalregion, Infraorbitalregion, Ober- und Unterlippe, Wange, Parotis, Ohrmuschel, Prä- und Retroauricularregion. Die Lokalisation aller versorgter Gesichtsdefekte zeigt Abb. 1. Eine Aufgliederung der 446 Eingriffe nach Operationsindikationen ist in Abb. 2 erfolgt. Die Altersverteilung der behandelten Patienten wird aus Abb. 3 ersichtlich. Bei allen Operationsindikationen überwiegen die männlichen Patienten, jedoch besonders deutlich bei den Plattenepithelcarcinomen, weniger deutlich bei den Basaliomen und am geringsten bei den anderen Operationsindikationen.

Folgende Operationsverfahren kamen zur Anwendung:

67 Spalthauttransplantationen,
71 Vollhauttransplantationen,
111 Verschiebelappenplastiken,
65 Rotationslappenplastiken,

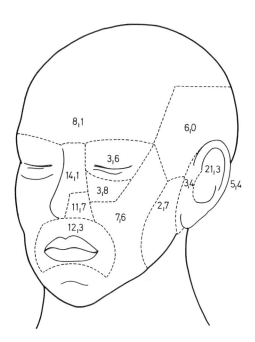

Abb. 1. Lokalisation der Defekte in %
N = 446

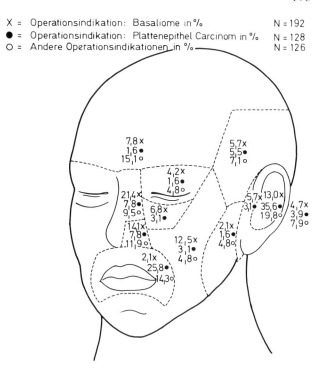

Abb. 2. Operationsindikation in %

85 lokale Transpositionslappen,
16 Insellappen,
6 subcutan gestielte Verschiebelappen und
25 Composite grafts.

Bei 216 Patienten (48,4%) wurde in Lokalanästhesie (Novocain 1% mit einem Suprareninzusatz 0,0025%), bei 230 Patienten (51,6%) in Intubationsnarkose (vorwiegend Neuroleptnarkose) operiert. Bei 127 Patienten (27,6%) war das Operationsgebiet früher wegen eines Tumors bestrahlt worden.

Bei 63 Patienten, d.h. 14,12% von 446, mußten wir Komplikationen beobachten. Siebzehnmal handelte es sich um Basaliome, 26mal um Plattenepithelcarcinome und 20mal um andere Veränderungen. Dreiundzwanzig Patienten waren in örtlicher Betäubung, 40 in Allgemeinnarkose operiert worden. Bei 42,9% der 63 Fälle war das Operationsgebiet früher bestrahlt worden.

Die beobachteten Wundheilungsstörungen wurden in schwere und leichte unterteilt (Tabelle 1). Unter schweren Wundheilungsstörungen wurden die totalen Transplantatnekrosen und Teilnekrosen eingeordnet, bei den leichten Wundheilungsstörungen wurden kleine Nahtdehiszenzen und Epitheliolysen zusammengefaßt. In Tabelle 2 sind die Faktoren aufgeführt, die für die Wundheilungsstörungen verantwortlich oder mitverantwortlich waren.

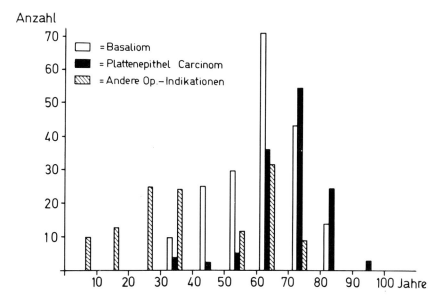

Abb. 3. Altersverteilung der Patienten

Zusammenfassung

Im Krankengut der Mainzer Universitäts-Hals-Nasen-Ohrenklinik konnte die in der Literatur beschriebene größere Gefährdung der freien Hauttransplantate gegenüber den Nahlappenplastiken bestätigt werden [3]. Bei den Patienten mit Wundheilungsstörungen ist der Anteil der Bestrahlungsfälle im Vergleich zur gesamten Patientenzahl höher, so daß auch in unserer Serie die höhere Komplikationsrate bei Vorbestrahlung bestätigt wird [2]. Der Diabetes mellitus ist als Störfaktor bei der Wundheilung bekannt [4]. Bei unseren Patienten mit Wundheilungsstörungen konnten wir eine Häufung des Diabetes mellitus nicht beobachten. Wie oben ausgeführt wird zur Lokalanästhesie routinemäßig Novocain 1% mit einem Suprareninzusatz von 0,0025% verwendet. Nur in seltenen Fällen, d.h. nur bei besonders gefährdeten Patienten wurde Novocain 1% ohne Suprareninzusatz injiziert. Es fand sich an unserem Patientengut kein Hinweis dafür, daß die Anwendung eines Lokalanästheticums Wundheilungsstörungen fördert.

Literatur

1. Converse, J.M.: Reconstructive Plastic Surgery. Philadelphia-London: Saunders 1964
2. Denecke, H.J.: Plastische und rekonstruktive Chirurgie des Halses (Teil II). In: Handbuch der Plastischen Chirurgie I/2. Gohrbandt/Gabka/Berndorfer (Hrsg.). Berlin-New York: De Gruyter 1973
3. McGregor, I.A.: Fundamental Techniques of Plastic Surgery. Edinburgh-London-New York: Livingstone 1975
4. Zoltan, J.: Transplantationslehre. In: Handbuch der Plastischen Chirurgie. Gohrbandt/Gabka/Berndorfer (Hrsg.). Berlin-New York: De Gruyter 1972

Tabelle 1. Wundheilungsstörungen. N = 63

	Spalthaut	Vollhaut	Verschiebelappen	Rotationslappen	Lokale Transpositionslappen	Insellappen	Subcutan gestielte Verschiebelappen
Schwere (24mal)	11	9		2		1	1
Leichte (39mal)	9	8	6	6	10		

Tabelle 2. Ursachen der Wundheilungsstörungen

	Freie Hauttransplantate		Nahlappen					
	Spalthaut	Vollhaut	Verschiebelappen	Rotationslappen	Lokale Transpositionslappen	Insellappen	Subcutan gestielter Verschiebelappen	
Hämatom	3	2						5
Transplantatdicke	1	3						4
Ungeeignetes Transplantatlager	6	2						8
Transplantatfaltung		1						1
Lappenplanung			2	2	8		1	13
Spannung		1	5	4	5			15
Stieldrehung						1		1
Verband	4	3						7
Diabetes		1						1
Radiato	3	2	1	3				9
Ungeklärt	2	5	1					8

Die plastisch-chirurgische Versorgung von Septumabscessen

Chr. Gammert, H. Masing und E. Eitschberger, Erlangen

Einleitung

Bei dem Septumabsceß handelt es sich zwar um ein seltenes, aber subjektiv und objektiv schweres Krankheitsbild. Es wird insbesondere deshalb gefürchtet, weil es bei ausbleibender oder unsachgemäßer Behandlung neben seltenen Komplikationen mit übergreifender Infektion auf extranasale Gebiete (Thrombose, Meningitis) häufig zu schweren Deformitäten im knorpeligen Nasenbereich (wie Sattelbildung, Hidden columella, Veränderungen der Naseneingänge, Ballooning-Phänomen) kommen kann (Abb. 1).

Um diesen Komplikationen vorzubeugen, wird an der HNO-Klinik Erlangen seit 1964 die operative plastische Versorgung mit konserviertem Knorpel durchgeführt. Unsere bisherigen Erfahrungen und die Spätergebnisse seien hier mitgeteilt.

Material und Methode

Über Ursachen, klinische Symptomatik und Behandlung von Septumabscessen sowie erste Ergebnisse haben Masing (1965) und Masing und Hellmich (1968) schon berichtet. Seit dieser Zeit blieb das operative Vorgehen unverändert. Es entspricht dem der plastischen Septumkorrektur. Vom Hemitransfixionsschnitt aus wird der Absceß eröffnet, sorgfältig von entzündlichen Granulationen gesäubert und der erweichte und eingeschmolzene Septumknorpel vollständig reseziert, da ein Belassen von Resten des infizierten Gewebes ein Absceß-Rezidiv provozieren kann. Nahezu in allen Fällen mußte der Knorpel subtotal oder total entfernt werden. Nach Spülungen mit antibiotischen Lösungen erfolgte dann die sofortige plastische Rekonstruktion des vorderen Septumbereiches mit allogenetischem, Methiolat-konserviertem Knorpel oder in einigen nicht allzu ausgedehnten Fällen mit hinteren Septumanteilen. Die anschließenden Nasentamponaden sollten dafür sorgen, daß keine Hohlräume zurückblieben.

Ergebnisse

Auf diese Weise wurden seit 1964 34 frische Septumabscesse versorgt, bei denen die Knorpelimplantate durchwegs reizlos einheilten. Lediglich in einem Fall mußte acht Wochen später nochmals revidiert werden, wobei ein zweiter, im hinteren Septumabschnitt gelegener Absceß gefunden und eröffnet wurde.

Obgleich nur 11 Patienten für diese Studie nachuntersucht werden konnten, scheint sich jedoch ein charakteristischer postoperativer Verlauf abzuzeichnen.

Bei allen Patienten, bei denen die Erstversorgung 4–13 Jahre zurücklag, fand sich im vorderen Septumanteil kein implantierter Knorpel mehr. Es ließen sich lediglich bei 3 Patienten im mittleren Anteil basal kleinere Fragmente tasten. Auch in einem Fall von Materialverschiebung von hinten nach vorne konnten nur kleine Reste palpiert

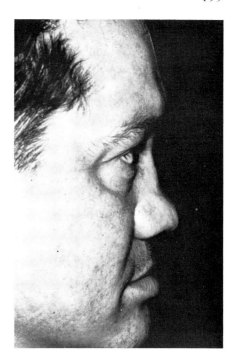

Abb. 1. Zustand nach Septumabsceß in der Kindheit ohne rekonstruierende Maßnahmen

werden. In keinem Fall bestand jedoch die sonst typische tiefe Sattelbildung des knorpeligen Nasenrückens, sondern es fanden sich lediglich flache Einsenkungen (Abb. 2).

Auffällig war auch, daß bei 6 Patienten eine gute Nasenspitzenprotektion bestand, so daß weder eine Hidden columella noch massive Klappenveränderungen auftraten. Störende Atembehinderungen wurden nicht angegeben.

Diskussion

Dem Auftreten postinfektionärer Narbenkontrakturen, besonders in den vorderen Nasenabschnitten, versuchen die Rhinochirurgen heute noch unterschiedlich zu begegnen. So empfahlen Cottle und Mitarbeiter sofort konservierten Rinderknorpel zu implantieren, der dann die Verklebung der Schleimhautblätter verhindern und dem Schrumpfungsprozeß der Nase entgegenwirken soll. Während Denecke und Meyer erst nach Abheilen des Abscesses, also frühestens nach 4 Wochen, einen Kunststoffspan einsetzen, implantiert Walter baldmöglich, jedoch auch erst nach vorangegangener offener Absceßbehandlung, autogenetischen Rippenknorpel zur endgültigen Rekonstruktion. Cottle sowie Denecke und Meyer halten hingegen ihre Implantate für ein Provisorium und führen 1–2 Jahre später definitive Einpflanzungen durch.

Wir hingegen streben mit der sofortigen Implantation von allogenetischem Knorpel ein endgültiges Ergebnis an. Während in den ersten 1–2 Jahren über gute Ergebnisse berichtet wurde, zeigte sich jetzt, daß noch in den darauffolgenden Jahren eine starke

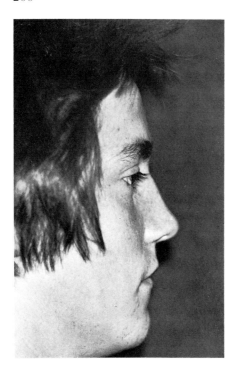

Abb. 2. Zustand nach Septumabsceß vor 5 Jahren mit sofortiger Ausräumung des Abscesses und Rekonstruktion des destruierten Septums mit konserviertem Knorpel

Resorption erfolgen kann. Dabei fanden sich jedoch in keinem Fall ausgeprägte Sattelbildungen im knorpeligen Bereich, sondern lediglich leichte Muldenbildungen.

Entgegen herkömmlicher chirurgischer Erfahrung kommt es bei dieser Form der primären Implantation in infiziertes Gebiet zur völligen komplikationslosen Einheilung.

Offensichtlich unterliegt jedoch das auto- und allogenetische Material im infizierten Gebiet größeren Resorptionsprozessen als im nichtinfizierten Septum.

Deshalb möchten wir beim ersten Eingriff auf gesunde hintere Septumknorpel und -knochenanteile zur Rekonstruktion verzichten, sondern erst bei dem endgültigen Aufbau verwenden, da nach tierexperimentellen Untersuchungen von Hellmich autogenetischer Knorpel eine gleich hohe Resorptionsquote hat.

Schlußfolgerungen

Aufgrund unserer bisherigen Erfahrungen halten wir weiter an dem Behandlungsprinzip der sofortigen Implantation von allogenetischem Merthiolat-konserviertem Rippenknorpel mit dem Versuch der endgültigen Rekonstruktion des vorderen Septums und somit auch der äußeren Nase fest. Auf diese Weise kann die zwischenzeitliche Ausbildung von Narben, die zu Schrumpfungen führen, verringert und somit die typische Sattelbildung vermieden werden.

Anhand von kürzlich durchgeführten Langzeituntersuchungen von implantiertem konserviertem Knorpel konnten wir zeigen, daß dieses Material auch im nicht infizierten Gebiet, besonders im narbigen Implantationsbett sowie auf Druck und Zug verstärkt resorbiert wird.

Regelmäßige Nachuntersuchungen sind deshalb empfehlenswert, um gegebenenfalls rechtzeitig den endgültigen plastischen Aufbau durchzuführen. In der Zwischenzeit leistet das Erstimplantat jedoch sehr gute Dienste, indem es schwere Narbenzüge verhindert. Außerdem stellt es als Platzhalter für die Zweitoperation eine große Erleichterung dar, da es dann leicht gelingt, durch Ausnutzung des Implantationsbettes die Schleimhautblätter stumpf voneinander zu lösen. Somit entfällt die sonst notwendige scharfe Präparation der starken Vernarbungen mit der Gefahr der Perforation.

Wir halten uns deshalb an folgenden Rehabilitationsplan:

1. Operative Versorgung des Abscesses mit Resektion des gesamten infizierten Septums und sofortiger Implantation von konserviertem allogenetischem Knorpel als Platzhalter.
2. Bei heranwachsenden Patienten Austausch des Spanes gegen einen größeren.
3. Endgültiger plastischer Aufbau nach Verlaufskontrollen bzw. nach Abschluß der Wachstumsperiode.

Literatur

1. Gammert, Chr., Masing, H.: Langzeiterfahrungen mit konserviertem Knorpel in der Wiederherstellungschirurgie der Nase. Laryng. Rhinol. *56*, 650–656 (1977)
2. Hellmich, S.: Die Therapie des frischen Septumabszesses. HNO *22*, 278–281 (1974)
3. Masing, H.: Zur plastisch-operativen Versorgung von Septumhämatomen und -abszessen. HNO (Berl.) *13*, 235–238 (1965)
4. Masing, H., Hellmich, S.: Erfahrungen mit konserviertem Knorpel im Wiederaufbau der Nase. Z. Laryng. Rhinol. *47*, 904 (1968)

Zur Histomorphologie und Resorption langzeitimplantierter, Merthiolat-konservierter Knorpelspäne in der Rhinoplastik

E. Eitschberger, Chr. Gammert und H. Masing, Erlangen

1. Die Merthiolat-konservierten, infektionsfreien Knorpellangzeitimplantate zeigen – unabhängig von der Verweildauer – ein unterschiedliches Ausmaß an Resorption. Die Resorption durch das wirtseigene, gefäßhaltige Granulationsgewebe findet teils circumscript, teils auf breiter Front statt. Die Folge ist eine permanente Aufzehrung des Knorpels und dessen Ersatz durch ein Narbengewebe. Die bakterielle Infektion führt zur eitrigen Einschmelzung oder zur beschleunigten Resorption. Neben dem Knorpelersatz durch Narbengewebe kann auch eine Osteogenese beobachtet werden.

2. Während des Resorptionsvorganges sind immunkompetente Zellen wie Plasmazellen und Lymphocyten nicht vermehrt nachweisbar, das bedeutet, die Resorption ist nicht Folge einer Unverträglichkeitsreaktion, sondern im Wirtsorgan werden Mechanismen ausgelöst, wie sie bei einer Wundheilung ablaufen, d.h. dem enzymatischen Abbau der polymorphkernigen Leukocyten folgt die Aufräumearbeit durch die Markophagen.
3. Es wird die bekannte Tatsache erneut belegt, daß im alternden Knorpel Strukturveränderungen degenerativen Charakters auftreten.
4. Solche degenerativen Bezirke müssen u.E. als Orte verringerter Resistenz aufgefaßt werden, da sie den Enzymen und Makrophagen des Wirtes weniger Widerstand leisten können als die intakte Knorpelsubstanz. Die Folge ist eine beschleunigte Resorption des Knorpels.
5. Daraus ergibt sich die Forderung, jeden für die Rhinoplastik freigegebenen Knorpelspan wenigstens stichprobenartig auf solche Degenerationsherde hin histologisch zu überprüfen.
6. Der von Masing und Hellmich 1968 geprägte Satz ist 1977 gleichermaßen aktuell. Ich zitiere: „Für den rhinoplastischen Chirurgen wäre konservierter Knorpel ein ideales Implantationsmaterial, sofern es noch gelänge, dem langsamen Abbau durch eine besondere Konservierungstechnik zu begegnen."

Zur Erreger- und Resistenzsituation bei Wundheilungsstörungen in der Kiefer- und Gesichtschirurgie

H. Scheunemann und W. Wagner, Mainz

In den letzten Jahren wurde in verschiedenen medizinischen Bereichen eine Zunahme schwerer Infektionen besonders mit gramnegativen Keimen, zum Teil mit letalem Ausgang, beobachtet.

Wir selbst sahen im großen Spektrum der odontogenen Infektionen nur in Einzelfällen schwerste Verlaufsformen. Dazu möchte ich Ihnen eine 22jährige Patientin vorstellen, bei der sich in kurzer Zeit, ausgehend von einem Zungengrundabsceß, über die Halsregion eine Mediastenitis entwickelte (Abb. 1a–c).

Bei der stationären Aufnahme bestanden septische Temperaturen, die sich nach Mikrocillintherapie in drei Tagen normalisierten. Trotz antibiotischer Therapie, die nach Erhalt der Resistenzbestimmung auf Celospor 4 x 2 g und 4 x 2 g Dichlor-Stapenor umgestellt wurde, breitete sich die Infektion foudroyant nach caudal aus. Wegen einer sich entwickelnden respiratorischen Insuffizienz erfolgte die weitere Behandlung auf der Intensivpflegestation des Anaesthesiologischen Instituts der Universität Mainz (Direktor: Professor Dr. R. Frey). Nach einem stationären Aufenthalt von annähernd 30 Tagen konnte die Patientin in ambulante Behandlung entlassen werden. Bakterio-

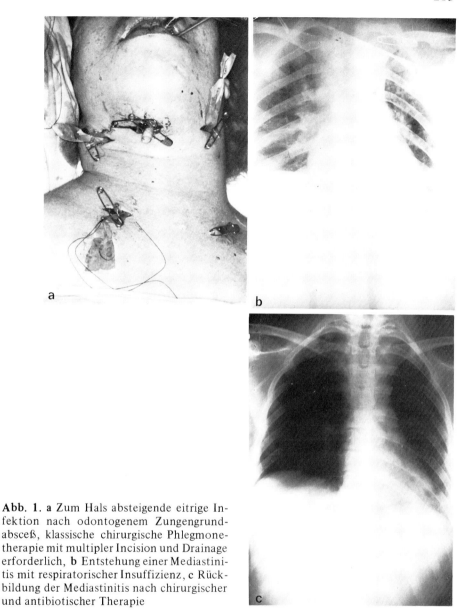

Abb. 1. a Zum Hals absteigende eitrige Infektion nach odontogenem Zungengrundabsceß, klassische chirurgische Phlegmonetherapie mit multipler Incision und Drainage erforderlich, **b** Entstehung einer Mediastinitis mit respiratorischer Insuffizienz, **c** Rückbildung der Mediastinitis nach chirurgischer und antibiotischer Therapie

logisch handelte es sich um eine Mischinfektion mit Streptokokken und zunächst sensiblen und später penicillinresistenten Staphylokokken.

Ausgehend von der Problematik des in anderen medizinischen Disziplinen beobachteten Erregerwandels erschien es uns von Interesse, die Erreger- und Resistenzsituation am Krankengut der Kieferchirurgischen Universitätsklinik Mainz bei odontogenen Abscessen und bei Wundinfektionen nach operativen Eingriffen im Kiefer- und Gesichtsbereich zu überprüfen. Die bakteriologischen Untersuchungen erfolgten am Mikrobiologischen Institut der Universität Mainz (Direktor: Professor Dr. P. Klein). Es wurde Absceßeiter nur von extraoral gewonnen, um eine Kontamination mit Keimen der Mundhöhle zu verhindern. Bei entzündlichen Infiltraten und Wundinfektionen erfolgte der Abstrich mit einem sterilen Watteträger aus dem Wundbereich. Auf Einzelheiten der Aufbereitung des Materials wie Färbetechnik, Nährböden, biochemische Differenzierungen und Sensibilitätstestung können wir aus zeitlichen Gründen nicht eingehen, verwiesen sei auf die Dissertation von Wagner (1977). Die Zusammensetzung des Untersuchungsmaterials ist in der Tabelle 1 dargestellt.

Vordergründig sollen hier die Ergebnisse und die Schlußfolgerungen der Untersuchungen diskutiert werden.

Bei den extraoral incidierten odontogenen Abscessen fanden sich im untersuchten Material in 44 Fällen (97%) grampositive und in 3 Fällen (6%) gramnegative Keime, wobei 2 Fälle mit Mischinfektionen mit beiden Keimarten in beiden Gruppen mit berücksichtigt wurden. Bei diesen abscedierenden Prozessen standen die grampositiven Staphylokokken und Streptokokken eindeutig im Vordergrund, gramnegative Stäbchen wurden demgegenüber nur selten gefunden, vergl. Abb. 2.

Wir bestätigen damit die Untersuchungsergebnisse von Naumann (1972), wonach es bei den odontogenen Abscessen derzeitig noch zu keiner durch die Antibioticatherapie bedingten Tendenzwende zugunsten der gramnegativen Keime gekommen ist.

Andere Verhältnisse ergaben sich bei den postoperativen Wundinfektionen, bei denen wir in etwa 40% der Fälle gramnegative Stäbchen ermittelt haben. In diesem Zusammenhang sei auch auf die Untersuchung von Voth (1974) verwiesen, der einen Unterschied im Erregerspektrum bei infizierten Verletzungen (Staphylokokken, Streptokokken und Tetanus) und bei den sekundären Infektionen von Operationswunden (Pseudomonas, Proteus, Klebsiellen, Aerobacter und E. coli) am Krankengut der Neurochirurgischen Universitätsklinik Mainz gefunden hat.

Hingewiesen sei in diesem Zusammenhang auf die Ausführungen von Walter u. Mitarb. (1977) über „Septische Komplikationen in der plastischen Chirurgie."

Die Auswertung der Resistenzlage der Staphylokokken (30 Stämme) aus odontogenen Abscessen und postoperativen Wundeiterungen ergab in 43% penicillinresistente

Tabelle 1. So ergab sich folgende Materialzusammensetzung

I. *Odontogene Abscesse*
   1. Perimandibulärer Absceß — 18 Fälle
   2. Submandibulärer Absceß — 13 Fälle
   3. Parapharyngealer Absceß — 5 Fälle
   4. Massetericomandibulärer Absceß — 3 Fälle
   5. Sublingualer Absceß — 3 Fälle
   6. Submentaler Absceß — 2 Fälle
   7. Kinnabsceß — 2 Fälle
   8. UK – Osteomyelitis — 2 Fälle

II. *Bruchspaltenabscesse*
   (nach Operation — 6 Fälle

III. *Wundinfektionen* nach größeren Eingriffen im Kiefer- und Gesichtsbereich — 14 Fälle

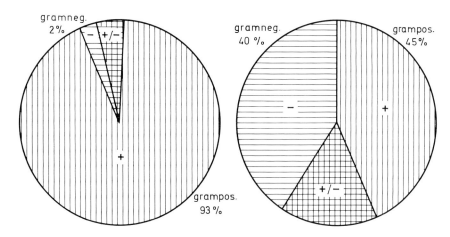

Abb. 2. a Verteilung bei den odontogenen Abscessen, b Verteilung bei den postoperativen Wundinfektionen

|||||||| = Anteil der Fälle mit grampositiven Kokken,

▦▦▦▦ = Anteil der Fälle mit grampositiven und gramnegativen Keimen,

≡≡≡ = Anteil der Fälle mit gramnegativen Stäbchen.

und in 60% tetracyclinresistente Stämme. Bemerkenswert ist der hohe Anteil von Mehrfachresistenzen in der Größenordnung von 50%.

Wie von verschiedenen Autoren dargelegt wurde, ist bei der Initialtherapie der unkomplizierten odontogenen Infektionen Penicillin nach wie vor als Mittel der Wahl anzusehen, Naumann (1972), Egyedi (1964), Andrä und Naumann (1971).

Bei den penicillinresistenten Staphylokokkeninfektionen bieten sich vor allem die neuen penicillinasefesten Penicilline an, die jedoch wegen ihrer geringen Wirksamkeit gegen sensible Stämme und der Gefahr einer Resistenzbildung auch gegen diese Antibiotica wenn möglich nur gezielt nach Testung gegen resistente Staphylokokken eingesetzt werden sollten, Naumann (1972). In unserem untersuchten Material war kein Stamm cloxacillinresistent.

Bei der postoperativen Wundinfektion sollte wegen der Vielschichtigkeit des Erreger- und Resistenzbildes auf eine bakteriologische Untersuchung und Resistenzbestimmung keinesfalls verzichtet werden. Initial sind Antibiotica einzusetzen die gramnegative und grampositive Keime vernichten. Es gibt kein Antibioticum, welches als Mittel der Wahl bei gramnegativen Infektionen beständig Erfolg erhoffen läßt. Vor allem Gentamycin, Carbenicillin und Cephalosporine werden als geeignet angegeben, wobei in unserem Material für Cephalosporine sehr hohe (über 70%) Resistenzquoten gefunden wurden. Besonders bei den problematischen Infektionen mit polyresistenten Klebsiellen und Pseudomonas wird vor allem das Gentamycin, das besonders durch eine syngergistische Wirkung mit Carbenicillin guten Erfolg auch bei Pyocaneusinfektionen verspricht, empfohlen, Naumann (1972), Knothe (1974), Schäfer (1975). Diese Kombination erscheint heute bereits überholt, Knothe (1978).

Bei den postoperativen Wundinfektionen ist im Kiefer- und Gesichtsbereich in 50% der Fälle mit gramnegativen Keimen zu rechnen, was bei der Initialtherapie mit einem Antibioticum dringend berücksichtigt werden muß.

Herr Reuther wird in seinem späteren Referat über infizierte Knochenspäne nach Unterkieferersatz berichten. Er fand in etwa 10% von 23 infizierten Knochenspänen Pseudomonas aeruginosa.

Abschließend möchte ich hervorheben, daß jede Klinik ihr spezielles Keimspektrum hat. Unsere jetzt vorgelegten Ergebnisse sind mit den Erhebungen von Herrn Naumann, die er einleitend unter Brücksichtigung des Krankengutes der Westdeutschen Kieferklinik Düsseldorf dargelegt hat, nicht ohne weiteres vergleichbar. Hingewiesen sei auf die unterschiedliche Materialzusammensetzung, z.B. ob sekundäre Infektionen bei Patienten in Verbindung mit aseptischen Operationen in die Untersuchungsreihe einbezogen wurden, oder ob chemotherapeutisch und strahlentherapeutisch vorbehandelte Patienten ausgeklammert wurden. Wir sollten in den einzelnen Kliniken prospektiv die Erreger- und Resistenzsituation und diese Frage anläßlich eines Kongresses erneut erörtern.

Literatur

1. Andrä, A., Naumann, G.: Odontogene pyogene Infektion. Zahnärztl. Fortbild. *17*, 1 (1971)
2. Egyedi, P.: Zur Behandlung der dentogenen Weichteilentzündung mit Antibiotica durch den praktischen Zahnarzt. Schwez. Wschr. Zahlheilk. *74*, 407 (1964)
3. Knothe, H.: Mikrobiologische Grundlagen der Chemotherapie. In: Antibiotika ein Leitfaden für die Therapie in Praxis und Klinik, Frey, R. (Hrsg.), 2. Aufl. München: Aesopus Verlag 1974
4. Knothe, H.: Persönliche Mitteilung (1978)
5. Naumann, P.: Bakteriologie und Pharmakologie moderner Antibiotika. In: Chemotherapie in der Zahn-, Mund- und Kieferheilkunde Forschung und klinische Anwendung, Kirsch, Th. (Hrsg.), 2. Norddeutsche Therapiegespräche Bad Pyrmont, Stuttgart: Thieme-Verlag 1972
6. Schäfer, F.: Pseudomonas – Infektionen. Dtsch. med. Wschr. *100*, 1702 (1975)
7. Voth, D.: Antibiotika in der Neurochirurgie. In: Antibiotika ein Leitfaden für die Therapie in Praxis und Klinik, Frey, R. (Hrsg.), 2. Aufl. München: Aesopus Verlag 1974
8. Wagner, W.: Erregerspektrum und Resistenzsituation bei pyogenen Infektionen im Kiefer- und Gesichtsbereich. Diss. med. Mainz 1977
9. Walter, C., Schiffmann, I., Faix-Schade, U.: Septische Komplikationen in der Plastischen Chirurgie. Therapiewoche *47*, 27 (1977)

Eigenart und Behandlung postinfektiöser Weichteilnarben im Gesichtsbereich

G. Pfeifer, Hamburg

Da für das Gebiet der Mund-Kiefer-Gesichtschirurgie 10 Vorträge über Knochenthemen angemeldet worden sind und nur einer über ein spezielles Problem der postinfektiösen Wiederherstellungschirurgie an Weichteilen, ist es angebracht, einleitend die Folgen von Entzündungen an der Gesichtsoberfläche mit Substanzdefekten und ihre Korrekturmöglichkeiten zu behandeln. Dazu ergibt sich gleich die Frage, ob alle diese Folgen unvermeidbar waren und weiterhin, ob immer die chirurgischen Prinzipien der Akuttherapie unter besonderer Berücksichtigung der anatomisch-topografischen Eigenarten der Gesichtsregion beachtet werden.

Chirurgische Prinzipien bei akuten Entzündungen

Abscesse und Furunkel der Gesichtshaut sind zunächst konservativ antibiotisch und physikalisch zu behandeln. Erst bei eindeutiger Einschmelzung (Subcutanabsceß) ist die Incision angezeigt. Wenn geschnitten wird, sollten der Verlauf des Nervus facialis, das Spannungsmuster der Haut und das natürliche Oberflächenrelief berücksichtigt werden. Das gilt insbesondere für spindelförmige Excisionen bei chronischen Abscessen, deren Deckhaut nicht mehr regenerationsfähig ist, denn die gezielte Excision mit der Wahl der Narbenrichtung führt oft zu besseren ästhetischen Ergebnissen als das Abwarten der subcutanen Einschmelzung und der Bildung eines Narbentrichters. Falls eine solche Einziehung dennoch entstanden sein sollte, ist es zweckmäßig ein Jahr verstreichen zu lassen, denn oft hat die Natur die gröbsten Spuren in dieser Zeit von allein beseitigt oder gemindert und damit chirurgische Maßnahmen überflüssig gemacht.

Das abwartende Verhalten ist auch von differentialdiagnostischer Bedeutung bei odontogenen Fisteln im Gesicht, die neben der Nase im Wangenbereich oder submandibulär auftreten können (Abb. 1). Da diese Fisteln mit einer infektiösen Schwellung beginnen, werden sie meistens als Folgen von dermatogenen Subcutanabscessen angesehen. Tatsächlich gehen sie aber von beherdeten Zähnen aus und heilen erst ab, wenn der schuldige Zahn entfernt worden ist. Excisionen dieser Narbentrichter oder gar die Wegnahme von Knochen ist zwecklos. Solange die Ursache dieser chronisch granulierenden Parodontitis nicht beseitigt ist entstehen Rezidive (Abb. 2a). Bei jeder Fistel der Gesichtsoberfläche zwischen Augen und Hals sind deshalb vor einem chirurgischen Eingriff eine Zahninspektion mit Vitalitätsprüfung sowie eine Röntgenbilduntersuchung der Zahnwurzel und ihrer Umgebung erforderlich.

Da bei der Behandlung dieser Fisteln am meisten gesündigt wird, ist es notwendig, ihre Entstehung in Erinnerung zu bringen (Abb. 1). Die chronische periapicale Entzündung an einem devitalen Zahn arbeitet sich je nach Lage der Wurzelspitze über einen Zeitraum von Monaten ohne oder mit Beschwerden zur nächstgelegenen Knochenoberfläche vor, entweder in den Mundvorhof oder bei kürzerem Weg auch in die Haut. Im kreisförmigen Schema der Ausbreitungsmöglichkeiten der periapicalen Ostitis, die in mehreren Phasen auch zur Kieferosteomyelitis umschlagen kann, bildet

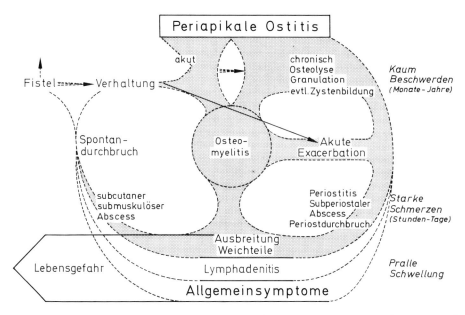

Abb. 1. Odontogene Fistelentstehung im Gesicht (chronisch granulierende Parodontitis). Aus G. Pfeifer: Mundhöhle. In: Pathophysiologische Grundlagen der Chirurgie, herausgegeben von Th. O. Lindenschmidt, 2. Aufl., S. 347, Stuttgart: Thieme Verlag 1975

die Fistel eine Art Endstadium der Selbstausheilung, wenn bis dahin keine Behandlung des devitalen Zahnes erfolgt ist. Die Fistel ist ein Zeichen dafür, daß der Organismus mit der Infektion fertiggeworden ist. Der Fistelgang wird zum Drainagerohr für das entzündliche Sekret aus dem Wurzelspitzenbereich.

Wie allen Kieferchirurgen und Zahnärzten bekannt ist, heilt der Prozeß nach Entfernung des Zahnes zuverlässig von allein aus. Der Fistelgang ist noch einige Monate tastbar, schrumpft dann und verzieht sich als epithelisierter Blindsack zur Oberfläche hin. Im Laufe eines Jahres verschwindet oft die Fisteldelle von allein oder sie wird zu einer flachen Hautmulde. Eine chirurgische Therapie ist meistens überflüssig. Wenn doch eine Hauteinziehung bestehen bleibt, genügt die Mobilisierung und Aufstellung des submucösen Fettes der Nachbarschaft von einem kleinen Hautschnitt aus.

Spätbehandlung von Substanzdefekten der Gesichtsoberfläche

Plastisch-chirurgische Maßnahmen sind erst dann erforderlich, wenn von unkundiger Hand odontogene Fisteln ohne vorherige Beseitigung des schuldigen Zahnes excidiert worden sind oder gar der darunter liegende Knochen in der irrigen Annahme entfernt worden ist, daß danach bei geringerer Spannung der Verschluß der Hautwunde leichter möglich sei. Wenn dieser Fehler mehrmals begangen wird, bleibt schließlich ein Hautdefekt zurück, der nicht mehr durch einfache Mobilisation der Wundränder geschlossen werden kann. Je nach Sitz der Narbe ist entweder die Bildung eines Brückenlappens

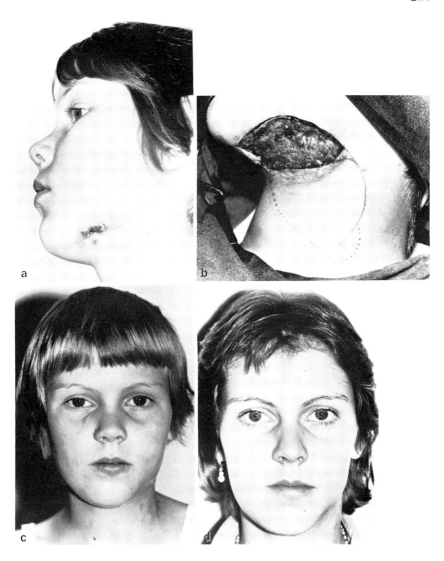

Abb. 2a–d. Weichteilknochendefekt nach vergeblicher extraoraler Therapie einer chronisch granulierenden Parodentitis. **a** 9 Jahre altes Mädchen mit periapicaler Ostitis am linken unteren 1. Molaren (Zahn 36); Zustand nach fünfmaliger extraoraler chirurgischer Revision der Fistel und Entfernung von Kieferknochen, **b** Ausmaß des Weichteildefektes nach der Narbenexcision 1 Jahr nach Extraktion des Zahnes 36 und damit Spontanausheilung der Fistel; Schnittführung und Mobilisationsfläche für einen Rotationslappen vom linken Hals eingezeichnet, **c** Befund bei der Entlassung aus stationärer Behandlung 12 Tage nach der Rotationslappenplastik, **d** 8 Jahre später erhaltengebliebener Knochendefekt des linken Unterkiefers wie unter a, b, c; kein Wachstumsausgleich trotz lockerer Hautdecke

oder die Verwendung eines Rotations- bzw. Schwenklappens erforderlich (Abb. 2). Falls vorher Kieferknochen entfernt wurde, wird dieser Defekt bei Kindern auch im Verlaufe des Kieferwachstums nicht mehr ausgeglichen. Falls er ästhetisch stört, kann er später durch Hartgewebe ausgefüllt werden. Das Ausmaß des Defektes nach mehrmaliger früherer Intervention ist präoperativ nur schwer kalkulierbar. Deshalb müssen Patient bzw. Eltern auf die Möglichkeit einer zusätzlichen Narbe hingewiesen werden.

Außer ondotogen Fisteln und ihren iatrogenen Folgen sind postinfektiöse Narben an den freien Rändern an Lippen, Lidern und Nasenflügeln chirurgische Fußangeln. Bei einer Excision zur ästhetischen und/oder funktionellen Verbesserung ist durch bogenförmige Schnittführung sicherzustellen, daß keine Narbenverkürzung eintritt. Die ersten Nähte sollten immer nach Adaption der freien Kanten und von da aus zum kompakteren Gewebe hin gelegt werden. An den Lippen gehört die erste Naht an die Rot-Weiß-Grenze, um Stufenbildungen zu vermeiden.

Außer der Umgebung der Sinnespforten gibt es weitere zwei Regionen, in denen mangelnde Erfahrung bei der Excision postinfektiöser Narben mehr Schaden als Nutzen stiften kann, die Wange und die Halsregion. Infolge der lockeren Wangenhaut und der unterschiedlichen Dicke des subcutanen Fettpolsters entstehen leicht Oberflächendifferenzen, wenn das Subcutangewebe nicht dieselbe Dicke an beiden Wundrändern hat. Um Hautzipfel zu vermeiden, kann es zweckmäßig sein, bei spindelförmigen Excisionen die Wundränder gegeneinander zu verschieben und/oder einen Abnäher anzubringen.

Ein anderes Problem ist die Hautnarbenexcision über dem Platysma, die öfter nach unschöner Narbenbildung gewünscht wird, wenn vorher ein odontogener Abszeß (Submandibular-, Perimandibular- oder Pterigomandibularabsceß) von extraoral eröffnet und über längere Zeit durch ein oder mehrere dicke Gummidrains offengehalten wurde. Sobald das natürliche Spannungsverhältnis zwischen Platysma und darüber gelegener Haut wie im Falle einer Excision gestört wird, entsteht wieder eine auffällige Narbe, denn die Muskulatur des Halsflächenmuskels treibt trotz Röntgenbestrahlung die Narbenränder auseinander. Daraus ergeben sich bei jüngeren Patienten – falls eine Excision von Haut unumgänglich ist – die Konsequenzen der Durchtrennung des Platysmas und/oder der Beschaffung von Halshaut nach ausgiebiger Mobilisation von vorne, von unten oder von hinten. Bei älteren Patienten hat sich das Spannungsgleichgewicht infolge des Elastizitätsverlustes der Haut zwischen ihr und dem Platysma soweit verschoben, daß auch bei einem Hautdefizit nicht mit breitgezogenen Narben zu rechnen ist.

Die ästhetische Qualität von postinfektiösen Narbenkorrekturen hängt in entscheidendem Maße von der Spannungslosigkeit der Wundränder während der Naht, aber auch während der postoperativen 8 Wochen ab. Diese Phase kann in heutiger Zeit durch Subcutannähte mit langen Resorptionszeiten zur Lagesicherung verschobener Hautteile unterstützt werden.

Auf flächenhafte postinfektiöse Narben möchte ich nur am Rande eingehen. Für den Ersatz von minderwertiger Nasenhaut haben sich paramediane Stirnlappen bewährt. Im Wangenbereich kommen verschiedene Möglichkeiten der Nahlappenplastik in Betracht. Für die Kinn-Unterkieferregion ist Halshaut das Material der Wahl.

Weichteilnarben über Hartgewebsdefekten

Bei schweren Infektionsfolgen am Kieferknochen wie z.B. nach Osteomyelitis mit Sequestierung wird zwangsläufig die Deckhaut in Mitleidenschaft gezogen. Da sie stark schrumpft ergibt sich die Frage, ob ihre Dehnbarkeit so groß ist, daß sie für die Wiederherstellung der Skeletkontur ausreicht. Wenn das nicht der Fall ist muß Ersatzgewebe beschafft werden. Im Oberkiefer ist meistens ein Rundstiellappen vom hinteren Hals oder ein Akromiopectorallappen ausreichend. Er kann in Fällen von Zerstörung der Wangenhaut auch als Stecklappen zum Kieferkammersatz oder für den Gaumen verwendet werden. Dabei besteht der Vorteil, die farbähnliche Halshaut für die Wangenoberfläche zu verwenden.

Für den Unterkiefer reicht ein gesichtsnaher Rundstiellappen meistens nicht aus, insbesondere wenn ein Kinndefekt besteht (Abb. 3), denn außer der Kinnhaut sind oft noch die Unterlippe oder Teile von ihr, der Mundvorhof und auch die Weichteildecke des Alfeolarfortsatzes zu ersetzen. Für diesen Zweck ist am besten ein Rundstiellappen von der Flanke geeignet, auch wenn später die Hautfarbe zur umgebenden Gesichtshaut stärker differiert. Bei Narbenkontraktur der Knochenstümpfe über eine Dehnbarkeitsgrenze hinaus muß das Fernlappengewebe vor der Knochentransplantation in gewünschter Lage eingeheilt sein, da sonst die Transplantateinheilung gefährdet wird. Auch bei starker Kinn- und Unterlippenschrumpfung sollten alle muskulären Anteile des Mundringmuskels erhalten werden, damit später der Lippenschluß wieder möglich wird.

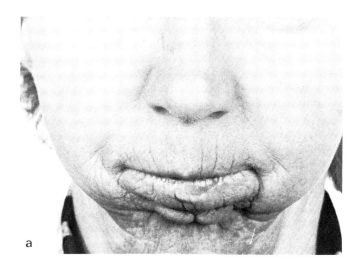

Abb. 3a, b. Kinndefekt bei Unterkieferosteomyelitis, a 61 Jahre alte Patientin mit totaler Kinnschrumpfung 1 Jahr nach osteomyelitischer Sequestrierung des mittleren Unterkiefers im Anschluß an die Extraktion des linken unteren seitlichen Schneidezahnes (Zahn 32)

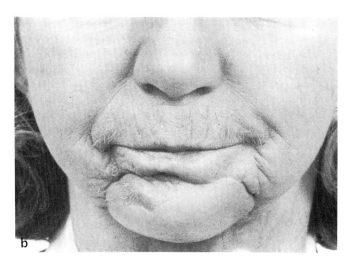

Abb. 3. b Zwei Jahre später Zustand nach Weichteilersatz von Kinn, Lippeninnenseite, Mundvorhof und vorderer Mundboden durch Rundstiellappengewebe von der Flanke, Dehnung der Unterkieferstümpfe und osteoplastischem Ersatz des horizontalen Unterkiefers durch autologen Beckenknochen; Behandlung noch nicht abgeschlossen

Zusammenfassung

Postinfektiöse Weichteilnarben entstehen häufig durch unzweckmäßige Primärbehandlung wie z.B. bei der Eröffnung von Abscessen der Gesichtshaut oder bei der Excision von chronischen Infiltraten. Fisteln zwischen Augen und Hals sind meistens die Folgen von chronischen Infektionen an Zahnwurzelspitzen. Sie heilen nach Extraktion des schuldigen Zahnes spontan und folgenlos aus. Die alleinige Fistelexcision ohne Ausschluß einer dentalen Ursache führt zum Rezidiv.

Zum Ersatz flächenhaft postinfektiöser Narben sind Nahlappen aus der Gesichts- und Halsregion zweckmäßig. Bei zusätzlichen Knochendefekten haben sich außer Nahlappen Rundstiellappen bewährt.

Korrektur eines Mikrostomas nach Pockeninfektion

N. Schwenzer, Tübingen

Während Pockeninfektionen und ihre Folgeerscheinungen in unseren Breiten selten sind, finden sich immer wieder Berichte über Impfkomplikationen. Am häufigsten kommt es zu der Vaccina secundaria oder autoinoculata, wenn die Impfpustel auf andere Körperstellen durch Kratzen übertragen wird (Paschen, Schönfeld und Schneider). Auch ist die Übertragung der Impfpustel auf Pflegepersonen oder ungeimpfte Geschwister möglich, die als Vaccina inoculata (Fremdinoculation) bezeichnet wird. Bei Befall des Gesichtes besteht insbesondere an den Lidern und der Mundspalte die Gefahr der flächigen Geschwürsbildung mit Abklatschinfektion, die fast immer narbig abheilt und Funktionsstörungen und Entstellungen zur Folge hat. Besonders gefürchtet ist das Eczema vaccinatum, da es die gleiche Dignität wie echte Pocken besitzt (Korting). Es entsteht durch Übertragung der Vaccina auf offene ekzematöse Stellen bei Neurodermitikern und endogenen Ekzematikern. Das generalisiert auftretende Eczema vaccinatum gilt als sehr gefährlich und weist eine Letalität von 30% auf (Grosfeld, Ramshorst).

Wie bei echten Pocken kommt es nach 5–12 Tagen zu mehrkammerigen Blasen unter Bevorzugung der lichtexponierten Teile, also auch des Gesichtes mit häufiger Beteiligung der Mundschleimhaut. Die Veränderungen heilen je nach Tiefe des Prozesses mit mehr oder weniger starker Narbenbildung ab.

Uns wurde im Januar 1976 von der Kinderklinik der Universität Tübingen ein Kind zur Rekonstruktion der Mundspalte überwiesen, bei dem es nach einem Eczema vaccinatum zu einem Mikrostoma infolge einer partiellen narbigen Verwachsung zwischen Ober- und Unterlippe gekommen war. Dieser Fall erscheint uns wegen seiner extremen Seltenheit und den sich daraus ergebenden therapeutischen Konsequenzen mitteilenswert.

Fallbericht

Anamnese. Bei dem am 15.1.69 geborenen Mädchen, das drei gesunde Brüder und zwei gesunde Schwestern hat, wurde wegen Milchschorfs und der juckenden „rauhen Haut" eine Pockenschutzimpfung abgelehnt. Am 5.5.75 wurde die 12jährige Schwester der Patientin, die mit ihr in einem Doppelbett schläft, zum zweiten Mal gegen Pocken geimpft. Am 18.5.75 traten bei dem 6jährigen Mädchen Blasen an beiden Knien auf, die sich, begleitet von Temperaturen bis zu 40,6°, auf den gesamten Körper ausbreiteten und auch die Lippen befielen. Es erfolgte stationäre Behandlung in der Universitätskinderklinik. Die Blasen, die teils hämorrhagische Entzündungserscheinungen aufwiesen, heilten mit Narbenbildungen ab. Eine Vernarbung im Mundwinkel verstärkte sich im Laufe der folgenden Wochen zusehens, so daß es zu einer Einschränkung der Mundöffnung kam.

Befund. Bei der ersten Untersuchung am 30.7.75 in unserer Klinik bestand bei dem 6jährigen, in gutem EZ und KZ befindlichen Mädchen eine narbige Verwachsung zwischen Ober- und Unterlippe im Bereich der rechten Lippenhälfte mit einem kleinen Ulcus in der Unterlippe. Das Lippenrot der Oberlippe fehlte in einer Breite von 1,5 cm und war durch Narbengewebe ersetzt. An der Lippeninnenseite waren senkrechte derbe Narbenzüge vorhanden. Die Mundöffnung war eingeschränkt, die Nahrungsaufnahme infolge des Mikrostomas behindert (Abb. 1).

An beiden Handrücken, an Ellenbogen und Ellbeugen sowie auf Thorax und Rücken waren z.T. depigmentierte flächenhafte Narben zu erkennen. Außerdem fanden sich vor allem an den Arm- und Kniebeugen gerötete und schuppende Hautveränderungen im Sinne eines endogenen Ekzems. Wegen der noch nicht abgeschlossenen Wundheilung und Narbenbildung haben wir die operative Korrektur zunächst zurückgestellt.

Therapie und Verlauf. Nach einem halben Jahr, am 23.1.76, erfolgte dann die operative Mundspaltenerweiterung nach der von Schuchardt modifizierten Methode Dieffenbach-Lexer. Gleichzeitig wurde zur Verlängerung der narbig verkürzten Oberlippeninnenseite eine Z-Plastik vorgenommen. Das Kind konnte am 6.2.76 nach komplikationslosem Heilverlauf nach Hause entlassen werden. Die Kontrolle 1 1/2 Jahre später ergab außer einem kleinen Oberlippenrotdefizit eine weitgehend normale Lippenform und -funktion (Abb. 2a–c).

Diskussion

Für die Erweiterung des Mundwinkels stehen bekanntlich mehrere Methoden zur Verfügung, wobei die aus der Tumorchirurgie bekannten Verfahren mit ausgedehnten extraoralen Schnittführungen entfallen. Die Methode von Langenbeck besteht in einer

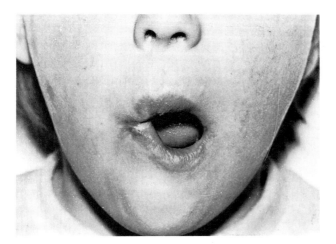

Abb. 1. 6jähriges Mädchen mit einem Mikrostoma infolge narbiger Verwachsung zwischen Ober- und Unterlippe nach einem Eczema vaccinatum

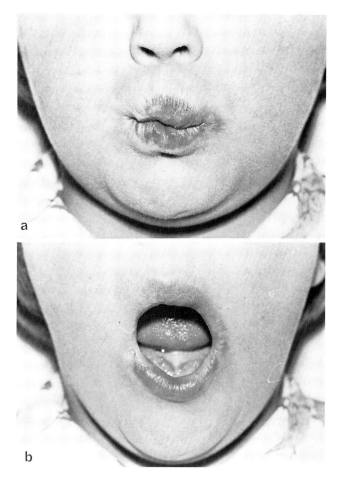

Abb. 2a, b. Zustand 1 1/2 Jahre nach dem Eingriff. Volle Funktionstüchtigkeit der Lippen bei Spitzen (a) und bei maximaler Mundöffnung (b)

YV-Verschiebung, wobei der Mundwinkel nach lateral verlagert wird. Dies ist jedoch nur bei vorhandenem Lippenrot und geringer Narbenbildung erfolgsversprechend. Andernfalls ist die erforderliche Dehnung, die im lateralen Lippenrotbezirk zwangsläufig notwendig ist, nicht möglich.

Auch die von Gillies angegebene Technik zur Korrektur des „abgerundeten Mundwinkels", wie wir sie z.B. beim Mikrostoma nach einer Estlander-Plastik vornehmen, eignete sich hier nicht, da nicht genügend in der Oberlippe gestieltes Lippenrot zur Verfügung stand. Bei dieser mit Substanzverlust im Ober- und Unterlippenrot eingetretenen Verwachsung der Lippen erschien uns die Methode Dieffenbach-Lexer-Schuchardt am besten geeignet. Nach Excision der Narbe im Hautbereich und im M. orbicularis oris, Isolierung der Muskelbündel sowie anschließender Spaltung der Schleimhaut mußten die entstandenen Wundflächen mit Schleimhaut bedeckt werden. Hierzu war eine Schleimhautrotation aus dem Planum buccale mit zwei Läppchen, wie sie Schuchardt

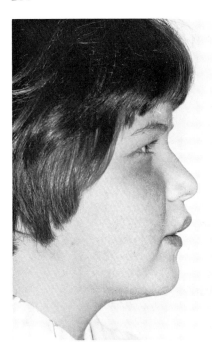

Abb. 2. c Die Profilansicht zeigt eine normale Lippenkontur

angab, erforderlich. Unterminiert man lediglich das Lippenschleimhautblatt und vereinigt es mit der äußeren Haut, besteht die Gefahr einer Einziehung der Lippe. Die Lippenform und -funktion konnten wiederhergestellt werden, zusätzliche äußere Narben wurden vermieden. Auf die Rekonstruktion des jetzt noch fehlenden kleinen Lippenrotbezirkes rechts wurde zunächst verzichtet, da die weitere Entwicklung des Lippenwachstums abgewartet werden soll.

Die epikritische Betrachtung dieses Falles zeigt, daß bei narbigen Verwachsungen der Lippen mit mehr oder weniger ausgeprägten Substanzverlusten, wie sie nach nekrotisierenden Entzündungen oder Verbrennungen auftreten, eine möglichst frühzeitige Rekonstruktion der Mundspalte sowohl aus funktionellen (Essen, Mundreinigung, Zahnbehandlung) und psychologischen Gründen (Entstellung) möglichst umgehend, jedoch nicht vor Abschluß des Vernarbungsprozesses zu erfolgen hat. Dabei ist eine Schnittführung zu wählen, die keine zusätzlichen Narben erzeugt und günstige Voraussetzungen für gegebenenfalls später noch notwendige Korrekturen schafft.

Zusammenfassung

Es wird über die operative Korrektur eines narbigen Mikrostomas nach einem Eczema vaccinatum bei einem 7jährigen Mädchen berichtet.

Das wegen eines endogenen Ekzems nicht geimpfte Kind hatte sich bei seiner gegen Pocken geimpften Schwester infiziert. In der Folge war es zu einer narbigen Verwachsung zwischen Ober- und Unterlippe gekommen. Die Korrektur der Mundspalte erfolgte nach der Methode Dieffenbach-Lexer-Schuchardt. In diesem Zusammenhang werden die verschiedenen Methoden der Mundspaltenerweiterung diskutiert.

Literatur

Dieffenbach, J.: Die operative Chirurgie. Leipzig: Brockhaus 1845
Gillies, H.D., Millard, D.R.: The Principles and Art of Plastic Surgery. Boston: Little Brown and Co., 1957
Grosfeld, J.C.M., v. Ramshorst, A.G.S.: Eczema vaccinatum. Dermatologica *141*, 1 (1970)
Korting, G.W.: Hautkrankheiten bei Kindern und Jugendlichen. Stuttgart, New York: Schattauer 1972
Langenbeck, B. v.: zit. bei Köle, H., Zisser, G.: Handbuch der Plastischen Chirurgie, Gohrbandt, E., Gabka, J., Berndorfer, A. (Hrsg.). Berlin, New York: De Gruyter, 1973
Lexer, E.: Die gesamte Wiederherstellungschirurgie, Bd. II. Leipzig: Barth 1931
Paschen, E.: Vaccine und Vaccineausschläge. In: Handbuch der Haut- und Geschlechtskrankheiten. Jadassohn, J. (Hrsg.), Bd. II, S. 164. Berlin: Springer 1932
Schönfeld, W., Schneider, W.: Lehrbuch der Haut- und Geschlechtskrankheiten. Stuttgart: Thieme 1969
Schuchardt, K.: Plastische Operationen im Mund-Kiefer-Bereich. In: Die Zahn-, Mund- und Kieferheilkunde, Bd. III/2, Häupl, K., Mayer, W., Schuchardt, K. (Hrsg.). München, Berlin: Urban u. Schwarzenberg 1959

Rekonstruktion nach Oberkiefer-Jochbein-Osteomyelitis

R. Schmelzle, Tübingen

Die mit Knochensubstanzverlusten einhergehende Oberkiefer-Osteomyelitis führt, wie wir an 2 Patienten feststellen konnten, zu erheblichen ästhetischen und funktionellen Nachteilen. Diese sind besonders stark, wenn nach kindlicher Osteomyelitis neben Knochennekrosen Wachstumshemmungen des Gesichtsskeletes eintreten. Allerdings gehören Rekonstruktionen solcher Defekte zu den seltenen plastisch-chirurgischen Eingriffen. Nachfolgend wird zur Rekonstruktion von Knochendefekten nach Oberkiefer-Jochbein-Osteomyelitis an Hand eines Fallsberichtes Stellung genommen.

Fallbericht

Anamnese. Eine 1946 im Alter von 6 1/4 Jahren aufgetretene histologisch-gesicherte chronisch-eitrige dentogene vom Zahn 6 4 ausgehende Osteomyelitis führte innerhalb von etwa 5 Monaten zum Verlust des Jochbeins, des Jochbogens, der facialen Kieferhöhlenwand, der Zahnkeime 2 6, 2 7 sowie Teilverlusten des Orbitabodens und des Tuber maxillae (Krankenblatt Nr. 1383 der Nordwestdeutschen Kieferklinik Hamburg 1946/47). Die Knochendefekte traten besonders deutlich hervor nachdem das jahrelang bestehende Ödem abgeklungen war und nachfolgend Wachstumshemmungen des Gesichtsskelets auftraten. Neben ästhetischen Nachteilen traten auch die funktionellen Beeinträchtigungen hervor, weil die Schutzfunktion der knöchernen Orbita und ihrer Umgebung für das Auge gestört war (Abb. 1 und 2).

Therapie

Im Alter von 36 Jahren erfolgte 1976 die Rekonstruktion mit insgesamt 3 Cialit konservierten homologen Knorpel-Knochen-Transplantaten des Tibia-Gelenkkopfes (Krankenblatt Nr. 180640 der Abteilung für Kiefer- und Gesichtschirurgie der Universität Tübingen). Ein bogenförmiges Transplantat der margo lateralis der Tibia Gelenkfläche diente der Wiederherstellung des Infraorbitalrandes (Abb. 3). Es wurde mit Drahtnähten medial am Processur frontalis der Maxilla und lateral am Stirnbeinpfeiler fixiert. Ein weiteres winkelförmiges Transplantat wurde zur Herstellung der facialen Kieferhöhlenwand, der Jochbeinaußenfläche und der ventralen Anteile des Jochbogens verwendet. Es wurde so eingelegt, daß die Emminentia intercondylaris der Tibiagelenkfläche die Jochbeinaußenkontur herstellte. Dieses Transplantat wurde mit einer Drahtnaht am wiederhergestellten Infraorbitalrand fixiert. Ein drittes Transplantat der Tibiagelenkfläche diente zum Aufbau der Apertura piriformis (Abb. 5a, b).

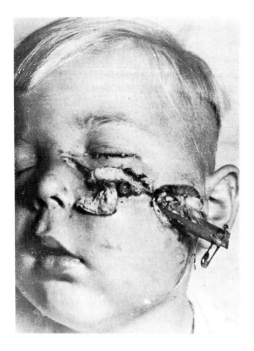

Abb. 1. Zustand nach Incision der Phlegmone bei eitriger Osteomyelitis im Alter von 6 1/4 Jahren (Archivbild der Nordwestdeutschen Kieferklinik Hamburg 1946)

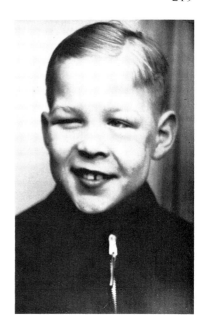

Abb. 2. Während der Wachstumsperiode traten die Knochendefekte deutlich in Erscheinung

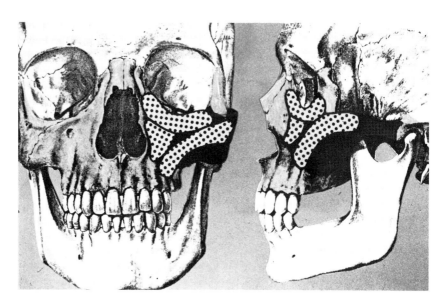

Abb. 3. Darstellung der Knochendefekte des linken Mittelgesichtsskelets und die Rekonstruktion mittels Cialit konservierter Transplantate

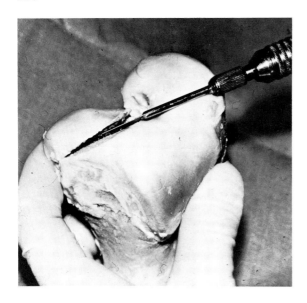

Abb. 4. Ein Knorpel-Knochen-Transplantat des Kniegelenkes wird mit der Stryker-Säge abgetrennt

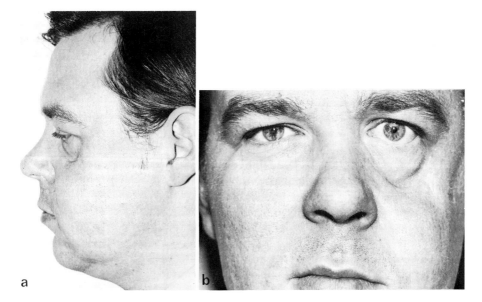

Abb. 5a, b. Zustand etwa 30 Jahre nach Oberkiefer-Jochbein-Osteomylitis

Ergebnis

Sämtliche Transplantate sind reaktionslos eingeheilt. Postoperativ bestand ein Unterlid-Ödem, das sich langsam über etwa 6 Wochen zurückbildete. Entzündungserscheinungen oder Abstoßungsreaktionen sind nicht aufgetreten. Etwa 1 Jahr postoperativ waren keine Nachweise einer Verkleinerung, Resorption oder Formveränderung feststellbar.

Röntgenologisch fiel der Kalksalzgehalt der Transplantate auf. Der Patient war mit dem erzielten Ergebnis sehr zufrieden (Abb. 6a, b).

Diskussion

Die Ergebnisse 1 Jahr nach Rekonstruktionen osteomyelitisbedingter Defekte der Oberkiefer-Jochbeinregion bei einem Patienten sind mit den von Schwenzer und Schmelzle (1976) mitgeteilten Ergebnisse der Verwendung Cialit konservierter homologer Knorpel-Knochen-Transplantate zum Aufbau dieser Gesichtsschädelregion bei Unfallpatienten vergleichbar. Der Gelenkknorpel ist formkonstant und behält seine glatte Oberfläche. Der Knochen findet Anschluß an das knöcherne Transplantatlager und wird, wie histologische Ergebnisse im Tierversuch und Probeexcisionen von Patienten gezeigt haben, von lebenden Knochen substituiert. Diese Vitalisierung geht vom Transplantatrand am Übergang vom knöchernen Transplantatlager und von den Haversschen Kanälchen aus. Schon Reynolds und Oliver (1950) prägten den Begriff der „Haversian-Canal-Substitution" und meinten damit die mesenchymale Knochenneubildung, die sie an Merthiolat konservierten Knochen feststellten. Merthiolat ist dem Cialit in sofern vergleichbar als es sich bei beiden um organische Quecksilber-Konservierungsmittel handelt, Cialit jedoch den Vorteil der größeren Lichtstabilität besitzt. Die gute Verträglichkeit Cialit-konservierter Transplantate ist nicht zuletzt Folge der sicheren Sterilität dieser Gewebe. Voraussetzung ist allerdings eine Konservierung in einer wässrigen Lösung, die eine Konzentration von 1 : 2000 besitzt (1 g 2-Äthylmercurimercapto-benoxazol-5-carbonsaures Natrium in 2000 ml Aqua

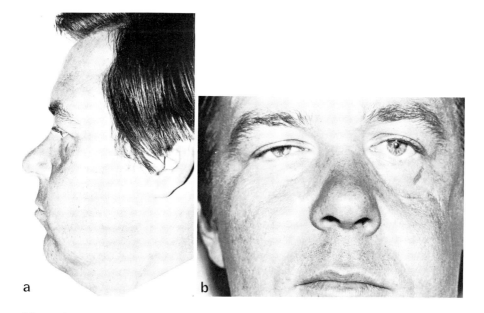

Abb. 6a, b. Zustand etwa 1 Jahr nach Rekonstruktion

bedest). Die natürliche Wölbung der Transplantate der Tibiagelenkfläche oder der Femurrollen eignet sich zur anatomischen nahezu idealen Wiederherstellung der Oberkiefer-Jochbeinregion in der gezeigten Form. Die Konserven lassen sich gut verarbeiten, sind immer verfügbar und scheinen uns, wie schon früher betont (Schmelzle und Schwenzer, 1976) auf Grund der genannten Vorteile dem Autotransplantat in den genannten Transplantationsorten ebenbürtig.

Zusammenfassung[1]

An Hand eines kasuistischen Beitrages wird die Eignung Cialit konservierter homologer Knorpel-Knochen-Transplantate zur Rekonstruktion osteomyelitisbedingter Defekte der Oberkiefer-Jochbeinregion besprochen. Es wurden insgesamt 3 Transplantate der Tibiagelenkfläche verpflanzt. Ein Jahr postoperativ waren die Transplantate formkonstant und mit dem Transplantatlager verwachsen. Die positiven Erfahrungen mit Cialit konservierten Geweben aus der Traumatologie lassen sich auf osteomyelitisbedingte Defekte übertragen.

Literatur

1. Reynolds, F.C., Oliver, D.R.: Experimental evaluation of homogenous bone grafts. J. Bone Jt. Surg. *32A*, 283 (1950)
2. Schmelzle, R., Schwenzer, N.: Spätkorrekturen nach Frakturen des Jochbein-Jochbogen-Komplexes. In: Plastisch-chirurgische Maßnahmen bei Spätfolgen nach Unfällen, S. 18. Stuttgart: Thieme 1976
3. Schwenzer, N., Schmelzle, R.: Die Anwendung konservierter Knorpel- und Knorpel-Knochen-Transplantate zur Konturverbesserung des Gesichtes. Fortschr. Kiefer- u. Gesichtschir. *20*, 54 (1976)

---

[1] Herrn Prof. Dr. Dr. G. Pfeifer danke ich für die Überlassung des Krankenblattes und der Archivbilder der Nordwestdeutschen Kieferklinik Hamburg von 1946/47, die damals von Herrn Prof. Dr. Dr. K. Schuchardt geleitet wurde. Die Behandlung erfolgte durch ihn und die Mitarbeiter Hemmerich, Matthias, Rehrmann, Rosenkranz und Schröder.

Zur antibiotischen Infektionsprophylaxe autologer Knochentransplantate zum Unterkiefer

J. Lentrodt, C.U. Fritzemeier und W.J. Höltje, Hamburg

Autologe Knochentransplantationen spielen in der rekonstruktiven Mund-Kiefer-Gesichtschirurgie auch im Zeitalter alloplastischer Materialien eine wesentliche Rolle. Die komplikationslose Einheilung des frei verpflanzten autologen Knochenmaterials hängt u.a. von der Transplantatgröße, der Beschaffenheit des Knochen- und Weichteillagers sowie von der Größe der Transplantatfixation ab. Im Gegensatz zu anderen Disziplinen ist in unserem Fachgebiet besonders in der Tumorchirugie, aber auch bei traumatologischen und anderen Eingriffen die für Knochenverpflanzungen erforderliche Asepsis häufig nicht gewährleistet, da das Operationsgebiet meist mit der Mundhöhle in Verbindung steht und damit zumindest mit deren Keimen kontaminiert ist. Wegen der aus dieser Tatsache resultierenden Gefahr einer postoperativen Infektion ist in der Mund-Kiefer-Gesichtschirurgie eine systemische chemotherapeutische Infektionsprophylaxe bei Knochentransplantationen regelmäßig indiziert.

Trotz routinemäßig verabfolgter Antibiotica zeigte eine vor 3 Jahren vorgenommene Zusammenstellung aus unserer Klinik (Höltje und Lentrodt, 1976), daß nach 57 primären Unterkieferrekonstruktionen mit autologen Knochentransplantaten in 27 Fällen eine postoperative Infektion ausbrach, der 14 Transplantate ganz oder teilweise zum Opfer fielen. Eine jahrgangsweise Aufschlüsselung ist in Tabelle 1 wiedergegeben. Interessant ist in diesem Zusammenhang eine Gegenüberstellung der zur postoperativen Infektionsprophylaxe verwendeten Antibiotica mit der mikrobiologisch nachgewiesenen Keimflora (Tabelle 2). Während zu Zeiten der Bacteriostatica grampositive Kokken Heilungsstörungen verursachten, waren es nach Verwendung bactericider Breitbandpenicilline gramnegative Stäbchen, die zu Problemkeimen wurden. Die ermittelten Keime entsprachen auch jeweils unseren Hospitalismuskeimen.

Die Effektivität jeder antibiotischen Medikation ist zum einen abhängig vom Sensibilitätsgrad des entsprechenden Keimes gegenüber dem verabfolgten Antibioticum. Ebenso wichtig ist jedoch die am Wirkungsort erreichbare antibiotische Konzentration, die in engem Zusammenhang steht mit den dort herrschenden Vascularisations- und Durchblutungsverhältnissen. Da ein freies Knochentransplantat in den ersten Tagen nach der Verpflanzung nicht vascularisiert ist, erschien uns die Möglichkeit eines sicheren antibiotischen Schutzes in dieser Zeit fraglich.

In tierexperimentellen Untersuchungen an Hunden sind wir deshalb an unserer Klinik zusammen mit dem mikrobiologischen Institut der Frage nachgegangen, auf welche Weise ein freies Knochentransplantat in der unmittelbaren postoperativen Phase am wirkungsvollsten antibiotisch geschützt werden kann (Höltje und Mitarb., 1972).

Untersucht man die antibiotische Wirkstoffkonzentration in regelrecht durchbluteten, nicht transplantierten Rippenknochen, so werden in der Spongiosa 9% und in der isolierten Compacta nur 3% der gleichzeitig vorhandenen Serumspiegel erreicht.

In der Compacta eines frischen Rippentransplantates finden sich zum selben Zeitpunkt nur 1% der Serumkonzentration und in der Spongiosa verringert sich diese

Tabelle 1. Heilungsraten und entzündliche Komplikationen nach primärer Rekonstruktion des Unterkiefers mit autologen Knochentransplantaten (10-Jahresübersicht)

Jahrgang	Anzahl der Fälle	Primäre Heilung	Postoperative Infektion	Keimresistenz gegen prophylaktisch gegebene Antibiotica	Teilweiser Verlust der Osteoplastik	Totaler Verlust der Osteoplastik
1964	6	6				
1965	4	2	2	2	1	
1966	7	3	4	3	1	
1967	4	1	3	3		
1968	10	6	4	3	1	1
1969	7	6	1	1	1	
1970	6	2	4	3	1	
1971	2	1	1	1		1
1972	6	2	4	3	1	1
1973	5	1	4	3	2	3
10 Jahre	57	30	27	22	8	6

Tabelle 2. Keimflora in postoperativen Infektionen nach Knochentransplantation trotz antibiotischer Prophylaxe

Anwendungszeit	Verwendete Antibiotica zur postoperativen Infektionsprophylaxe nach autologer Knochentransplantation		Keimflora in postoperativen Infektionen nach Knochentransplantation trotz antibiotischer Prophylaxe	
1964, 1965, 1966, 1967	Tetrazyklin	res. 2 x	Staph. aur. häm.	
		res. 3 x	Staph.-Stamm	
		res. 1 x	vergr. Streptokokken	
1964, 1965, 1967, 1968	Chloramphenicol	res. 2 x	Staph. Stamm	
		res. 1 x	vergr. Streptokokken	
		res. 2 x	E. coli	
		res. 1 x	B. pyozyaneum	
		res. 1 x	Hefen	
1968	Propicillin	res. 1 x	Staph. aur. häm.	
1969, 1973	Ampicillin	res. 2 x	Staph.-Stamm	
		res. 6 x	E. coli	
		res. 2 x	B. proteus	+sens. 1 x
		res. 2 x	B. pyrozyaneum	
1970, 1971, 1972, 1973	Ampicillin		vergr. Streptokokken	sens. 1 x
	Dicloxallin		Staph.-Stamm	sens. 1 x
			Enterokokken	sens. 1 x
		res. 6 x	E. coli	
		res. 1 x	B. proteus	+sens. 1 x
		res. 1 x	B. pyrozyaneum	

Konzentration noch einmal um die Hälfte. In absolute Werte auf den Menschen umgerechnet heißt dies, daß bactericide Werte in einem frischen Knochentransplantat mit gebräuchlichen Einzeldosen nicht erzielt werden können.

Da sich diese niedrigen nur auf Diffusionsvorgänge zurückzuführenden Knochenkonzentrationen in den ersten 5 Tagen nach der Verpflanzung nicht ändern, sind diese gegenüber sensiblen Keimen nicht bacterciden Werte unter bestimmten Voraussetzungen vielmehr geeignet, auf vorhandene Keime resistenzentwickelnd einzuwirken.

In den 5 bis 12 Tage alten Transplantaten zeigt sich ein kontinuierlicher Anstieg der antibiotischen Konzentration, der mit der zunehmenden Vascularisation der Pflänzlinge erklärt werden kann (Lentrodt und Höltje, 1976). Die 12 Tage alten und alle älteren Transplantate weisen etwa gleichbleibend hohe Konzentrationen auf, die denjenigen in nicht transplantierten Rippen entsprechen.

Die bisher geschilderten Bestimmungen der Antibioticakonzentration in freien Knochentransplantaten gingen von der Voraussetzung aus, daß die erste Injektion des Antibioticums *nach* der Verpflanzung erfolgt. Injiziert man dagegen 15 min *vor* der Knochengewinnung und der anschließenden Verpflanzung eine hohe Einzeldosis des Antibioticums, so enthält das Transplantat bei der Verpflanzung bereits die höchste im Knochen zu erreichende Konzentration. Diese läßt sich auch nach der Verpflanzung im Transplantat aufrechterhalten, wenn für die übliche Repetition von therapeutischen Einzeldosen in entsprechende Zeitabständen Sorge getragen wird. Eine Diffusion des Antibioticums in das umgebende Lagergewebe wird verhindert, solange im Transplantatlager Konzentrationen aufrechterhalten werden, die ein Diffusionsgefälle zwischen Transplantat und seinem Lagergewebe verhindern.

Durch die Vorverlegung der ersten entsprechend hohen Antibioticagabe vor die Transplantatgewinnung ist primär mindestens eine Vervierfachung der antibiotischen Konzentration im Transplantat und damit ein therapeutisch wirksamer Spiegel zu erreichen.

Analog zu unserem tierexperiementellen Modell sind bei der Infektionsprophylaxe nach freien Knochentransplantationen am Menschen die jeweils zutreffende Eliminationshalbwertzeit und die zu erreichenden Serumspiegel für das jeweils verwendete Antibioticum zugrunde zu legen.

Es ergibt sich nun die Frage, ob es auf die oben geschilderte Weise tatsächlich möglich ist, die Rate der postoperativen Infektionen nach freien autologen Knochentransplantationen zu senken.

Aus diesem Grunde haben wir die Unterlagen von 57 Patienten der Jahre 1972–1976 ausgewertet, aus deren Krankengeschichten eindeutig hervorging, daß im Rahmen autologer Knochenverpflanzungen zum Unterkiefer die erste Antibioticagabe vor der Transplantatentnahme gegeben wurde. 41 mal wurde Beckenknochen verwendet und zwar 24 mal als Blocktransplantat und 17 mal in Form von Bone chips. 15 mal wurden kompakte Rippentransplantate verpflanzt und 1 mal Bone chips vom Rippenbogen. Die Fixation der Transplantate erfolgte 11 mal funktionsstabil mit Hilfe der Kompressionsosteosynthese, 25 mal mit Drahtnähten und 21 mal ohne alloplastische Materialien. Bei 8 Patienten, d.h. in 14% der Fälle, trat postoperativ eine Infektion ein. Die jahrgangsweise Aufschlüsselung der Infekte ist in Tabelle 3 wiedergegeben. Die 8 nach der Knochenverpflanzung aufgetretenen Entzündungen führten in 2 Fällen zum Totalverlust und in 5 Fällen zum teilweisen Verlust der Osteoplastik. Die Rippentransplantate

Tabelle 3. Jahrgangsweise Aufschlüsselung der verwendeten autologen Knochentransplantate und der eingetretenen Infektionen

Jahrgang	Anzahl	Art	Postop. Infektion		Totalverlust	Teilverlust
1972	15	Beckentranspl.	4	Beckentranspl.		
	4	Rippentranspl.	3	Rippentranspl.	1	1
1973	10	Beckentranspl.				
	4	Rippentranspl.	1	Rippentranspl.		1
1974	13	Beckentranspl.				
	5	Rippentranspl.				
1975	9	Beckentranspl.	1	Beckentranspl.	1	
	2	Rippentranspl.				
1976	10	Beckentranspl.	2	Beckentranspl.		2
	1	Rippentranspl.				

Infektionsquote   Beckentranspl. = 9,75%
                  Rippentranspl. = 25,0%

erwiesen sich mit 25% wesentlich infektanfälliger als die Beckenknochentransplantate mit knapp 10%. Stellt man auch hier wiederum die Erreger dem prophylaktisch gegebenen Antibioticum gegenüber (Tabelle 4), so ergab sich bei 7 der 8 Fälle eine Resistenz. Nur bei einem Patienten handelte es sich um einen primär sensiblen Keim, der von dem Antibioticum nicht eliminiert werden konnte.

Tabelle 4. Keimflora in postoperativen Infektionen nach Knochentransplantation trotz antibiotischer Prophylaxe

1972	2 x	E. coli	res.	Ampicillin
		B. pyozyaneum	res.	Ampicillin
		Staph. aur. haem.	res.	Ampicillin
1973		E. coli	res.	Ampicillin
1974		0		
1975		Haemolyt. Streptok.	sens.	Ampicillin
1976	2 x	Klebsiellen	res.	Ampicillin

Durch diese Untersuchungen konnte experimentell nachgewiesen und an Hand klinischer Fälle belegt werden, daß mit Hilfe der *vor* der Transplantatentnahme beginnenden Antibioticaprophylaxe eine deutliche Verbesserung des Infektionsschutzes erreichbar ist. Dieser kann jedoch nur dann effektiv sein, wenn bei der Wahl des Antibioticums die in der jeweiligen Klinik vorherrschenden Hospitalismus-Problemkeime Berücksichtigung finden. Wenn auch erwiesen ist, daß postoperative Infektionen nicht allein durch wirkungsvolle Antibiotica zu verhindern sind, so verlangen doch das topographisch bedingte Entzündungsrisiko sowie die funktionelle und ästhetische Stellung der knöchernen Rekonstruktionen in unserem Fachgebiet die Antibioticaprophylaxe bei autologen Knochentransplantationen.

Literatur

Höltje, W.J., Lentrodt, J.: Infektionen autologer Knochentransplantate nach Defektrekonstruktion des Unterkiefers. Fortschr. Kiefer- u. Gesichtschir. *20*, 32 (1976)
Höltje, W.J., Lentrodt, J., Mai, K., Matz, K.: Tierexperimentelle Untersuchungen zur Frage des antibiotischen Schutzes von freien Knochentransplantaten. Act. traumat. *2*, 159 (1972)
Lentrodt, J., Höltje, W.J.: Tierexperimentelle Untersuchungen zur Revaskularisation autologer Knochentransplantate. Fortschr. Kiefer- u. Gesichtschir. *20*, 17 (1976)

Prophylaxe und Therapie der Infektion von autologen Knochentransplantaten zur Unterkieferrekonstruktion

J. Reuther, Mainz

Für den frei zum Unterkiefer transplantierten Knochenspan stellt die Infektion, wie prinzipiell für jede Wunde, das Hauptgefahrenmoment dar. Die Heilung wird gestört und verzögert, das funktionelle und ästhetische Ergebnis beeinträchtigt; in einigen Fällen resultiert hieraus der vollständige Verlust des Transplantates. Die relativ hohe

Infektionsrate dieser Knochenspäne, Höltje und Lentrodt haben 1976 ca. 47% Infektionen angegeben, in unserem eigenen Krankengut der Jahre 1970–1974 lag die Infektionsquote bei ca. 39%, ist leicht erklärbar. Die Forderung nach aseptischen Operationsbedingungen läßt sich bei der Unterkieferrekonstruktion nicht immer erfüllen, da häufig die Kontamination mit der keimbeladenen Mundhöhle unumgänglich ist. Daneben wird zwangsläufig bei der Präparation des Knochenspans die Blutversorgung vollständig durchtrennt, wodurch die körpereigene Infektionsabwehr erheblich geschwächt und die Möglichkeit der Antibioticaprophylaxe eingeschränkt wird.

Die Effektivität der körpereigenen Infektabwehr sowie die Wirksamkeit systemisch verabreichter Antibiotica ist daher von der raschen Revascularisierung des transplantierten Knochenspans direkt abhängig. Neben häufig nicht zu beeinflussenden Gegebenheiten, wie Größe und Struktur des Transplantatknochens oder der Beschaffenheit des Transplantatlagers, ist für die Revascularisierung des Knochenspans die enge Adaptation von Lagergewebe und Transplantat sowie die mechanische Ruhigstellung dieser Verbindung von entscheidender Bedeutung, worauf Groves schon 1917 hingewiesen hat. Theoretisch läßt sich die Forderung nach einem optimal engen Kontakt und einer absoluten Ruhigstellung in idealer Weise mit der Druckplattenosteosynthese erzielen. Da bei der Transplantateinheilung prinzipiell die gleichen Vorgänge ablaufen (Ham und Harris, 1971) wie bei der Frakturheilung, kann man davon ausgehen, daß die primäre, weitgehend callusfreie Frakturheilung nach Druckplattenosteosynthese (Schenk und Willenegger, 1963) auch für die unter gleichen Bedingungen stabilisierten Transplantate erwartet werden kann.

In einer tierexperimentellen Untersuchungsreihe haben wir bei 24 Beaglehunden mit einer speziell konstruierten Osteosyntheseplatte 15 mm lange, frei zum Unterkiefer transplantierte, periostlose, autologe Beckenkammspäne unter axialer Druckanwendung adaptiert und fixiert. Neben anderen Untersuchungen führten wir die mikroangiografische Untersuchungstechnik mit Micropaque durch. Dabei fanden wir schon 2 Tage p. op. Gefäßgebiete in Transplantatmitte mit Kontrastmittel angefüllt (Abb. 1). Diese Befunde sind neben der optimal engen Anlagerung weitgehend vom Zufall abhängig, da ein sog. „Kissing-contact" von Lager und Transplantatgefäßsystem hierfür die Voraussetzung ist. In der Regel fanden wir jedoch 10 Tage p. op. eine weitgehende und 20 Tage p. op. (Abb. 2) eine vollständige Füllung des Transplantatgefäßsystems. Auch diese Gefäßfüllung kann unseres Erachtens nur auf eine End zu End Anastomose von Lager und Transplantatgefäßsystem zurückgeführt werden. Ein Durchwachsen der Gefäße durch das Gesamttransplantat ist zu diesem frühen Zeitpunkt nicht denkbar, da die Wachstumsgeschwindigkeit der Capillaren nach den Untersuchungen von Clark (1939) nur 0,22 mm pro Tag beträgt.

Auch bei der klinischen Anwendung der Druckplattenosteosynthese scheint ein rascher Gefäßanschluß und die primäre weitgehend callusfreie Einheilung des Transplantates gewährleistet zu sein (Abb. 3a, b). Danach ist zu erwarten, daß die Infektabwehr der druckstabilisierten Transplantate wesentlich besser sein müßte, als dies mit den bisher durchgeführten Ruhigstellungsmethoden der Fall war.

Beim Vergleich unserer beiden Patientenkollektive, bei denen eine Unterkieferrekonstruktion mit einem Beckenkammspan durchgeführt wurde, wobei einmal die Adaptation und Ruhigstellung mit Osteodrahtsynthese und intermaxillärer Ruhigstellung erfolgte, bei der zweiten Gruppe wurde die Druckplattenosteosynthese einge-

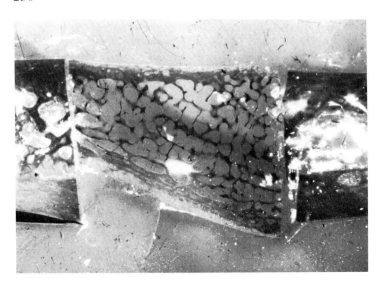

Abb. 1. Gefäßfüllung und Kontrastmittelablagerung in Spongiosaräumen im Zentrum des druckstabilisierten Transplantats 2 Tage p. op. (Schnittdicke 340 μ, ca. 4fache Vergrößerung)

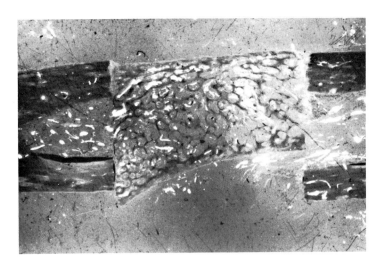

Abb. 2. 200 μ dickes Schliffpräparat aus der Mitte eines Transplantes 20 Tage p. op. Vollständige Gefäßdarstellung mit Micropaque in Kompakta – und Spongiosa des Knochenspans (ca. 4fache Vergrößerung)

setzt, zeigten sich hinsichtlich der Häufigkeit, Ausdehnung und Lokalisation keine wesentlichen Unterschiede. Bei der Gegenüberstellung der Infektionshäufigkeit dagegen war eine signifikante Reduzierung der Infektion in der zweiten Gruppe mit 16,6% gegenüber 39,9% zu verzeichnen (Tabelle 1). Da in beiden Gruppen eine ähnlich

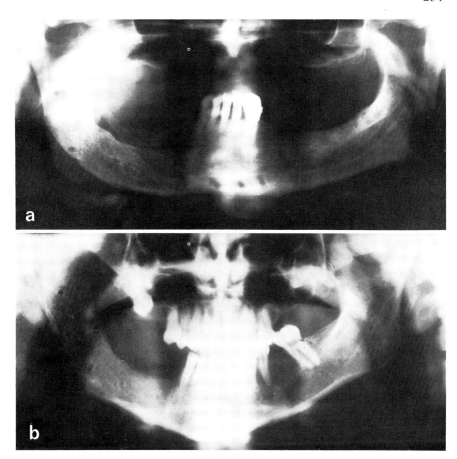

Abb. 3. a Orthopantomogramm: primäre, weitgehend callusfreie Einheilung eines Beckenkammspanes bei einem 54jährigen Patienten. Zustand 6 Monate nach der Transplantation, **b** Orthopantomogramm: Mehrfach geknickter Beckenkammspan primär, ohne wesentliche Callusbildung eingeheilt. 3 Monate nach Entfernung des Osteosynthesematerials sind die Schraubenlöcher weitgehend verknöchert

hohe Keimbelastung durch einen kombinierten intra- und extraoralen Eingriff vorausgesetzt werden kann und die Antibioticaprophylaxe in identischer Weise durchgeführt wurde, muß dieser Rückgang der Infektionshäufigkeit der verbesserten Operationstechnik zuerkannt werden.

Die Behandlung der manifesten Infektion bei druckstabilisierter Osteoplastik zum Unterkieferersatz führen wir in Analogie zu anderen chirurgischen Infektionen unter Berücksichtigung einiger Besonderheiten des Knocheninfektes, insbesondere nach Osteosynthese durch (Burri, 1974). Neben gezielter Anwendung von Antibiotica und der Behandlung von möglichen Grund- und Begleiterkrankungen steht hierbei die lokale Therapie mit der Eröffnung des Infektionsherdes, der Spülbehandlung mit antibiotischen Lösungen, der Entfernung von nekrotischem Gewebe oder des Osteosynthesematerials im Vordergrund.

Tabelle 1. Vergleich der Infektionshäufigkeit von autologen Beckenkammspänen zur Unterkieferrekonstruktion bei konventioneller Ruhigstellung und Druckplattenosteosynthese. Freie Knochentransplantation zum Unterkieferersatz. Kieferchirurgische Klinik Universität Mainz 1.1.1970–1.1.1977

	Anzahl	Kontamination der Mundhöhle (kombinierter i.o. u. e.o. Eingriff)	Infektionen
konventionelle Ruhigstellung	33	20 (60,6%)	13 (39,3%)
Druckplattenosteosynthese	30	16 (53,3%)	5 (16,6%)
Gesamt	63	36 (57,1%)	18 (28,6%)

Dabei hat sich die lokale Dauerspülung in Form der geschlossenen Saugspüldrainage besonders bewährt, ein therapeutisches Prinzip, welches Carrel (Sartory, 1917) im ersten Weltkrieg zur Behandlung von Kriegswunden angewandt und dann vor allem von Willenegger (1962, 1970) für die Therapie von Knocheninfektionen zu einem Standardverfahren ausgebaut wurde.

Das Ziel der Spülbehandlung bzw. der Wirkungsmechanismus der Spüldrainage beruht auf der Umwandlung eines virulent infizierten Herdes bzw. seiner Oberfläche in das Stadium einer blanden Infektion. Hiermit wird die Grundlage entweder zu einer spontanen Reossifikation oder zumindest die Voraussetzung für eine vitale Weichteilreaktion geschaffen. Der wesentliche Effekt der Spülbehandlung liegt in der mechanischen Ausschwemmung von Detritus, Sekret, Blut und Bakterien, weswegen die bestmöglichste Wirkung nur von einer kontinuierlichen Spülung erwartet werden kann. Daneben ist eine Unterstützung der lokalen Infektabwehr durch den antibiotischen Zusatz möglich, der auf Keime wirkt, die im nekrotischen bzw. nicht gefäßversorgten Gewebe von systemisch angewandten Antibiotica nicht erreicht werden können.

Voraussetzung für die Effektivität dieser Behandlungsmethode ist, daß das gesamte infizierte Raumsystem perfundiert wird und keine isolierten Buchten oder Taschen unerfaßt zurückbleiben. Hierzu muß, nach Revision von intraoralen Fisteln und möglichst mehrschichtiger Deckung derselben, die zuführende Drainage am höchsten erreichbaren Punkt, auf unserem Fachgebiet meist in Höhe des Alveolarkammes, und die abführende Drainage an den tiefsten Punkt des infizierten Gebietes gelegt werden (Abb. 5). Das Abfließen der Spülflüssigkeit wird durch Anlegen einer Vacuumflasche mit einem Unterdruck bis zu -3 mH$_2$O (ca. $-0,3$ atm) unterstützt.

Nach den Untersuchungen von Kallenberger, Roth und Ledermann (1970) verwenden wir als Basis für unsere Spüllösungen Ringerlactat, da keine Zellschädigungen wie bei physiologischer Kochsalzlösung zu befürchten sind. Als antibiotischen Zusatz verwenden wir nach den Ergebnissen der gleichen Autoren Polybactrin, eine Kombination aus Polymixin B, Bacitracin und Neomyzin, die als 2‰-Lösung auf die meisten der Problemkeime ohne Gewebsschädigung bactericid wirkt. Da das Medikament bei lokaler Anwendung nicht resorbiert wird, kann es mit jedem beliebigen systemisch verabreichten Antibioticum kombiniert werden.

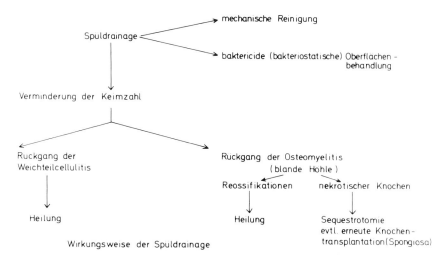

Abb. 4. Wirkungsweise der Spüldrainage

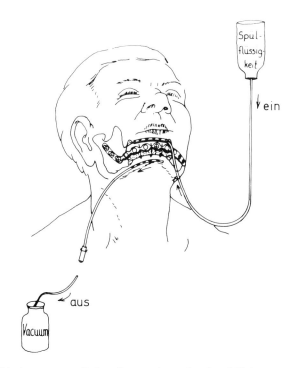

Abb. 5. Geschlossene Saugspüldrainage zur Behandlung eines druckstabilisierten Beckenkammtransplantates zum Unterkieferersatz

Hinsichtlich der Frage, ob das Osteosynthesematerial bei eingetretener Infektion belassen oder entfernt werden sollte, verhalten wir uns nach den Angaben der Schweizerischen Arbeitsgemeinschaft für Osteosynthese (Rehn, 1970). Solange das Osteosynthesematerial eine Stabilisation gewährleistet, wird es belassen, da Stabilität, d.h. mechanische Ruhe im Anlagerungsspalt eine der wesentlichsten Faktoren für die Begrenzung der Infektion und die Grundlage für eine Ausheilung darstellt. Bei instabilen Osteosynthesen entfernen wir das Metall, da ohne ausreichende Stabilität die Platte nur als metallischer Fremdkörper zur Unterhaltung und zur Ausbreitung des Infektes beiträgt.

Hinsichtlich einer frühzeitigen, aktivchirurgischen Revision eines infizierten Transplantates verhalten wir uns sehr abwartend. Einmal hat die Erfahrung gezeigt, daß häufig der transplantierte Knochen trotz Infektion fast vollständig zur Einheilung gebracht werden kann, zum anderen ist in der frühen Phase der Infektion die sichere Abgrenzung von nekrotischem und vitalem Gewebe sehr schwierig.

Mit diesen Behandlungsmaßnahmen ist es uns bisher gelungen, die Infektion der Transplantate zu beherrschen und den Verlust des transplantierten Knochens weitgehendst zu vermeiden (Abb. 6a, b, c).

Zusammenfassung

Mit der systematischen Anwendung der Druckplattenosteosynthese zur Adaptation und Ruhigstellung von autologen Knochenspänen zum Unterkieferersatz gelingt eine deutliche Verringerung der Infektionshäufigkeit. Die Grundlage hierfür ist in der schnelleren Revascularisierung des Knochenspans zu sehen, die durch den engen Kontakt von Transplantat und Lagerknochen, sowie durch die absolute Ruhe im Anlagerungsspalt gefördert wird. Daneben ist aufgrund der stabilen Fixation die intermaxilläre Ruhigstellung nicht notwendig, wodurch die Inspektion und Pflege der intraoralen Wunden wesentlich erleichtert wird und eine zusätzliche Infektionsquelle beseitigt werden kann. Bei eingetretener Infektion hat sich neben der gezielten Antibioticatherapie die lokale Spülbehandlung in Form einer geschlossenen Saugspüldrainage als therapeutische Möglichkeit sehr gut bewährt. Das Osteosynthesematerial sollte in jedem Falle solange belassen werden, wie es Stabilität gewährleistet. Die Entfernung von nekrotischem Gewebe führen wir erst nach eindeutiger Demarkation durch.

Literatur

1. Burri, C.: Posttraumatische Ostitis. Bern-Stuttgart-Wien: Huber-Verlag 1974
2. Carrel, A.: Methodes Antiseptiques. Preconisees Pendent la Guerre. In: Pages D'Histoire 1914–1917 le Traitement des Plaies de Guerre. Sartory, A. (Hrsg.) S. 31. Paris-Nancy: Libraire Militaire Berger Levrault 1917
3. Clark, E.R., Clark, E.L.: Microscopic Observations on the Growth of Blood Capillaries in the Living Mammal. Amer. J. Anat. *64,* 251 (1939)
4. Groves, H.: Methods and Results of Transplantation of Bone in the Repair of Defects caused by Injury or Disease. Brit. J. Surg. *5,* 185 (1917–1918)

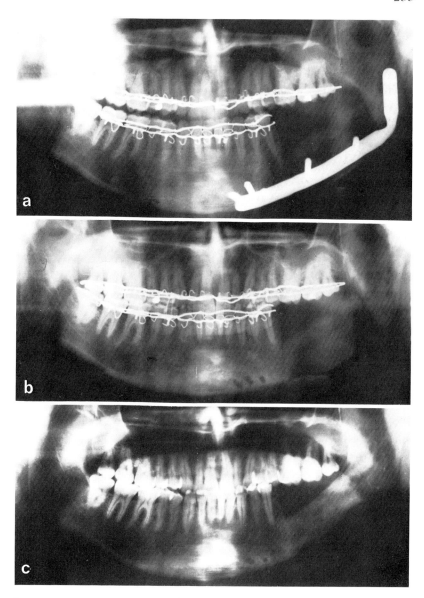

Abb. 6. a Orthopantomogramm: Infektion des druckstabilisierten Beckenkammspanes im distalen Anlagerungsspalt mit deutlicher Knochendekonstruktion. Therapie mit geschlossener Saugspüldrainage, **b** Zustand nach Sequestrotomie und Entfernung der Osteosyntheseplatte. Knöcherne Überbrückung in der medialen Anlagerung ohne wesentliche Callusbildung, distal stabile Knochenbrücke im Alveolarkammbereich, **c** 6 Monate nach Infektion des Transplantats. Reossifikation der Knochenhöhle im distalen Anlagerungsspalt. Knochenspan trotz massiver Infektion vollständig, ohne wesentlichen Größenverlust eingeheilt

5. Ham, A.W., Harris, W.R.: Repair and Transplantation of Bone. In: The Biochemistry and Physiology of Bone. Bourne, J.H. (Hrsg.), Vol. III, S. 337. New York-London: Academic Press 1971
6. Höltje, W.-J., Lentrodt, J.: Infektionen autologer Knochentransplantate nach Defektrekonstruktion des Unterkiefers. Fortschr. Kiefer-Gesichtschir. Bd. XX, S. 32. Schuchardt, K., Scheunemann, H. (Hrsg.). Stuttgart: G. Thieme 1976
7. Kallenberger, A., Roth, W., Ledermann, M.: Experimentelle und bakteriologische Untersuchungen zur Wahl des Spülmittels für die antibakterielle Spüldrainage. In: Die posttraumatische Osteomyelitis, Hierholzer, J., Rehn, J. (Hrsg.), S. 265 Stuttgart-New York: F.K. Schattauer 1970
8. Rehn, J.: Infektionen nach Osteosynthese. Rundgespräch (Berichterstatter: J. Rehn). Hefte Unfallheilk. *102*, 52 (1970)
9. Schenk, R., Willenegger, H.: Zum histologischen Bild der sogenannten Primärheilung der Knochenkompakta nach experimentellen Osteotomien am Hund. Experientia (Basel) *19*, 593 (1963)
10. Willenegger, H.: Klinik und Therapie der pyogenen Knocheninfektion. Chirurg *41*, 215 (1970)
11. Willenegger, H., Roth, W.: Die antibakterielle Spüldrainage chirurgischer Infektionen. Dtsch. med. Wschr. *87*, 1485 (1962)

Indikation und Technik der Knochentransplantation am Unterkiefer bei infiziertem Lagergewebe

H.-G. Luhr und R. Maerker, Hamburg

Auf allen chirurgischen Fachgebieten hat sich innerhalb der letzten 10 Jahre bezüglich der Indikation zur Knochentransplantation bei infiziertem Lagergewebe ein erheblicher Wandel vollzogen. Neuere biochemische Erkenntnisse und experimentelle Befunde über die autoplastische Spongiosatransplantation, die im Prinzip schon von Matti (1932) propagiert wurde, haben auch in der Kiefer-Gesichtschirurgie zu einem aktivchirurgischen Vorgehen bei den früher als außerordentlich problematisch geltenden Fällen der chronisch-sequestrierenden Unterkieferosteomyelitis und der osteomyelitischen Pseudarthrose geführt.

Bei der Indikation zur Knochentransplantation sind in erster Linie die Bedingungen des knöchernen und Weichteillagers bei infiziertem Unterkiefer zu analysieren. Im Gefolge einer chronisch-rezidivierenden Osteomyelitis des Unterkieferknochens haben die Entzündungsvorgänge neben mehr oder weniger ausgedehnten Substanzverlusten auch immer zu einer Zirkulationsstörung des Gefäßsystems im Knochen und damit einer verminderten Regenerationskraft geführt. Daraus ergibt sich für die Therapie neben der Notwendigkeit der Entfernung alles *infizierten* Materials auch die der *Resektion ernährungsgestörter* Knochenabschnitte. Ebenso wie das knöcherne Lagergewebe ist auch das Weichteillager bei chronisch-entzündlichen Vorgängen ernährungsgestört. Eine Resektion des häufig vernarbten und verschwielten Gewebes kann jedoch meist nur in sehr beschränktem Maße vorgenommen werden.

Nach langdauernden Infekten herrschen also äußerst ungünstige Bedingungen für eine Knochentransplantation vor. Es kann daher bei infiziertem Lagergewebe nur das hochwertigste Transplantatmaterial Aussicht auf Erfolg bieten. Schon 1932 hat Matti die besonderen Eigenschaften der autologen Spongiosa bezüglich Infektionsresistenz und osteogenetischer Potenz hervorgehoben. Zwischenzeitlich haben vor allem Graf (1959), Schramm (1970), Burri u. Mitarb. (1970) und Schweiberer (1971) auch durch experimentelle Untersuchungen die Vorteile dieses Transplantatmaterials nachgewiesen.

Bei umschriebenen kleineren Defekten nach einer Sequestrotomie bevorzugen wir die Auffüllung des Defektes mit Spongiosa*bröckeln*. Die Aufbereitung des Transplantatmaterials scheint uns dabei genauso wichtig wie bei der Spongiosa*block*transplantation zu sein. Bei der Entnahme der Spongiosa und ihrer Zerkleinerung ist eine mechanische Schädigung weitgehend zu vermeiden. Wir führen daher die Zerkleinerung der Spongiosa durch Schneiden mit kräftigen Skalpellen durch. Auf diese Weise werden möglichst viele der wabenartigen, zellreichen und für die Osteogenese bedeutsamen Spongiosaräume schonend eröffnet und frühzeitigen Diffusionsvorgängen und Gefäßanschlüssen zugänglich gemacht. Der Knochendefekt soll möglichst lückenlos aufgefüllt werden.

Bei ausgedehnter Unterkieferosteomyelitis muß im Zuge der Therapie die Kontinuitätsresektion eines ganzen Knochenabschnittes vorgenommen oder ein schon bestehender Kontinuitätsdefekt durch Resektion der Stümpfe erweitert werden. Die ungünstigen Bedingungen eines solchen infizierten Knochen- und Weichteillagers hatten auch in unserem Fachgebiet früher zu einer zurückhaltenden Einstellung bezüglich rekonstruktiver Maßnahmen geführt. Im chronisch-entzündlichen Stadium entschloß man sich zur alleinigen Sequestrotomie. Erst nach Zuwarten von meist mehreren Monaten mit Ruhigstellung des Unterkiefers durch Schienenverbände, war nach Ausheilung des Infektes an eine sekundäre Rekonstruktion zu denken.

Nach den guten Erfahrungen von Obwegeser (1963) mit der primären Spongiosaplastik auch bei solchen Fällen, und in Anlehnung an die Erfahrungen in der Extremitätenchirurgie, haben wir 1971 vor der Deutschen Gesellschaft für plastische und Wiederherstellungschirurgie erstmalig über die sofortige Wiederherstellung des Unterkiefers durch autologe Spongiosa*block*transplantation, kombiniert mit Kompressionsosteosynthese, berichtet. Das Spongiosa*block*transplantat vereinigt die günstigen Eigenschaften der Spongiosa*bröckel*, wie schnelle Vascularisation und Infektresistenz, mit einer gewissen mechanischen Festigkeit, die in Kombination mit stabiler Osteosynthese für die Überbrückung von Kontinuitätsdefekten im Unterkiefer völlig ausreichend ist.

In den vergangenen 8 Jahren haben wir in 22 Fällen von Kontinuitätsdefekten nach chronisch-sequestrierender Osteomyelitis und bei osteomyelitischer Pseudarthrose im Unterkiefer nach diesem Verfahren primär mit Erfolg rekonstruiert. Die Spongiosa*block*transplantation in Verbindung mit der Kompressionsoesteosynthese ist daher nach unseren Erfahrungen bei diesen Fällen als das Verfahren der Wahl anzusehen. Für den Erfolg wesentlich erscheinen uns die folgenden operativ-technischen Details:

1. Entsprechend den Ergebnissen eines Antibiogramms wird der Eingriff unter Antibioticaschutz durchgeführt.
2. Die Sequestrotomie und die Resektion der osteomyelitisch veränderten Stümpfe hat bis weit in gesundes Knochengewebe zu erfolgen. Die Resektion muß dabei be-

sonders schonend mit langsam laufenden Schneidinstrumenten unter ständiger Kühlung soweit ausgedehnt werden, bis die Knochenschnittflächen Blutaustritte und damit eine ausreichende Vascularisation anzeigen.
3. Vor der Entnahme des Transplantates muß seine Anreicherung mit Antibiotica durch einen etwa 20 min vorher applizierten Antibioticastoß erfolgen, worauf Hölje und Lentrodt (1972) nach experimentellen Untersuchungen hingewiesen haben.
4. Zur Aufbereitung des Spongiosablocktransplantes wird die Grenze zwischen Corticalis und Spongiosa mit einer feinen rotierenden Kreissäge markiert (Abb. 1a). Die corticale Knochenschicht wird mit einem starken Skalpell von dem spongiösen Anteil abgedrückt (Abb. 1b), so daß ein rein spongiöser Knochenblock entsteht (Abb. 1c), welcher entsprechend der Defektform und -Größe mit einer feinen Kreissäge und dem Skalpell angepaßt wird (Abb. 1d). Bei dieser subtilen Technik kann die Bälkchenstruktur an der Spongiosaoberfläche weitgehend erhalten und die zellreichen Spongiosaräume eröffnet werden. Bei der Verwendung von Schleif- oder Fräsinstrumenten wird die Transplantatoberfläche auch bei Spülung mit physiologischer Kochsalzlösung durch Mikrofrakturen der Spongiosabälkchen mechanisch geschädigt und durch die vermehrt anfallenden Knochen- und Zelltrümmer – einem Schmiereffekt gleich – verschlossen (Abb. 1e).
5. Das Transplantat muß exakt an den knöchernen Resektionsrändern adaptiert und durch Kompressionsplattenosteosynthese funktionsstabil fixiert werden (Abb. 2d).
6. Der intraorale Wundverschluß muß das Transplantat sicher abdecken. Notfalls müssen Schleimhaut-Muskellappen in einen eventuell bestehenden Defekt hineinrotiert werden, um eine dicke, sichere Weichteildeckung zu garantieren.
7. Die Einlage einer Redondrainage erfolgt nach Verschluß der ersten Weichteilschicht, die etwa dem ehemaligen Periost entspricht. Diese Naht sollte nur locker und der Redonschlauch unmittelbar in ihre Nähe gelegt werden. Wir vermeiden die Applikation des Redonschlauches unmittelbar auf das Transplantat, da bei dieser Lage der Schlauch die Weichteile zeltförmig vom Transplantat abhebt und eine frühzeitige Ernährung durch Diffusion und Gefäßanschluß behindert.
8. Auch der extraorale Weichteilverschluß sollte sicher und ohne Spannung erfolgen.

Kasuistische Beispiele

Fall 1. Bei einem 40jährigen Patienten handelte es sich um eine osteomyelitische Defektpseudarthrose nach unbehandelter Fraktur vor dem linken Kieferwinkel (Abb. 2a). Der Patient kam mit einem von dieser osteomyelitischen Pseudarthrose ausgehenden paramandibulären Absceß in unsere Behandlung (Abb. 2b). Der Absceß wurde durch eine Außenincision eröffnet und drainiert.

Durch gezielte antibiotische Therapie konnte die Osteomyelitis in ein subakutes Stadium überführt werden. Nach 4 Wochen bestand jedoch noch immer eine eitrigsezernierende äußere Fistel (Abb. 2c). Nach Sequestrotomie und Resektion der osteomyelitisch veränderten und ernährungsgestörten Knochenstümpfe bis weit ins Gesunde wurde in der gleichen Sitzung der Defekt mit einem autologen Spongiosablocktransplantat überbrückt. Die Aufbereitung des autologen Blocktransplantes nach seiner

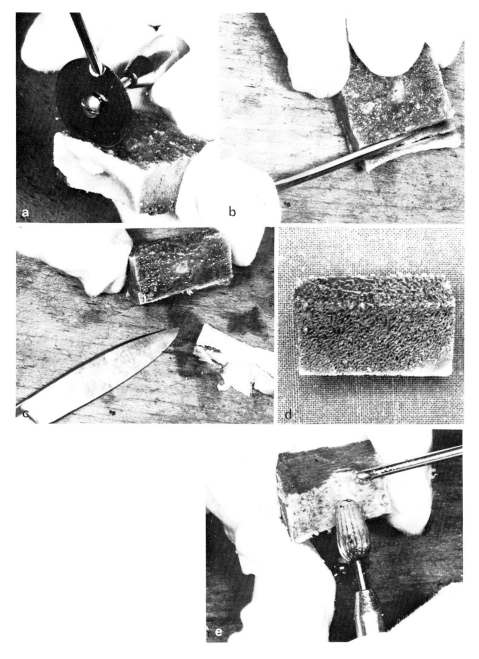

Abb. 1a–e. Aufbereitung eines autologen Spongiosablocktransplantes, **a** Markierung der Grenze zwischen Corticalis und Spongiosa durch feine, rotierende Kreissäge, **b** Abdrücken der corticalen Knochenschicht von dem spongiösen Anteil mit starkem Skalpell, **c** Spongiosablock nach Entfernung der Corticalis, **d** Intakte Bälkchenstruktur der Spongiosa mit eröffneten, zellreichen Spongiosaräumen, **e** Mechanische Schädigung der Transplantatoberfläche bei Präparation mit rotierendem Fräsinstrument

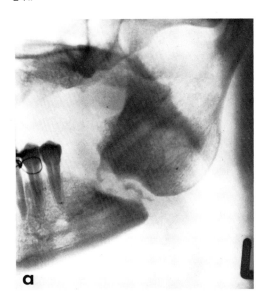

Abb. 2a–g. Osteomyelitische Defektpseudarthrose nach unbehandelter Fraktur vor dem linken Kieferwinkel, a Alter Knochendefekt in der seitlichen isolierten Unterkieferprojektion mit angedeutetem Sequester im Bruchspalt

Entnahme vom Beckenkamm wurde wie oben beschrieben bis zur Einpassung des fertigen Spongiosablockes vorgenommen. Die Fixierung des Transplantates erfolgte ausschließlich durch axiale Kompression zwischen den Resektionsstümpfen mittels einer Druckschraubenplatte (Abb. 2d). Eine zusätzliche Ruhigstellung des Unterkiefers während der Heilungsphase konnte hier – wie auch in allen anderen Fällen – vermieden werden.

Die äußere Fistel heilte ohne weitere Therapie innerhalb kürzester Zeit spontan ab (Abb. 2e). Drei Monate postoperativ wurde die Druckschraubenplatte entfernt, um das erfahrungsgemäß nach dieser Zeit an den knöchernen Resektionsflächen fest eingeheilte Transplantat einer funktionellen Belastung auszusetzen und damit einer Atrophie des Transplantates vorzubeugen (Abb. 2f). Die feste Verbindung zwischen Transplantat und Lagerknochen konnte histologisch an zahlreichen Biopsien gezeigt werden (Abb. 3).

Das Röntgenbild zeigt die Wiederherstellung des Unterkiefers mit voller Höhe des Alveolarfortsatzes ohne Transplantatatrophie (Abb. 2g).

Fall 2. Trotz monatelanger Antibioticatherapie kam eine chronisch-sequestrierende Unterkieferosteomyelitis im rechten horizontalen Ast bei einem 45jährigen Patienten nicht zur Ausheilung (Abb. 4a). Es bestand eine Fisteleiterung nach intra- und extraoral (Abb. 4b). In diesem Stadium wurde die Sequestrotomie und Kontinuitätsresektion der befallenden Knochenabschnitte unter Erhalt des Nervus mandibularis durchgeführt. Der Defekt wurde mit einem Spongiosablocktransplantat überbrückt und durch eine Druckschraubenplatte stabilisiert (Abb. 4c).

Auch hier war die äußere und innere Fistel innerhalb kurzer Zeit spontan und ohne weitere Maßnahmen abgeheilt (Abb. 4d). Nach Entfernung der Druckschraubenplatte 3 Monate nach erfolgter Transplantation und funktioneller Transplantatbelastung ist

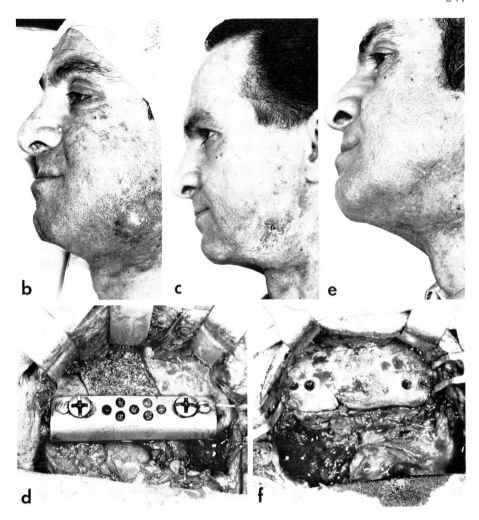

Abb. 2. b Subcutane Einschmelzung paramandibulär, **c** Nach Incision, Drainage und gezielter antibiotischer Behandlung weiter bestehende eitrig-sezernierende Fistel paramandibulär (4 Wochen nach Behandlungsbeginn), **d** Nach Resektion der osteomyelitisch veränderten Stümpfe Überbrückung des Defektes durch autologes Spongiosablocktransplantat, Fixierung durch axiale Kompression mittels einer Druckschraubenplatte, **e** Zustand 4 Wochen nach erfolgter Transplantation, Spontanheilung der äußeren Fistel, **f** Rekonstruierter Unterkiefer 12 Wochen nach Transplantation, das Transplantat ist fest eingeheilt

es nach 1 Jahr vollständig eingebaut (Abb. 4e). Die Osteomyelitis ist ausgeheilt und der Patient bei wiederhergestellter Sensibilität des Nervus mandibularis beschwerdefrei.

Neben dem Zustand von Weichteil- und Knochenlagergewebe ist für das Gelingen einer primären Rekonstruktion die Defektgröße, d.h. der Abstand beider knöcherner Resektionsstümpfe, von Bedeutung. Je größer der Abstand ist, desto geringer ist die

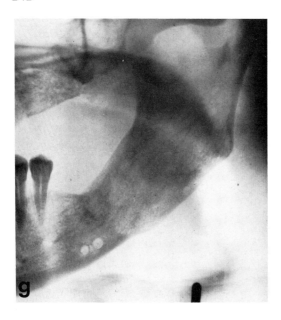

Abb. 2. g Röntgenkontrolle 1 Jahr nach der Transplantation

osteogenetische Wirksamkeit des knöchernen Lagers. Bis zu Abständen von 20 mm kann von einem ersatzstarken, bei größeren Abständen von einem ersatzschwachen Lager gesprochen werden. Die bei größeren Defekten ohnehin verzögerte Osteogenese wird durch infiziertes und ernährungsgestörtes Lagergewebe zusätzlich eingeschränkt, und das Risiko für ein Spongiosatransplantat, welches unter solchen Bedingungen primär eingesetzt wird, ist erheblich größer. Wenn bei solchen Fällen außerdem noch der Verschluß des intraoralen Weichteildefektes Schwierigkeiten bereitet, bevorzugen wir ab etwa 4 cm Distanz ein zweizeitiges Vorgehen. Dabei wird in einer ersten Sitzung zunächst nur die Sequestrotomie und Resektion der osteomyelitisch-veränderten Knochenanteile sowie der sorgfältige Verschluß des intraoralen Weichteildefektes vorgenommen. Nach erfolgter Abheilung unter Ruhigstellung des Unterkiefers durch intermaxilläre Immobilisation kann 3 Monate später die Anfrischung der Resektionsflächen und die Überbrückung des Defektes mit einem großen Spongiosablocktransplantat vom Beckenkamm erfolgen. Die Stabilisierung wird durch zwei Kompressionsplatten erreicht.

Zusammenfassend haben die bisher vorliegenden klinischen Erfahrungen der letzten 8 Jahre gezeigt, daß auch bei infiziertem Lager die hier vorgestellten operativen Techniken mit Erfolg angewandt werden können.

Zusammenfassung

Bei der chirurgischen Behandlung der chronisch-sequestrierenden Unterkieferosteomyelitis und der osteomyelitischen Pseudarthrose ist die Spongiosatransplantation nicht nur als rekonstruktive sondern auch als aktiv-therapeutische Maßnahme das Verfahren der Wahl. Bei kleineren, lokal-begrenzten erkrankten Bezirken erfolgt nach

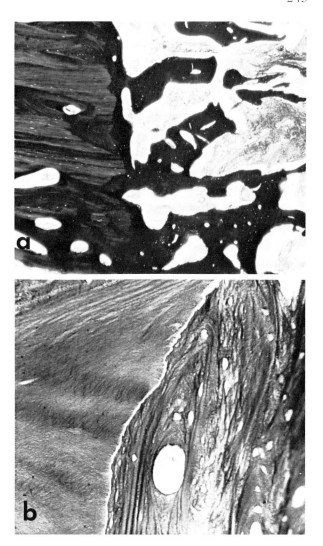

Abb. 3a, b. Biopsie 12 Wochen nach Spongiosablocktransplantation aus der Grenzfläche zwischen Transplantat und knöchernem Lager (Paraffinschnitt, Gomori-Silberimprägnation. Aufnahme im Phasenkontrast), a Links im Bild dichte Corticalisstruktur des Resektionsstumpfes, rechts lockere Struktur des Spongiosatransplantates. Deutlich sichtbare Auflagerung von neugebildetem Knochen an den Grenzflächen zwischen Transplantat und knöchernem Lager (Vergrößerung 80 x), b Enge Verbindung zwischen Transplantat (rechte Bildhälfte) mit der Corticalis des Resektionsstumpfes (linke Bildhälfte) (Vergrößerung 400 x)

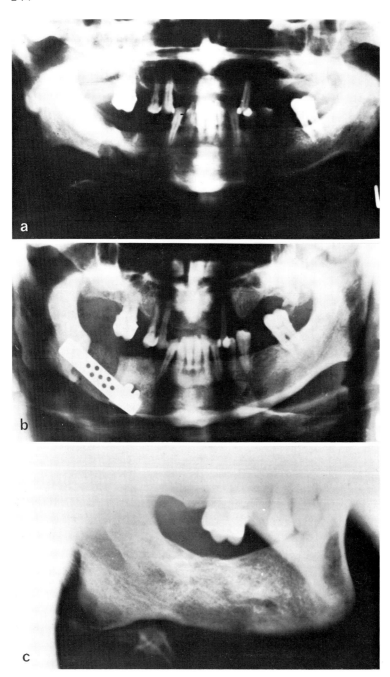

Abb. 4. a–c

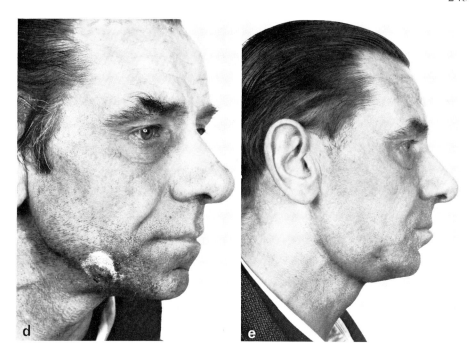

Abb. 4a–e. Chronisch-sequestrierende Unterkieferosteomyelitis im rechten horizontalen Ast, a Orthopantomogramm mit Osteolysen am Unterrand des rechten horizontalen Astes, b Orthopantomogramm nach Sequestrotomie, Kontinuitätsresektion und Defektüberbrückung durch Spongiosablocktransplantat und Kompressionsosteosynthese, c Röntgenkontrolle des isolierten Unterkiefers 1 Jahr nach Beckenkammtransplantation und funktioneller Belastung: Die Osteomyelitits ist ausgeheilt, die Transplantatumrisse sind bei voller Unterkieferhöhe kaum noch zu erkennen, d Extraorale Fistelbildung trotz monatelanger Antibioticatherapie, e Patient 4 Wochen nach operativem Eingriff, spontane Fistelheilung

Sequestrotomie die Anlagerung von speziell aufbereiteten Beckenkammspongiosa-*bröckeln*. Bei ausgedehnter sequestrierender Unterkieferosteomyelitis und bei osteomyelitischer Pseudarthrose wird neben der Sequestrotomie die Kontinuitätsresektion des Unterkiefers unter Entfernung der infizierten Knochenstümpfe bis in gesundes Gewebe vorgenommen und der Defekt *gleichzeitig* durch ein autologes Spongiosa-*block*transplantat überbrückt. Die funktionsstabile Fixierung des Transplantates erfolgt durch Kompressionsplatten. Nur bei ausgedehnteren Defekten und problematischem intraoralen Weichteilverschluß wird die Knochentransplantation zweizeitig durchgeführt.

Folgende Prinzipien sollten bei der Knochentransplantation in infiziertes Lagergewebe am Unterkiefer beachtet werden:

1. Gezielte Antibioticatherapie nach Keimtestung.
2. Anreicherung des Transplantates durch Antibioticastoß vor seiner Entnahme.
3. Spezielle Aufbereitung des autoplastischen Spongiosablocktransplantates.
4. Stabile Transplantatfixierung durch Kompressionsplattenosteosynthese.

Literatur

1. Burri, C., Hell, K., Rüedi, R., Allgöwer, M.: Primäre und sekundäre Sanierung osteotischer Herde mit autoplastischer Spongiosa. In: Die posttraumatische Osteomyelitis. Stuttgart-New York: Schattauer 1970
2. Graf, R.: Gefäßversorgung autoplastischer Spongiosatransplantate und ihre Bedeutung. Bruns' Beitr. klin. Chir. *198*, 390 (1959)
3. Höltje, W.J., Lentrodt, J., Mai, K., Matz, K.: Tierexperimentelle Untersuchungen zur Frage des antibiotischen Schutzes von freien Knochentransplantaten. Act. traumatol. *2*, 159 (1972)
4. Luhr, H.-G.: Moderne Verfahren bei der Behandlung der Unterkieferpseudarthrose. Act. traumatol. *3*, 165 (1973)
5. Luhr, H.-G., Ehmann, G.: Differentialdiagnose und Therapie der chronischen Unterkieferosteomyelitis. Dtsch. zahnärztl. Z. *31*, 787 (1976)
6. Luhr, H.-G.: Der freie Unterkieferersatz. Die Berücksichtigung des Transplantatlagers bei der Rekonstruktion. Fortschr. Kiefer-Gesichtschir. Bd. XXIII, Schuchardt, K., Schilli, W. (Hrsg.). Stuttgart: Thieme (im Druck)
7. Matti, H.: Über freie Transplantationen von Knochenspongiosa. Langenbecks Arch. klin. Chir. *168*, 236 (1932)
8. Obwegeser, H.: Probleme und Möglichkeiten der Unterkieferresektion und gleichzeitigen Rekonstruktion auf dem oralen Operationsweg. Schweiz. Mschr. Zahnheilk. *73*, 830 (1963)
9. Schramm, W.: Klinische und tierexperimentelle Untersuchungen über die Transplantation autoplastischer Spongiosa. H. Unfallheilk. *104* (1970)
10. Schweiberer, L.: Der heutige Stand der Knochentransplantation. Chirurg *42*, 252 (1971)

Die Spongiosatransplantation an den infizierten Unterkiefer

F. Härle, Freiburg i. Br.

Mit der Publikation von Mowlen (1945) wurde die aktivchirurgische Therapie der Unterkieferosteomyelitis eingeführt. Obwegeser (1960) ist es zu verdanken, daß wir heute für alle Formen der Unterkieferosteomyelitis — mit Ausnahme der primär chronischen Form — ein therapeutisches Konzept der operativen Osteomyelitistherapie vorlegen können.

Die Operationsindikationen bei der Unterkieferosteomyelitis (Abb. 1a, b)

1. Die chronisch-sklerosierende Osteomyelitis des Unterkiefers, die meist von der subakuten Pulpitis eines Zahnes ausgeht, kann durch korrekte Füllungstherapie des schuldigen Zahnes zum Stillstand und zur Beschwerdefreiheit gebracht werden.

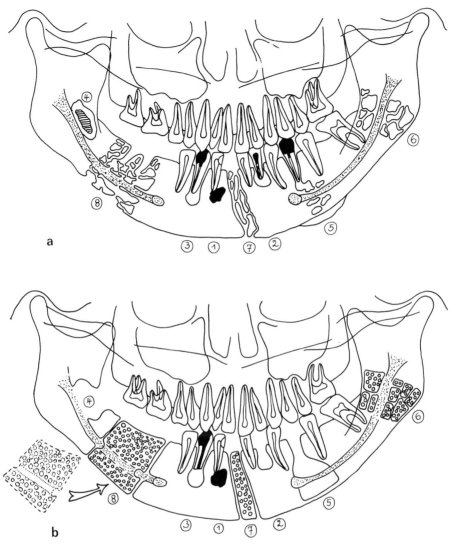

Abb. 1. a Die verschiedenen Formen der Unterkieferosteomyelitis. Die Nummern in der Zeichnung beziehen sich auf die Zahlen im Text, b Die verschiedenen Therapieformen der Unterkieferosteomyelitis. Die Nummern in der Zeichnung beziehen sich auf die Zahlen im Text

2. Die lokale Form einer gut abgegrenzten Osteomyelitis in Form einer Periodontitis periapicalis von einem marktoten Zahn ausgehend, der nicht mehr erhaltungswürdig ist, ist durch Zahnextraktion und Exkochleation des Granulationsgewebes auszuheilen.
3. Die lokale, chronische Osteomyelitis (Periodontitis periapicalis), von einem erhaltungswürdigen marktoten Zahn ausgehend, kann durch korrekte Wurzelspitzen-

resektion und Exkochleation des Granulationsgewebes unter Erhaltung des Zahnes ausgeheilt werden.
4. Die chronische, sequestrierende Osteomyelitis kann durch breite Eröffnung der Totenlade und Sequestrotomie mit Einschlagen eines Mucoperiostlappens in die Wundhöhle zur Ausheilung gebracht werden.
5. Bei einer den Unterkiefer nur teilweise durchsetzenden Osteomyelitis, von einem marktoten Zahn ausgehend, mit noch teilweise erhaltenem gesunden Knochenmark ist die breite Decortication, d.h. das Abtragen der vestibulären Kompakta und Auslöffeln der erkrankten Spongiosa die Therapie der Wahl. Entweder durch Drucktamponade vom Vestibulum oder durch eine Saugdrainage muß der Mucoperiostlappen der noch gesunden Spongiosa angelagert werden, um eine schnelle und komplikationslose Heilung herbeizuführen (Abb. 2).
6. Durchsetzt die Unterkieferosteomyelitis die gesamte Spongiosa, reicht die Decortication allein nicht aus, es müssen zusätzlich Spongiosabröckel angelagert werden (Abb. 3).
7. Die den ganzen Unterkiefer, einschließlich der lingualen und vestibulären Compacta, durchsetzende Osteomyelitis, wie sie z.B. häufig bei der Bruchspaltosteomyelitis vorkommt, erfordert die vollständige Resektion des osteomyelitisch durchsetzten Knochens mit Sofortersatz durch ein Spongiosablocktransplant, das entweder durch intermaxilläre Immobilisation oder mit einer Überbrückungsosteoyentheseplatte ruhiggestellt werden muß.
8. Die akute, hochfieberhafte, extrem seltene, lebensgefährliche Osteomyelitis erfordert ein zweizeitiges Vorgehen, indem in einem ersten Eingriff der erkrankte

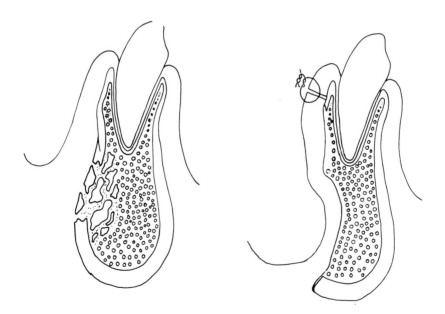

Abb. 2. Prinzip der Decortication bei der Unterkieferosteomyelitis

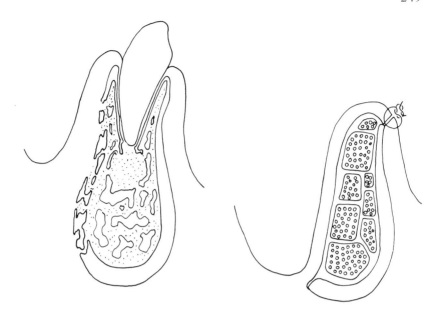

Abb. 3. Prinzip der Spongiosatransplantation bei der Unterkieferosteomyelitis

Knochen entfernt wird. Zeitlich aufgeschoben kann nach Wiederherstellung der schwerstkranken Patienten der Spongiosablockersatz des Unterkiefers stattfinden.

Literatur

Mowlen, R.: Osteomyelitis of the jaw. Proced. Royal Soc. Med. *38*, 452 (1945)
Obwegeser, H.: Aktives chirurgisches Vorgehen bei der Osteomyelitis mandibulae. Österr. Z. Stomat. *57*, 216 (1960)

Wiederherstellung von Form und Funktion des Unterkiefers nach Teilverlust durch Osteomyelitis

H. Niederdellmann und E. Akuamoa-Boateng, Freiburg i. Br.

Zur Therapie der Osteomyelitis im Kieferbereich gibt es klar definierte Grundsätze. Nur in Ausnahmefällen sind Kieferresektionen angezeigt. Das radikal-chirurgische Vorgehen führt zu erheblichen Defektheilungen des Knochens und derben narbigen Kontrakturen des Weichgewebes. Daraus resultieren Formveränderungen und Funktionsbeeinträchtigungen, die durch Gesichtsasymmetrien und Einschränkungen der Mundöffnung gekennzeichnet sind. Die rekonstruktive Therapie ist für diese Fälle ebenso problematisch, wie die Spätbehandlung der nach Osteomyelitis im Kindesalter aufgetretenen Wachstumsstörungen mit gleicher klinischer Symptomatik. Unabhängig von der Pathogenese kommt es bei beiden Patientengruppen zu einseitigen Längenunterschieden der Mandibula, deren Ausgleich sich durch die Straffheit des den Knochen umgebenden Weichgewebes außerordentlich schwierig gestaltet. Erfahrungsgemäß läßt sich ein größeres knöchernes Transplantat zur Verlängerung der Unterkieferspange nur einsetzen, wenn gleichzeitig eine ausgedehnte Weichteilmobilisation vorgenommen wird. Um die dadurch entstehende zusätzliche Narbenbildung zu umgehen, erscheint es sinnvoll, das Gewebe nach Setzen einer Diastase im Knochen vor der Transplantation kontinuierlich aufzudehnen.

Methode und Material

Zur Rekonstruktion eines verkürzten Unterkieferbogens lassen sich die üblichen Distraktionsapparate wegen ihrer Größe nicht benutzen. Aus diesem Grund wird eine Spannschraube mit 10 cm Nutzlänge verwendet, die sich mit Hilfe von transcutanen, gewindeschneidenden Schrauben an der proximalaen und distalen Mandibula befestigen läßt. Ist der Distraktionsapparat gut im Knochen verankert, erfolgt von einer kleinen, etwa 3 cm langen Incision die Darstellung des knöchernen Unterkieferrandes. Mit der oscillierenden Säge wird der Unterkieferknochen quer durchtrennt. Im Anschluß daran lassen sich die Fragmente bereits einige Millimeter distrahieren (Abb. 1). Innerhalb von 6–12 Wochen erfolgt die weitere Aufdehnung auf die gewünschte Länge von 2–3 cm. Durch dieses kontinuierliche Vorgehen in möglichst kleinen Einzelschritten läßt sich der Widerstand des Weichteilmantels am besten überwinden. Im folgenden sollen unsere bisherigen Erfahrungen bei zwei derartigen Dehnungsosteotomien beschrieben und diskutiert werden.

Ergebnisse

Bei einem unserer Patienten war es nach einem Unfall im Kindesalter zur Ausbildung einer Unterkieferosteomyelitis gekommen, die den linken horizontalen und aufsteigenden Unterkieferast, einschließlich des Proc. articularis, betraf. In der Folgezeit hatte sich ein einseitiger Wachstumsrückstand eingestellt (Abb. 2 und 4). Zur Korrektur der Entstellung und der Fehlfunktion wurden im jugendlichen Alter verschiedene erfolglose Operationen vorgenommen, die zu starken narbigen Kontrakturen im Bereich der linken Wange geführt hatten. Die Mundöffnung war auf wenige Millimeter eingeschränkt, so daß der Patient sich ausschließlich durch Breikost ernähren mußte. Entsprechend desolat waren die Zahnverhältnisse. Im Anschluß an die Sanierung der Mundhöhle in Narkose wurden nach Abheilung der Wunden jeweils zwei transcutane Schrauben in den proximalen und den distalen Unterkieferstumpf des linken horizontalen Unterkiefers eingedreht. Über eine Kunststoffverbindung wurde anschließend der Distraktionsapparat, in diesem Fall ein Wantenspanner mit einer Spannlänge von

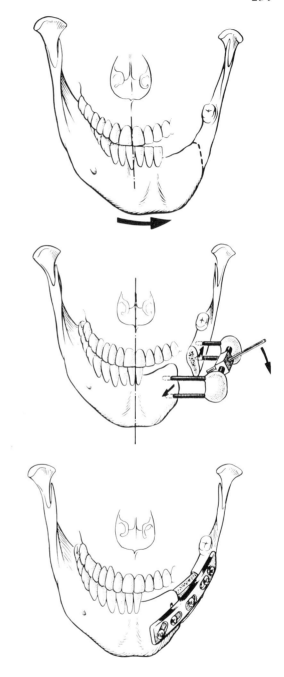

Abb. 1. Schrittweises Operationsverfahren

10 cm, an diesen Schrauben fixiert. Im gleichen Operationsgang wurde dann von extraoral die Durchtrennung des Unterkiefers im Bereich des linken Prämolarengebietes vorgenommen. Noch intra operationem gelang eine Aufdehnung der Unterkieferspange um etwa 1 cm. Innerhalb der nächsten 40 Tage wurde mit einer Gesamtdiastase von

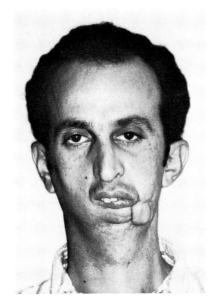

Abb. 2. Präoperativ sichtbar nach links verschobene Mandibula

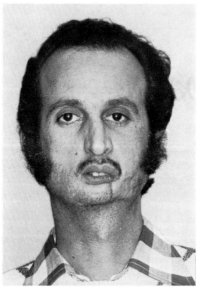

Abb. 3. Postoperativ ausgeglichene Symmetrieverhältnisse

2,5 cm der Symmetrieausgleich hergestellt. In dieser Situation konnte ein 2,5 cm messendes Beckenkammtransplantat mit Hilfe einer stabilen Osteosynthese fixiert und der fixateur externe entfernt werden. Unter den so gewonnen funktionsstabilen Verhältnissen war eine Mundöffnung von 3 cm unmittelbar nach der Operation bereits möglich. Die Occlusionsverhältnisse und die kosmetische Situation hatten sich entscheidend gebessert (Abb. 3 und 5).

253

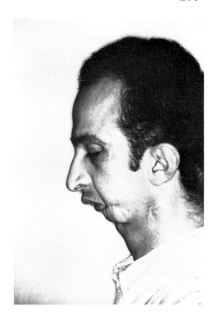

Abb. 4. Präoperatives „Vogelgesicht"

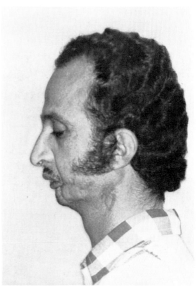

Abb. 5. Postoperativ deutlich verbesserte Profillinie

Bei einem anderen Patienten machte das Auftreten eines septischen Krankheitsbildes bei bestehender Unterkieferosteomyelitis eine subperiostale Halbseitenresektion des rechten Unterkiefers erforderlich. In der Folgezeit kam es zur Ausbildung eines subperiostalen Knochenregenerates, das der Form des ehemaligen rechten Unterkiefers ähnelte. Der Muskelfortsatz war nahezu vollkommen, der Gelenkfortsatz unvollständig nachgebildet, der horizontale Ast deutlich verkürzt, was eine Seitabweichung der Unterkiefermitte nach rechts zur Folge hatte. Dadurch bedingt, war es zu einer stark eingeschränkten Mundöffnung mit Subluxation im linken Kiefergelenk gekommen. Auch in diesem Fall entschlossen wir uns zu einer Verlängerungsosteotomie. Innerhalb von 3 Monaten ließ sich die Mittellinie wieder einstellen, die Öffnungsbewegung war weitgehend normalisiert, so daß bei einer Diastase von 3 cm ein entsprechend bemessenes Beckenkammtransplantat mit Hilfe stabiler Osteosynthesemittel eingesetzt werden konnte. Dadurch waren Form und Funktion weitgehend wiederhergestellt.

Diskussion

Zur Behandlung einseitiger Längenunterschiede der Mandibula sind verschiedene chirurgische Verfahren bekanntgeworden. Besonders beachtenswert ist dabei das Verfahren von Ginestet und Merville (1966), bei denen durch Interposition eines freien Knochentransplantates eine Verlängerung der verkürzten Unterkieferseite erreicht wird. Unbeachtet bleibt dabei jedoch das Problem des häufig gleichzeitig verkürzten Weichteilmantels durch entzündliche Vorgänge oder narbige Schrumpfungen, das die Einpassung eines ausreichend großen Spanes ohne Weichteilmobilisation nicht zuläßt. Für solche Fälle hat sich das aus der Extremitätenchirurgie bereits bekannte Prinzip der Verlängerungsosteotomie angeboten. Das Behandlungsverfahren mit Hilfe von Distraktionsapparaten, Narbengewebe und durch Wachstumshemmung unterentwickeltes Gewebe im Kieferbereich forciert aufzudehnen, hat sich bewährt. Die Form des Unterkiefers läßt sich durch diese Methode rekonstruieren, die Ästhetik entscheidend verbessern und die Funktion weitgehend normalisieren.

Zusammenfassung

Um eine einseitig verkürzte Mandibula zu korrigieren, wird ein modifizierter fixateur externe als Distraktionsgerät zur Verlängerungsosteotomie benutzt. Mit Hilfe dieser Apparatur ist es möglich, gegen den Widerstand des narbig veränderten Weichteilmantels einen Symmetrieausgleich herbeizuführen. Bei ausreichender Aufdehnung der osteotomierten Mandibula wird ein exakt bemessenes Knochentransplantat in die Diastase eingefügt und mit Hilfe stabiler Osteosynthesemittel fixiert. Auf diese Weise lassen sich Form und Funktion bei einseitigen Längenunterschieden der Mandibula wiederherstellen.

Literatur

Ginestet, G., Merville, L.: Traitement chirurgical de la laterognathie mandibulaire. Recueil periodique de l'encyclopedie micro-chirurgicale *37* (1966)

Osteomyelitische Pseudarthrosen im Kieferbereich
Klinik und Therapie

J. Gabka, Berlin

Die Osteomyelitis des Kieferbereiches ist relativ selten geworden. Besonders die schweren, sequestrierenden Unterkieferosteomyelitiden finden wir heute nur noch in seltenen Fällen. Schon 1970 haben ich darauf aufmerksam gemacht, daß es sich bei der Osteomyelitis des Kieferbereiches um eine Erkrankung handelt, die einer erheblichen Transformation unterworfen ist.

Während in der Vorantibiotica-Ära die Unterkieferosteomyelitis in der Kiefer-Gesichtschirurgie als schwerstes, entzündliches Krankheitsbild galt, müssen wir heute konstatieren, daß die Frequenz der Erkrankungen erheblich gesunken ist. Die früher so gefürchtete, sequestrierende Unterkieferosteomyelitis, die zumeist als Folge odontogener Ursachen auftrat und die teilweise zu einer völligen Nekrotisierung weiter Kieferabschnitte führte, vermissen wir heute fast vollständig. Dagegen ist die Zahl der Radioosteomyelitiden sowie der unfallbedingten Knochenmarkentzündungen angestiegen. Aber nicht nur die Morbidität, sondern vor allem auch die Therapie dieser Erkrankungen, hat sich vollständig gewandelt. In den früheren Jahren nahm die Krankheit gewissermaßen einen gesetzmäßigen Verlauf. Der Arzt war mit Ausnahme weniger Hilfeleistungen – z.B. der Absceß- und Fileseröffnungen sowie der Ruhigstellungen – in eine passive Rolle gedrängt worden. Heute dagegen wird die Osteomyelitis, auch die pyogen verseuchte Knochenmarkspartie, aktiv angegangen. Wenn wir uns noch einmal vergegenwärtigen, wie eine Osteomyelitis der früheren Zeit aussah, so können wir uns den gewaltigen Unterschied vorstellen, der zur heutigen Therapie besteht (Abb. 1a).

So war früher jede Transplantation in ein enzündetes Gewebe kontraindiziert. Der Vater der plastischen Chirurgie – Erich Lexer – bekräftigte durch seine Untersuchungen diesen Standpunkt, indem er nach völliger Abheilung noch weitere sechs Monate forderte, bis eine Transplantation durchgeführt wurde. Das gleiche betraf die versehentliche Eröffnung der Mundhöhle bei der freien Knochentransplantation. Sofort wurde dann der Eingriff abgebrochen, um erst – frühestens nach sechs Wochen – wiederholt zu werden. Diese Einstellung hat sich grundlegend geändert. Wir streben heute bei floriden Osteomyelitiden eine frühzeitige Ausräumung und die Transplantation von spongiösem Knochengewebe an.

Dennoch muß man bestimmte Kontraindikationen beachten: So zeigt die Abb. 2 einen Zustand nach osteomyelitischer Spontanfraktur bei einem Morbus Albers-Schönberg. Durch die Umwandlung des Knochenmarkes kommt es hier zu einem fast kompakten Knochen, so daß man hier überhaupt keine gut durchblutete und heilungsfähige Spongiosa finden kann. Der Versuch einer Transplantation würde also in solchen Fällen mißlingen.

Dagegen können wir bei den normalen osteomyelitischen Erkrankungen feststellen, daß die freie Transplantation von Spongiosa, nach Ausräumung der osteomyelitischen Herde, zur Therapie der Wahl geworden ist. Schon 1970 haben Luhr und ich auf diese Tatsache hingewiesen. Wir haben übereinstimmend festgestellt, daß auch bei einem keimbesiedelten Mutterboden, die innerhalb von 4 Tagen anheilende Spongiosa einen

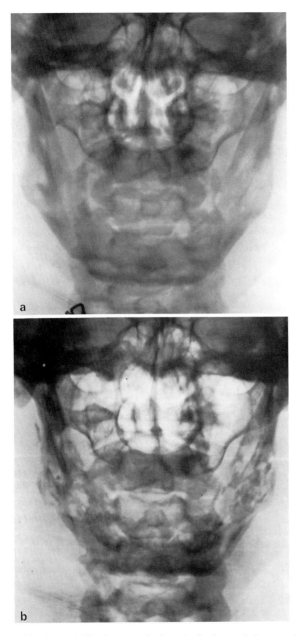

Abb. 1. a 6 Wochen nach der Aufnahme dokumentiert diese Röntgenaufnahme die bereits floride Osteomyelitis, besonders im rechten Kieferbereich, **b** Übergang in das chronische Stadium. Diese Röntgenaufnahme ist 4 1/2 Monate nach Beginn der Erkrankung aufgenommen worden und zeigt den Umfang der osteomyelitischen Zerstörung

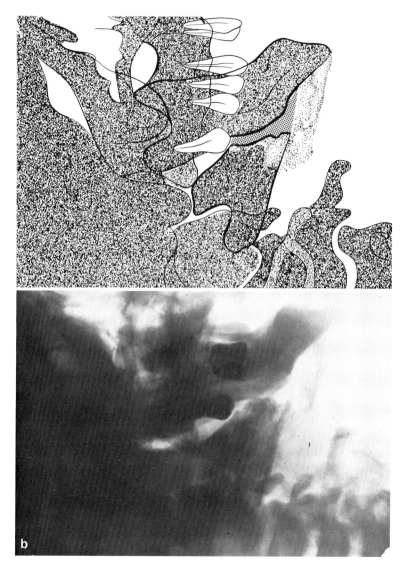

Abb. 2a, b. Schädelaufnahme seitlich-exzentrisch zur Darstellung einer Spontanfraktur des Unterkiefers bei einem M. Albers-Schönberg eines Patienten im Alter von 46 Jahren

antiinflamatorischen Charakter besitzt und über lange Zeit bestehende osteomyelitische Pseudarthrosen mit dieser Technik ausgeheilt werden können. Der einzige Unterschied zwischen Luhrs und meinem Vorschlag bestand in der Fixation. Während Luhr die Plattenosteosynthese bevorzugt, genügte uns die Ruhigstellung jeder Art – sei es der extraorale Schraubenschienenverband nach Becker, seien es intermaxilläre Verschnürungen u.ä.. Viel größere Bedeutung als die der Ruhigstellung messe ich der sorgfältigen Deckung des transplantierten Knochengewebes zu, das nach Möglichkeit an noch vorhandenes Periost angelagert werden sollte. Die Erhaltung der Knochenhaut bei der Säuberung osteomyelitischer Herde ist m.E. von allergrößter Bedeutung, da wir ja schon aus der früheren Literatur Fälle kennen, in denen allein durch Erhaltung eines Periostschlauches sich Knochenteile vollständig regenerierten.

Abschließend seien noch drei Fälle demonstriert, aus denen die Erfolge von Spongiosatransplantationen zu erkennen sind. Bei dem ersten Fall handelt es sich um die heute sehr seltene, sequestrierende Unterkieferosteomyelitis, die zu einer umfangreichen Pseudarthrose führte. Durch Transplantation von Spongiosabrei an den noch erhaltenen Periostschlauch kam es anfangs zu einem weiteren Abbau von Knochengewebe. Doch zeigt das Endbild deutlich den ausgezeichneten Effekt, den diese Transplantation erzielte (Abb. 3a).

Bei dem zweiten Fall handelt es sich um einen Sportunfall, bei dem es zu einer partiellen Zerstörung des Unterkiefers mit mehrfachen Frakturen kam. Im Laufe der Zeit stellte sich im rechten Unterkiefer, insbesondere im Bereich der Zähne 44 - 45, eine osteomyelitische Pseudarthrose ein, die mit Spongiosabrei ausgefüllt wurde. Da die Basis des Unterkiefers ebenfalls durch den Unfall verlorengegangen war, wurde diese durch ein Kompaktatransplantat ersetzt (Abb. 4a und b).

Der letzte Fall zeigt eine Radioosteomyelitis nach Bestrahlung eines radikal resezierten Oberkiefercarcinoms. Durch Überstrahlung der Herdfelder und der Halsregion, kam es im Kreuzungspunkt des Unterkiefers zu einer strahlenbedingten Osteomyelitis, die nach Sequestrotomie, mit gleichzeitiger Einlagerung einer großen Spongiosaplombe, geheilt werden konnte.

Zusammenfassung

Man kann feststellen, daß im Kieferbereich heute nur noch selten umfangreiche und schwer zu behandelnde Osteomyelitiden auftreten. Die Therapie dieser Osteomyelitiden hat sich grundsätzlich gewandelt. Während man sich in früheren Jahren abwartend verhielt, steht heute das aktive Vorgehen im Vordergrund. Dabei sind die sorgfältige Indikationsstellung, die Erhaltung des Periostschlauches und die Technik der Ruhigstellung für den Erfolg der Spongiosatransplantation entscheidend.

Literatur

1. Becker, E.: Ein Instrumentarium zur extracutanen Osteosynthese bei Unterkieferfrakturen unter Verwendung plastischer Kunststoffe. Chir. 2, 63 (1958)
2. Gabka, J.: Die erste Zahnung in der Geschichte des Aberglaubens, der Volksmedizin und Medizin. Berlin: Verlag „Die Quintessenz" 1971
3. Luhr, H.-G.: Operative Behandlungsverfahren bei Frakturen des zahnlosen Unterkiefers unter besonderer Berücksichtigung der Kompressionsosteosynthese. Chir. plast. reconstr. 7, 84 (1970)

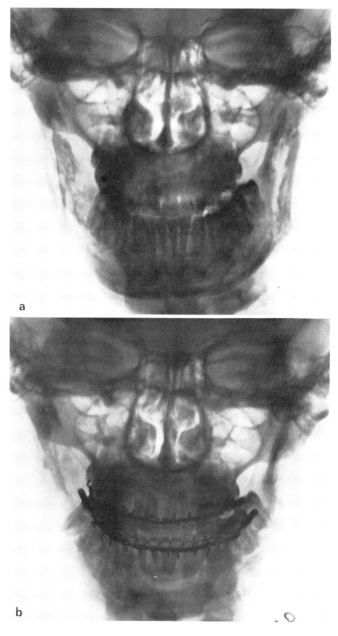

Abb. 3a–d. Röntgenologische Darstellung einer nekrotisierenden Unterkieferosteomyelitis bei einem 46jährigen Mann, in deren Verlauf eine größere Pseudarthrose zustande kam, die mit einem Beckenkamm-Kompakta-Spongiosa-Span ausgeheilt werden konnte. Schädelaufnahme p. a.

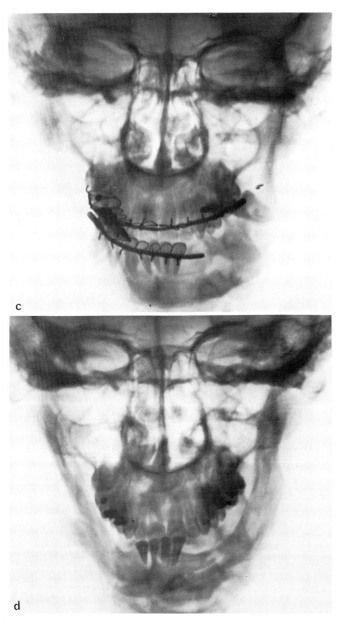

Abb. 3c, d

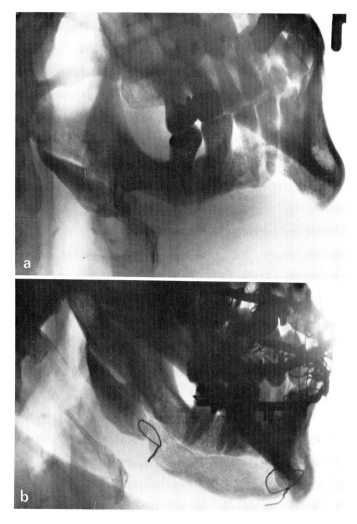

Abb. 4a, b. Röntgenologische Darstellung eines schweren Sportunfalles mit Teilverlust des rechten Unterkiefers und Ausbildung einer Pseudarthrose sowie der sekundärplastischen Wiederherstellung bei einer 48jährigen Frau

Operative Korrektur von Unterkieferdefekten nach Osteomyelitis

E. Krüger und K. Krumholz, Bonn

Unterkieferdefekte nach Osteomyelitis sind dank der Antibioticatherapie relativ selten geworden. Bei den noch vorkommenden Fällen war die Erkrankung in der Regel im Säuglings- oder Kleinkindesalter aufgetreten; anschließend resultierten zusätzliche Wachstumsstörungen mit Ausbildung eines Vogelgesichts und Verschiebung des Kinns zur kranken Seite. Die kieferorthopädische Therapie kann diese Entwicklung gewöhnlich nicht ausgleichen, so daß eine chirurgische Korrektur unerläßlich ist. Die chirurgische Therapie besteht in der Verlängerung der zu kurzen Unterkieferseite durch ein Knochentransplantat. Dieser Eingriff sollte allerdings erst nach Abschluß des Wachstumsalters vorgenommen werden. Bei Kindern muß nach einer osteoplastischen Verlängerung des Unterkiefers erneut mit einer Verkürzung gerechnet werden, weil das Transplantat nicht in dem Maße wächst, wie ein sich normal entwickelnder Unterkiefer.

Es kann allerdings zur Unterstützung der kieferorthopädischen Maßnahmen sinnvoll sein, den Unterkiefer zunächst im Sinne einer Interimslösung chirurgisch zu verlängern.

Temporäre Unterkieferverlängerung mit homologem Bankknorpel

In solchen Fällen hat sich homologer Bankknorpel als Platzhalter bewährt (Krüger 1967 und 1976). Der Unterkiefer wird nach Ablösung der Muskulatur auf der verkürzten Seite nach vorn gebracht und in der gewünschten Position durch Schienenverbände fixiert. In den Defekt zwischen Schädelbasis und dem nach vorn verlagerten aufsteigenden (oder horizontalen) Unterkieferast wird homologer vitaler Bankknorpel eingelagert, wie er auch zum Aufbau des atrophischen Alveolarfortsatzes verwandt wird (Krüger, 1964). Da der Knorpel keine feste Verbindung mit dem Unterkieferknochen eingeht, sondern nur narbig an diesen fixiert wird, ist es notwendig, das Transplantat dem Unterkiefer auf einer Strecke von mehreren Zentimetern anzulagern und beide miteinander zu verzahnen. Die intermaxilläre Fixation sollte drei Wochen belassen werden, bis eine narbige Verlötung eingetreten ist. Nach Abschluß des Wachstumsalters wird dann der Knorpelspan durch ein Knochentransplantat vom Beckenkamm oder Rippenbogen ersetzt.

Zweizeitige Knocheneinpflanzung im Wachstumsalter

Anstelle von homologem Bankknorpel kann man auch autologen Rippenknorpel — am besten mit einem knorpeligen Ende — zur temporären Abstützung an der Schädelbasis verwenden (Krüger, 1976). Bei der endgültigen Versorgung wird dann der Unterkiefer nochmals durch Rippen- oder Beckenkammknochen verlängert. Der ursprünglich zur Abstützung benutzte Span rückt dabei nach vorn und wird zum Processus muscularis.

Bei einem 10jährigen Kind war es nach einer im Säuglingsalter aufgetretenen Osteomyelitis im rechten Unterkiefer zu Defektbildung und Wachstumshemmung im rechten

Unterkiefer, insbesondere im aufsteigenden Ast, mit Ausbildung eines Vogelgesichts und Kinnverschiebung nach rechts gekommen (Abb. 1a, b). Als Interimslösung wurde der rechte Unterkiefer durch ein Rippenknochentransplantat mit knorpeligem Ende verlängert. Nach Ablösen der Kaumuskulatur ließ sich der rechte Unterkiefer nach vorn bringen. Er wurde in der optimal erreichbaren Occlusion mit Hilfe von Schienenverbänden mit zusätzlichen Drahtumschlingungen der Jochbögen und des Unterkiefers intermaxillär fixiert. Dann wurde das Rippentransplantat mit dem knorpeligen Ende in der Gelenkpfanne abgestützt, dem rudimentären aufsteigenden Ast angelagert und durch eine Drahtnaht fixiert. Durch diese Operation konnte eine symmetrische Position des Kinns und eine leidliche Occlusion in den Seitenzahnbereichen erreicht werden (Abb. 1c, d). Im Frontzahnbereich blieb jedoch eine Rücklage der unteren Schneidezähne bestehen. In der Folgezeit wurde das Kind kieferorthopädisch behandelt.

Neun Jahre später war es wieder zu einer deutlich wahrnehmbaren Seitenabweichung nach rechts und einer Rücklage des Kinns gekommen (Abb. 1e). Bei dem jetzt 19jährigen jungen Mann haben wir nunmehr als endgültige Versorgung eine nochmalige Verlängerung des Unterkiefers vorgenommen. Der rechte Unterkiefer wurde wiederum durch Ablösung der Kaumuskulatur mobilisiert. Das ehemalige Rippentransplantat war nahtlos in den aufsteigenden Ast des Unterkiefers inkorporiert; bei der Vorverlagerung rückte dieser Teil vor, so daß er nunmehr zum Processus muscularis wurde. Im rückwärtigen Bereich wurde nochmals ein Rippenknochentransplantat angelagert, das sich mit einem knorpeligen Ende im Gelenkbereich abstützte und bis zur Kieferwinkelgegend herabreichte (Abb. 1f, g). Da auch auf der linken Seite ein Distalbiß vorhanden war, wurde hier zusätzlich eine Dal-Pont-Osteotomie vorgenommen. Danach ließ sich der Unterkiefer so weit vorbringen, daß die Schneidezähne mit leichtem Überbiß miteinander Kontakt bekamen. Diese Position wurde durch intermaxilläre Verdrahtung fixiert. Durch die Operation konnte das Profil normalisiert und die Gesichtsasymmetrie beseitigt werden (Abb. 1h, i).

Knochentransplantation bei Erwachsenen

Kommen Patienten mit derartigen Veränderungen des Unterkiefers erst im Erwachsenenalter zur Behandlung, so kommen zur Verlängerung des Unterkiefers hauptsächlich Beckenkammtransplantate — wenn noch Teile des aufsteigenden Astes erhalten sind, auch Rippenknochen — infrage. Auch hier bringen wir stets die gesamte verkürzte Unterkieferseite nach Ablösung der Muskulatur nach vorn. Verschiebeosteotomien ohne Knochenverpflanzung führen wir ausschließlich bei erhaltenem Kiefergelenk — also in der Regel nicht bei osteomyelitischen Defekten — durch.

Bei einer 37jährigen Patientin war im Säuglingsalter eine Osteomyelitis im linken Unterkiefer aufgetreten. Anschließend war es zur Defektbildung im aufsteigenden Ast und zu einer Wachstumsstörung mit Ausbildung eines einseitigen Vogelgesichts gekommen. Im Alter von 18 Jahren wurde alio loco eine Verlängerung des rechten Unterkiefers durch ein Beckenkammtransplantat vorgenommen. Als die Patientin zu uns kam, bestand noch eine deutliche Gesichtsasymmetrie mit Tetrogenie (Abb. 2a). Das Beckenkammtransplantat war gut in den Unterkiefer incorporiert, jedoch zeigte der linke aufsteigende Ast eine deutliche Verkürzung (Abb. 2b). Wir haben den linken Unterkiefer durch Ablösung der Muskulatur mobilisiert, nach vorn gebracht und intermaxillär inmobilisiert. Der jetzt entstandene Defekt zwischen der Gelenkpfanne und dem Unterkiefer wurde durch ein Rippenknochentransplantat mit knorpligem Ende überbrückt, das dem alten Beckenkammtransplantat angelagert und an diesem mit zwei Zugschrauben fixiert wurde. Dadurch konnten Gesichtskontur, Profil und Occlusion deutlich verbessert werden (Abb. 2c, d).

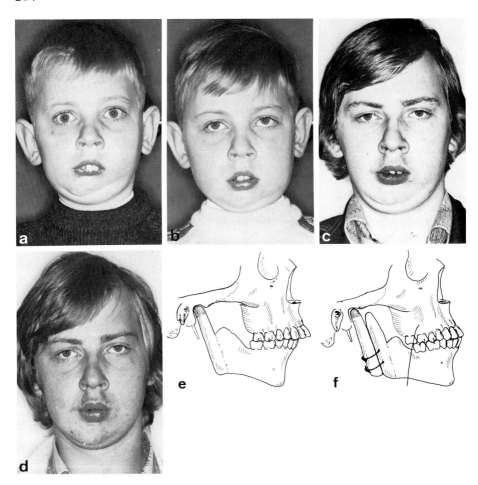

Abb. 1a–i. Temporäre Verlängerung des Unterkiefers im Wachstumsalter mit einem Rippenknochen und endgültige Rekonstruktion mit einem zweiten Rippentransplantat im Erwachsenenalter. **a** 10jähriger Junge nach Osteomyelitis des rechten Unterkiefers im Säuglingsalter. Vogelgesicht und Kinnverschiebung nach rechts, **b** Zustand nach Verlängerung des rechten Unterkiefers durch Einpflanzung eines autologen Rippenspans mit knorpeligem Ende, **c** Der Patient im Alter von 19 Jahren. Es ist trotz kieferorthopädischer Behandlung erneut zur Verkürzung des rechten Unterkiefers mit Kinnverschiebung gekommen, **d** Der Patient nach der zweiten Operation, **e** Das bei der ersten Operation eingepflanzte und vollständig incorporierte Rippentransplantat stützt den inzwischen wieder verkürzten Unterkiefer an der Schädelbasis ab, **f** Zustand nach der erneuten Verlängerung des Unterkiefers mit einem zweiten Rippenspan. Der gesamte rechte Unterkiefer ist vorgerückt. Dem alten Transplantat, das jetzt zum Processus muscularis geworden ist, wird dorsal das neue Transplantat, das jetzt die Abstützung an der Schädelbasis übernimmt, angelagert

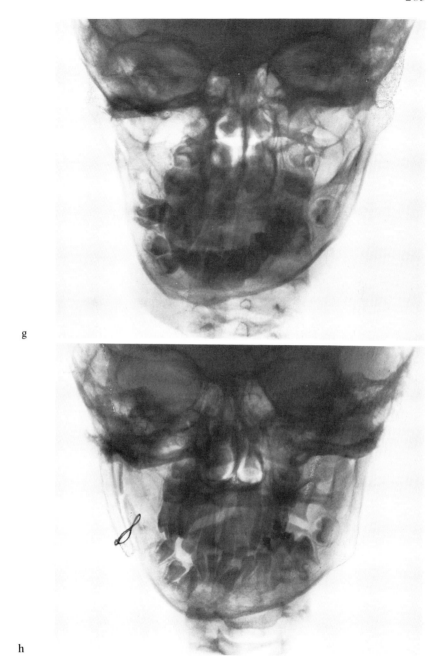

Abb. 1. g Röntgenbild: Verkürzung des rechten Unterkiefers mit Defekt im aufsteigenden Ast, **h** Röntgenbild nach der Operation

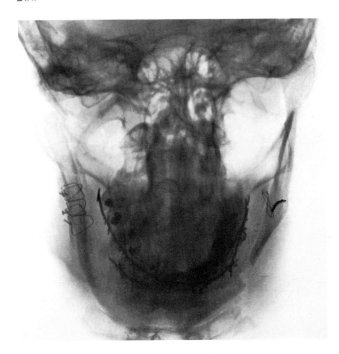

Abb. 1. i Röntgenbild nach der zweiten Operation. Auf der linken Seite wurde zusätzlich eine Dal-Pont-Osteotomie vorgenommen

Zusammenfassung

Die Wiederherstellung des Unterkiefers nach abgelaufener Osteomyelitis wird anhand von klinischen Fällen dargestellt.

Das im Wachstumsalter entstehende Vogelgesicht wird bei Kindern zunächst durch provisorische Einpflanzung von homologem Rippenknorpel oder autologem Rippenknochen verlängert. Das Transplantatende, das bei körpereigenem Rippenknochen aus Knorpel besteht, stützt den Span gegen den Schädel ab. Nach Abschluß des Wachstumsalters wird der dann wieder zu kurze Unterkiefer nochmals durch Einpflanzung eines Beckenkammspans oder auch durch Rippenknochen verlängert. Homologer Knorpel wird dabei entfernt, autologer Knochen jedoch belassen.

Bei Erwachsenen wird der Unterkiefer zur Beseitigung osteomyelitischer Defekte durch ein Beckenkammtransplantat — wenn noch genügend Knochensubstanz im aufsteigenden Ast vorhanden ist — auch durch Rippenknochen — verlängert.

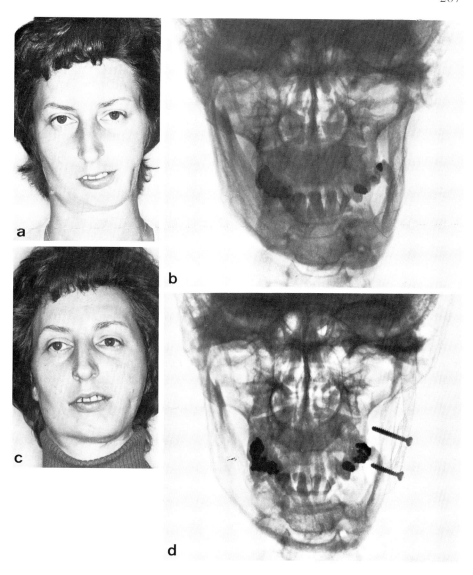

Abb. 2a–d. Verlängerung des Unterkiefers im Erwachsenenalter durch Osteoplastik, a 37jährige Patientin mit Verkürzung des linken Unterkiefers und Kinnverschiebung nach Osteomyelitis im Säuglingsalter. Zustand nach Ersatz des aufsteigenden Astes durch Beckenkammknochen alio loco, b Im Röntgenbild gut incorporiertes Knochentransplantat, aber immer noch zu kurzer aufsteigender Ast, c Die Patientin nach Verlängerung des linken Unterkiefers mit einem Rippenspan, d Röntgenbild nach der Operation. Das Rippentransplantat ist mit zwei Zugschrauben fixiert

Literatur

1. Krüger, E.: Die Knochentransplantation. Experiementelle Grundlagen und klinische Anwendung in der Kiefer- und Gesichtschirurgie. München: Hanser 1964
2. Krüger, E.: Zur operativen Behandlung asymmetrischer Dysgnathien des Unterkiefers. Chir. plast. reconstr. *4*, 72 (1967)
3. Krüger, E.: Homologe Knorpeltransplantate als Platzhalter im Wachstumsalter. Fortschr. Kiefer- und Gesichtschir. *20*, 52 (1976)

Die freie Knochentransplantation bei der Operation infizierter Unterkiefercysten

F. Schröder und G. Heieis, Würzburg

Im Unterkiefer treten verhältnismäßig häufig extrem große Cysten im horizontalen und im aufsteigenden Ast auf, die in seltenen Fällen Anlaß zu einer Spontanfraktur sein können. Nach operativer Entfernung kann nur durch wochen- ja monatelange absolute Ruhigstellung des Unterkiefers einer Spontanfraktur vorgebeugt werden.

Wenn die Cyste nach den klassischen Methoden der Cystostomie und Cystektomie operiert wird, läßt sich eine weitere Schwächung des Knochengerüstes nicht vermeiden, in manchen Fällen muß sogar noch der letzte stabile Anteil entfernt werden, um das Nerven-Gefäßbündel einwandfrei darstellen zu können und zu erhalten.

Wenn auch bei jungen Patienten eine Knochenapposition meist in wenigen Monaten den Defekt ausfüllt, so muß bei älteren Patienten mit Verlangsamung der Knochenapposition gerechnet werden.

Brosch [3] hat nachgewiesen, daß nach einer Cystotomie innerhalb eines Zeitraumes von 3 Monaten eine nur 2 mm dicke Knochenschicht angebaut wird. Zur Beschleunigung der Knochenapposition wurde die Implantation von Jodoformknochenplomben (Mayrhofer [5]), tierischem Blutplasma in Form von Vivocoll (Hauberisser [4]), so wie die Auffüllung des Knochenhohlraumes mit Eigenblut, dem Gelatineschwämme, Thrombin und Penicillin zugesetzt wurde, empfohlen (Schulte, Thoma, Bernstein [8, 2, 9]).

Zur mechanischen Stabilisierung des geschwächten Knochens wurden bei drohender Spontanfraktur Knochenverpflanzungen an den Unterkieferrand von Wassmund [10] nach der Methode von Axhausen [1] vorgenommen und die Cyste erst operiert, wenn das Transplantat, an den Knochen angeheilt, für ausreichende Stabilität sorgte.

Seit die freie Knochentransplantation nach der Einführung der Antibiotica auch intraoral z.B. bei der Operation von Lippen-Kiefer-Gaumenspalten mit Erfolg durchgeführt wurde, hat man auch freie Knochentransplantationen bei Tumorresektionen oder zur Rekonstruktion des Kiefergerüstes intraoral durchgeführt. Grundsätzlich wird darauf geachtet, daß das freie Knochentransplantat in ein vorbereitetes keimarmes Gewebe eingelagert wird. Die Einpflanzung von Knochentransplantaten in infiziertes

Gewebe wurde zunächst vermieden. Um einen direkten Kontakt mit dem infizierten Gewebe also Cysteninhalt bei Cystektomien zu vermeiden, haben wir zunächst die Knochenplastik von extraoral in die vom Cystenbalg gebildete Knochenhöhle eingepflanzt. Der Cystenbalg wurde vorher durch Punktion nach intraoral entleert und komprimiert, um genügend Raum für das Transplantat zu schaffen (Abb. 1a, b).

In der Nachbehandlungsphase muß die Entleerung des Cysteninhaltes aufrecht erhalten bleiben. Der Cystenbalg kann schließlich intraoral entfernt werden, wenn das Knochentransplantat eingebaut ist.

Schließlich wurde gewagt, freie Knochentransplantate von intraoral nach Entfernung folliculärer aber auch radiculärer Cysten direkt im Zusammenhang mit der

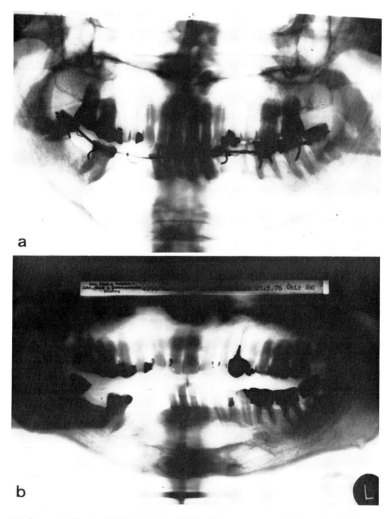

Abb. 1. a Unterkiefercyste Regio 4 6 bis 3 6 (seitliche Begrenzung zwischen den Pfeilen, oberen Begrenzung unter den Zahnwurzeln), b Zustand nach Cystostomie bei 4 3 unten Osteoplastik von extraoral (der Cystenbalg ist nach cranial zusammengedrückt)

Cystektomie einzupflanzen. 1969 wurde von Schröder [7] erstmals über die Ergebnisse dieser Operation an unserer Klinik referiert.

Diese letztere Methode bietet den Vorteil einer einzigen Operation, Vermeidung extraoraler Narben, einer verminderten Belastung des Patienten und einer Verkürzung der Behandlungsdauer.

Bei der Operationsplanung ist besonders Wert auf die Beseitigung sämtlicher sekundärer Infektionsquellen zu legen. So hat dem operativen Eingriff eine Beseitigung aktiver Zahnfleisch- und Knochentaschen sowie die Extraktion bzw. Wurzelspitzenresektion von beherdeten Zähnen vorauszugehen. Die Schnittführung ist möglichst so zu wählen, daß später die Naht auf Knochenunterlage erfolgen kann.

Das operative Vorgehen erfolgt unter streng aseptischen Kautelen um das weitere Einschleppen von Fremdkeimen in die Mund- bzw. Wundhöhle zu vermeiden. Zuerst wird das Knochentransplantat (Rippe oder Beckenkamm) entnommen und die Wunde an der Entnahmestelle versorgt. Dann wird der Cysteninhalt von intraoral abgesaugt und der Cystenbalg herauspräpariert. Die so erhaltene Knochenhöhle wird mit 0,5% Wasserstoffsuperoxidlösung und einer Penicillin G-Lösung gespült und so für das freie Knochentransplantat vorbereitet.

Das Implantat wird nach entsprechender Formung in die Wundhöhle eingekeilt bzw. mit der Spongiosaseite an den Lagerbettknochen angelagert. Auf eine Fixierung mittels Drahtnähten wird verzichtet, um nicht zusätzlich Fremdmaterial einzubringen. Eine Redondrainage dient der Absaugung des Wundsekrets. Nach nochmaliger Spülung mit einer Penicillinlösung werden die Wundränder dicht vernäht. Danach erfolgt eine Immobilisierung des Unterkiefers durch intermaxilläre Fixation für 3–4 Wochen, um eine ungestörte Einheilung des Implantates zu ermöglichen und einer Fraktur vorzubeugen.

Postoperativ erfolgt eine antibiotische Abdeckung mit einem Breitbandantibioticum, peinlichste Mundhygiene und Sondenernährung für 10–12 Tage ist als selbstverständlich anzusehen.

Bei diesem Vorgehen beobachteten wir stets eine Einheilung des freien Knochentransplantates. Eine völlige Sequestrierung haben wir in keinem Falle beobachtet. Selbst bei sekundärer Infektion wegen einer aufgetretenen Nahtdehiscenz konnte nach der Beseitigung der Ursache und Fortsetzung der lokalen und parenteralen Antibioticatherapie eine gute Ossifikation im primär infizierten Wundbett beobachtet werden (Abb. 2a–e, Abb. 3a, b).

Bei einem Patienten, bei dem die Cystektomie von extraoral durchgeführt wurde, erfolgte Eiterentleerung während der Operation. Ein kleines Knochenstück sequestrierte, der Rest heilte komplikationslos ein (Abb. 4a–c).

Zusammenfassend kann man sagen, daß bei primärer Osteoplastik nach Cystektomie auch infizierter Cysten gute Heilungserfolge beobachtet werden konnten, wenn schonende Operationstechnik, einwandfreie Asepsis, antibiotische Prophylaxe und Redondrainage einen schnellen Anschluß an die ortsständige Vascularisation ermöglicht. Gleichzeitig bestehen die schon bekannten Vorteile einer besseren und schnelleren Stabilisation des Kieferknochens besonders bei Alterskiefer sowie die Möglichkeit der Rekonstruktion eines belastbaren Prothesenlagers.

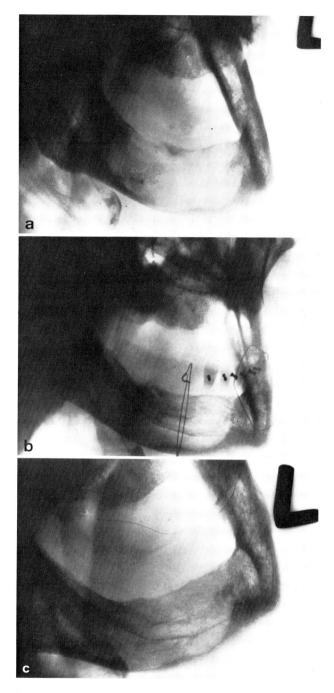

Abb. 2. a Unterkiefercyste links, **b** Zustand nach Cystektomie und primärer Osteoplastik bei intraoraler Technik, **c** 2 Jahre nach Rekonstruktion des Unterkiefers besteht eine normale Breite des Kieferkörpers

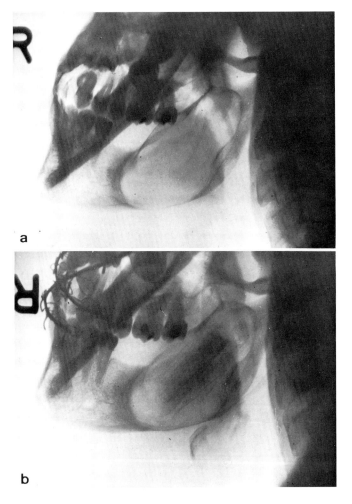

Abb. 3. a Unterkiefercyste im Kieferwinkel, **b** 2 Monate nach intraoraler Cystektomie kombiniert mit sofortiger Osteoplastik

Zusammenfassung

Extrem große Cysten im Unterkiefer bedürfen nach den klassischen Operationsmethoden von Partsch einer monatelangen Behandlungsdauer. Verfasser haben daher bei folliculären aber auch bei infizierten radiculären Cysten die großen Knochenhöhlen nach Entfernung der Cysten sofort mit freien Knochentransplantaten ausgefüllt, um die Wiederherstellung der Kaufunktion zu beschleunigen. Abgesehen von geringen Sequestrierungen bei infizierten Cysten gelangen die Knochentransplantate bei Beachtung der angegebenen Technik.

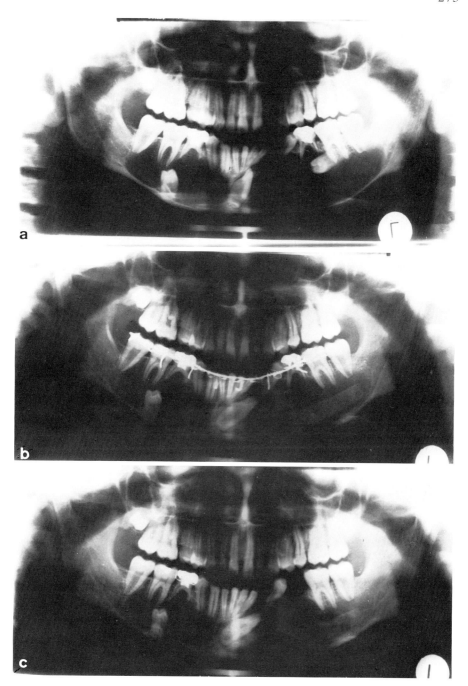

Abb. 4. a Unterkiefercysten von 47 bis 37, **b** Zustand 8 Wochen nach primärer Osteoplastik und Cystektomie. Eitrige Sekretion links wegen sekundärer Infektionsquelle bei 75, **c** 10 Wochen nach Extraktion von 75 guter knöcherner Anschluß des eingelegten Knochenspanes links. (Wegen Frakturgefahr wurden zwei Follikel belassen.)

Literatur

1. Axhausen, G.: Die allgemeine Chirurgie in der Zahn-, Mund- und Kieferheilkunde. München, Berlin: Lehmanns-Verlag, 1940
2. Bernstein, F.J.: Zit. nach Schulte, W. [8]
3. Brosch, F.: Die Cysten des Kiefer-Gesichtsbereiches: Die Zahn-, Mund- und Kieferheilkunde. Häupl, K., Meyer, W., Schuchardt, K. (Hrsg.), III Band, 1. Teil, München, Berlin: Urban und Schwarzenberg 1957
4. Hauberisser, E.: Zur Operationsmethodik der Kiefercysten. Dtsch. Zahnhk. 28, 1212 (1930)
5. Mayrhofer, B.: Die Anwendung und spezielle Technik der Jodoformknochenplombe nach v. Mosetig in der Zahnheilk. Österr. Ung. Vierteljahresschrift Zahnhk. 21, 168–178 (1905)
6. Partsch, K.: Über Kiefercysten. Dtsch. Mschr. Zahnhk. 10, 89, 271 (1892)
7. Schröder, F.: Zur operativen Behandlung großer Cysten im Alterskiefer. Dtsch. Zahnärzt. Z. 25, 150 (1970)
8. Schulte, W.: Über den primären Nahtverschluß n. intraoralen Eingriffen am Kieferknochen und die Defektversorgung mit Gelatineschwamm, Penicillin und Thrombin. Dtsch. Zahnärztl. Z. 14, 456 (1959)
9. Thoma, K.H.: Diagnosis and treatment of ondogenis and fissural cysts. Oral Surg./ St. Louis 3, 961 (1950)
10. Wassmund, M.: Methoden zur operativen Behandlung großer Kiefercysten. Dtsch. Zahnärztl. Wschr. 1933

Rekanalisation der Tränenwege bei Dacryocystitis

H. Busse, A. Promesberger und H. Promesberger, Münster

Die Behandlung der Tränensackentzündung, Dacryocystitis, läßt sich in der Geschichte der Medizin bis zu Hamurabi von Babylonien um 2.250 v. Chr. nachweisen. Kamen während dieser und der späteren Ägyptischen Epoche noch konservative Medikamente wie Lapis lazuli, Grünspan, Opalharzkörner, Milchkrokodilerde und Weihrauch zur Anwendung, so empfahl Claudius Galenus von Pargamos (131–201 n. Chr.), der fruchtbarste und vielseitigste Schriftsteller und Arzt des Altertums nachfolgende 3 Behandlungsmaßnahmen:

1. Einschneiden des Augenwinkels, Anlegen mehrerer nebeneinander liegender Bohrlöcher im Knochen zur Nasenhöhle mit Einlegen von Ätzmitteln.
2. Freilegen des Knochens und Brennen mit dem Glüheisen.
3. Ausschneiden und Einführen eines kleinen Metalltrichters bis auf den Knochen mit Eingießen von geschmolzenem Blei.

Vor allem das Ausbrennen der Infektionsquelle blieb auch in den nächsten Jahrhunderten die Therapie der Wahl, bis der Franzose Dominique Anel (1679 bis 1730) als erster die Rekanalisation der verschlossenen Tränenwege zum Ziel der Therapie erklärte. Anels Verfahren bestand in der Sondierung des Tränensackes vom oberen Tränenpünktchen aus bis zum unteren Ende des Tränennasenganges (Abb. 1) mit einer Silberknopfsonde sowie der Instillation von astringierenden Flüssigkeiten durch das untere Tränenröhrchen vermittelns einer feinen Spritze (Anelsche Spritze) bis zur Durchgängigkeit des tränenableitenden Systems. Die Methode entfachte einen Gelehrtenstreit, der fast so heftig war, wie der um Starsitz oder um die beste Star-Operation. Im 19. Jahrhundert ergänzte der Brite W. Bowman (1816–1892) das Instrumentarium Anels um die nach ihm benannten Silbersonden von zunehmender Stärke (1–6) bis zu einem Durchmesser von 1,5 mm mit denen ein Bougierungs-Effekt zur Rekanalisierung erzielt werden sollte.

Die operativen Maßnahmen der Neuzeit beginnen mit der Arbeit des Rhinologen A. Toti (1904), der die Trepanierung des dem Tränenweg benachbart liegenden Nasenknochens zur Schaffung eines Kurzschlusses der Tränenwege zur Nasenhöhle empfahl. Im Gegensatz zur Öffnung des Sackes von außen (Dacryocystorhinostomia externa) ging J.M. West (1910) von der Nasenhöhle aus (Dacryocystorhinostomia interna). Beide Verfahren machen den Tränensack praktisch zu einer neuen Nebenhöhle der Nase.

In den folgenden Jahren wurde die Totische Operation zum Standard-Eingriff der Opthalmologen, die Westsche Operation der Rhinologen. Entscheidende Verbesserungsvorschläge erfuhr die Totische Operation durch Ohm (1921) und Duptuy Dutemps (1921) sowie nach Kaleff (1937).

Grundsätzlich müssen die Entzündungen des Tränensackes in angeborene und erworbene unterteilt werden.

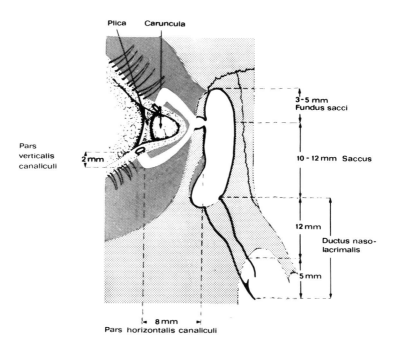

Abb. 1. Schematische Übersicht über Lage und Längenverhältnisse der Tränenwege

Bei der congenitalen Dacryocystitis (Dacryocystitis neonatorum) ist eine spontane Eröffnung der häutigen Hasnerschen Membran am Eingang des Tränennasenganges zur Nasenhöhle unterblieben, was bei über 50% der Neugeborenen ein- oder beidseitig der Fall ist (H. Busse, K.M. Müller, F. Osmers, 1977). Durch die Persistenz der Hasnerschen Membran kommt es zu einem Sekretstau in den Tränenwegen, ein ideales Medium für Keimbesiedlung mit nachfolgender Infektion. Die Symptomatik besteht in Tränenträufeln und vor allem in „eitrigen Absonderungen" in den Bindehautsack, was sehr leicht zur Fehldiagnose der Conjunctivitis führt. Gelegentlich werden auch Schwellungen im medialen Lidwinkel beobachtet, die sogar phlegmonösen Charakter haben können.

Die Therapie dieses Krankheitsbildes besteht üblicherweise nach vorheriger antibiotischer lokaler Vorbehandlung in Form von Augentropfen, in der Sondierung mit anschließender Spülung. Das Mikrophotogramm (Abb. 2) der Tränenwege demonstriert, daß wegen des mehr oder minder gewundenen Verlaufs der Tränenwege eine Verletzung der empfindlichen Schleimhaut unvermeidlich ist, ja sogar eine Perforation durch den weichen kindlichen Knochen, z.B. in die Kieferhöhle, möglich wird. Obendrein wird die Hasnersche Membran bei tiefer Abknickung des Ductus naso-lacrimalis häufig gar nicht mit der metallenen Sonde erreicht. Dies erklärt, warum nicht selten durch wiederholte Sondierungen eine vollständige Verschwartung der Tränenwege eintritt.

Hals-Nasen-Ohren-ärztlicherseits wird gelegentlich nach Luxation der unteren Nasenmuschel ein Bohrer in den unteren Nasengang zur Beseitigung der Membran eingeführt.

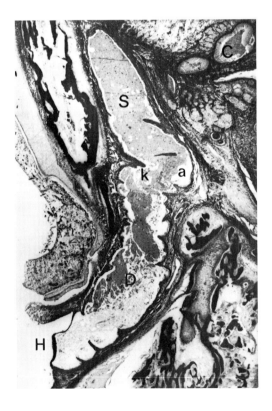

Abb. 2. Mikrophotogramm der Tränenwege eines Neugeborenen (C = Canaliculus; S = Saccus; a = Arltscher Sinus; k = Krausesche Falte; D = Ductus naso lacrimalis; H = persistierende Hasnersche Membran

Auch dieser Eingriff erscheint bei Betrachtung der zarten anatomischen Verhältnisse bei Neugeborenen als viel zu gewaltsam.

Als Verfahren der Wahl empfiehlt sich die Überdruckspülung mit der von Bangerter (1953) angegebenen stumpfen Hohlkanüle (Abb. 3), die in den oberen Tränenwegsabschnitt eingeführt wird. Durch Verschluß des gegenüber liegenden Tränenröhrchens mit einem Watteträger gelingt in der Regel eine Druckerhöhung, die ausreicht um die zarte Membran samt der angestauten Flüssigkeit fortzuspülen. Im Zweifelsfalle kann auch eine Sondierung in Kombination mit der Spülung durchgeführt werden, und durch die gleichzeitige Spülung wird eine sichere Säuberung von Schleim- und Blutresten erzielt.

Voraussetzung für das Entstehen einer erworbenen Tränensackentzündung ist ebenfalls der Verschluß der Tränenwege (Dacryostenose). Bei dem größten Patientengut mit Dacryocystitis wird die Stenose (Abb. 4 und 5) durch einen chronische fortgeleitete Schleimhautentzündung der Nase und Nasennebenhöhlen hervorgerufen (H. Busse und K.M. Müller, 1977). In 70% der Fälle handelt es sich um weibliche Patienten, jenseits des 45. Lebensjahres, wegen der besonderen anatomischen Disposition durch Enge des Tränenwegslumens. Seltener handelt es sich um einen Zustand nach Gesichtsschädelfraktur, bei der eine Verschiebung der knöchernen Wand des Tränenschlauchs erfolgt ist. Die erste Beschwerde des Patienten ist das Tränenträufeln (Epiphora), im weiteren Verlauf kommt es durch Sammeln von Tränenflüssigkeit und Schleim in den tieferen Abschnitten zur chronischen oder akuten Infektion mit kli-

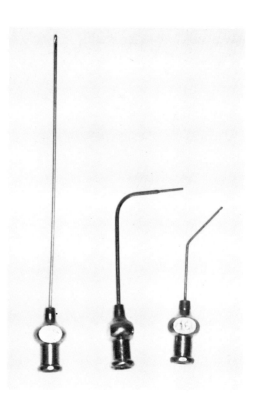

Abb. 3. Tränenwegsspülkanülen, *links*: Bangerter Sonde; *Mitte*: abgewinkelte Tränenspülkanüle; *rechts*: Vorderkammer-Spülkanüle zur Tränenwegsspülungen bei Säuglingen

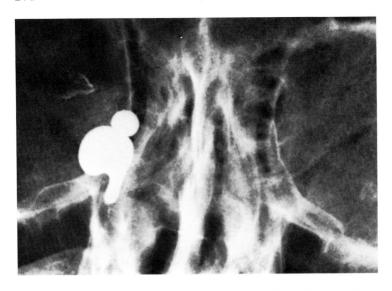

Abb. 4. Dacryocystographie bei Dacryostenose: Verschluß des Ductus naso lacrimalis mit ektatischem Tränensack

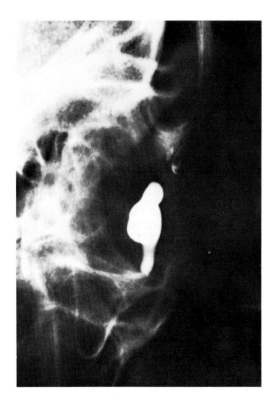

Abb. 5. Seitliche Ansicht zu Abb. 4

nischer Auffälligkeit durch Schwellung des Tränensacks bis zur phlegmonösen Entzündung.

Die Therapie der Wahl besteht seit Toti und West in der operativen Wiederherstellung des Tränenabflusses durch Schaffung eines Kurzschlusses zwischen Tränensack und Nasenhöhle. Dabei ist das Ziel eine möglichst geschlossene Schleimhauthöhle zur Vermeidung von Verklebungen und Granulationen.

Unter dem von ophthalmologischer Seite angewandten Verfahren der Dacryocystorhinostomia externa stellt die Modifikation nach Ohm (1921) und Dupuy Dutemps (1921) den Idealzustand her: nach Resektion der knöchernen Nasenwand werden aus Tränensack und Nasenschleimhaut jeweils ein vorderer und hinterer Schleimhautlappen gebildet, die entsprechend adaptiert werden (Abb. 6 und 7). Dieses Verfahren gelingt bei elastischen und jugendlichen Verhältnissen in idealer Weise. Allerdings stellen diese Fälle die Minderheit des Patientengutes. Durch Sondierung und chronische Entzündung der Schleimhaut liegt meistens eine Schrumpfung der Tränensackschleimhaut vor, sodaß eine Adaptation spannungsfrei unmöglich wird. Weitere

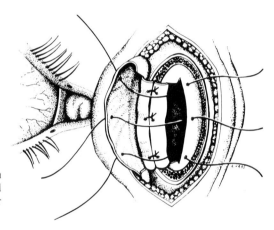

Abb. 6. Dacryocystorhinostomia externa nach Ohm (1921) und Duptuy-Dutemps (1921) in der Aufsicht

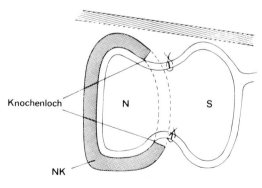

Abb. 7. Anastomosenverhältnisse zwischen Nasenhöhle und Tränensack bei Dacryocystorhinostomia externa nach Ohm (1921) und Dupuy-Dutemps (1921) beim Blick in die Nase

N : Nasenlumen
S : Saccuslumen
NK: Nasenknochen

komplizierende Faktoren sind postoperative Schwellungszustände, die ein Ausreißen der adaptierenden Fäden am Schleimhautdach bewirken können, sowie die Vorlagerung einer Edmoidalzelle zwischen Tränensack und Nasenhöhle, wodurch wiederum keine spannungsfreie Adaptation möglich wird.

Aus diesem Grunde wurde von Hollwich (1977) das von Kaleff (1937) angegebene vereinfachte Verfahren der Dacryocystorhinostomia externa (Abb. 8 und 9) modifiziert: die Präparation des Tränensacks erfolgt in der Weise, daß ein schmaler hinterer und ein breiter vorderer Türflügel gebildet wird. Der schmale hintere Saccustürflügel wird mit einem breiten hinteren Nasenschleimhauttürflügels verbunden, der breite vordere Saccustürflügel in der Subcutis der gleichen Seite verankert (Abb. 8). Nach Verschluß der Subcutis und Cutis bildet sich eine praktisch geschlossene Schleimhauthöhle,

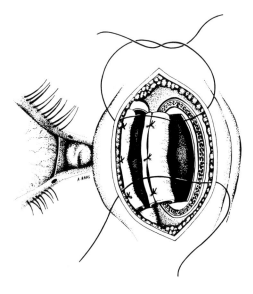

Abb. 8. Modifikation nach Kaleff-Hollwich (1977)

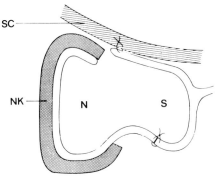

N : Nasenlumen
S : Saccuslumen
NK: Nasenknochen
SC: Subcutis

Abb. 9. Anastomosenverhältnisse bei der Modifikation nach Kaleff-Hollwich beim Blick in die Nase

die die Primärheilung begünstigt. Weitere Vorteile sind die leichte spannungsfreie Durchführbarkeit auch bei kleinem narbigen Saccus und vorgelagerten Edmoidalzellen sowie die sichere Fixation des Schleimhautdaches in der Subcutis auch bei ausgeprägten Schwellungszuständen. Bei gröberen Schleimhautveränderungen empfiehlt sich obendrein das Einlegen einer Verweilsonde zur Vermeidung von postoperativen Verschlüssen im Bereich des Canaliculus communis am Eingang zum Tränensack.

An der Universitäts-Augenklinik Münster wurde im Rahmen einer Langzeitstudie 146 Patienten des Zeitraumes von 1964 bis 1973 untersucht (Busse, A. und Promesberger, A., 1974). Von 82 Eingriffen der Methode nach Kaleff-Hollwich erbrachten 73 eine primäre und endgültige subjektive und objektive Durchgängigkeit (89%), von 46 nach Ohm (1921) und Duptuy-Dutemps (1921) operierten Fällen waren 36 beschwerdefrei (78%), bei einer dritten Gruppe mußte nach Präparationsfehler oder äußerst ungünstigen anatomischen Verhältnissen Improvisationstechnik zur Anwendung gebracht werden, deren Ergebnisse mit 50% aktiver und passiver Durchgängigkeit deutlich ungünstiger waren. Unter Ausschluß des Patientengutes mit funktionellen Tränenwegsstenosen und Verschlüssen im Bereich der Tränenkänälchen als Kontraindikationen gelingt die Wiederherstellung der Tränenabflüsse mit der Dacryocystorhinostomia externa nach Kaleff-Hollwich bei schulgemäßer Anwendung in einem hohen Prozentsatz. Bei der Betrachtung der Ergebnisse muß zusätzlich berücksichtigt werden, daß bei rund 20% der Patienten bereits außerhalb der Versuch der Rekanalisation der Tränenwege unternommen worden war.

Zusammenfassung

Nach einem geschichtlichen Überblick über die Behandlung der Tränensackentzündungen (Darcyocystitis) wird eine Einteilung der Krankheitsbilder angeborener und erworbener Tränensackentzündungen vorgenommen und die Ursachen werden demonstriert. Zur Behandlung der congenitalen Tränensackentzündung (Dacryocystitis neonatorum), die Persistenz der Hasnerschen Membran am Übergang des Tränennasenganges bewirkt wird, wird die Überdruckspülung mit der von Bangerter angegebenen Sonde empfohlen. Zur Wiederherstellung des Tränenabflusses im Erwachsenenalter bietet sich in erster Linie das Verfahren nach Kaleff-Hollwich (1977) an, dessen Methodik, Vorteile und Ergebnisse ausgeführt werden.

Literatur

1. Bangerter, A.: Aus der Praxis für die Praxis. Ophthalmologica *125,* 398 (1953)
2. Busse, H., Müller, K.M.: Zur Entstehung der idiopathischen Dakryostenose. Klin. Mbl. Augenheilk. *170,* 627 (1977)
3. Busse, H., Müller, K.M., Osmers, F.: Röntgenanatomie der Tränenwege Neugeborener. Fortschr. Röntgenstr. *127,* 2, 154 (1977)
4. Dupuy-Dutemps, L., Bourguet, J.: Procede plastique de Dacryocysto-rhinostomie. Ann. Oculist. *158,* 241 (1921)
5. Hollwich, F.: Über eine Modifikation der ,,Totischen Operation". Klin. Mbl. Augenheilk. *170,* 633 (1977)

6. Kaleff, R.: Eine vereinfachte Modifikation der Dacryocystorhinostomia externa. Z. Augenheilk. *91*, 140 (1937)
7. Ohm, J.: Bericht über 70 Totische Operationen. Z. Augenheilk. *46*, 37 (1921)
8. Toti, A.: Dacriocistorinostomia. La clinica moderna *X*, 33–34 (1904)
9. West, J.M.: A window resection of the nasal duct in cases of stenosis. Trans. Amer. opthal. Soc. *12*, 659 (1910)

Die Blow-out-Fraktur in augenärztlicher Sicht

F. Hollwich, H. Busse und H.P. Schiffer, Münster i. W.

Blow-out-Frakturen verursachen häufig Doppelbilder. Dies erklärt die Tatsache, daß die ersten Berichte über dieses Krankheitsbild von Augenärzten stammen. Schon 1892, noch vor der Einführung des Röntgenverfahrens, berichtete der österreichische Opthalmologe Th. Beer über 15 Fälle von traumatischem Enophthalmus unter Einschluß zweier eigener Beobachtungen. Der Karlsbader Augenarzt Lederer veröffentliche 10 Jahre später (1902) bereits eine Mitteilung über 49 Fälle, mit 3 eigenen Beobachtungen. Schon damals nahm er als Ursache einen spaltartigen Bruch des Orbitalbodens an.

Das primäre Interesse der Augenärzte erklärt sich durch die Doppelbilder, die häufig als Folge der Blow-out-Fraktur auftreten. In der Regel handelt es sich dabei um vertikale Doppelbilder. Bemerkenswert ist dabei, daß der Patient sein Doppelsehen zumeist erst beobachtet, wenn die Lider wieder geöffnet und der Augapfel voll bewegt werden kann, d.h., wenn die begleitenden Symptome, Ödem, Hämatom, Schwellung der Lider und Reizzustand des Aufapfels, abgeklungen sind. Es kommt deshalb nicht selten vor, daß der Patient das Krankenhaus bereits verlassen hat, wenn die vertikalen Doppelbilder störend in Erscheinung treten. In diesem Augenblick ist das Krankheitsbild so charakteristisch, daß es leicht diagnostiziert werden kann.

In unserem Vortrag wollen wir 2 Gesichtspunkte der Blow-out-Fraktur besprechen:

1. das chirurgische Vorgehen in frischen Fällen und
2. die Behandlung der späten Fälle.

Unsere Mitteilung beruht auf der Beobachtung von 68 eigenen Krankheitsfällen. In Tabelle 1 haben wir die ocularen Symptome bei Aufnahme in die Klinik aufgeführt. Zu bemerken ist, daß entgegen der vielfachen Annahme, der Enophthalmus kein Frühzeichen ist, sondern verständlicherweise erst sich einstellt, wenn die oft erhebliche Schwellung und das Ödem des orbitalen Gewebes sich zurückbilden.

Die nächste Tabelle (Tabelle 2) zeigt, welche Augenmuskeln betroffen waren. Entsprechend der Lokalisation der Fraktur war der M. rectus inferior am meisten beteiligt, d.h. in den Frakturspalt eingeklemmt. Die Ursachen der Verletzung sind in Tabelle 3 aufgeführt. In der überwiegenden Mehrzahl der Fälle handelte es sich um Verkehrsverletzungen. Die chirurgischen Ergebnisse von 49 Fällen (enthalten in

Tabelle 1), die erst nach 14 Tagen oder später zur Aufnahme kamen, gibt die Tabelle 5 wieder.

Tabelle 1. Oculare Symptomatologie von 68 Patienten mit Blow-out-Fraktur bei Aufnahme in die Klinik

1. Periorbitales Ödem, Hämatom, Pseudoptosis			36
2. Motilitätsstörungen:	vertikale Doppelbilder	28	
	Hypotropie	2	32
	Hypertropie	2	
3. Hypaesthesie des Nervus infraorbittalis und Hyposphagma		14	26
Herabsetzung der zentralen Sehschärfe		12	
4. Enophthalmus			

Tabelle 2. Augenmuskelparesen infolge des Unfalles (68 Patienten) 1968–1977

1. Isolierte Paresen:	M. rectus inferior	24	35
	M. obliquus inferior	11	
2. Kombinierte Paresen:	M. rectus sup. + obl. inf.	10	
	M. rectus inf. + int.	6	
	M. rectus ext., int. + obl. sup.	5	
	M. rectus inf. + obl. inf.	3	32
	M. rectus inf. + obl. sup.	4	
	M. rectus int., inf. + obl. sup.	2	
	M. rectus inf., ext. + sup.	2	
3. Ophthalmoplegia totalis			1
		Gesamt	68

Tabelle 3. Unfallursachen der Blow-out-Fraktur mit isolierten und kombinierten Augenmuskelparesen (68 Patienten)

Verkehrsunfall	30 Personen	44,1%
Arbeitsunfall	12 Personen	17,6%
Kampf/Spielunfall	12 Personen	17,6%
Sportunfall	4 Personen	5,8%
Andere (z.B. Hufschlag)	10 Personen	14,7%

Tabelle 4. Unterteilung der Blow-out-Frakturen in augenärztlich und interdiziplinär versorgte Blow-out-Fraktur (68 Patienten)

Augenärztlich	44
Interdisziplinär	24

Tabelle 5. Ergebnisse der operativen Frühversorgung von 49 Blow-out Frakturen (innerhalb 14 Tagen). Operationsergebnisse (68 Patienten)

I.	49 Patienten:	Versorgung innerhalb der ersten 14 Tage nach dem Unfall
	44	zufriedenstellende Ergebnisse, im Gebrauchsbereich des beidäugigen Sehens, Einfachsehen
	2	Doppelbilder im Gebrauchsbereich
	2	Verlust des Sehvermögens (Sehnervenatrophie, Netzhautablösung)
	1	nicht beurteilbar
II.	5 Patienten:	Versorgung zwischen dem 14. und 21. Tag nach dem Unfall
	3	zufriedenstellende Ergebnisse im Gebrauchsbereich
	1	nicht mehr beurteilbar
	1	beidäugiges Sehen nur in Kopfzwanghaltung zur Vermeidung der Doppelbilder
III.	14 Patienten:	Versorgung später als 21 Tage nach dem Unfall
	7	zufriedenstellende Ergebnisse
	1	keine Binocularfunktion (Zunahme des Exophthalmus)
	4	weitere Operation wegen Lähmungsschielen erforderlich
	2	unfallbedingte Erblindung des verletzten Auges

Zur chirurgischen Wiederherstellung möchten wir 2 Gesichtspunkte näher besprechen:

1. Den chirurgischen Zugang
2. Die chirurgische Versorgung der Spätfälle mit Doppelsehen.

Der chirurgische Zugang

Dieser kann auf 3 verschiedenen Wegen erfolgen (Abb. 1):

a) Der Bindehautschnitt. Dieser transconjunctivale Zugang wird vor allem von Tessier (1973) bevorzugt, der selbst früher Augenarzt war. Dieser Schnitt vermittelt den raschesten Zugang zum eingeklemmten Muskelbereich und läßt die Lidhaut selbst unberührt. In wenig traumatisiertem Gewebe ist es relativ einfach, nach Eröffnung der Bindehaut die Tenonsche Kapsel, die die Augenmuskeln überzieht aufzusuchen und einzuschneiden. In stark traumatisiertem Gewebe (Ödem, Blutung) ist die anatomische Orientierung schon schwieriger. Orbitales Fett kann hervorquellen, Muskelscheiden können verletzt werden, stärkere Blutung aus den Augenmuskelgefäßen auftreten und postoperativer Narbenzug entstehen.
b) Der subciliare Schnitt. Trotz des Vorzuges des leichten Zuganges, guter Übersicht und kaum sichtbarer Narbenbildung führt die notwendige Durchtrennung der Orbicularisfasern, soferne sie dicht im Ansatzbereich am unteren Tarsusrand erfolgt, zur Gefahr der Ektropiumbildung.
c) Der Infraorbitalschnitt. Wir bevorzugen diesen Schnitt, da er jede Berührung mit der Tarsalplatte und dem Augapfel vermeidet und beliebig erweitert werden kann. Erfolgt der Wundschluß schichtweise, d.h. Periostnaht, Muskelnaht und Hautnaht, ohne Einklemmung orbitalen Gewebes dann ist auch die postoperative Ödembildung gering.

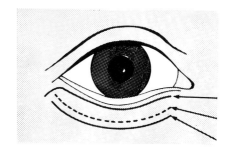

Abb. 1. Drei verschiedene Zugangswege zur Orbita bei Blow-out-Fraktur

Die chirurgische Versorgung von Spätfällen mit Doppelbildern

Der zweite Gesichtspunkt betrifft die Spätfälle, in denen die operative Beseitigung des eingeklemmten Muskels nicht gelang oder nicht mehr erfolgreich war, da bereits der zu lange eingeklemmte Muskel fibrotisch geworden war.

In diesen Fällen besteht das Problem des mechanisch bedingten Schielens mit Doppelbildern. Diese Fälle erfordern eine genaue Analyse der Motivität mit dem Rot-Glastest oder dem Lees-Screen-Gerät. Die Behandlung erfolgt durch kombinierte Resektion und Rücklagerung der betroffenen Muskeln. Dieses Vorgehen besitzt gute Aussichten auf Erfolg, wenn vor dem Unfall das Zusammenspiel beider Augen im Hinblick auf retinale Korrespondenz und Fusionsbreite regelrecht war.

Eigene Beobachtungen

Unter unseren 68 Fällen von Blow-out-Fraktur befanden sich 5 mit mechanisch bedingtem Doppelsehen. Durch die oben geschilderte Muskelchirurgie konnten wir in 4 Fällen — ein Patient hatte sich bereits an die kompensatorische Kopfhaltung gewöhnt — ein zwar eingeengtes, aber für die Bedürfnisse des täglichen Lebens ausreichendes Binocularsehen erzielen. Die beiden nachstehenden Beobachtungen zeigen die Art unseres Vorgehens sowie das Ergebnis.

Der erste Fall betraf einen 49 Jahre alten Patienten, der durch einen Verkehrsunfall am 23.1.70 mehrere Knochenfrakturen erlitt. Die Orbitabodenfraktur wurde erst nach Abschwellung diagnostiziert. Die Spätoperation (23.4.71) brachte keine Besserung. Das linke enophthalmische Auge blickt abwärts und verursacht vertikale Doppelbilder (Abb. 2a). Nach Muskelchirurgie (19.5.71), d.h. Rücknähung des linken M. rectus inferior (10 mm), erlangte der Patient eine normale Primärposition der Augen beim Blick geradeaus (Abb. 2b), mit zwar eingeengtem Binocularsehen (Abb. 3), jedoch für seine Bedürfnisse ausreichendem binocularen Fixationsbereich.

Der zweite Fall betraf einen 35 Jahre alten Mann, der am 10.10.73 in seiner Badewanne ausrutschte und auf den Toilettensitz fiel. 18 Tage später konnte der eingeklemmte untere gerade Augenmuskel befreit werden, jedoch ohne bleibenden Erfolg. Vier Jahre später, am 3.5.77, hatte sich ein sekundäres Lähmungsschielen entwickelt (Abb. 6a). Das rechte, traumatisierte Auge war nach außen abgewichen, der innere gerade und der untere gerade Augenmuskel waren paretisch.

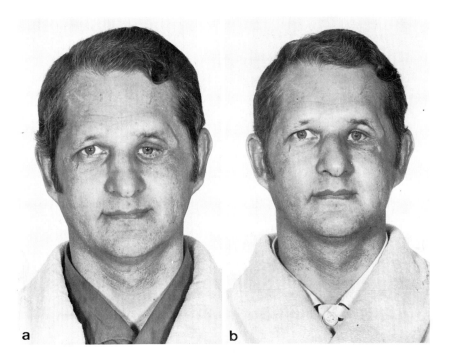

Abb. 2. a Fallbeispiel: Zurückgebliebenes Lähmungsschielen nach spätversorgter Blow-out-Fraktur. Linksseitiger Enophthalmus mit Blickabweichung nach unten. Doppelsehen (20.4.71), **b** Gleicher Patient wie Abb. 2a nach operativer Korrektur (Rücknähung des M. rectus um 10 mm). Normale Primärposition der Augen (28.5.71)

Wir führten folgende Eingriffe (am 4. und 17. Mai 1977) durch:

1. Tenotomie des rechten M. rectus externus.
2. Rücknähung (3,5 mm) des rechten M. rectus superior. Am 17.5.1977: Resektion (6 mm) des rechten M. rectus medialis. 20 Tage nach der Operation (Abb. 6b) bestand Binocularsehen. Die Abb. 7 zeigt das Ergebnis der Motilitätsanalyse am Lees screen: Neben der kosmetischen Wiederherstellung der Blickstellung konnte ein ausreichendes Feld binocularen Sehens erzielt werden.

Zusammenfassung

Der entscheidende Gesichtspunkt in der Wiederherstellung der Blow-out-Fraktur ist die Beseitigung des Doppelsehens. Die augenärztliche Untersuchung — erforderlichenfalls mit Anheben des Oberlides und Abziehen des Unterlides — sollte innerhalb der ersten Woche erfolgen. Zu diesem Zeitpunkt, d.h. wenn die Lider bereits abschwellen, kann schon entschieden werden, ob ein operativer Eingriff erforderlich ist. Aus unserer Sicht geben wir, nach Diskussion der drei Möglichkeiten, dem transcutanen Infraorbitalzugang den Vorzug. In Fällen bleibender Doppelbilder nach zu später Operation bietet

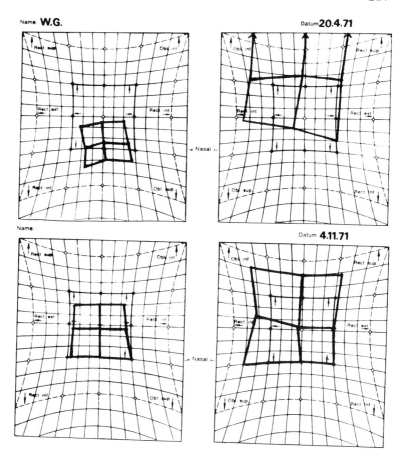

Abb. 3. Less screen des gleichen Patienten vor (20.4.71) und nach (4.11.71) dem Eingriff. Wiederherstellung doppelbildfreier Blickbewegungen in einem begrenzten Gebiet, das durch Kopfbewegungen erweitert werden kann

die Analyse der Motilitätsparese mit nachfolgender Operation am gelähmten Muskel und wenn erforderlich, auch an seinem Antagonisten, noch gute Aussichten. In vier von unseren fünf Fällen gelang die Wiederherstellung der kosmetisch wichtigen Primärstellung der Augen und eines zwar eingeengten aber für die täglichen Bedürfnisse ausreichenden binocularen Sehens.

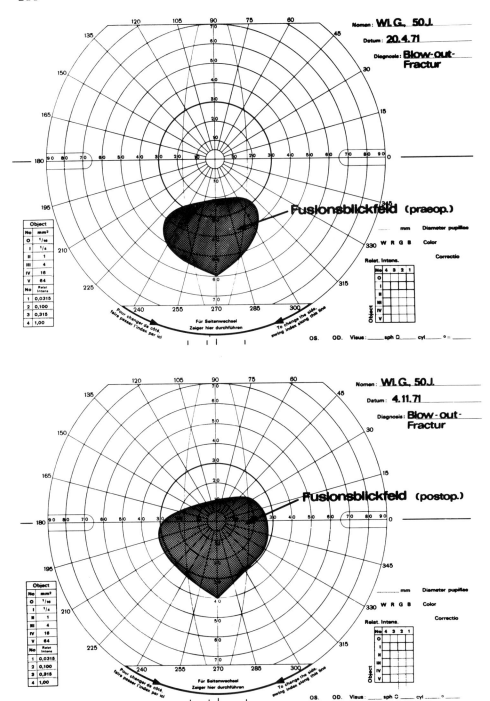

Abb. 4 und 5. Doppelbildfreies binoculares Gesichtsfeld vor (Abb. 4) und nach der Operation (Abb. 5)

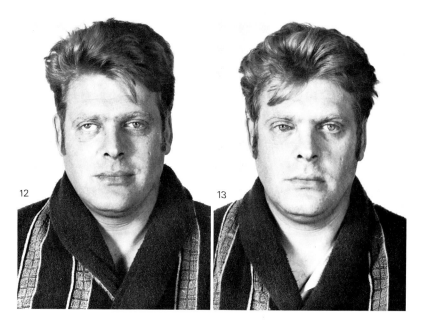

Abb. 6. a 2. Fallbeispiel. Lähmungsschielen nach spätversorgter Blow-out-Fraktur. Abweichung des rechten Auges nach außen: Parese des M. rectus internus und inferior (3.5.77), b Gleicher Patient, 20 Tage nach dem operativen Eingriff (23.5.77). Regelrechte Primärstellung der Augen

Literatur

Beer, Th.: Studien über den traumatischen Enophthalmus. Arch. Augenheilk. *25*, D 315 (1892)

Hollwich, F.: Late surgical correction of traumatic paresis of the right superior oblique muscle. In: Fractures of the Orbit. Proc. Bleeker, Lyle (Ed.), p. 215. Symp. on Orbital Fractures, Amsterdam 1969. Amsterdam: Excerpta Medica 1970

Hollwich, F., Jünemann, G.: Klinischer Beitrag zur Blow-out-Fraktur. Klin. Mbl. Augenheilk. *156*, 864 (1970)

Hollwich, F., Boateng, A., Wilke, A.: Die Blow-out Fraktur aus ophthalmologischer Sicht. In: Plastisch-chirurgische Maßnahmen nach frischen Verletzungen, Naumann, Kastenbauer (Hrsg.). Verh. 11. Jahrestagung Dtsch. Ges. Plast. u. Wiederherstellungs-Chirurgie, München 1973. Stuttgart: Thieme 1974

Hollwich, F., Wilke, A., Boateng, A.: Surgical reconstruction of blow-out fracture. Proc. 2nd Int. Symp. on Orbital Disorders, Amsterdam 1973. Mod. Probl. Ophthal. *14*, 646 (1975)

Hollwich, F., Krebs, W.: Die operative Behandlung des Lähmungsschielens. In: Augenmuskellähmungen, Hamburger, Hollwich (Hrsg.), 2. Aufl., Bücherei des Augenarztes, Heft 46. Stuttgart: Enke 1977

Lederer, A.: Über traumatischen Enophthalmus und seine Pathogenese. Graefes Arch. Opthal. *53*, 241 (1902)

Tessier, Pl.: The conjunetival approach to the orbital floor and maxilla in congenital malformation and trauma. J. Max.-fac. Surg. *1*, 3 (1973)

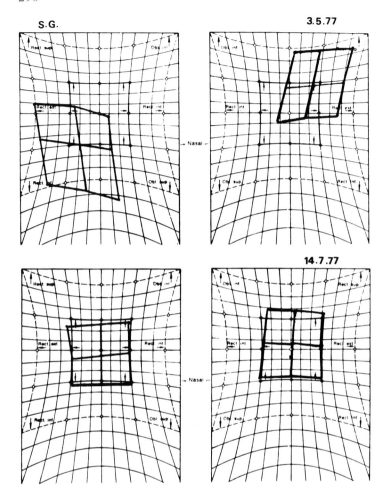

Abb. 7. Less screen des Patienten: oben vor (3.5.77) und unten nach (14.7.77) dem Eingriff. Wiederherstellung eines großen Bereiches binocularen Einfachsehens

Keimspektren bei plastisch-urologischen Eingriffen

G. Durben, Aachen

Die ascedierend und hämatogen entstehende Pyelonephritis wird begünstigt durch Harntransportstörungen. Das ist bekannt seit den Versuchen von Weyrauch und Bassett (1951), die zeigten, daß sich Escheria coli und Proteusbakterien gegen einen langsam fließenden Strom von Harn oder anderer Flüssigkeit verbreiten können und ebenfalls durch die Versuche von Heptinstall und Gorrill (1955), die durch intravenöse Injektion von pathogenen Keimen bei einem Tier mit akut unterbundenen Harnleitern eine Pyelonephritis auslösen konnten. So ist es nicht verwunderlich, daß der Harnwegsinfekt ein Leitsymptom der Harntransportstörung ist.

In den Jahren 1973 bis 1976 haben wir 102 Patienten mit dem Leitsymptom Harnwegsinfekt bei operativ korrigierbarer Harntransportstörung beobachten und behandeln können. Dabei handelte es sich um die Ureterabgangsstenose, den Megaureter, die prävesicale Ureterstenose, die angeborene Blasenhalsobstruktion, die Harnröhrenstriktur und den vesicorenalen Reflux.

Bei diesen 102 Patienten fanden wir bei der präoperativen Abklärung insgesamt 141 Keime bei folgender Keimverteilung: E. coli war mit 37,5% der häufigste Keim, gefolgt von den Enterokokken mit 19,2%. Keime der Proteusgruppe folgen mit 10,7%, Klebsiella-Enterobactergruppe mit 8,6%, Pseudomonas 7%, sonstige Keime 17%. Die Keimverteilung bei Harnwegsinfekten mit korrigierbarer Harntransportstörung durch plastisch urologische Eingriffe läßt sich aber besser beurteilen, wenn man sie der Keimverteilung beim akuten, bisher unbehandelten Harnwegsinfekt und dem chronischen Harnwegsinfekt nach instrumentellen und chirurgischen Eingriffen gegenüberstellt.

Hier wird deutlich, daß bei den operativ plastisch-urologisch korrigierbaren Harnwegsinfekten gegenüber den akuten Harnwegsinfekten eine deutliche Zunahme der gramnegativen Problemkeime Proteus, Klebsiella-Enterobacter und Pseudomonas zu verzeichnen ist. Dieser Keimwechsel ist zu erklären mit den meist zunächst konservativ durchgeführten Behandlungsversuchen, die aber immer wieder zu einem Reinfekt führen müssen. So liegen bei den plastisch-urologisch korrigierbaren Harntransportstörungen bis zur endgültigen operativen Therapie meist rezidivierende Harnwegsinfekte vor mit deutlicher Zunahme der gramnegativen Problemkeime.

Die Resistogramme von Klebsiella-Enterobacter und Pseudomonas zeigen deutlich, warum es sich hier um Problemkeime handelt: Gut wirksame Antibiotica oder Chemotherapeutica, die komplikationslos in der Anwendung sind finden sich nicht, weder beim akuten Harnwegsinfekt noch beim chronischen Infekt. Lediglich die Antibiotica der Aminoglykosidgruppe zeigen eine ausreichende Wirkung, sind aber nur parenteral anwendbar und haben nephrotoxische und ototoxische Nebenwirkungen.

Die Untersuchungen zeigen: Bei rezidivierenden Harnwegsinfekten, wie sie bei den operativ plastisch korrigierbaren Harntransportstörungen vorliegen, kommt es zu einem Keimwechsel mit Zunahme der gramnegativen Problemkeime Klebsiella-Enterobacter und Pseudomonas.

Nur die gezielte Antibiotica- und Chemotherapie nach Resistogramm führt zur geforderten präoperativen Infektfreiheit. Während der Therapie sind Kontrollen der mikrobiologischen Testung erforderlich, um einem Keimwechsel frühzeitig begegnen zu können.

Optimierung der Urodynamik und Sanierung des Harninfektes: Erfolgskriterien plastischer Eingriffe an infizierten Harnstauungsnieren[1]

P. Brühl, Bonn

Für die Pathogenese der Infektion in der Urologie ist die Tatsache entscheidend, daß bei diesem Patientengut fast immer eine Störung der lokalen Abwehrkraft besteht: So werden 80% aller Harnwegsinfektionen bei Krankheiten angetroffen, die mit einer Harntransportstörung einhergehen. Die oberen Harnwege mit Nierenbeckenkelchsystem und Ureter dienen dem fast kontinuierlichen Harntransport. Die Kontraktion der Kelche verläuft weitgehend autonom und setzt sich zwangsläufig auf das Nierenbecken fort. Erst die Kontraktion des gefüllten Nierenbeckens führt zu einem Zusammenspiel mit der Kelchmotorik, die Kelche schließen sich gegen das Nierenbecken ab (Bressel u. Mitarb., 1969). Der aktive Pumpmechanismus der Ureterperistaltik fördert den Urin durch „Systole" und „Diastole" vom Nierenbecken zur Blase. Die peristaltische Kontraktionswelle wird im Nierenbeckenkelchsystem ausgelöst. Das pyelouterale Segment eröffnet sich nach Kontraktur der Nierenbeckenmuskulatur und der proximale Ureter wird über den Urinbolus hinweggezogen. Dieser wird dann durch die peristaltische Kontraktionswelle durch den Ureter zur Blase getrieben. Durch Kontraktion der Uretermuskulatur wird dabei der Ureter proximal eng und distal zugleich weit und kurz (Lutzeyer u. Mitarb., 1977). Jede, auch eine radiologisch-morphologisch nicht direkt faßbare Störung dieser Funktionsmechanik des peristaltischen Pumpmechanismus führt zur Harntransportstörung durch „Inkoordination" im Hohlsystem. Andauernder Harnstauungsdruck, Steinbildung und sekundäre Pyelonephritis können die Niere gefährden. Ist der topographische Sitz der Abflußbehinderung im Bereich des Nierenbeckens (z.B. Stein) oder im Nierenbeckenabgang (z.B. angeborene pyeloureterale Stenose) hat ein operatives Vorgehen das Ziel, konstante Strömungsbedingungen hier wiederherzustellen und damit die Ursache der Infektion zu beseitigen. Die Beseitigung der Infektion mit dem wiederholten Nachweis eines bakteriologisch negativen Harnbefundes ist dann ein Kriterium der klinischen Heilung. Ein persistierender Infekt unterhält die Harntransportstörung durch Paralyse der Muskulatur der oberen Harnwege.

Problemstellung

Für eine räumliche Beurteilung des Hohlsystems und dessen Urodynamik bzw. Infektgefährdung erscheint der Verlauf der Verbindungslinie zwischen dem unteren Kelch und dem Nierenbeckenabgang von Bedeutung. Liegt der untere Polkelch in gleicher Höhe wie der Nierenbeckenabgang, so sind die Abflußverhältnisse optimal (Abb. 1a). Ein Ausgußstein in einer ektatischen unteren Kelchgruppe verändert die Architektur: Es entsteht ein spitzer Winkel durch ein Tiefertreten des Scheitels (Abb. 2a). Hierin liegt ein Problem bei steinbefallenen gestauten Nieren. Nach Sanierung von Steinnestern im unteren Polbereich, kann bei entzündlichen Papillenveränderungen und er-

---

[1] Herrn Prof. Dr. Dr. C.E. Alken zum 70. Geburtstag gewidmet.

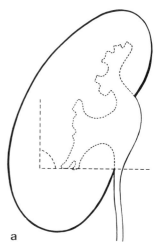

Abb. 1a—c. Optimale Architektur des Nierenbeckenkelchsystems; unterer Polkelch in gleicher Höhe wie Nierenbeckenabgang, schematisch (a); Leeraufnahme (b) mit kleinstem Kelchstein und Urogramm (c) mit regelrechten Abflußverhältnissen bei 45jähriger Patientin

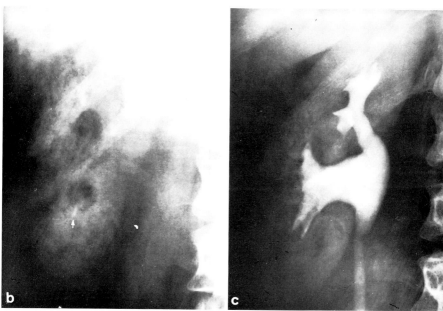

weiterten, adynamen caudalen Kelchen die mangelhafte Drainage über das cranial gelegene Nierenbecken die chronische Pyelonephritis unterhalten und damit zu Steinrezidiven bzw. zum Steinwachstum führen.

Kasuistik

Leeraufnahme und Urogramm der Restniere einer 55jährigen Patientin zeigen die in den Graphiken 1a und 2a skizzierten Veränderungen der Architektur im Verlauf von 10 Jahren. Ein kleinster *infizierter* Kelchstein (Abb. 1b) entwickelte sich zum Ausguß-

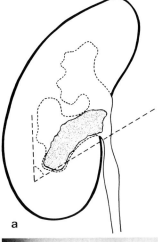

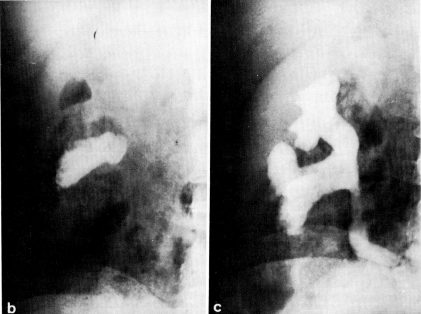

Abb. 2.a–c. Ausgußstein in ektatischer unterer Kelchgruppe, schematich (**a**), und auf der Leeraufnahme (**b**) des Urogramms (**c**) 10 Jahre später. Entstehung eines spitzen Winkels durch Tiefertreten des Scheitels. Steilstellung des Schenkels

stein der unteren Kelchgruppe (Abb. 2b) mit therapieresistenter, rezidivierender Bacteriurie. Verlief vorher der Schenkel zwischen unterem Polkelch und Nierenbeckenabgang waagerecht (Abb. 1c), so ist durch ein Tiefertreten des Scheitels jetzt ein spitzer Winkel entstanden. Der Schenkel steht steil (Abb. 2c).

Therapeutisches Konzept

Ist die operative Behandlung angezeigt, so hat die operationstaktische Planung zunächst das Ziel einer gezielten Steinsanierung und lokalen „Nierenhohlraumtoilette" (Lutzeyer u. Mitarb., 1970). Weiterhin sollte nach Möglichkeit der caudale Schenkelverlauf wieder so normalisiert werden, daß der rechte Winkel wieder hergestellt wird und ein nicht drainierter toter Hohlraum vermieden wird. Das plastische Vorgehen in Anlehnung an die 1965 von Turner-Warwick angegebene Methode kommt der parenchymsparenden Forderung bei Operationen an einer Einzelniere weitgehend entgegen und optimiert die urodynamische Situation entscheidend (Abb. 6d).

Wir haben hier nach Steinentfernung durch untere Pyelonephro-Calicotomie (Abb. 3) die Ureter-Calix-inferior-seit-zu-seit-Anastomose durchgeführt, auf diese Weise die normale Architektur wiederhergestellt und die Harnabflußbedingungen aus dem gesamten Hohlsystem optimiert.

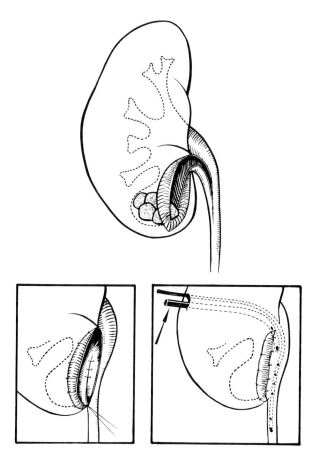

Abb. 3. Ureter-Calix inferior-Anastomose nach Steinentfernung durch untere, dorsale Pyelo-Nephro-Calicotomie

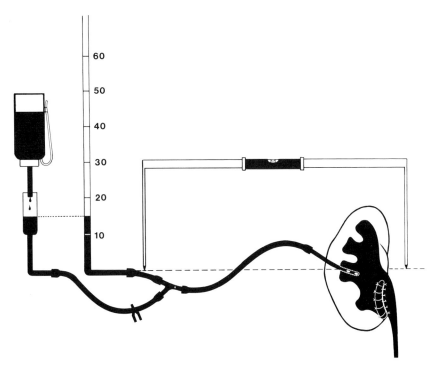

Abb. 4. Transfistuläre renale Uroflowmetrie nach Verbindung des Nierenfistelkatheters mit einem Schlauchsystem, das an ein Steigrohr und ein Kontrastmittelreservoir angeschlossen ist (schematisch)

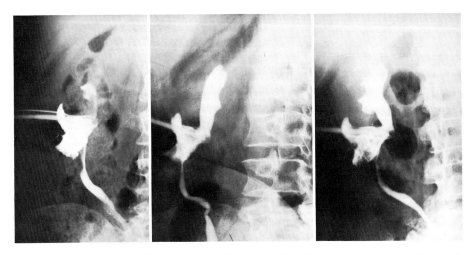

Abb. 5. Postoperative (3 Wo.) transfistuläre renale Uroflowmetrie mit gedrehten Aufnahmen

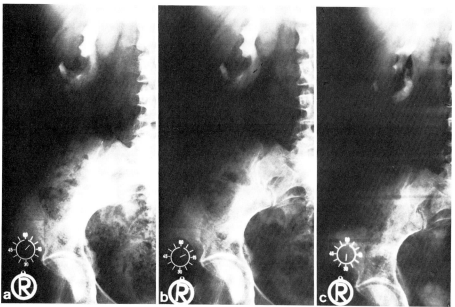
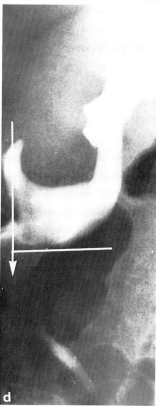

Abb. 6a–d. Urogramm 3 Mo. p. op. zeitgerechte Ausscheidungs- und Ausschüttungsfunktion und regelrechter Kontrastharnabfluß über die Anastomose (a–c); **d** Der untere Polkelch entspricht dem Nierenbeckenabgang

Die Urinstase mit konsekutivem pyelo-calicalen Reflux und veränderte Durchblutungsverhältnisse im gestauten Nierenbezirk sind wichtige Infektursachen. Wie ist die Ergebnisbeurteilung hinsichtlich der Beseitigung der Harnstagnation und wie ist die Prognose im Hinblick auf Infektfreiheit durch die plastische Operation?

Erfolgsbeurteilung

Vor der postoperativen Entfernung eines intraoperativ gelegten Nierenfistelkatheters (Abb. 3 ↑) gilt die Forderung, daß die freie Durchgängigkeit der Plastik eindeutig gesichert sein muß. Daraus ergibt sich auch das Postulat, daß ohne Kontrastfüllung des Nierenbeckenkelchsystems und Messung des in ihm herrschenden Drucks die Fistel nicht entfernt werden darf. Zur Röntgendarstellung der Harnwege und zur Messung des Drucks tritt als 3. Kriterium die Messung der Ausflußgeschwindigkeit über die Anastomose (Abb. 4).

Das Standardvorgehen besteht in einer Verbindung des Nierenfistelkatheters mit einem Schlauchsystem, das an ein Steigrohr und ein Kontrastmittelreservoir angeschlossen ist. Zunächst Bestimmung des Mindestdrucks, bei dem Kontrastmittel aus dem Reservoir durch die Anastomose in den Harnleiter abfließt. Bei intakten Abflußbedingungen steigt unter Ruhebedingungen der intrapelvine Druck nie über 15 mm Wassersäule an (Bressel u. Opelt, 1971). Während der postoperativen Phase ist der Harntransport im Plastikbereich vermindert, der Druck im nichtentlasteten Nierenbecken erhöht. Die röntgenologisch sichtbare Durchgängigkeit der Plastik sagt nichts aus über eine ausreichende Durchflußrate bzw. die Größe des transportierten Harnvolumens (Abb. 5). Innerhalb der ersten drei Wochen wird die Durchgängigkeit der Plastik zunehmend besser, der intrapelvine Druck fällt. Die Durchflußrate nimmt unter konstantem Druck von 15 cm während des gleichen Zeitraumes ständig zu. Als unterer Grenzwert für eine ausreichende Funktion der Plastik kann eine Durchflußrate von 80 Tropfen/min, entsprechend 240 ml/Std. angesehen werden. Erst wenn der röntgenologisch nachgewiesene glatte Abfluß des Kontrastmittels über die Plastik unter normalen Druckbedingungen und regelrechter Durchflußrate erfolgt, kann der Fistelkatheter entfernt werden. Die Röntgenbild-Dokumentation bei der sog. transfistulären renalen Uroflowmetrie (Bressel u. Opelt, 1971; Sökeland u. Mitarb., 1969) mit gedrehten Aufnahmen läßt in Abb. 5 die weite Ureter-Calix-Anastomose gut erkennen. Die urographische Kontrolle dieser Plastik (Abb. 6a–d), 4 Monate postoperativ zeigt zeitgerechte Ausscheidungs- und Ausschüttungsfunktion der Niere und regelrechten Kontrastharnabfluß. Der vor der Steinsanierung und operativen Korrektur therapieresistente Infekt ist ausgeheilt, was durch wiederholte Urinkeimzählung dokumentiert werden konnte. Die Sanierung eines therapieresistenten Harninfektes kann als ein Kriterium für die Normalisierung der Harnabflußverhältnisse durch die plastische Operation und damit als Erfolgskriterium angesehen werden.

Zusammenfassung

Nach Sanierung von Steinnestern im unteren Polbereich kann bei entzündlichen Papillenveränderungen und erweiterten, adynamen caudalen Kelchen Harnstagnation die chronische Pyelonephritis unterhalten. Die operationstaktische Planung hat das Ziel, nicht drainierte tote Hohlräume zu beseitigen und nach Möglichkeit die normale Urodynamik wiederherzustellen. Nach plastischen Operationen am Nierenbecken und Harnleiter hängt der Erfolg — abgesehen von der Erholungsfähigkeit des Nierenparenchyms — von einer einwandfreien Funktion der korrigierten ableitenden Harnwege ab. Anhand einer typischen Kasuistik wird das operativ-plastische Vorgehen geschildert. Als Erfolgskriterium der Operation gilt die Beurteilung der Durchflußrate über die Anastomose mittels der transfistulären renalen Uroflowmetrie unter normalen intrapelvinen Druckbedingungen. Diese sind Voraussetzung für eine Sanierung des Harninfektes. Optimierte Urodynamik und Sanierung des Harninfekts sind Kriterien des Erfolgs plastischer Eingriffe am infizierten gestauten Organ.

Literatur

1. Bressel, M., May, P., Sökeland, J.: Urologe *8*, 119 (1969)
2. Bressel, M., Opelt, B.: Verh. Ber. Dtsch. Ges. f. Urologie, S. 165–168, 23. Tagg. Berlin, Heidelberg: Springer 1971
3. Lutzeyer, W., Melchior, H.: Physiologie und Pathophysiologie der ableitenden Harnwege. In: Gynäkologische Urologie und Nephrologie, Kremling, H., Lutzeyer, W. Heintz, R. (Hrsg.), S. 23–28. München, Wien, Baltimore: Urban u. Schwarzenberg 1977
4. Lutzeyer, W., Lymberopoulos, S., Terhorst, B.: Urol. int. *25*, 224–235 (1970)
5. Sökeland, J., May, P., Opelt, B., Bressel, M.: Radiologe *9*, 346–349 (1969)
6. Turner Warwick, R.T.: Brit. J. Urol. *37*, 673–677 (1965)

Die Bedeutung des Vesico-uretero-renalen Refluxes für die Infektionen der Harnorgane und seine Behandlung

J. Seiferth, Köln

Als vesico-uretero-renaler Reflux wird der Rückfluß von Blaseninhalt in die Harnleiter und Nieren definiert, der durch pathologische Veränderungen an der uretero-vesicalen Verbindung hervorgerufen wird.

Ätiologisch liegt dem primären vesico-ureteralen Reflux eine congenitale Hypoplasie der Trigonummuskulatur der Harnblase, d.h. eine zu schwach ausgeprägte Muskulatur, zugrunde. Durch diese morphologische Veränderung verliert die Längsmuskulatur des Harnleiters, deren Muskelfasern normalerweise am Ostium vorbei in das Trigonum übergehen und am proximalen Abschnitt der Harnröhre, distal des Blasenhalses ansetzen, an dieser Insertionsstelle ihren Halt (Abb. 1). Dadurch wird das Ostium nach lateral und cranial verlagert und erhält seine für den Reflux typische klaffende, hufeisen- oder golflochähnliche Konfiguration. Dieser Vorgang wird Lateralisation genannt. Bei weiterem Fortschreiten der Lateralisation weicht der intravesicale Abschnitt des Harnleiters mehr und mehr aus der Blase zurück und nimmt dann eine extravesicale Lokalisation ein. Da der intravesicale Harnleiterabschnitt nur aus Längsmuskulatur besteht — die Ringmuskulatur umgibt nur den extravesicalen Harnleiter, und damit über keine Peristaltik verfügt, tritt der früher intravesical gelegene und jetzt extravesicalisierte Ureterabschnitt röntgenmorphologisch als eine prävesicale Enge in Erscheinung (Abb. 2). Auf diese Weise wird die uretero-vesicale Verbindung insuffizient, wodurch Urin in die oberen Harnwege zurückfließt und der vesico-uretero- bzw. renale Reflux entsteht.

Als weitere Ursache für einen vesico-ureteralen Reflux kommt das paraureterale Divertikel nach Hutch in Frage. Bei diesem morphologischen Befund wird die uretero-vesicale Verbindung durch eine Wandschwäche des Hiatus uretericus nach außen gestülpt.

Neben den angeborenen, primären Alterationen können auch sekundäre Veränderungen am Ostium einen Reflux hervorrufen, wie z.B. eine Cystitis, bei der die Ostien durch entzündliche Reaktionen insuffizient werden. Weiterhin kann ein Reflux bei intravesicalen Hindernissen bestehen oder durch sie hervorgerufen werden. Der Reflux in Doppelanlagen und bei der neurogenen Blasenentleerungsstörung soll in diesem Vortrag keine Berücksichtigung finden.

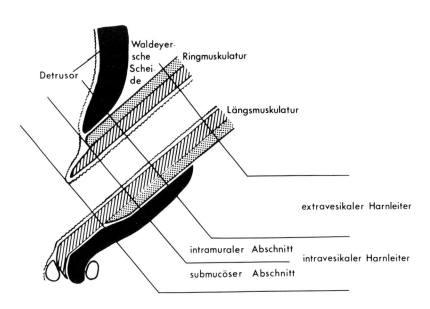

Abb. 1. Die Anatomie der Uretero-vesicalen Verbindung

Lateralisation   Extravesikalisation

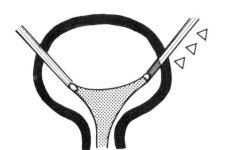 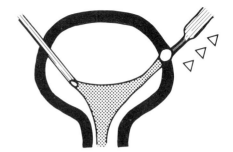

Abb. 2. Die Pathophysiologie des vesico-uretero-renalen Refluxes

In den Urologischen Kliniken Köln und Wuppertal wurden in den Jahren 1969–1975 446 Kinder mit 618 refluxpositiven Harnleitern beobachtet, von denen 78% auf die primären Refluxe und 22% auf die sekundären Refluxe entfielen. 31% waren Knaben und 69% Mädchen.

Als Folge des Refluxes kommt es zu einem im Harnwegssystem pendelden Urin, dadurch zu einer Vermehrung von Bakterien und weiterhin zu einer aufsteigenden Pyelonephritis. Eine weitere für die Nierenfunktion nachteilige Folge des Refluxes ist die Druckeinwirkung, durch die es zur Dilatation des Hohlsystems und zur Druckatrophie des Nierenparenchyms kommt. Beide Faktoren Entzündung und Druckatrophie führen im Laufe von Jahren zur Vernichtung des Nierenparenchyms. Auch die Druckeinwirkung allein führt bei den sogenannten sterilen Refluxen über die Druckatrophie zu einer Reduzierung des Nierenparenchyms.

Bei der Auswertung der Symptomatik von 193 Kindern wurden am häufigsten in 62% der Fälle die zunächst unklaren Fieberschübe angegeben. Eine Enuresis lag in 45% vor. Die Beobachtung von einer Ausscheidung von trübem Urin sowie Miktionsbeschwerden mit Pollakisurie wurden etwa in 1/3 aller Fälle beobachtet. Seltener waren Bauch- und Nierenschmerzen. Für die beiden häufigsten Symptome Fieber und Enuresis fand sich eine deutliche Bevorzugung von 2 Altersgruppen: bei den Kindern im 2. und 3. Lebensjahr war in 83% der unklare Fieberschub das häufigste Symptom. Ein zweiter Gipfel lag bei den 6- bis 7jährigen Kindern, von denen 65% über eine Enuresis nocturna z. T. auch diurna und nur 56% über Fieberschübe klagten.

Aufgrund der dargelegten Symptomatik und Vorliegen eines pathologischen Urinbefundes sollte stets an das Krankheitsbild eines vesico-uretero-renalen Refluxes gedacht werden. Es sollten dann folgende diagnostische Maßnahmen durchgeführt werden:

1. die klinische Untersuchung mit Blut- und Urinbefunden.
2. Das Ausscheidungsurogramm,
3. das Miktionscystogramm und
4. die Urethro- und Cystoskopie.

Mittels des Miktionscystourethrogramms wird die Diagnose eines vesico-ureteralen Refluxes gestellt. Mit dem Ausscheidungsurogramm wird eine Orientierung über Form und Größe der Nieren, der Nierenfunktion und der Harnabflußverhältnisse ausgesprochen. Bei einer Auswertung von 156 Kindern mit 244 refluxpositiven Harnleitern konnte in unserem Krankengut festgestellt werden, daß bei 25% der refluxpositiven Harnleiter ein normales und bei 75% ein pathologisches Ausscheidungsurogramm vorlag. Da ein Viertel aller Reflux-Kinder ein normales Ausscheidungsurogramm aufwiesen, muß an dieser Stelle ganz besonders darauf hingewiesen werden, daß auch bei einem normalen Ausscheidungsurogramm und bei Verdacht eines vesico-ureteralen Refluxes ein Miktionsurethrocystogramm immer durchgeführt werden muß. Unter den krankhaften Veränderungen im Ausscheidungsurogramm fanden sich in 33% eine Verkleinerung der Nieren und in 43% pyelonephritische Veränderungen im Nierenbeckenkelchsystem. 27% hatten eine Dilatation von Harnleiter und Nierenhohlräume, die stets als ein Hinweis für einen möglichen Reflux gelten. Im Hinblick auf die Altersabhängigkeit konnte nachgewiesen werden, daß eine Pyelonephritis im fortschreitenden Alter an Häufigkeit zunahm (im 1. und 2. Lebensjahr 45%, im 12.–14. Lebensjahr 77%), während eine Altersabhängigkeit für den Befund einer verkleinerten Niere nicht gesichert werden konnte. Nach einem röntgenologisch nachgewiesenen Reflux dient die Urethro- und Cystoskopie zur Beurteilung der pathologischen Ostiumbefunde und der Operationsindikation. Auf diese Weise kann ein primärer von einem sekundären Reflux unterschieden werden.

Als Indikation für eine Antirefluxoperation gilt der primäre angeborene Reflux aufgrund der Hyperplasie der Trigonummuskulatur bei Vorliegen von stadion-, hufeisen- oder golflochähnlichen Ostien. Bei diesen Befunden konnten wir in unserem Krankengut feststellen, daß sich im Miktionscystourethrogramm fast immer das gesamte Hohlsystem mit Kontrast anfüllte. Eine weitere Operationsindikation sind die paraureteralen Divertikel nach Hutch.

Als eine Kontraindikation für eine Antirefluxoperation gelten zunächst die sekundären Refluxe, die durch die normale Konfiguration und Topographie der Ostien gekennzeichnet sind. Hier gilt es, zunächst subvesicale Hindernisse operativ zu beseitigen und die chronisch-rezidivierende Cystitis antibiotisch zu behandeln. Lediglich rezidivierende sekundäre Refluxe, die auch nach der beschriebenen Therapie fortbestehen, werden einer operativen Behandlung zugeführt, was in unserem Krankengut nicht häufig vorkam.

Die Refluxe, die im Miktionscystourethrogramm lediglich die distalen Harnleiterabschnitte mit Kontrast anfüllten, waren in unserem Kollektiv meistens sekundäre Refluxe und heilten nach einer antibiotischen Therapie aus.

Seit 1973 operierten wir keine kindlichen Refluxe mehr im 1. und 2. Lebensjahr, sondern behandelten sie zunächst konservativ. Bei vielen Kindern dieses Alters wurde bei einer Kontrolle im 3. Lebensjahr kein Reflux mehr nachgewiesen, was wahrscheinlich der Reifung und dem Wachstum des Trigonums und der uretero-vesicalen Verbindung zuzuschreiben ist (Maturation). Wir wurden auch in dieser Altersgruppe und in dem genannten Zeitabschnitt durch chronisch rezidivierende Pyelonephritiden nicht mehr zu einem operativen Vorgehen gezwungen.

Im Stadium der Niereninsuffizienz ist eine Antirefluxoperation nicht mehr ratsam, da durch den operativen Eingriff die Nierenfunktion weiter geschädigt werden kann.

Dabei stellt die seitengetrennte Isotopen-Clearance mit Hippuran ein gutes diagnostisches Indiz dar, ob noch eine plastische Operation durchgeführt werden sollte. Nach unseren Erfahrungen hat sich herausgestellt, daß diese nur dann sinnvoll ist, wenn noch eine Ausscheidung von mehr als 100 ml/min bei der geschädigten Niere vorliegt.

Im allgemeinen werden heutzutage noch 2 Antirefluxoperationen durchgeführt, einmal die Antirefluxplastik nach Lich-Gregoir und zum anderen die Harnleiterneueinpflanzung nach Politano-Leadbetter. Bei der Antirefluxplastik nach Lich-Gregoir wird ohne Eröffnung der Blase je nach Alter des Kindes die Blasenmuskulatur auf ein Länge von 4–5 cm im Harnleiterverlauf geschlitzt und der distale Harnleiterabschnitt unter dieselbe verlagert (Abb. 3). Bei der Harnleiterneueinpflanzung nach Politano-Leadbetter wird der Harnleiter in die eröffnete Harnblase unter Bildung eines submucösen Tunnels neu eingepflanzt (Abb. 4). Eine Schienung dieser neuen uretero-vesicalen Verbindung führen wir in den meisten Fällen nicht mehr durch.

Auch für die unterschiedliche Anwendung der beiden Antirefluxoperationen haben wir in unserem Krankengut Indikationen herausgearbeitet. Bei einer stärkeren Lateralisation und golflochähnlichen Konfiguration der Ostien, einer prävesicalen Engstellung und einer Dilatation der oberen Harnwege bevorzugen wir die Technik nach Politano-Leadbetter. Bei einer geringeren Ausprägung der genannten Befunde, nämlich bei einer geringeren Lateralisation, stadion- oder hufeisenförmigen Ostiumkonfigurationen und normalen oberen Harnwegen bevorzugen wir die Methode von Lich-Gregoir.

Bei den Ergebnissen der Antirefluxoperationen zeigte sich bei beiden Methoden eine Erfolgsquote von 95,1% bzw. 97,1%, die dem Durchschnitt der Literatur etwa entsprechen. Die Komplikationsrate mit Stenosen und Fisteln war in unserem Krankengut mit 7,8% bzw. 9,7% etwas höher als im Schrifttum mit 3,2% bzw. 4,2%. Dagegen

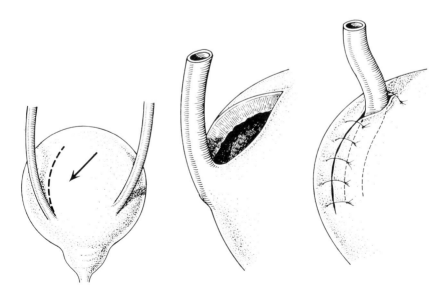

Abb. 3. Schema der Antirefluxplastik nach Lich-Gregoir

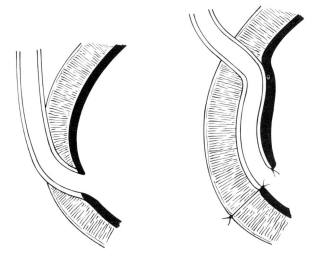

Abb. 4. Schema der Antirefluxoperation nach Politano-Leadbetter (Zeichnung: Prof. Dr. R. Engelking)

war die Rezidivquote in unseren Händen mit 4,9% gegenüber 7,3% in der Literatur bei der Operationsmethode von Lich-Gregoir geringer; bei der Technik nach Politano-Leadbetter etwa gleich (Tabelle 1).

Bei Zweiteingriffen empfiehlt sich nach unseren Erfahrungen zur Beseitigung von Stenosen und Rezidiven die Methode von Politano-Leadbetter.

Hinsichtlich der Harnwegsentzündungen beim vesico-uretero-renalen Reflux bleibt festzuhalten, daß diese durch den Reflux in einem hohen Prozentsatz hervorgerufen und unterhalten werden. Therapieresistente akute bzw. chronische Pyelonephritiden stellen nach einer Antirefluxoperation immer einen Hinweis auf einen möglichen Mißerfolg im Sinne einer Komplikation oder eines Rezidivs dar. Erst nach erfolgreicher Antirefluxoperation und einer medikamentösen Nachbehandlung verschwinden die Harnwegsentzündungen.

Tabelle 1. Die Ergebnisse nach Antirefluxoperationen im eigenen Krankengut, verglichen mit der Literatur (1969–1975)

Op.-methode	Zahl der refluxpos. Harnleiter	Erfolgsquote %	Komplikationen (Stenosen, Fisteln) eig. Krankengut Zahl	%	Literatur %	Rezidive eig. Krankengut Zahl	%	Literatur %
Lich-Gregoir	244	95,1	19	7,8	3,2	12	4,9	7,3
Politano-L.	238	97,1	23	9,7	4,2	7	2,9	2,3

Literatur

1. Hutch, J.A.: Anatomy and physiology of the bladder, trigone and urethra. New York: Meredith Corporation 1972
2. Hutch, J.A., Amar, A.D.: Vesicoureteral reflux and Pyelonephritis. New York: Neredith Corporation 1972
3. Seiferth, J., Heiming, H., Albrecht, K.-F., Engelking, R.: Der Vesico-ureterale Reflux — Diagnostik, Operationsindikation und Therapie. Urologe *A 11*, 258–262 (1972)
4. Seiferth, J., Bützler, H.-O., Bulla, M., Engelking, R., Albrecht, K.-F., Brinkmann, B., Ehrhardt, W.: Der Vesico-uretero-renale Reflux im Kindesalter. Dtsch. med. Wschr. *99*, 927–931 (1974)
5. Strohmenger, P.: Der Vesico-uretero-renale Reflux. Stuttgart: Georg Thieme Verlag 1974

Infektprophylaxe bei Operationen an der Harnröhre

H. Madersbacher, Innsbruck

Die meisten Komplikationen nach plastisch-chirurgischen Eingriffen an der Harnröhre lassen sich letztlich darauf zurückführen, daß wir an einer normalerweise von Harn durchflossenen Röhre operieren und bei der Rekonstruktion der Urethra den zum Rohr adaptierten Epithelstreifen durch Haut von Penis und Scrotum decken. Die Bedeutung von Infekten bei solchen Eingriffen liegt nun in erster Linie darin, daß sie zu lokalen Entzündungsprozessen führen und so das Ergebnis der Operation gefährden. So sahen wir in den letzten 25 Jahren bei 1013 Eingriffen an 520 Patienten mit Harnröhrenstriktur nur 17 mal eine akute Pyelonephritis und 18 mal eine Epididymitis, hingegen nach 59 Eingriffen eine Wundinfektion und bei weiteren 55 Lappennekrosen und Wunddehiscenzen (Tabelle 1). Diese Zahlen zeigen die Bedeutung, die den lokalen Entzündungsprozessen in der Harnröhrenchirurgie zukommt. Ihre Prophylaxe ist recht komplex und besteht nicht nur in der präoperativen Sanierung von Harnwegsinfekten und in einer postoperativen Antibioticatherapie. Sie umfaßt vielmehr eine Reihe von Maßnahmen, mitunter scheinbaren Kleinigkeiten, die alle darauf abzielen, Harnextravasation und Hämatombildung im Operationsgebiet sowie einen Sekretstau in der Harnröhre zu verhindern.

Eine wesentliche Voraussetzung zur Vermeidung der Harnextravasation ist das klaglose Funktionieren der postoperativen Harnableitung. Nach den sog. 1. Sitzungen — bei Hypospadien verstehen wir darunter die Aufrichtung des Penis, bei zweizeitigen Strikturoperationen die Spaltung der Stenose — kann die Harnableitung einfach durch Einlegen eines Dauerkatheters durch die proximale Harnröhre gelöst werden. Problematischer ist die temporäre Harnableitung nach sog. 2. Sitzungen, nach der eigentlichen Rekonstruktion der Harnröhre. Auch nur ein einmaliges Einpressen von Harn in das

Tabelle 1. Komplikationen bei 1.013 Eingriffen an 520 Patienten (1951–1976) mit Harnröhrenstriktur

	n
1. Letalität	4
Myokardinfarkt	2
Perakute Pneumonie	1
Polytrauma	1
(seit 1967 kein Patient verstorben)	
2. Allgemein-chirurgische	
Thrombose	13
Lungeninfarkt	4
Pneumonie	5
Apoplektischer Insult	1
Hepatitis	2
Peroneusparese	1
3. Lokale	
Wundinfektion	59
Lappennekrose u./o. Wunddehiscenz	55
1malige Restriktur	65
2malige Restriktur	6
3malige Restriktur	1
Epididymitis	18
Akute Pyelonephritis	17
Fistelbildung	18
Blasensteine	11
Harnröhrensteine	1

Operationsgebiet kann zu folgenschweren Komplikationen, von Störungen der Wundheilung bis zur Harnphlegmone führen. Uns hat sich die konventionelle suprapubische Blasenfistel zur temporären postoperativen Harnableitung am besten bewährt. Der an der Kuppe liegende Katheter reizt weit weniger als ein etwa durch die Harnröhre bzw. von einer Dammfistel aus eingeführter und am Trigonum aufliegender Katheter. Das selbe gilt auch für die einzeitige Rekonstruktion von Harnröhrenstrikturen durch Resektion und ovaläre Anastomose. In unserem Krankengut waren bei Kindern Komplikationen aller Art, wie Tenesmen, Harnextravasationen und Fistelbildungen, bei suprapubischer Harnableitung am seltensten (Bandhauer und Madersbacher, 1969). Daneben tragen Spasmoanalgetica, regelmäßig und periodisch gegeben, in den ersten postoperativen Tagen auch Dolantin sowie eine kräftige Diurese wesentlich zu einem klaglosen Funktionieren der Harnleitung bei.

Zur Vermeidung von Hämatomen, die sich gerade im lockeren Gewebe des Colleschen Raumes leicht ausbreiten und den Boden für lokale Infekte bilden können, wird die Wunde gut drainiert, mit Spray abgedeckt und mit geeigneten Verbänden versorgt. Seit wir bei Hypospadieoperationen zur Deckung der rekonstruierten Harnröhre einen Rotationslappen von Penis und Scrotum verwenden (Marberger und Decristoforo, 1975) und bei ersten Sitzungen einer Johansonplastik in einer etwas modifizierten Methode einen asymmetrischen Scrotallappen mit dem proximalen Harnröhrenstumpf anastomosieren (Marberger und Bandtlow, 1976), verzichten wir wegen der Druckempfindlichkeit gestielter Hautlappen auf den früher üblichen straffen Kompressionsverband. Nach Hypospadieoperationen wird der Penis durch einen Paraffinstreifenverband, angewickelt in Richtung des Rotationslappens, für etwa 6 bis 8 Tage versorgt. Nach Rekonstruktion der vorderen Harnröhre treten Fistelbildungen und Wunddehiscenzen häufig im Bereich der Peniswurzel bzw. am penoscrotalen Übergang auf. Hauptursachen sind lokale Entzündungsprozesse infolge Maceration, Decubitusbildung und Wundspannung durch den herabhängenden Penis. Um das zu verhindern, achten wir beim Verbinden darauf, daß der Penis in einem lockeren Gazeverband möglichst nach oben gehalten wird.

Besondere Aufmerksamkeit wenden wir dem Meatus zu. Harnröhren- und Wundsekret trocknen am Meatus ein. Die entstehenden Sekretkrusten behindern den Sekretabfluß, der entstehende Sekretstau führt zu einer verstärkten Sekretion und begünstigt das Angehen von Infekten (Madersbacher und Marberger, 1972). Daher darf der Meatus durch den Verband nicht verdeckt sein; durch tägliches Abtragen der Krusten und gelegentliches Spreizen der Harnröhrenöffnung mit einer Pinzette sorgen wir dafür, daß der Meatus ausreichend weit offen bleibt und der aufgezeigte Circulus vitiosus möglichst unterbrochen wird.

Da gerade in der ersten Zeit nach der Rekonstruktion die neu gebildete Harnröhre noch starr ist, langsam kollabiert und daher nach der Miktion Harn zurückbleibt, fordern wir die Patienten auf, sich die Harnröhre nach der Miktion vom Damm her sorgfältig auszustreifen. Damit kann man nicht nur lästiges Nachträufeln verhindern, sondern auch der gestörten Selbstreinigung der Harnröhre etwas nachhelfen. Besonders nach ersten Sitzungen der Johansonplastik sind tägliche Sitzbäder notwendig, um den Scrotaltrichter sauber zu halten und die Ablagerung von Detritus, Harnsalzen und Harnröhrensekret, die zur phelmonösen Entzündung oberflächlicher Hautschichten und damit zur Maceration und zum Epithelüntergang führen, zu verhindern.

Unter Beachtung dieser Richtlinien haben wir seit 1974 bis 1976 nach 33 2. Sitzungen einer Hypospadiekorrektur 2 Fistelbildungen und 1 Wundinfektion, nach 29 einzeitigen Strikturoperationen im selben Zeitraum 1 Wundinfektion und 1 stärkere Hämatombildung gesehen (s. Tabelle 2).

Diese Maßnahmen gelten in gleicher Weise auch für die Versorgung frischer Harnröhrenverletzungen (Mdersbacher, 1975). Sie umfaßt z.B. bei intrapelvinen Rupturen eine temporäre Harnableitung durch eine suprapubische Blasenfistel, eine ausgiebige Drainage des Cavum Retzii, gegebenenfalls auch des Colleschen Raumes, eine Schienung

Tabelle 2. Urolog. Univ.-Klinik Innsbruck. Wundkomplikationen und Fistelbildung bei Hypospadiekorrektur und einzeitiger Strikturoperation 1974–1976

Hypospadiekorrektur – 2. Sitzung n = 33			Einzeitige Strikturoperation n = 29		
Wundinfektion	1	(3%)	Wundinfektion	1	(3%)
Fistelbildung	2	(6%)	Fistelbildung	0	
			Wundhämatom	1	(3%)

der adaptierten Harnröhrenstümpfe über einem perforierten Splint, der u.a. auch das Wundsekret ableiten soll.

Spezielle Probleme im Hinblick auf die Infektprophylaxe ergeben sich bei Eingriffen an der Harnröhre von Querschnittpatienten. Meist handelt es sich dabei um die Exstirpation von Harnröhrendivertikeln (Abb. 1 und 2) oder den Verschluß von Harnröhrenfisteln. Diese Veränderungen stören nicht nur die Harnentleerung, sie stellen darüberhinaus einen Schlammfang dar, sind chronisch entzündet und daher häufig die Ursache rezidivierender Infekte. Die präoperative Sanierung des lokalen Entzündungsprozesses ist jedoch die Voraussetzung für eine erfolgreiche Operation. Sie kann unserer Meinung nach durch Chemotherapie allein nicht erreicht werden. In diesen Fällen hat sich das Anlegen einer suprapubischen Blasenfistel etwa 3 bis 4 Wochen vor dem geplanten Eingriff bewährt.

Diese Harnableitung führt, unterstützt durch Antibiotica und lokale Spülbehandlung innerhalb weniger Wochen zum Abklingen des lokalen Infektes und damit auch zu sterilen Harnverhältnissen, gleichzeitig verhindert sie postoperativ die Harnextravasation und schafft somit die Voraussetzungen für eine glatte Wundheilung. Wir haben mit diesem Vorgehen bei 11, zwischen 1974 und 1976 operierten Querschnittspatienten, einen primären Verschluß der Harnröhre erzielen können, obwohl es sich mitunter um eine recht ungünstige Ausgangssituation handelte.

Zusammenfassung

Die Prophylaxe lokaler Infekte in der Harnröhrenchirurgie ist komplex. Präoperative Infektsanierung sowie postoperative Antibioticaabschirmung schaffen dazu die Voraussetzung. Adäquate Harnableitung, geeignete Drainage und Verbände sowie peinliche Meatuspflege verhindern die Hauptursachen für lokale Infektionen, die Harnextravasation, die Hämatombildung und den Sekretstau. Diese Prinzipien gelten in gleichem Maße für Hypospadie, Striktur und frische Harnröhrenverletzung.

Literatur

1. Bandhauer, K., Madersbacher, H.: Probleme der temporären Harnableitung bei operativen Eingriffen an der Harnröhre. Urol. Int. *24*, 97 (1969)
2. Madersbacher, H., Marberger, H.: Die postoperative Betreuung bei Operationen an der Harnröhre. Urologe A, *11*, 248 (1972)
3. Madersbacher, H.: Sofortversorgung der Harnröhrenverletzungen. Unfallmedizinische Tagung in Koblenz, 19./20. April 1975, in der Schriftenreihe „Unfallmedizinische Tagungen der Landesverbände der gewerblichen Berufsgenossenschaften" *24*, 55–65 (1975)
4. Marberger, H., Decristoforo, A.: Indikation, Technik und Ergebnisse der Hypospadiekorrektur-Operation nach unserer Modifikation der Denis-Brownschen Technik, Urologe A, *14*, 117 (1975)
5. Marbacher, H., Bandtlow, K.H.: Ergebnisse der Harnröhrenplastik nach Johanson. Urologe A, *15*, 269 (1976)

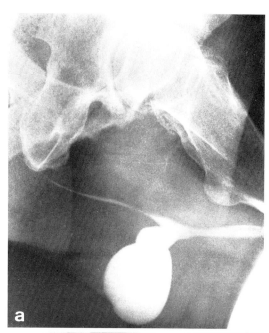

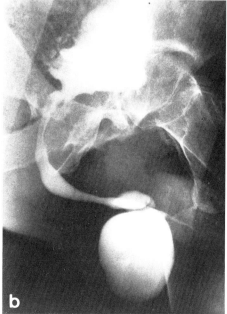

Abb. 1. K.Th., geb. 2.8.1924. Komplette Querschnittsläsion ab D 8 seit 4.4.1967 damals primäre Harnableitung mittels Dauerkatheter durch 6 Monate mit folgendem paraurethralen Absceß. Erstaufnahme am Rehabilitationszentrum in Bad Häring 1977 wegen rezidivierender Harnwegsinfekte bei sog. Reflexblase; großes Harnröhrendivertikel am penoscrotalen Übergang, das als Schlammfang und Energievernichter wirkt, **a** Injektionsbild, **b** Miktionscystourethrogramm. Suprapubische Blasenfistel am 12.3.1977, Auflassen der suprapubischen Harnleitung am 18.5.1977. Komplikationsfreier postoperativer Verlauf

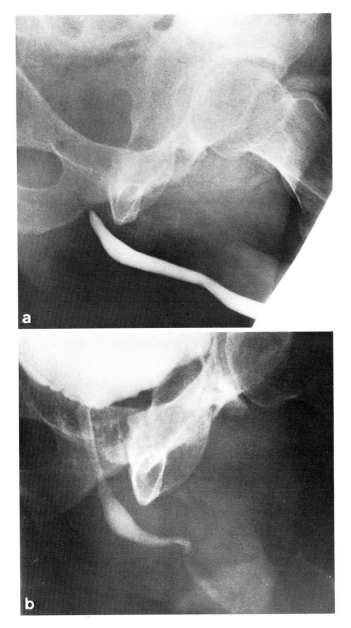

Abb. 2. Derselbe Patient, 3 Monate nach der Divertikelextirpation, **a** Injektionsbild, **b** Miktionscystourethrogramm

Das Infektionsproblem bei Kunststoffimplantaten zur Behandlung neurogener Blasenentleerungsstörungen

F. Schreiter und M. Bressel, Schwelm

Wenn Kunststoffimplantate mit Harn in Kontakt stehen, sind Infektion, Verkrustung des Kunststoffes und Abstoßung fast immer die Folgen. Deshalb befindet sich die Allo-plastische Organtransplantation von Harnorganen, wie Kunststoffureter oder Kunststoffharnblase noch im experimentellen Stadium und wurde nur in Ausnahmefällen an Menschen mit fast ausschließlichem Mißerfolg angewandt. Kunststoffe finden in der Urologie deshalb nur dort Anwendung, wo die unmittelbare Berührung mit dem Harn nicht stattfindet.

Domäne der Anwendung von Kunststoffen ist die Behandlung der Folgen neurogener Blasenstörungen, wie Harninkontinenz und Verlust der Erektionsfähigkeit des männlichen Genitale. In Einzelfällen auch zur besseren Entleerung der neurogenen Retentionsblase.

Die wichtigste Entwicklung auf diesem Gebiet stellt zweifellos der hydraulisch arbeitende artefizielle Sphincter dar, der nach längeren Entwicklungsarbeiten einer amerikanischen Arbeitsgruppe seit 5 Jahren am Menschen angewandt wird. Die Prothese ist aus Silicon-Kautschuk hergestellt. Eine mit Flüssigkeit aufpumpbare Manschette wird um den Blasenhals gelegt (Abb. 1).

Die Manschette wird über ein Schlauchsystem aus einem flüssigkeitsgefüllten Reservoir über ein Pumpsystem gefüllt und entleert. Der Druck in der Sphinctermanschette sowie die Richtung des Flüssigkeitsstromes wird über ein zwischengeschaltetes Ventilsystem gesteuert. Dabei übersteigt der Druck im Sphinctersystem niemals 80 cm Wassersäule in Ruhe. Der Druck in der Sphinctermanschette liegt damit immer unter dem systolischen Blutdruck und Gewebsnekrosen durch den Druck der Sphinctermanschette infolge Ernährungsstörungen sind nicht zu erwarten.

Die Pumpbällchen werden beim Mann in der Tasche der Scrotalhaut implantiert, bei der Frau in den großen Labien. Über das rechte Pumpbällchen wird aus dem Reservoir die Sphinctermanschette gefüllt, die damit die Urethra verschließt.

Das Pumpbällchen, das die Blasenmanschette entleert und die Urethra zur Miktion freigibt, wird in der linken Scrotalhälfte bzw. im linken Labium majorum betätigt.

Da das Flüssigkeitsreservoir unter der Rectusmuskulatur liegt, übertragen sich plötzliche intraabdominelle Druckerhöhungen durch Husten, Pressen, körperliche Arbeit usw. direkt auf das Reservoir, von wo aus der Druck weiter über das Schlauchventilsystem auf die Sphinctermanschette übertragen wird. Damit schließt die Sphinctermanschette auch unter Streßsituation dicht, da immer ein Druckgleichgewicht zwischen Abdominaldruck und Urethraverschlußdruck vorliegt.

In den Jahren 1973–1977 haben wir einen artefiziellen Sphincter bei 32 Patienten implantiert. In 22 Fällen, entsprechend 68,7%, war die Operation erfolgreich. Die 31,3% Mißerfolge waren letztlich ausnahmslos durch eine Infektion der Prothese bedingt, die zur Entfernung des Implantats in allen Fällen zwang. Mechanische Defekte, die an dem System auftraten, waren alle reparabel und stellten keine Indikation zur Entfernung des Sphincters dar. Die Erreger der Infektion waren meist sogenannte

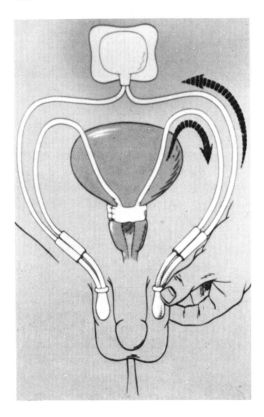

Abb. 1

urologische Problemkeime der gram-negativen Gruppe, wie Pseudomonas aeroginosa, Proteus und Coli-Bakterien.

Nach dem gleichen hydraulichen Prinzip wie der artefizielle Sphincter arbeitet eine aufpumpbare Penisprothese, die gegenüber den ebenfalls im Handel befindlichen starren Penisprothesen den Vorteil der willentlichen Steuerbarkeit zur Versteifung des Penis aus der Normallage. Damit wird eine naturgetreue, dem Willen des Patienten unterworfene, die physiologischen Verhältnisse nachahmende Erektion des männlichen Genitales im Bedarfsfall möglich. Dieses überzeugend gute kosmetische Ergebnis erlaubt ein unauffälliges Tragen unter leichter Sommerkleidung oder in der Badehose (Abb. 2).

Wir haben seit 1973 die hydraulich arbeitende Penisprothese bei 16 Patienten angewandt. Bei 13 Patienten war die Operation erfolgreich. Die Infektion spielte jedoch bei diesen 3 Versagern nur in einem Fall eine Rolle. In den anderen Fällen führten ein mechanischer Defekt zur Entfernung der Prothese. Da bei der Implantation der Penisprothese ein Kontakt mit Urin praktisch ausgeschlossen ist, ist hier die Infektionsgefahr wesentlich geringer als beim artefiziellen Sphincter. Bei der Implantation des artefiziellen Sphincters muß jedoch immer die Blase eröffnet werden, um die Sphinctermanschette in korrekter Lage am Blasenhals plazieren zu können.

In besonders ausgesuchten Fällen kann die elektrische Blasenstimulation zu einer verbesserten Entleerung der neurogen gestörten Blase führen. Insbesondere durch die

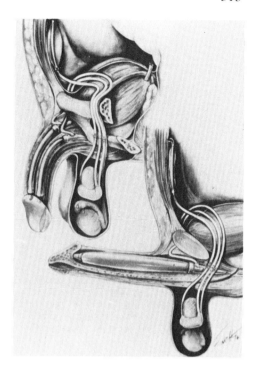

Abb. 2

Entwicklung eines neuartigen Blasenschrittmachers der Firma Mentro, wie Sie auf diesem Dia sehen, wurde das Interesse an dieser Methode in den letzten Jahren wieder geweckt (Abb. 3).

Wir haben das Verfahren seit 1973 an 9 Patienten angewandt. Bei 5 Patienten war die Methode erfolgreich, bei 4 Patienten versagte die Methode.

Hauptursache des Mißerfolges war eine Infektion entlang des Blasenschrittmachers. Da es sich bei diesen Patienten meistens um querschnittsgelähmte Patienten mit einer entsprechenden trophischen Gewebsstörung handelt, ist die Infektionsgefahr hier naturgemäß groß. Obwohl wir in allen Fällen einer Infektion den Schrittmacher entfernen mußten, hatte sich bei 2 Patienten bis zur Entfernung des Schrittmachers eine stimulationsinduzierte reflektorische Blasenkontraktion mit ausreichender Entleerung eingestellt, so daß effektiv in nur 2 Fällen das therapeutische Ziel nicht erreicht wurde.

Alle Versuche, durch Verabreichung von Antibiotica, parenteral oder Instillation, den Infekt entlang des Kunststoffes auszubehandeln, scheiterten. Letzten Endes mußten alle infizierten Kunststoffprothesen entfernt werden.

Angeregt durch die guten Ergebnisse der Endoprothetiker mit Gentamycin angereichertem Palakos, haben wir unsere Prothesen vor der Implantation in sterile, mit Gentamycin angereicherte Gelantine getaucht. Dadurch erhielten die Prothesen einen dicken, Refobacin angereicherten Gelantine-Überzug, mit dem die Prothesen implantiert wurden.

In den in vitro Versuchen sah man breite Hemmhöfe in einem mit gram-negativen Keimen geimpften Nährboden bei den Kunststoffschläuchen, die mit Refobacin ange-

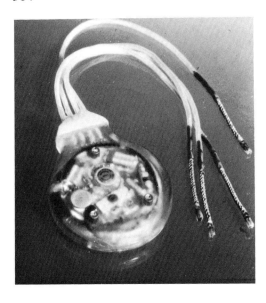

Abb. 3

reicherter Gelantine, behandelt wurden. Im Gegensatz dazu ist an einem unbehandelten Stück Kunststoff, ein Hemmhof nicht nachweisbar.

Durch diese Vorbehandlung des Kunststoffes beobachten wir bei den letzten acht Implantationen mit den verschiedensten Kunststoffprothesen keinen Infekt mehr. Alle Prothesen heilten reaktionslos ein. Auch bei denjenigen Patienten, die wegen eines Defektes der Mechanik reoperiert werden mußten und bei denen die Infektionsgefahr erfahrungsgemäß sehr hoch war. Da wir bisher in keinem unserer Fälle seit 1973 eine Spätinfektion sahen, wie Sie bei der Implantation von Herzschrittmachern gelegentlich beobachtet wird, hoffen wir mit diesem Verfahren, das im einzelnen technisch noch verbessert werden muß, im Kampf gegen die Infektion eine Schlacht gewonnen zu haben.

Die „Septische Niere" im Rahmen plastischer urologischer Operationen

P. Rathert, Düren

Die gefürchteste Komplikation im Rahmen plastischer Eingriffe am Urolgenitalsystem ist die sogenannte „Septische Niere". Ursache ist in der Regel eine Störung des Harntransportes mit Ausbildung einer infizierten Harnstauungsniere.

Bei der Analyse von 97 Patienten mit einer septischen Niere, war bei 9 Patienten, ein plastischer Eingriff am Harnleiter bzw. Nierenbecken vorangegangen. In 54,6% der Fälle lag dem Krankheitsbild eine Urolithiasis zugrunde.

Prädisponierende Faktoren waren in 15,4% der Fälle ein Diabetes mellitus, sowie in 7,2% eine Hyperuricämie und in 6,1% eine renale Insuffizienz. Hinzu kamen erhöhtes Lebensalter, eine allgemeine Resistenzminderung sowie Therapiefehler.

Auslösende Momente bei plastischen Operationen waren in erster Linie eine unzureichende Harnableitung bzw. eine Harntransportstörung, sowie unzureichende antibiotische Behandlungen.

Das maskroskopische Bild wird anhand mehrerer Beispiele demonstriert.

Aus den geschilderten Faktoren ergibt sich zur Prophylaxe:

1. Plastische Eingriffe an den oberen Harnwegen, sollten nur im infektfreien Intervall durchgeführt werden.
2. Hyperuricämie und Diabetes mellitus müssen postoperativ exakt kontrolliert werden.
3. Die Möglichkeit einer postoperativen Harntransportstörung muß eventuell durch temporäre Harnableitung ausgeglichen werden.
4. Bei entsprechender Indikation muß die antibotische Behandlung testentsprechend und ausreichend hoch dosiert vorgenommen werden.

Zur Verwendung lyophilisierter, y-sterilisierter menschlicher Vollhaut als partieller Harnblasenwandersatz[2] — (Untersuchungen an weiblichen Hauskatzen)

R. Pust[3], H. Adhami[1], W. Weidner[3], W. Weise, H. Stute, O. Krüger und C.F. Rothauge[3], Berlin

Einleitung

Über experimentelle Erweiterungsplastiken der Harnblase unter Verwendung von unterschiedlich vorbehandelten autologen, homologen und heterologen Vollhautlappen wurde schon früher von der gleichen Arbeitsgruppe berichtet.

Diese Untersuchungen wurden jetzt mit lyophilisierten, gamma-sterilisierten menschlichen Vollhautlappen fortgesetzt, da dem Transplantatmaterial eine besondere Festigkeit sowie ein gerichteter Einfluß auf Regenerations- und Epithelisationsvorgänge zugeschrieben werden. Nach den Untersuchungen mehrerer Autoren haben derartige Gewebskonserven eine gute und lange Haltbarkeit bei Zimmertemperatur. Sie

---

[1] In Ehrung des am 3.2.1977 tödlich verunglückten, hoch geschätzten Kollegen, Herrn Ass. Prof. Dr. H. Adhami.
[2] Die Operationen an den Katzen wurden im Urologischen Forschungslabor des Klinikum Steglitz Berlin vorgenommen. Für die Zurverfügungstellung dieser Möglichkeit gilt der besondere Dank Herrn Prof. Dr. W. Brosig (Direktor der Urologischen Klinik und Poliklinik).
[3] Gießen

sind jederzeit in ausreichender Menge verfügbar und weisen eine gute Gewebsverträglichkeit sowie eine geringe Schrumpfungstendenz auf.

Es wurde untersucht, ob die verwendeten xenogenen Transplantate eine dauerhafte „Wasserdichtigkeit" des Organs gewährleisten, und ob dieses Material die Neubildung von funktionsgerechter Harnblasenwand ermöglicht.

Material und Methodik

Bei 29 unausgesuchten jungen weiblichen Hauskatzen (Gewicht 3,1 bis 4,6 kg) wurden in Nembutal-Narkose (30 mg/kg Körpergewicht, i.m.) ausgedehnte Blasenwandresektionen (mehr als 70%) vorgenommen, wobei das Trigonum erhalten blieb. Nach sorgfältiger Blutstillung (5 x 0 Catgut atraumat.) wurde der Defekt zweischichtig „wasserdicht" mit dem etwa 4 x 4 cm großen Transplantat verschlossen (4 x 0 Chrom-Catgut atraumat.). Die glatte Epithelseite kam lumenwärts zu liegen.

Eine Harnableitung wurde nicht vorgenommen. Antibiotica oder Immunsuppressiva wurden nicht appliziert. Röntgenologische und pathologisch-anatomische Untersuchungen wurden an mindestens jeweils drei Tieren nach 1-2 Wochen, 4-6 Wochen, 3 Monaten, 6 Monaten und 1 Jahr nach dem Eingriff durchgeführt. An 6 Tieren wurden zusätzlich die Harnblasen ein Jahr postoperativ elektronenmikroskopisch aufgearbeitet. (Nach o.v.-Perfusion der Tiere mit Karnowskyscher Lösung und anschließendem Einbringen der aufgefüllten Präparate in K.L.). Die humoralen Immunreaktionen der Tiere wurden im Mikrolymphocytotoxizitätstest der Zweistufenmethode nach Terasaki et al. geprüft. Hierzu wurden den Tieren fortlaufend präoperativ sowie am 8., 16., 24. und 42. Tag, zum Teil bis zu einem Jahr, postoperativ Serumproben entnommen, die dann gegen ein Zellpaneel menschlicher Lymphocyten getestet wurden. Die biomechanischen Eigenschaften der Transplantate wurden präoperativ im einachsigen Zugversuch mit dem Universal-Prüfgerät Inston TT-CM getestet. Dabei wurden an definiert großen Transplantat-Streifen die Kenngrößen Reißkraft, Reißfestigkeit, Reißdehnung und Elastizitäts- bzw. Tangentenmodul bestimmt.

Ergebnisse

Der operative Eingriff an der intraperitoneal gelegenen Harnblase wurde von allen Katzen gut überstanden. Komplikationen, wie Leckbildung durch fehlerhafte Operationstechnik, Wundinfekt, Wunddehiscens oder Inkrustationen der Transplantate traten in dem Beobachtungszeitraum nicht auf. Makroskopisch konnten keine Abstoßungsreaktionen beobachtet werden.

Die lyophilisierte, y-sterilisierte Menschenhaut[1] stellte sich lichtoptisch als ein engmaschiges Netzwerk aus gut erhaltenen kollagenen und elastischen Strukturen dar. Das zellarme „Gerüstwerk" erschien dichter gefügt in der Pars papillaris als in der Pars reticularis. Epithelreste waren nicht nachweisbar.

---

1 Die Präparation wurde freundlicherweise von der Firma Braun AG., Melsungen, durchgeführt. Dafür danken wir Herrn Dr. Schnell und Herrn Danigel.

Eine Woche nach der Operation fand sich histologisch ein mäßig ödematös aufgelockertes Implantat mit auffallend geringen leukocytären Reaktionen. Die Restharnblase zeigte in allen Schichten ebenfalls eine Ödembildung unterschiedlicher Stärke.

Zwei Wochen nach der Operation sah man röntgenologisch eine insgesamt glatte, wenn auch erheblich verkleinerte Harnblasenkontur mit einer deutlich aufgeweiteten Urethra. Histologisch hatte die Gefügelockerung des Transplantates zugenommen, an einzelnen Stellen kam es zu einer Art Ausrichtung der Fasern. Lumenwärts war das Transplantat mit einer Fibrinschicht überdeckt, die zahlreiche Leukocyten enthielt. An einzelnen Stellen glaubte man in manchen Präparaten übergangszellähnliche Formationen zu erkennen.

Vier Wochen nach der Operation hatte die Harnblasenkapazität nur wenig zugenommen. Histologisch war ein bindegewebiges, gut vascularisiertes Regenerat erkennbar, das von einem teilweise unregelmäßigen, aber vollständigen Übergangsepithel ausgekleidet war. Im Bereich von Fadenresten fanden sich stärkere leukocytäre Reaktionen. Auffallend waren die wenigen Lymphocyten in den Präparaten.

Sechs Wochen nach der Operation hatte die Harnblasenkapazität weiterhin röntgenologisch nur wenig zugenommen. Histologisch war eine Verdichtung der bindegewebigen Elemente erkennbar. Auffallend war die nach wie vor unruhige, wenn auch überall nachweisbare vollständige Übergangsepithelauskleidung. An vielen Stellen waren zum Teil kondensierte Transplantatreste, die manchmal auch noch eine Art Corium-Struktur aufwiesen, sichtbar.

Acht Wochen nach der Operation glaubte man histologisch in der Submucosa des Transplantatabschnittes vereinzelt glatte musculäre Strukturen zu erkennen. Im Übergang der Restharnblase zum Transplantat konnten nach wie vor Fremdkörperreaktionen, vor allem in der Gegend von Nahtresten, beobachtet werden. Rundzellige Infiltrate waren jedoch nicht vermehrt nachweisbar (Abb. 1).

Drei Monate nach der Operation hatte die Harnblasenkapazität deutlich zugenommen. Histologisch waren jetzt die glatten musculären Elemente in der Submucosa nicht mehr zu übersehen. Die Transplantatstrukturen hatten an Menge abgenommen oder waren größtenteils vollkommen eingeschieden worden.

Sechs Monate nach der Operation zeigten die Harnblasen oft noch röntgenologisch den deutlichen Schnürring und machten damit den Anastomosenbereich erkenntlich. Histologisch erkannte man in der Mitte des Transplantates bzw. Regenerates vermehrt dünne, glatte, in einer Ebene parallel zum Lumen angeordnete musculäre Elemente. Die Übergangsepithelauskleidung war fast überall der Restharnblase entsprechend.

Zwölf Monate nach der Operation hatte die Harnblasenkapazität meist rund 75% der Ausgangsgröße wieder erreicht, oft war jedoch die Schnürringstruktur noch erkennbar. Histologisch fanden sich, vor allem in der Submucosaschicht des Regenerats, dünne, glatte Züge von Muskulatur. Eine Verflechtung derartiger Strukturen konnte lediglich

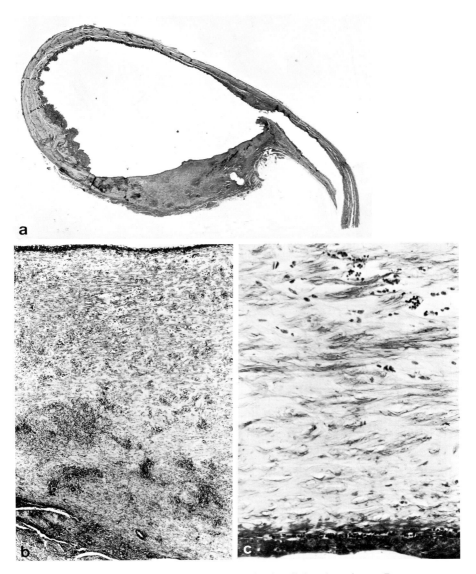

Abb. 1. 8 Wochen postop. *Lupenpräparat* mit deutlich erkennbarer Regeneratzone. *Ausschnitt aus dem Lupenpräparat.* Vollständige Übergangsepithelauskleidung. Transplantatreste im Regenerat (80 x). Dünne, glatte, muskuläre Elemente in der Submucosa (260 x) (Mason-Goldner)

im Übergang zur Restharnblase beobachtet werden (Abb. 2). Der Nachweis, daß es sich um glatte Muskulatur handelt, wurde elektronenmikroskopisch an Gewebsproben aus der Mitte des Regenerates ein Jahr nach der Operation erbracht. Die Abbildungen lassen die entsprechenden Strukturen, wie caveolae intracellulares, dense areas und intermediate junctions in unterschiedlich ausgeprägtem Maße erkennen (Abb. 4). Zur

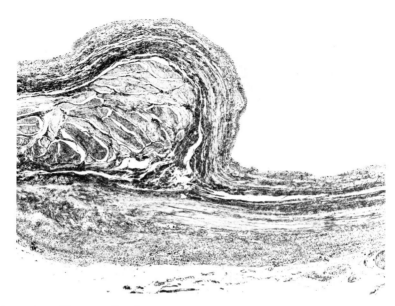

Abb. 2. 1 Jahr postop. Übergang Restharnblase-Transplantat. Unterschiedliche Anordnung der glatten Muskulatur (v. Gieson, 40 x)

Prüfung der humoralen Immunreaktionen wurden insgesamt 1204 Katzen-Serum-Testungen gegen menschliche Lymphocyten vorgenommen. Es lagen jedoch bei den Tieren in mehr als 50% der Fälle primär spezifische Antikörper gegen menschliche Lymphocyten vor (+ bis +++). Postoperativ kam es meist nach 3–6–8 Wochen zu einer vermehrten Cytolyse, gemessen an der Reaktionsstärke (+++ bis ++++), die dann nach 5–6–8 Monaten langsam auf die Ausgangswerte zurückgingen (++ bis +++).

Die biomechanischen Untersuchungen an insgesamt 37 lyophilisierten, y-sterilisierten Gewebsproben, die kurzfristig in physiologischer Kochsalzlösung (37°C) rehydriert worden waren, ergaben folgende Werte:

Reißkraft	$2,5 \pm 0,44$	(Kp.)
Reißfestigkeit	$25,2 \pm 4,1$	(Kp. x cm^{-2})
Reißdehnung	$52,3 \pm 8,6$	(%)
Elastizitätsmodul	$92,9 \pm 5,1$	(Kp. x cm^{-2})

Schlußfolgerung und Diskussion

Die xenogenen Haut-Transplantate erfüllen nach klinischen, röntgenologischen und pathologisch-anatomischen Beobachtungen gut die Forderungen einer dauerhaften Abdichtung des Harnblasendefektes. Gegenüber Kontrolltieren mit primärem Organverschluß erfolgte die Harnblasenvergrößerung bei allen Tieren schneller bei gleichzeitiger Verminderung der Miktionsfrequenz. Voraussetzung waren die primäre und

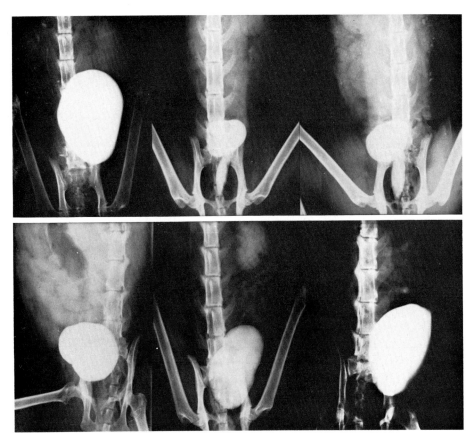

Abb. 3. Röntgenologische Verlaufskontrolle über 1 Jahr (i.v. Urogramm/Cystogramm) Präoperativ, 2 Wochen postop., 6 Wochen postop., 3 Monate postop., 6 Monate postop., 12 Monate postop.

permanente Dichtigkeit des Organs ohne Anwendung eines Blasenkatheters oder einer sonstigen Harnblasenableitung (Infektgefährdung).

Als Ursache der Kapazitätsvergrößerung muß über den primären Hohlraumgewinn durch die Plastik hinaus eine Erweiterung des proximalen Anteils der etwa 3 cm langen Katzenurethra und eine Hypertrophie der Restharnblasenwand angesehen werden. Letzteres ist makroskopisch aus der auch von anderen Arbeitsgruppen beobachteten Verschiebung der Harnleiterostien nach lateral und blasendachwärts erkennbar.

Abhängig von der Reaktionsfähigkeit des Implantatlagers und von den physikalischen Transplantateigenschaften, wie Faserqualität, Fasermenge, Faserdichte und Gewebsstruktur erfolgten zunächst die ödematöse Auflockerung der Implantate, dann die fermentativ, vor allem durch die Granulocyten vermittelte Lysis, die Resorption und der bindegewebige Ersatz mit entsprechender Ausdifferenzierung des Granulationsgewebes. Gegenüber eigenen früheren Versuchen mit Katzen- oder Schweinehaut konnten offensichtlich die jetzt verwendeten dichteren elastischen und kollagenen Fasernetze nur langsam aufgelockert, aufgelöst und ab- bzw. umgebaut werden. Auf alle Fälle entstand bei der Verwendung dieses Materials kein Mißverhältnis zwischen dem Abbau des Transplantates und der Neubildung von Harnblasenersatzgewebe, was eine urinöse Peritonitis mit letalem Ausgang zur Folge gehabt hätte.

Der Mechanismus der Defektheilung ist in einem „Vorschieben" von Gewebe aus der Restharnblasenwand unter dem Transplantat und in einer Regeneration vom Peritoneum aus zu sehen. Eine vollständige Übergangsepithelauskleidung und bindegewebige Strukturen im Implantat konnten schon nach kurzer Zeit nachgewiesen werden. Als Entstehungsursache für die ebenfalls frühzeitig im Regenerat nachgewiesenen glatten musculären Elemente müssen mehrere Ursachen diskutiert werden: Nach dem histologischen Bild schied ein Einwachsen von glatter hochdifferenzierter Muskulatur der Restharnblase über eine längere Distanz in das Transplantat aus. Eigene Beobachtungen von primärer glatter Muskelbildung in zentralen Abschnitten des Transplantates sowie die Untersuchungen anderer Autoren lassen eher an eine Umwandlung von undifferenzierten Mesenchymzellen in glatte Muskulatur denken. Es bestehen nämlich im Verlauf der Ontogenese und bei der Wundheilung allgemein enge Beziehungen zwischen Fibroblasten, Pericyten und glatten Muskelzellen. Ryan et al., sowie u.a. Gabbiani und Majno prägten dafür den Namen „Myofibroblasten". Sie sahen derartige Strukturen, die morphologisch zwischen den Fibroblasten und den glatten Muskelzellen stehen, in verschiedenen Granulationsgeweben. Wir möchten die neu gebildeten glatten Muskelzellen, die sich stets in paralleler Anordnung zum Lumen fanden, als Adaptation des jungen Regenerates an die Harnblasendynamik verstehen. Sie wären damit als Reiz des Granulationsgewebes auf den funktionellen Reiz des ständig wechselnden Füllungs- und Entleerungszustandes des Hohlorgans zu interpretieren. Inwieweit dabei zusätzlich die Urinbestandteile eine Rolle spielen ist bis heute nicht geklärt (Lutzeyer et al.). Eine weitere Voraussetzung ist scheinbar der Verzicht auf jede Harnableitung postoperativ.

Zusätzlich sind möglicherweise die primären Struktureigenschaften des Implantates für das frühe und quanitativ unterschiedliche Entstehen von glatter Muskulatur in derartigen Regeneraten verantwortlich. Mit der Einschränkung, daß die Zugversuche nur in einer Richtung durchgeführt wurden und keine Querkontraktion erfolgte, ergab sich für die lyophilisierte menschliche Haut die relativ größte Annäherung an die Katzenharnblaseneigenschaften (Pust el al.). Im Vergleich zur in den letzten Jahren vorwiegend benutzten lyophilisierten menschlichen Dura bestehen z.B. eine annähernd doppelt große Dehnungsfähigkeit und ein vierfach kleinerer Elastizitätsmodul. Der endgültige Beweis, daß es sich um glatte neugebildete Muskulatur handelt, liefert die vergleichende elektronenmikroskopische Untersuchung zwischen der Restharnblasenwand und dem Regeneratbereich (Abb. 4).

Der Mikro-Lymphocytotoxitätstest ergab keine quantitativen Aussagen, da zahlreiche Katzen schon vor der Übertragung der Hautlappen cytotoxische Antikörper, sowohl gegen die eigene Species als auch gegen menschliche oder z.B. Schweinelymphocyten aufwiesen. Die nachgewiesenen Antikörperverläufe zeigten jedoch, daß sich das Immunsystem der Katze mit dem Transplantationsgewebe auseinandergesetzt hatte. Dennoch vermochte die Antigenität der Vollhaut nach Lyophilisation, zumindest in unserem Versuch, keine klinisch manifeste Abstoßung hervorzurufen. Diese Situation war wohl auch dadurch zu erklären, daß die obersten Hautschichten nach der Vorbe-

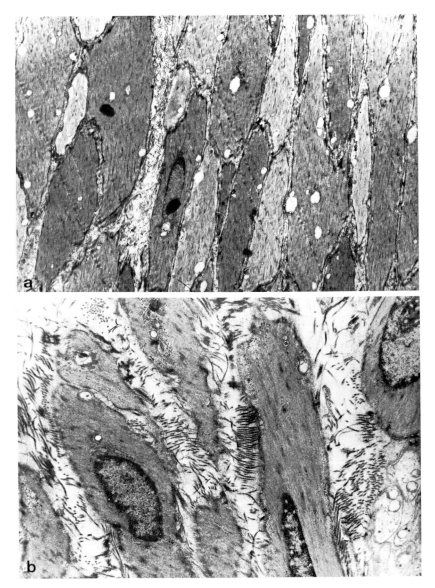

Abb. 4. Elektronenmikroskopischer Ausschnitt aus der Restharnblasenwand 1 Jahr postop., dicht gelagerter Strukturen von glatter Muskulatur (12000 x). Elektronenmikroskopischer Ausschnitt aus dem Regeneratbereich 1 Jahr postop., weniger dicht gelagerte Strukturen von glatter Muskulatur mit Bindegewebsvermehrung im Interstitium (5000 x)

handlung verschwunden waren und praktisch ein Coriumgerüst verwendet wurde (Jaeger).

Die vorgelegten Versuche erlauben den vorsichtigen Schluß, daß lyophilisierte, y-sterilisierte, menschliche Vollhaut-Transplantate klinisch z.B. zum Verschluß größerer traumatischer Harnblasendefekte, als Interponat bei Blasenscheiden- oder Darmfisteln sowie bei der Schrumpfblase benutzt werden könnten.

Einer Verwendung der Transplantate zur Defektdeckung nach Resektion größerer Blasenanteile wegen eines Malignoms stehen wir zurückhaltend gegenüber, so lange die dringende Vermutung einer multizentrischen Genese von Harnblasentumoren nicht widerlegt werden kann (Eder, Lunglmayr, Riedel, Selberg u.a.).

Literatur

Pust, R.: Experimenteller Beitrag zur Harnblasenerweiterungsplastik unter Verwendung von autologen, homologen und heterologen Hauttransplantate. (Habilitationsschrift an der Justus-Liebig-Universität Giessen, 1976)

Operative Eingriffe zur Wiederherstellung eines ausgeglichenen Harnabflußes bei Rückenmarkverletzten

M. Stöhrer, H. Burgdörfer, V. Arnold und L. Jaram, Murnau

Komplikationen an den Harnwegen sind die häufigste Todesursache bei Rückenmarkverletzten, wobei die vorliegenden Statistiken mit Zahlenangaben bis 78% [1] nicht den derzeitigen Verhältnissen entsprechen, da ein Großteil der erfaßten Patienten noch eine Behandlung erhielt, die den heutigen Grundsätzen einer zweckmäßigen urologischen Versorgung nicht mehr entspricht.

Die Einführung des intermittierenden Katheterismus nach der sogenannten Non touch-Methode war der Beginn aufwendiger Bemühungen, folgenschwere Infektionen der Harnwege zu vermeiden [4]. Nach Einführung eines sogenannten Blasentrainings, das als Grundlage zur Rehabilitierung der Blasenfunktion allgemeine Anerkennung findet, fanden erste Versuche statt, den häufig erhöhten Blasenauslaßwiderstand transurethral zu senken [3]. Hierbei waren Indikationsstellung und Art des zu wählenden Eingriffs ganz der Erfahrung und dem Gefühl des jeweiligen Operateurs überlassen. Falls eine Entlastung der ableitenden Harnwege nicht erreicht werden konnte, ließ sich eine Reihe technisch aufwendiger, aber letztlich zusätzlich verstümmelnder Eingriffe durchführen, deren Ziel die Ableitung des Harns unter Umgehung bzw. Ausschaltung der Blase war.

Erst die Weiterentwicklung urodynamischer Untersuchungsverfahren der letzten Jahre hat eine neue Phase in der urologischen Rehabilitation Rückenmarkverletzter eingeleitet, da hiermit eine differenzierte, exakte Aussage über den jeweiligen Miktionsablauf ermöglicht wurde [2].

Störungen im Verhältnis von Detrusorleistung und Blasenauslaßwiderstand sind damit bereits zu einem Zeitpunkt zu erkennen, an dem noch keine irreversiblen Schäden an den oberen Harnwegen nachweisbar sind. Durch frühzeitige Indikationsstellung zur operativen Senkung des Blasenauslaßwiderstandes läßt sich eine für den oberen Harntrakt ungünstige Entwicklung weitgehend abwenden (Tabelle 1).

Unter diesen Gesichtspunkten haben wir seit nunmehr 2 Jahren alle im jährlichen Abstand zur Kontrolluntersuchung in unser Rückenmarkszentrum kommenden Patienten neben den üblichen klinischen-, Labor- und Röntgenuntersuchungen einer eingehenden urodynamischen Untersuchung mit simultaner Röntgenkontrolle des Miktionsablaufes unterzogen. Die objektivierten anatomischen und urodynamischen Veränderungen ermöglichen eine befriedigende Einordnung der jeweiligen Blasenentleerungsstörung und decken den Grund der Erhöhung des Blasenauslaßwiderstandes auf. Damit ist eine gezielte Indikationsstellung möglich (Tabelle 2). Je nach Ursache der Abflußbehinderung führen wir die Sphincterotomia externa bei 12 Uhr in der von

Tabelle 1. Urolog. Diagnostik bei Rückenmarkverletzten

Anamnese	Klin. Untersuchung		Labor
Verlauf	Urolog.	Neurolog. Status	Harn-Status
			Sed.
			Kultur
			Blutbild
			BKS
			Harnpflicht.
Röntgen IUG	Refluxcystogramm		Substanzen
	MCU		Elektrolyte
	|		Elektrophorese
	|		
	Simultan		
	|		
Urodynam.	|		
Untersuchung	Cystometrie		
	Manometrie		
	(Blasen-, Rektum-, Diff.-Druck)		
	Flowmetrie		
	(Fluß, Vol.)		
	Provokationsteste		
	EMG (Beckenboden)		
Endoskopie	Urethro-Cystoskopie		
	Elektrostimulation		
	Retrograde Sondierung - - - - → Röntgen		
Nierenfunktions-			
prüfungen	Clearance		
	ING		
	Seitengetrennte		
	Isotopenclearance		

Tabelle 2. Indikation zum transurethralen Eingriff. Am Verschlußapparat von Blase und Harnröhre

Ursache	Erhöhter Blasenauslaßwiderstand	Folgen
Nicht öffnender Blasenhals		Ektasie der oberen Harnwege
enger Blasenhals		Reflux in den oberen Harnwegen
eingeengte Prostat. Harnröhre		Trabekel-Pseudodiv.-Blase
enger Sphincter externus		Rez. Infekt (Harnwege, Adnexe)
Detrusor-Sphincter-Dyssynergie		Konkremente
		Hoher Restharn

Madersbacher und Scott [5] beschriebenen Technik, die bilaterale Kerbung des Blasenhalses nach Turner-Warwick [6] bei 4 und 8 Uhr, die Resektion einer Querbarre oder der Prostata in der jeweils erforderlichen Kombination oder als Einzeleingriff durch.

In den zurückliegenden 23 Monaten erfolgten an der Berufsgenossenschaftlichen Unfallklinik Murnau an 165 von insgesamt 521 rückenmarkverletzten Patienten 194 transurethrale Operationen aus den genannten Gründen. In 64 Fällen waren isolierte Eingriffe ausreichend, bei den übrigen Operationen war eine unterschiedliche Kombination von insgesamt 317 Eingriffen notwendig. Bei 24 Patienten wurde eine zweite Operation erforderlich, in 6 Fällen eine dritte. Indikation zur Wiederholung oder sekundären Erweiterung des Eingriffs war eine erneute oder persistente Abflußbehinderung durch unerwartet starke narbige Einengung sowie durch eine in der Anfangszeit sicherlich vorhandene Zurückhaltung beim Kerben in der äußeren Verschlußzone (Tabelle 3).

Für das auffallende Mißverhältnis der Geschlechter bestehen unserer Ansicht nach mehrere Gründe. Erstens ist die absolute Zahl rückenmarkgeschädigter Frauen wesentlich geringer als die der Männer. Zum Zweiten sind Frauen meist sorgfältiger in ihren Rehabilitationsbemühungen um eine ausreichende Blasenentleerung, da ihnen die Ausweichmöglichkeit eines Kondomurinals nicht offensteht. Zum Dritten sind wir, in Übereinstimmung mit vielen Autoren, mit der Indikationsstellung bei Frauen zurückhaltender, weil die Gefahr einer unbeabsichtigten Verstärkung der Inkontinenz durch die anatomischen Gegebenheiten größer ist und sich hier eine enorme rehabilitationsschädliche pflegerische Mehrbelastung ergeben kann.

Die Sphincterotomia externa ist der am häufigsten erforderliche und von uns durchgeführte Eingriff, wobei es nur in wenigen Fällen zu einer vom Operateur ungewollten und vom Patienten als unangenehm empfundenen Verstärkung der Inkontinenz kommt. Die alleinige Kerbung am Blasenhals bringt häufig nicht die gewünschte Abflußerleichterung, sodaß wir bei einem Teil dieser Patienten nachträglich eine Sphincterotomia externa durchführen mußten. Mehrmals fand sich bei der Kontrolle nach bilateraler Kerbung am Blasenhals eine narbig abgeheilte erneute Verwachsung der gekerbten Anteile mit ringförmiger Einengung, sodaß wir auch bei nur geringer Barrenbildung den zwischen den Kerben liegenden dorsalen Blasenhalsanteil mitresezieren.

Tabelle 3. Anzahl der Transurethralen Operationen bei RMV, UKM, Nov. 75–Sept. 77

		♀	♂
Total	194	8	186
1. Eingriff durchgef.	165	7	158
2. Eingriff erforderl.	23	1	22
3. Eingriff erforderl.	6	–	6

Aufteilung der Eingriffe

	SE	SI	BH	PR	Total
Isoliert	37	13	3	11	64
Kombiniert	96	95	84	42	317
Total	133	108	87	53	381

SE = Sphincterotomia externa bei 12H (Madersbacher u. Scott);
SI = Bilaterale Kerbung am Blasenhals bei 4H u. 8H (Sphincterotomia interna) (Turner-Warwick);
BH = Resektion am Blasenhals („Querbarre");
PR = Resektion der Prostata.

Bei der Resektion der Prostata, die bei Vergrößerung eine erhebliche mechanische Abflußbehinderung darstellt, kann es bei unvollständiger Resektion zu Verklebung und Verwachsung der anresezierten Wandteile kommen, sodaß wir in 3 Fällen nachresezieren mußten.

Komplikationen traten bei allen Eingriffen sehr selten auf. In 3 Fällen kam es zu Nachblutungen, die eine transurethrale Elektrocoagulation erforderlich machten. Zweimal erlebten wir bei der Sphincterotomia externa eine so erhebliche Dysreflexie, daß die Reaktionsfähigkeit des Operateurs überfordert war. Neuerdings testen wir die Stärke der Sphincterreaktion transurethral mit einem Reizstromgerät ähnlich dem von Tammen zur Sphincterlokalisation bei TUR der Prostata vorgeschlagenen.

Da ein Großteil der rückenmarkverletzten Patienten mit unausgeglichener Blasenfunktion weitgehend therapieresistente Harnwegsinfekte aufweist, führen wir alle Eingriffe unter bactericider antibiotischer Therapie durch, wobei wir Medikamente, die auch in der Niere einen ausreichenden Gewebespiegel erwarten lassen, bevorzugen. In 3 Fällen mit erheblicher Vorschädigung des gesamten Urogenitaltraktes kam es postoperativ zu septischen Temperaturen, die unter entsprechend dosierter antibiotischer Kombinationstherapie erfolgreich behandelt werden konnten (Tabelle 4).

Die Infektionsgefahr durch den postoperativen Verweilkatheter unter antibiotischem Schutz ist nach unserer Erfahrung meist weniger nachteilig als das zu frühe Entfernen des Katheters. Die Schwellung im Wundbereich führt zu einer vorübergehenden Abflußbehinderung, die der präoperativen entsprechen kann, wobei zusätzlich durch die Wundfläche die Gefahr der Erregerausbreitung erhöht wird.

Spätkomplikationen finden sich in Form erneuter Abflußbehinderung durch Narbenbildung, durch unbeabsichtigte Beeinträchtigung der Kontinenz sowie durch Beeinträchtigung der Ejaculation.

Tabelle 4. Komplikationen transurethraler Eingriffe bei RMV

Intraoperativ		Autonome Dysreflexie
		Erhöhte Blutungsneigung bei Entzündung
		Keimeinschwemmung Blutbahn
		Ob. Harnwege
		Adnexe
Postoperativ	Früh	Ödem mit vorübergehender Abflußbehinderung
		Dysreflexie (Ballonkatheter, Blasenfüllung)
		Infekt
	Spät	Narbenbildung mit erneuter Abflußbehinderung
		Beeinträchtigung der Kontinenz
		Beeinträchtigung der Ejaculation

Unsere Ergebnisse bei 100 nachuntersuchten Patienten 6 bis 12 Monate postoperativ zeigen fast immer eine Rückbildung der röntgenologischen sichtbaren Stauungszeichen. Ein Teil der Refluxe war bei Kontrolle nicht mehr nachweisbar. Gleichzeitig war ein deutlicher Rückgang der Harnwegsinfektionen zu verzeichnen. Die Kontrollen am urodynamischen Meßplatz ergaben in den meisten Fällen die weitgehende Wiederherstellung einer ausgeglichenen Blasenentleerung, die auch von den Patienten als verbesserte Miktion empfunden wurde. Vier Patienten mit beabsichtigter totaler Inkontinenz zeigten deutliche, auch im Isotopennephrogramm feststellbare Besserung der stark eingeschränkten Nierenfunktion (Tabelle 5).

Die operativen Erfolge entbinden nicht von konservativen Maßnahmen, deren regelmäßige Durchführung eindringlich allen Rückenmarkverletzten mit neurogenen Blasenentleerungsstörungen, den Hausärzten und den Kostenträgern, immer wieder nahegelegt werden sollte (Tabelle 6).

Die ermutigenden Ergebnisse individuell abgestimmter transurethraler Eingriffe bei Rückenmarkverletzten rechtfertigen den erheblichen zeitlichen und apparativen Aufwand regelmäßiger urodynamischer Untersuchungen am speziell eingerichteten Zentrum. Die operative Wiederherstellung einer ausgeglichenen Blasenentleerung bei Rückenmarkverletzten ist die konsequente Fortsetzung unserer Bemühungen, den Verlust der Nierenfunktion als lebensbeschränkenden Faktor auszuschließen.

Zusammenfassung

In 23 Monaten wurden 165 von insgesamt 521 rückenmarkverletzten Patienten teilweise mehrfach operiert, um den erhöhten Blasenauslaßwiderstand zu senken. Die ausführliche urodynamische Voruntersuchung erlaubt eine gezielte Kombination der transurethral erforderlichen operativen Maßnahmen und ein Eingreifen zu einem Zeitpunkt, an dem die Veränderungen an Blase und oberen Harnwegen noch kein gravierendes Ausmaß erreicht haben. Bei 100 sechs bis zwölf Monate postoperativ am urodynamischen Meßplatz nachuntersuchten Patienten kam es in 80% der Fälle zu einer objektivierbaren Besserung der Stauungszeichen an den oberen Harnwegen. Die

Tabelle 5. Ergebnisse nach transurethraler Operation bei RMV, UKM, Nov. 75–März 77
(Nachuntersuchung 6–12 Monate postop.)

Objektive Kriterien

	Präop.			Postop.		
Reflux (ob. Harnwege)						
Low pressure	11			7		
High pressure	3			1		
Efflux (Adnexe)	13			9		
Urodyn. Untersuchung						
D-S-D	67			21		
BH ENG	44			9		
SE ENG	40			12		
Infekt	Ja	Nein	Ohne Angabe	Ja	Nein	Ohne Angabe
	74	22	4	49	47	3

Eingeschränkt objektivierbare Kriterien

Rö.-Befund (IUG)						
Stauungszeichen	Gering	Deutl.	Stark	Gering	Deutl.	Stark
	42	15	16	28	12	4
Kontinenz				Keine wesentl. Änderung		
				Miktion meist subjekt. leichter		

Bei Berücksichtigung aller Kriterien:

Gebessert	Unverändert	Schlechter
80	8[a]	12[a]

[a] Erneuter Eingriff bereits erfolgt oder vorgesehen.

Tabelle 6. Obligate konservative Maßnahmen bei RMV

Konsequentes Blasentraining
Erhöhte Trinkmenge (1,5 l Mindestausscheidung)
Ansäuern des Harns (Infektprophylaxe[a])
Kurzfristige Harnkontrollen (Hausarzt, Urologe)
Infektbehandlung bei Bedarf
Jährliche Durchuntersuchung (Zentrum)

[a] Kontraindikation: Renale tubuläre Acidose; Hyperuricosurie.

Kontinenz wurde durch den Eingriff unbeabsichtigt nicht oder nur unwesentlich verschlechtert.

Literatur

1. Bors, E., Comarr, E.: Neurological Urology. Basel, München, Paris, New York: S. Karger 1971
2. Burgdörfer, H., Arnold, V., Stöhrer, M.: Urodynamische Untersuchungen am unteren Harntrakt bei Unfallverletzten. Medizinal-Markt 8/1977. München: Richard Pflaum Verlag 1977
3. Emmett, J.L.: Further observations in the management of cord bladder by transurethral resection. J. Urol. 57, 29–41 (1947)
4. Guttmann, L., Frankel, H.: The value of intermittent catheterization in the early management of traumatic paraplegia and tetraplegia. Paraplegia 4, 63–84 (1966)
5. Madersbacher, H., Scott, F.B.: The twelve o'clock sphincterotomy: technique, indications, results. Paraplegia 4, 261–267 (1976)
6. Turner-Warwick, R., et al.: A Urodynamic View of the Clinical Problems associated with Bladder Neck Dysfunction and its Treatment by Endoscopic Incision and Trans-trigonal Posterior Prostatectomy. Brit. J. Urol. 45, 44–59 (1973)

Palatal Push-back with Muscle Graft Pharyngoplasty in the Treatment of Velopharyngeal Incompetence. A Preliminary Report

N. Thompson, Northwood (Middlesex, England)

The use of free autogenous muscle grafts in the treatment of palatopharyngeal insufficiency has previously been reported (Thompson, 1974). The graft consists of the four bellies of the extensor digitorum brevis muscle together with their tendons taken from the foot and inserted through an external lateral cervical incision (extending from the tip of the mastoid process along the anterior border of the sternomastoid muscle for a distance of 5 cms.), so as to create a musculo-tendinous ring encircling the palatopharyngeal isthmus (Fig. 1) with the muscular element in the posterior pharyngeal wall behind the superior constrictor muscle, from which reinnervation of the graft occurs. The results indicated that a palatopharyngeal gap up to 1 cm. might be expected to respond satisfactorily, but larger gaps with incomplete success.

A small series of 5 cases (Table 1) is reported in which such patients are treated by such a pharyngoplasty in association with a V-Y push-back of Wardill type (Wardill, 1937; Peet, 1961) carried out at the same time. At operation the soft palate was split, pushed back as a 3-flap Wardill procedure, and the retroposition maintained by firm tightening of the tendons in continuity with the muscle graft before closing the palatal repair in layers.

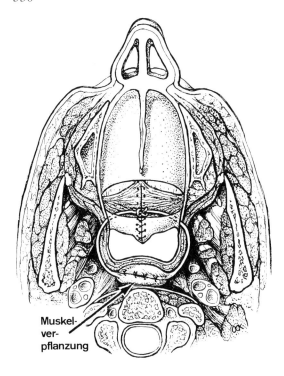

Muskel-
ver-
pflanzung

Fig. 1. Diagrammatic transverse section of skull through upper part of first cervical vertebra and soft palate (exposing hard palate from above). Muscle graft is in position behind superior pharyngeal constrictor muscle and its associated tendons in continuity encircle the lateral pharyngeal walls to meet anteriorly in the substance of the soft palate. (By courtesy of W.B. Saunders, Philadelphia, U.S.A. 1974)

Table 1. Patients receiving muscle graft pharyngoplasty with palatal push-back

Patient No.	Sex	Age	Cause	Date of operation	Follow-up period	Other factors present
1	F	14	Submucous cleft	Nov. 1974	3 yrs.	Dental malocclusion
2	F	69	Complete cleft	Sept. 1975	2 yrs.	Partial deafness. I. Q. = 65. Elipeltic
3	F	11	Submucous cleft	Oct. 1975	2 yrs.	Nutritional malabsorption syndrome
4	M	8	Congenital short S. P.	Nov. 1976	1 yr.	Dental malocclusion. Micrognathia
5	F	22	Complete bilateral cleft	Feb. 1977	7 mths.	9 previous operations, including abdominal T. P. to palate

The results were evaluated by pre- and postoperative lateral pharyngeal cine-radiography taken at rest during speech to show soft palate and posterior pharyngeal relationships; nasodoscopy using a fibreoptic nasal endoscope (Piggott et al., 1969) and speech assessment. The palatopharyngeal gap was classified as wide when in excess of 2.0 cms., and narrow when less than 0.5 cms. Hogan (1977) has recently summarized evidence based on radiological, accoustic and aerodynamic investigations, suggesting that if the palatopharyngeal sphincter is unable to close its opening below 20 mm^2 in area during connected speech, hypernasality and nasal escape can occur to a degree interfering with intelligibility: an effort (necessarily inexact and subjective with the investigations used) was therefore made to estimate the improvement in this important parameter in the patients treated.

Results

These are shown in Tables 1–5. There is a satisfactory improvement in all except Cases 2 and 5, where special circumstances existed rendering an acceptable result impossible to obtain by any surgical means. Thus Case 2 was an epileptic woman of low I.Q. whose primary repair of a complete unilateral palatal cleft was done at the age of 67 (two xears before the pharyngeoplasty and push-back), and Case 5 was a Lebanese woman who had received nine earlier operations in the Middle East during infancy and adolescence ending with an abdominal tubed pedicle repairing the entire central zone of hard and soft palates. However, even on these two unpromising clinical cases hypernasality was considerable improved (Table 2), articulated speech rendered intelligible for the first time (Table 3), and the palatopharyngeal sphincter greatly reduced (Tables 4, 5).

In the remaining 3 cases articulation was restored to normal (Table 3), with greatly reduced or abolished nasality and greatly improved velopharyngeal competence as assessed by lateral cineradiography (Table 4) and nasendoscopy (Table 5).

Discussion

The surgical management of velopharyngeal imcompetence to attempt cure of cleft palate speech can be approached in a number of ways: (1) pharyngoplasty, (2) palatal push-back, (3) augmentation pharyngoplasty (with the insertion of cartilage or synthetic material into the posterior pharyngeal wall), (4) reconstruction of the velopharyngeal sphincter, as by Browne's (1935) constricting suture of the entire oronasal port at the level of Passevant's ridge.

The procedure reported combines certain advantages of all these methods in a single procedure. All diameters of the palatopharyngeal isthmus are narrowed as in Brown's procedure, but the use of autogenous material avoids the ulceration of mucosa and exteriorisation of the constricting purse-string suture he advocated. The implanted muscle graft in the posterior pharyngeal wall acts as an augmentation pharyngoplasty but in addition introduces an actively functional contractile sphincter on phonation, as clearly demonstrated on lateral pharyngeal cineradiography (Thompson, 1974). In contrast with the commonly used pharyngeal flap pharyngoplasty, the original anatomical mechanism for sphincteric velopharyngeal contraction is not impaired or mutilated by operation, but merely reinforced.

A previous report (Song and Bromberg, 1974) on the implantation of a muscle graft of palmaris longus into the posterior pharyngeal wall as a pharyngoplasty, in three patients, is cited only to be condemned on two grounds. First, the blood (as well as the nerve) supply to the muscle was servered 2–4 weeks before transplantation, inevitably

Table 2. Hypernasality. Preoperative 0; postoperative ●

Patient	Severe	Moderately severe	Moderate	Minimal	None
1		0		●	
2	0		●		
3		0			●
4		0		●	
5	0		●		

Table 3. Articulation. Preoperative △; postoperative ▲

Patient	Severe	Moderately	Moderate	Minimal	Normal
1		△			▲
2	△		▲		
3			△		▲
4		△			▲
5	△		▲		

Table 4. Velopharyngeal closure on lateral cineradiography. Preoperative □; postoperative ■

Patient	Wide Opening	Moderate opening	Narrow opening	Touch closure	Broad closure
1	□				■
2	□			■	
3	□				■
4		□			■
5	□			■	

Table 5. Velopharyngeal closure on nasendoscopy. Preoperative ◇; postoperative ◆

Patient	Wide opening	Moderate opening	Narrow opening	Opening 25 mm^2 or more	Opening 20 mm^2 or less
1	◇				◆
2	◇			◆	
3	◇				◆
4		◇			◆
5	◇			◆	

precipitating immediate muscle necrosis with a resultant graft consisting entirely of fibrous tissue at the time of graft transfer (Peer, 1955; Thompson, 1971a). Secondly, the transpharyngeal, intra-oral approach used to insert the muscle graft into the recipient site, first reported by the author (Thompson, 1971b) has been discarded in favour of an external approach (Thompson, 1974) because of the increased volume of muscle which can be inserted by the greatly improved access, and the certainty of a watertight pharyngeal closure without mucosal tearing during graft insertion.

The method reported here is deemed worthy of continuing clinical trial, to be reported on further, in the treatment of major velopharyngeal incompetence.

Acknowledgement

Speech assessments were carried out by Mrs. S. Black, Speech Therapist to Mount Vernon Hospital, Northwood, Middlesex, England.

References

1. Browne, D.: An orthopaedic operation for cleft palate. Brit. Med. J. 2, 1093 (1935)
2. Hogan, V.M.: Velopharyngeal Incompetence. Vol. 4., Chapt. 52, p. 2268. In: Reconstructive Plastic Surgery. 2nd ed., Converse, J.M. (Ed.), Philadelphia: Saunders 1977
3. Peer, L.A.: Transplantation of Tissues. Vol. 1, p. 337. Baltimore: Williams & Wilkins 1955
4. Peet, E.: The Oxford technique of cleft palate repair. Plast. Reconstr. Surg. 28, 282 (1961)
5. Piggott, R.W., Bensen, J.F., White, F.D.: Nasendoscopy in the diagnosis of velopharyngeal incompetence. Plast. Reconstr. Surg. 43, 141 (1969)
6. Song, I.C., Bromberg, B.E.: Pharyngo-palatoplasty with free transplantation of the palmaris longus. Brit. J. Plast. Surg. 27, 337 (1974)
7. Thompson, N.: Investigation of autogenous skeletal muscle free grafts in the dog. With a report of a successful free graft of skeletal muscle in man. Transplantation 12, 353 (1971a)
8. Thompson, N.: Autogenous free grafts of skeletal muscle. A preliminary experimental and clinical study. Plast. Reconstr. Surg. 48, 11 (1971b)
9. Thompson, N.: A review of autogenous skeletal muscle grafts and their clinical applications. Clin. Plast. Surg. 1, 349 (1974)
10. Wardill, W.E.M.: Technique of operation for cleft palate. Brit. J. Surg. 25, 117 (1937)

Chirurgische Eingriffe nach hyperbarer Sauerstofftherapie des Gasödems

R. Ney, München, J. Garbe, Fürstenfeldbruck, K. Seemann, Kiel,
M. Zindler und G. Krischnak, Düsseldorf

Das Gasödem gehört zur klassischen Kriegschirurgie, gilt aber auch in Friedenszeiten als eine gefährliche Anaerobierinfektion mit meist dramatischem Verlauf, an dessen Ende nicht selten die verstümmelnde Amputation wenn nicht gar der Tod stehen. Lokalisation und Zeit sind schon zu Beginn die schicksalentscheidenden Faktoren. Eine erfolgreiche Kurkorrektur gelingt nur in den ersten Stunden durch ein entschlossenes und zielstrebiges Handeln. Daran hat auch die OHP-Therapie nichts geändert. Die Erfahrungen an einem 10 Jahre umfassenden Krankengut sollen den Stellwert aktiver chirurgischer Maßnahmen, vornehmlich der Sekundäreingriffe im Rahmen der primär konservativ ausgerichteten Sauerstoffüberdrucktherapie aufzeigen.

Nach einem abgestimmten, einheitlichen Therapieplan wurden an diesen 3 Behandlungszentren zwischen 1967 und 1977 insgesamt 145 Gasödemkranke behandelt (Tabelle 1). Die klinische Diagnose war in jedem Falle bakteriologisch gesichert. Bevorzugt betroffen war das muskelreiche Gewebe der unteren Extremität, gefolgt von Rumpf und Armen.

Das Krankengut ist durch Alter, Grundleiden, Ausdehnung und Toxizitätsstadium des Gasödems sehr inhomogen. Trotz Ausschöpfung aller Möglichkeiten war das Ergebnis daher sehr unterschiedlich.

Der Therapieerfolg einer Gasödeminfektion ist abhängig von den noch bestehenden Zirkulationsverhältnissen der ergriffenen Extremität. Zu einem kritischen Vergleich mit der rein chirurgischen Behandlung eignen sich daher Unfallverletzte, die 62% des Krankengutes ausmachen. Der Erfolg der hyperbaren Sauerstofftherapie sollte sich am Anteil der erhaltenen Extremitäten und der Überlebenschance darstellen. Die Auflistung läßt die späte Zuweisung schon erkennen. Bereits außerhalb amputierte Extremitäten, aus welchem Grunde auch immer, bedürfen nur der späteren Stumpfplastik. Bei frühzeitiger Erkennung und ausreichender Durchblutung ist eine zunächst konservative hyperbare Sauerstofftherapie angezeigt, wobei sich die Chirurgie auf eine sofortige Spreizung der Wunde und Fascienspaltung zur Verbesserung der Durchblutung im ödematösen Gewebe beschränkt. Bei 29% dieser Gruppe mußte eine nachträgliche Absetzung nach Demarkierung des gangränösen Gewebes oder wegen einer nicht beherrschbaren Sepsis vorgenommen werden. In allen übrigen Fällen konnte nach Entfernung der Nekrosen durch eine Lappenverschiebung oder Deckung mit Spalthautlappen oder einfach durch Sekundärnaht die Extremität erhalten werden. Auch unter Einbeziehung von 4 moribund eingelieferten Patienten konnte die Mortalität auf 9% gesenkt werden (Tabelle 2).

Ganz anders ist die Ausgangslage bei der durchblutungsgestörten Extremität: Das Gasödem neigt hier zu einem besonders foudroyanten Verlauf. Die gestört Zirkulation als Grundleiden rechtfertigt auch bei frühzeitiger Einlieferung und Sauerstofftherapie die sofortige Absetzung in Abhängigkeit von der Ausdehnung der Infektion und der Durchblutungsgrenze. Nur eine Extremität konnte erhalten werden, die Mortalität betrug 55%. Die Gasödeminfektionen am Rumpf traten fast immer im Anschluß an

Tabelle 1. Mit OHP behandelte Gasödemkranke 1967–1977

Flugmed. Institut der LW Fürstenfeldbruck	24
Schiffahrtmed. Institut der Marine Kiel	45
Universitätskliniken Düsseldorf	76
Gesamtkrankengut	145

Tabelle 2. Chirurgische Maßnahmen bei 145 Gasödemkranken im Rahmen der OHP-Therapie

Ursachen Lokalisation	Chirurgische Maßnahmen			Zahl	Mortalität	
	Incision	Primäre Amputation	Sekundäre Amputation		Zahl	%
Verletzung der Extremität	42	22	26	90	8	9
Periphere Durchblutungsstörung	16	10	5	31	17	55
OP-Folgen Rumpf	24			24	10	42
			Insgesamt:	145	35	24

chirurgische Eingriffe auf, darunter 3 nach i-m-Injektionen. Eine Bauchschußverletzung mit Eröffnung des Dickdarmes überlebte. Die Mortalität betrug 42%.

Die Gesamtmortalität auch unter Berücksichtigung der moribund eingelieferten Kranken und der an den Komplikationen der Grundleiden verstorbenen ist 25%, verglichen mit durchschnittlich 50% bei rein chirurgischem Vorgehen.

Aus dieser Analyse ergeben sich folgende Forderungen:

1. Jede Extremität mit erhaltener Durchblutung ist primär konservativ mit hyperbarem Sauerstoff zu behandeln, unterstützt durch Spreizung der Wunde und Fascienspaltung. Erst nach Abschluß der hyperbaren Sauerstofftherapie zeigt die Demarkierungsgrenze das nicht mehr lebensfähige Gewebe. Diese Vorgehen ist in hohem Maße lebens-, gewebs- und extremitätenerhaltend im Sinne einer guten Wiederherstellung.
2. Die durchblutungsgestörte Extremität, welcher Genese auch immer, zwingt zur frühest möglichen offenen Absetzung.
3. Die Antibiotica richten sich ausschließlich gegen die begleitende Mischinfektion und die Sepsis. Ist die Sepsis nicht zu beherrschen, muß die Extremität als Infektionsherd rechtzeitig geopfert werden.
4. Als Sofortmaßnahmen: Schockbekämpfung und Bluttransfusion.
5. Der Schlüssel zum Erfolg ist der Mut zur frühzeitigen klinischen Diagnose und zur therapeutischen Konsequenz.

Literatur

1. Brummelkamp, W.H., Boerema, I., Hoogendyka, L.: Treatment of clostridial infections with hyperbaric oxygen drenching. A report on 26 cases. Lancet *1,*, 235 (1963)
2. Maurer, G.: Zur Klinik des Gasödems. Wehrmed. Mschr. *10,* 8 (1966)
3. Ney, R., Podlesch, I., Burchard, A., Seemann, Kl., Wandel, A.: Die Indikation aktiver chirurgischer Maßnahmen im Rahmen der hyperbaren Sauerstofftherapie des Gasödems. Erfahrungen bei 42 Gasödeminfektionen. Langenbecks Arch. klin. Chir. *327,* 766 (1970)
4. Schott, H.: Therapie des Gasödems. Ergebnisse und Probleme. Chirurg *46,* 15 (1975)

Zur Behandlung von Gesichtsverbrennungen

W. Widmaier, Stuttgart

Bei der Behandlung von Gesichtsverbrennungen gibt es Grundregeln, die beachtet werden müssen, um ein funktionell und ästhetisch gutes Ergebnis zu erreichen. Auf diese Grundprinzipien möchte ich kurz eingehen.

Allgemeine Therapie

Alle Gesichtsverbrennungen über 10% sollten in Sonderstationen eingewiesen werden. Sie gehören in die Hand eines mit der plastischen Chirurgie vertrauten Chirurgen (Bürkle de la Camp, 1966).

Die *Grundregeln* für die Allgemeintherapie sind:
a) *Unterbringung* in keimarmer bzw. keimfreier Atmosphäre zur Verhinderung einer Superinfektion.
b) *Kontrolle der Luftwege,* da Hitzeschäden des Respirationstraktes zu Ödemen führen und die Atemwege verlegen können.
Therapie: Tracheotomie.
c) *Untersuchungen der Augen.* Sie sind häufig wegen starker Lidödeme erschwert, dürfen aber unter keinen Umständen unterlassen werden. Sie erfordern die Zuziehung eines Opthalmologen. Eine sofortige Tarsorrhaphie kann die Sehfähigkeit des Auges erhalten.
d) *Infektionsprophylaxe und Therapie.* Eine Superinfektion bei ausgedehnten Verbrennungen kann letale Folgen haben. Antibioticabehandlung nach Abstrich und

Resistenzbestimmung ist erforderlich. Danach richtet sich die allgemeine und lokale antibiotische Behandlung.

Die lokale antibiotische Behandlung. Die Beherrschung der Wundinfektion ist wichtig für ein günstiges Transplantatbett, das gerade im Gesicht für ein kosmetisch gutes Ergebnis erforderlich ist. Lokalbehandlung ist notwendig, da die Antibiotica oft wegen Schädigung der Endstrombahnen nicht an den Infektionsherd gebracht werden.

Die allgemeine antibiotische Behandlung erfolgt zur Abschirmung der Bakterieninvasion. Für eine große Zahl letaler Verläufe nach Verbrennungen ist die Sepsis verantwortlich (Linsenmaier, 1969).

e) *Entfernung aller Kopfhaare.* Bei Verbrennungsschäden der behaarten Kopfhaut müssen die Haare sofort entfernt werden. Sie bilden schnell einen Haarfilz, der Infektionen unterhält und eine Lokalbehandlung und das Abstoßen geschädigter Hautteile verhindert.

Lokale Therapie

Soforttherapie

Die *Grundregel* lautet: *Das Verbrennungsgebiet säubern.* Lorthior empfahl 1958 „ein neues Verfahren zur Beseitigung von Verbrennungsnekrosen". Gleich nach der stationären Aufnahme werden alle Epidermis- und Coriumnekrosen mit einem hochtourigen Schleifgerät abgeschliffen. Diese Dermabrasion findet vor allem bei Gesichtsverbrennungen immer mehr Anhänger. *Sie ist heute wohl die einleuchtendste, sicherste und schnellste Methode.* Die verbrannten Flächen werden durch das Abschleifen gesäubert, die Infektionsgefahr wesentlich vermindert und die Exsudatmenge deutlich reduziert.

Frühbehandlung

Die *Grundregel lautet: Sämtliche Wundflächen so schnell als möglich mit Haut decken.* Nach Abtragung der Nekrosen läßt man die Wundflächen zunächst granulieren. Sinnvoll ist es, große Wundflächen dann mit Thierschhauttransplantaten zum Abheilen zu bringen, um aseptische Voraussetzungen für weitere Plastiken zu schaffen (Abb. 1). Kleinere, nicht infizierte Wundflächen können sofort mit endgültigen Transplantaten gedeckt werden.

Spätkorrekturen

Die allgemeine Grundregel heißt: Endgültige funktionelle und ästhetische Wiederherstellung. Spätkorrekturen werden erforderlich bei Narbenkontrakturen oder Keloid-

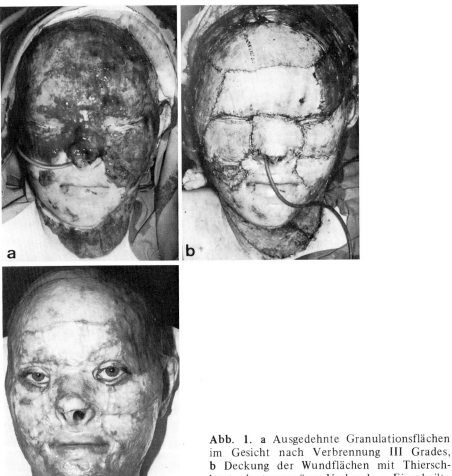

Abb. 1. a Ausgedehnte Granulationsflächen im Gesicht nach Verbrennung III Grades, **b** Deckung der Wundflächen mit Thierschhaut als temporärer Verband, **c** Eingeheilte Thierschhaut. Es bestehen jetzt aseptische Wundverhältnisse als Voraussetzung für die Einheilung freier Vollhauttransplantate

bildung und nach sekundären Schrumpfungen der primären Transplantate. Spätkorrekturen sind auch deshalb notwendig, weil auf Verbrennungsnarben noch nach langer Latenzzeit, durchschnittlich 30 Jahre, *Verbrennungscarcinome* entstehen können (Lacassagne, 1945).

Für die Spätkorrekturen gelten weiterhin folgende Regeln:
1. *Alles Narbengewebe* muß *excidiert* und *das gesunde Gewebe* an *seinen ursprünglichen Platz zurückgebracht* werden (Abb. 2).
2. *Die zweite Grundregel: Die Anatomie muß nachgebaut werden.* Es müssen also, so weit es operationstechnisch möglich ist, nach unseren heutigen Erkenntnissen alle Teile wieder so aufgebaut werden, daß sie den anatomischen Verhältnissen

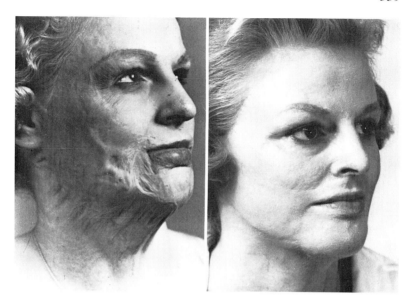

Abb. 2. a Narben im Gesicht-Halsbereich nach Verbrennungen III Grades mit Evertierung der Unterlippe, verstrichene Hals-Kinnfalte und Behinderung der Kopfbeweglichkeit, **b** Zustand nach Excision der Narbenfelder. Rückverlagerung des Gewebes an seinen ursprünglichen Platz und Deckung mit mehreren Vollhauttransplantaten, von *einer* Körperregion entnommen

entsprechen. Haut muß durch Haut, Knorpel durch Knorpel, Schleimhaut durch Schleimhaut usw. ersetzt werden. Darauf hat Schmid schon 1949 hingewiesen.

Deckung tiefer Defekte

Der Wiederaufbau von Gesichtsteilen oder eines ganzen Gesichts nach Verkohlung, der IV Grad von Verbrennungen, gehört zu den schwierigsten Aufgaben der Plastischen Chirurgie. Er ist für den Plastiker ein Kennzeichen seiner Profession, wie es Trauner (1973) ausdrückte. Die Beherrschung *aller* Transplantationsmethoden, von der Mikrochirurgie bis zu den großen Lappenplastiken, ist die Voraussetzung. Wenn diese Voraussetzung fehlt, muß der Patient in eine Klinik verlegt werden, die mit der Wiederherstellung des Gesichts besonders vertraut ist.

In meinen kurzen Ausführungen konnte ich nur die Grundregeln der Behandlung von Gesichtsverbrennungen aufzeigen. Bei der Patientin in Abb. 2 wurde neben der Wiederherstellung großer Wert auf das ästhetische Ergebnis gelegt. Die durch die Verbrennung vernarbten Hautpartien wurden durch mehrere Vollhauttransplantate ersetzt. Das Antlitz des Menschen ist der Spiegel der Seele, wie es ausgedrückt wird, und wir dürfen keine Mühe scheuen, unseren Patienten ihr Gesicht wiederzugeben.

Literatur

1. Bürkle de la Camp, H.: Geleitwort, In: Verbrennungs-Fibel, Hartenbach, W., Ahnefeld, F.W. (Hrsg.), Stuttgart: Thieme 1966
2. Lacassagne, A.: Les canders produits par les rayonnements. Actualites scientifiques et industrielles. Paris: Hermann & Cie. 1945
3. Linzenmeier, G.: Bakteriologie der Verbrennung. In: Verbrennungskrankheit, Fortschr. Klinik u. Forschung, Müller, F.E. (Hrsg.), Stuttgart, New York: Schattauer 1969
4. Widmaier, W.: Die Wiederherstellung von Funktion und Form bei der Korrektur von Verbrennungsschäden im Gesichts-Bereich. 27. Tagung der Deutschen Gesellschaft für Mund-, Kiefer- und Gesichtschirurgie, Freiburg 1977 (in Druck)
5. Widmaier, W., Schmid, E., Reichert, H.: Verbrennungen und Verätzungen. In: Mund-, Kiefer- und Gesichtschirurgie, Bd. 1, Krüger, E., Schilli, W. (Hrsg.), Quintessenz (in Druck)

Zur primären Rekonstruktion von Hautdefekten nach operativer Behandlung von Basaliomen im Gesichtsbereich

W. Esswein, R. Schmidseder und G. Nissen, Mainz

Die Problematik der Basaliomtherapie beginnt bereits bei der Nosologie dieser Tumoren; je nach Auffassung reicht die Dignitätsskala vom Basaliom als malignes Epitheliom mit infiltriertem und destruierendem Wachstum bis zur ausdrücklichen Eingruppierung als benigne Erkrankung. Kleine-Natrop (1972) leitet daraus eine sogenannte rücksichtsvolle Therapie ab, die den jeweiligen klinischen und pathologischen Kriterien Rechnung trägt, vor allem aber die therapeutische Radikalität um jeden Preis ablehnt. Zur Behandlung flächenhafter Basaliome bis 3 cm Durchmesser sollen angeblich die chirurgische-operative Methode, die Strahlentherapie und die Chlorzink-Schnellätzung nach Schreus gleichermaßen gute Ergebnisse zeitigen.

Zur Röntgentherapie sei in diesem Zusammenhang an die Publikationen von Gottron (1957), Nolting (1944) und anderen erinnert, die zu bedenken geben, daß eine durch Strahlen zusätzlich belastete Haut wiederum dem Sonnenlicht ausgesetzt wird und ein Summationseffekt auftritt, der sekundär auf dem Boden eines Röntgenoderms die Entstehung eines spinocellulären Carcinoms begünstigen kann.

Bei großer Tiefenausdehnung, bei exophytisch wachsenden massigen Formen, dem Ulcus terebrans und den sklerodermiformen Basaliomen halten auch die Dermatologen (Friedrich, 1970) am ehesten die operative Therapie für angezeigt.

Mit Rehrmann (1958) sind wir der Meinung, daß alle Basaliome bereits primär chirurgisch entfernt werden sollten. Falls zunächst eine Strahlentherapie angewendet wurde, so ist spätestens beim Auftreten eines Rezidivs die chirurgische Therapie erforderlich. Auch im Gesichtsbereich, wo nach Ehlers (1966) 90% der Basaliome auftreten, gibt es heute keine wesentlichen Nachteile der chirurgischen Therapie mehr, da eine Vielzahl hochwertiger Möglichkeiten zur plastischen Rekonstruktion zur Verfügung stehen. Aus kosmetischen Gründen wird nach der Basaliomexcision bei nicht zu großen Defekten der einfachen End-zu-End-Vereinigung oder der Nahlappenplastik der Vorzug zu geben sein.

Bei unklarer klinischer Diagnose, z.B. bei der Differentialdiagnose pigmentiertes Basaliom und Melanom lassen wir nach der Excision zunächst die Wunde frei granulieren und nehmen nach Erhalt der histologischen Diagnose zur Defektdeckung eine Vollhauttransplantation vor.

Kasuistik

Insgesamt haben wir in unserer Klinik in den Jahren 1970 bis 1976 89 Patienten mit 119 Basaliomen im Gesichtsbereich operiert. Bei den 50 Patienten, die retrospektiv analysiert werden konnten, war in den meisten Fällen die primäre Rekonstruktion möglich. Die Rezidivquote von ca. 5% läßt bei einer durchschnittlichen Beobachtungszeit von knapp 3 Jahren natürlich noch keine endgültige statistisch signifikante Aussage zu. Allerdings darf man nach Sebastian (1973) in Rechnung setzen, daß die Mehrzahl der Basaliome zwischen dem ersten und zweiten Jahr postoperativ rezidivieren. Spätrezidive werden nach Friedrich (1970) überwiegend nach Röntgentherapie im 3. und 5. Jahr beobachtet.

Außerdem muß bei unserer Quote von 5% berücksichtigt werden, daß bei einer Patientin auf dem Boden eines Lupus vulgaris mehrfach Basaliome aufgetreten waren, wobei nicht sicher zu entscheiden war, ob es sich um ein Rezidiv oder um ein neues Basaliom gehandelt hat. In den übrigen 3 Fällen waren die Basaliome, klinisch jeweils als Ulcus terebrans imponierend, mehrfach alio loco vorbestrahlt und z.T. voroperiert und hatten bereits die knöcherne Unterlage erreicht, bzw. durchbrochen.

Ein Beispiel aus dieser Reihe soll die therapeutischen Schwierigkeiten hierbei demonstrieren.

Ein 71jähriger Patient kam im Juli 1973 wegen eines bereits mehrfach voroperierten und vorbestrahlten Basalioms an der linken Schläfenregion in unsere stationäre Behandlung (Abb. 1a). Die histologische Untersuchung der Probeexcision ergab die Diagnose — Basalzell-Carcinom — vom Typus mixtus.

Bei der nachfolgenden ausgedehnten Resektion mußten neben Anteilen der linken Wange und Schläfe das linke Jochbein — Jochbogenmassiv sowie der linke Proc. articularis und muscularis mandibulae geopfert werden. Außerdem mußten die Exenteratio orbitae erfolgen (Abb. 1b). Schnellschnittuntersuchungen, aus den Resektionsgrenzen im Uhrzeigersinn entnommen, waren alle tumorfrei. Dennoch wurde, um eine gute Tumornachsorge zu ermöglichen, der etwa 12 x 12 cm große Defekt nicht mit einer Lappenplastik gedeckt, sondern mit einem Spalthauttransplantat vom rechten Unterbauch ausgekleidet. Die Wunde in der Orbita wurde der freien Granulation überlassen (Abb. 2).

Nach über 3 Jahren wurde im Oktober 1976 wegen Rezidivverdacht im unteren Resektionsrand eine Probeexcision entnommen, die erneut die Diagnose Basalion er-

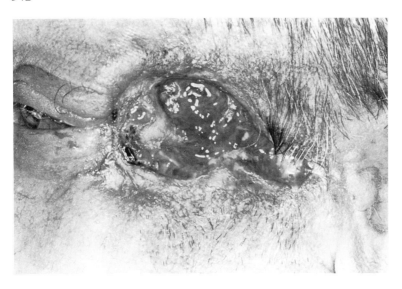

Abb. 1. a Ausgedehntes mehrfach vorbehandeltes Ulcus terebrans linke Schläfenregion

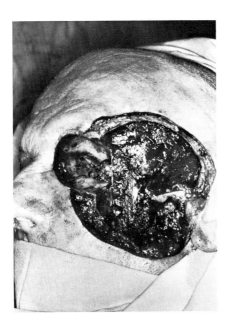

Abb. 1. b Zustand nach Tumorresektion und Exenteratio orbitae

gab. Beim nachfolgenden operativen Eingriff mußten nun die laterale Begrenzung der linken Orbita, der Alveolarfortsatz des linken Oberkiefers sowie die hintere Begrenzung der Kieferhöhle reseziert werden (Abb. 3a).

Die Schnellschnittuntersuchungen aus den Randbezirken ergaben einen positiven Befund der Kieferhöhlenhinterwand und am Tuber maxillae links. Nach erneuter Nach-

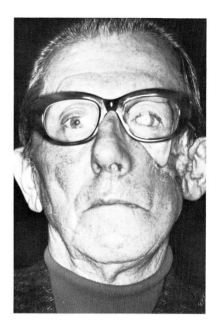

Abb. 2. Patient 1 Jahr postoperativ. Zustand nach epithetischer Versorgung

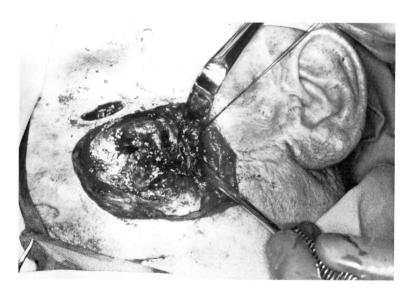

Abb. 3. a Zustand nach Resektion linke Wange und Oberkiefer. Histologisch Resttumor am Tuber maxillae (Raspatorium)

resektion waren die histologischen Befunde allesamt negativ. Da eine Perforation zur Mundhöhle bestand, mußte der Defekt nun mit Hilfe eines submental gestielten Cervicallappens gedeckt werden (Abb. 3b).

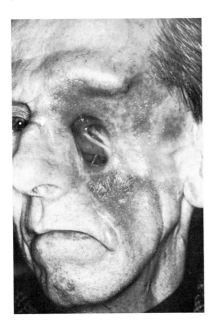

Abb. 3. b Patient 4 Monate danach; Mundhöhle abgedeckt, Perforation zur linken Nasenhöhle

Schlußbetrachtung

Dieser Fall zeigt besonders deutlich, daß bei mehrfach voroperierten und insbesondere vorbestrahlten Basaliomen trotz größtmöglicher Radikalität, die durch Schnellschnittuntersuchungen im Uhrzeigersinn gestützt wird, Rezidive nicht ausgeschlossen werden können. Offensichtlich muß, vor allem wenn der Tumor bereits zerstörerisch in den Knochen eingedrungen ist, im besonderen Maße mit kleinsten Tumorzapfen gerechnet werden, die der histologischen Geschwulstdiagnostik entgehen können. Bei der plastischen Rekonstruktion mit Nah- oder Fernlappen können sich die Rezidive unter Umständen so lange der Diagnostik entziehen, daß eine kurative Therapie nicht mehr möglich ist, weil die Grenzen der operativen Behandlung erreicht sind. Man sollte daher bei diesen besonderen Voraussetzungen auf Lappenplastiken verzichten und der Versorgung mit Freihauttransplantaten, insbesondere Spalthauttransplantaten den Vorzug geben.

Auch bei scirrhösen Basaliomen läßt sich die klinische Tumorinvasion schlecht abschätzen, so daß hier erst nach histologischer Überprüfung der Radikalität eine anspruchsvolle plastische Rekonstruktion durchgeführt werden sollte.

Zusammenfassung

Die chirurgische Therapie der Basaliome im Gesichtsbereich bietet heute keine wesentlichen Nachteile mehr, da eine Vielzahl hochwertiger Möglichkeiten zur plastischen Rekonstruktion zur Verfügung stehen. Aus kosmetischen Gründen wird nach der Excision, wenn möglich, der End-zu-End-Vereinigung der Wundränder oder der Nahlappenplastik der Vorzug zu geben sein. Unter bestimmten Voraussetzungen können auch Vollhauttransplantate zu guten kosmetischen Ergebnissen führen. Bei mehrfach voroperierten und insbesondere vorbestrahlten Basaliomen können trotz größtmöglicher Radikalität bei der Operation Rezidive nicht mit Sicherheit ausgeschlossen werden. Hier sollte der Versorgung mit Spalthauttransplantaten der Vorzug gegeben werden.

Literatur

1. Ehlers, G.: Zur Klinik der Basalzellepitheliome unter Berücksichtigung statistischer Untersuchungen. Z. Haut-Geschl. Kr. *41,* 226 (1966)
2. Friedrich, H.C., Peper, E.R.: Ergebnisse der Therapie der Basaliome und Spinaliome im Lippenbereich (ein Zehnjahresbericht) Z. Haut-Geschl. Kr. *45,* 279 (1970)
3. Gottron, H.A.: Karzinomentwicklung in der Haut. Dtsch. med. Wschr. *82,* 761 (1967)
4. Kleine-Natrop, H.E., Sebastian, G., Scholz, A.: Basaliomtherapie in der Sichtweite des Dermatologen. Derm. Mschr. *158,* 884 (1972)
5. Nolting, S.: Gefahren der Sonnenlichteinwirkung auf der Haut, S. 1478. Rheinland-Pfälz. Ärzteblatt 1974
6. Rehrmann, A.: Klinik der gutartigen Kiefertumoren. Fortschr. Kiefer-Gesichtschir. *4,* 263 (1958)
7. Sebastian, G., Scholz, A.: Analyse der Rezidivbehandlung bei Basaliomen. Derm. Mschr. *159,* 216 (1973)

Brustkorrekturen nach infektionsbedingtem postoperativem Gewebeverlust

R. Weiske und H. Reichert, Stuttgart

Die operative Behandlung der weiblichen Brust wegen Übergröße oder Unterentwicklung, Asymmetrie und sehr häufig wegen Tumorbildung in der Brustdrüse gehört zum Aufgabengebiet der Plastischen Chirurgie. Die Anzahl solcher Eingriffe ist im Steigen begriffen, nachdem nicht nur krebs-prophylaktische Untersuchungen, sondern auch durch Massenmedien geweckte kosmetische Ansprüche mehr Patientinnen als in früheren Jahrzehnten dem Chirurgen zuführen.

Auch wenn die Anzahl der Operateure, die operative Eingriffe an der weiblichen Brust vor allem mit kosmetischer Indikation durchführen, ist sehr schnell angewachsen und es ist leider festzustellen, daß einige davon teils durch mangelnde Kenntnis der entsprechenden Operationsverfahren, teils auch durch grobe, traumatische, dadurch infektgefährdende Operationstechnik ästhetisch ungenügende Ergebnisse erzielen, ja Verstümmelungen durch Gewebeverluste hinterlassen.

Eine kritische Selbsteinschätzung des Operateurs im Hinblick auf seine Kenntnisse und Erfahrungen auf dem Gebiet der plastischen und wiederherstellenden Chirurgie ist daher ebenso zu fordern wie eine einheitlichere, überprüfbare Ausbildung des Nachwuchses.

Daß die Rekonstruktion der Form der weiblichen Brust nach infektionsbedingtem postoperativen Gewebeverlust oft erheblich schwieriger ist als der Wiederaufbau der Brustform nach Tumorexstirpationen, weiß jeder häufig mit dieser Aufgabe betraute Chirurg. Die Beherrschung der wichtigsten modernen Operationsverfahren zur Reduktion hyperplastischer Brüste – genannt seien vor allem die Verfahren nach Strömbeck, Skoog und Mouly – sind dabei ebenso Voraussetzung wie Erfahrung in der Anlage von Lappenplastiken und in der Beurteilung ihrer Durchblutungssituation. Auch die sichere Beherrschung der Vollhautverpflanzung gewinnt Bedeutung, wenn der Verlust der Mamillen ihren Ersatz durch pigmentierte Haut wünschenswert macht. Als Entnahmestelle kommt entweder bei einseitigem Mamillenverlust die dadurch entsprechend zu verkleinernde Mamille der Gegenseite oder aber bei beidseitigem Verlust die Labia minora infrage.

Weitere Möglichkeiten des Wiederaufbaus der Brust, insbesondere auch durch Verwendung des in letzter Zeit von Olivari beschriebenen und auch uns unserer Klinik mehrfach mit Erfolg angewandten, durch Einbeziehung des Musculus latissimus dorsi vorzüglich durchbluteten langen Flankenlappens, können im Rahmen dieses kurzen Referates nicht erörtert werden, verdienen aber Erwähnung, da sie sich nicht nur bei der Wiederherstellung der Brustform nach Tumorexstirpationen, sondern auch bei der Brustrekonstruktion nach infektionsbedingtem postoperativem Gewebeverlust bewährt haben.

Mit einigen Fotografien wollen wir die Folgen unsachgemäßer operativen Eingriffe an der weiblichen Brust darstellen, bei denen Infekte zu postoperativen Gewebeverlusten geführt hatten. An zwei Fällen sei unser operatives Vorgehen im Bemühen um eine ästhetisch befriedigende Wiederherstellung der Brustform demonstriert:

Abbildung 1 zeigt ein 21jähriges Mädchen, bei dem ein auf dem Gebiet der Unfallchirurgie sehr erfahrener Kollege den Versuch einer Reduktion der hypertrophierten Mammae unternommen hat, welcher zu Durchblutungsstörungen, Infektion, Gewebeverlust und schließlich zu einer erheblichen Verstümmelung des sehr attraktiven Mädchens führte. Auch der Verlust der späteren Stillfähigkeit ist zu bedauern. Die geplante wiederherstellungschirurgische Behandlung wird mehrere Eingriffe erfordern, kann aber erst begonnen werden, wenn die Wundflächen völlig verheilt sind.

Abbildung 2a stellt eine junge Frau dar, die im Alter von 22 Jahren eine Reduktionsplastik beider Mammae durchführen ließ und ebenfalls postoperativ durch infektionsbedingten Gewebeverlust sehr erhebliche Verstümmelungen erlitt. Die rechte Brust war zu einem großen Teil nekrotisch geworden, die Mamille fehlte völlig, die stark sichtbaren Narben fixierten die äußere Haut an der Pectoralismuskulatur. Mehrere Fistelkanäle sonderten eitriges Sekret ab. Die linke Mamma war noch weitgehend erhalten und relativ groß, zeigte aber atypisch verlaufende sehr breite Narben und eine eingezogene verformte Mamille.

Wir führten zuerst eine Wundrevision an beiden Mammae durch, excidierten die Fisteln und warteten dann mit dem Wiederaufbau 2 Monate (Abb. 2b).

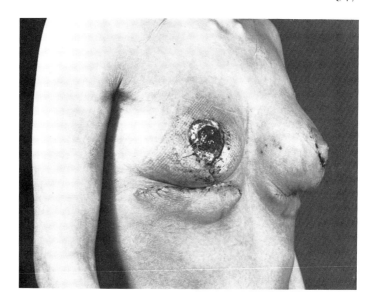

Abb. 1. 21jährige Patientin nach mißglückter Mammareduktion: Durchblutungsstörungen, Infektion, Gewebeverlust, erhebliche Entstellung, verlorene Stillfähigkeit

Eine Modifikation der Methode Strömbeck machte es möglich, die oben seitlich gestielte linke Mamille zu entfalten und in guter Position neu einzunähen. Im gleichen Eingriff wurden die derben, eingezogenen Narben vom Musculus pectoralis gelöst und ausgetrennt und ein in der submammären Falte gestielter Dermislappen, gebildet aus dem Gewebe unterhalb der zu hoch angesetzten, quer verlaufenden Narbe, unter die verbliebene Brust eingeschwenkt. Auch an der rechten Brust wurden die am Pectoralis fixierten Narben gelöst und zur Verminderung der Asymmetrie eine Siliconimplantat nach Cronin mit 265 ccm Inhalt epipectoral inkorporiert (Abb. 2c).

Ein halbes Jahr später verpflanzten wir Vollhaut vom Labium minus auf einen kreisförmig entepithelisierten Hautbezirk in der Mitte der rechten Brust symmetrisch zur Position der linken Mamille (Abb. 2d).

Gemäß dem Vorgehen an der linken Brust bildeten wir auch rechts einen in der submammären Falte gestielten Dermisfettlappen, um die untere Hälfte der Brust damit aufzufüllen und zugleich die zu hoch gelegene querverlaufende Narbe in die submammäre Falte abzusenken.

Nachdem sich in der Folgezeit die Weichteile der zunächst sehr straffen rechten Brust dehnten, konnten wir nach 6 Monaten die kleine Siliconprothese durch eine größere 300 ccm fassende tropfenförmige Prothese ersetzen (Abb. 2e), was zu einer weiteren Minderung der Asymmetrie beitrug und die Patientin sehr befriedigte, so daß sie zusätzlich operative Maßnahmen, beispielsweise zur Aufrichtung der rechten Mamille, nicht mehr durchführen lassen will.

Ein Beispiel für den Ersatz einer fehlenden Mamille durch Verkleinerung der gegenseitigen sehr großen Brustwarze und Verpflanzung der so gewonnenen Haut (im Zusammenhang mit einer angleichenden Reduktionsplastik) zeigen die Abb. 3a und 3b).

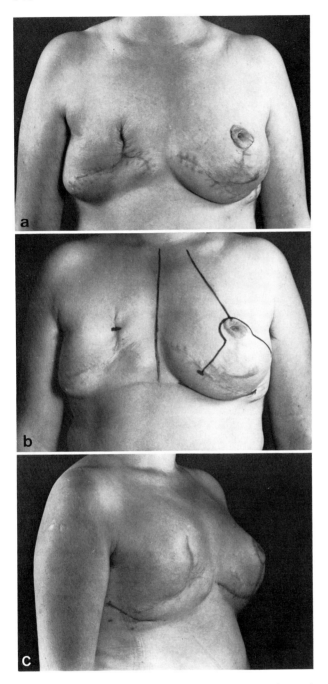

Abb. 2. a 22jährige Patientin nach unsachgemäß durchgeführter Reduktionsplastik. Ebenfalls postoperativ ausgedehnter infektionsbedingter Gewebeverlust vor allem an der rechten Brust, **b** Zustand nach Wundrevision und Abheilung, **c** Volumenersatz rechts durch Implantation einer Siliconprothese nach Lösung der narbigen Verwachsungen der äußeren Haut mit dem Musculus pectoralis

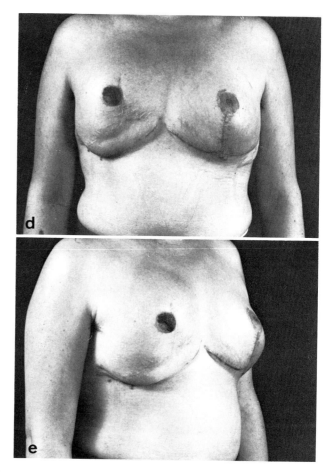

Abb. 2. d Verpflanzung pigmentierter Haut vom Labium minus zum Ersatz des rechten Warzenhofes, **e** Weitere Formung an beiden Mammae mit Verlagerung der atypisch hochgelegten horizontalen Narben in die submammäre Falte

Die in Abb. 4a dargestellte junge Frau ließ sich im Alter von 23 Jahren in einer Berliner Klinik für kosmetische Chirurgie körperfremdes Fettgewebe, angeblich zur Vergrößerung beider Mammae, einpflanzen. Neun Jahre später kam es zu entzündlichen Veränderungen und Einschmelzungen. In diesem Zustand suchte uns die Patientin auf.

Beide Brüste fühlten sich sehr derb an, standen unnatürlich kugelförmig vom Thorax ab und vor allem die linke Brust war in hohem Maße entzündlich gerötet und druckschmerzhaft.

Um der drohenden Perforation zuvorzukommen, entfernten wir die Implantate, welche von einer derben Kapsel umgeben waren. Rechts (Abb. 4b) ließ sich das Fettgewebe einschließlich der Kapsel in toto entfernen, während links nach Eröffnung der Brust reichlich ekelerregendes rahmig-gelbliches, übelriechendes Sekret ausfloß (Abb. 4c). Die scharfe Austrennung der Kapsel war entsprechend schwierig (Abb. 4d).

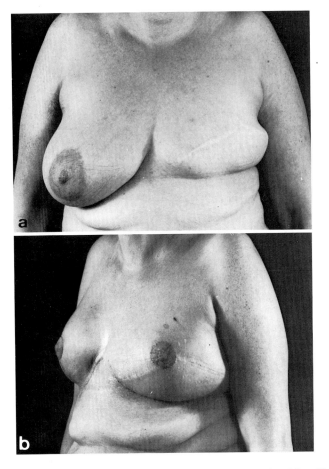

Abb. 3a, b. Beispiel für den Ersatz einer fehlenden Mamille durch Verkleinerung der gegenseitigen sehr großen Brustwarze und Verpflanzung der so gewonnen pigmentierten Haut

Die histologische Untersuchung des ausgetrennten Gewebes ergab abgekapselte Fettgewebsnekrosen, Ölcystenbildungen mit Fremdkörperreaktionen im umgebenden körpereigenen Gewebe und eine lympho-plasmocytäre Mastitis in einem kleinen mitresezierten Anteil des Drüsenkörpers.

Wir waren uns des Risikos bewußt, als wir die Wundhöhlen nach gründlicher Auswaschung und mehrfacher Spülung mit Nebacetinlösung im gleichen Eingriff mit Siliconimplantaten nach Cronin wieder auffüllten (Abb. 4e, f), wollten aber die kaum mehr behebbare Entstellung, welche durch Zusammenfallen der überdehnten Weichteilhülle unvermeidbar gewesen wäre, der Patientin möglichst ersparen.

Das postoperativ sehr befriedigende Ergebnis wurde durch bald einsetzende starke Kapselbildung vor allem an der linken Brust, wo die Resektion des entzündlich veränderten Gewebes und des Fremdkörpers scharf und unter erheblicher Blutung vorgenommen werden mußte, stark beeinträchtigt (Abb. 4a).

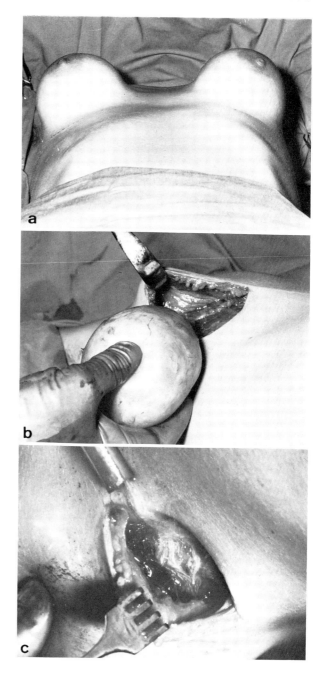

Abb. 4. a 32jährige Patientin, bei der körperfremdes Fettgewebe zum Brustaufbau verwandt worden war. Chronische Entzündung, erhebliche Schmerzen, Gefahr der Perforation links, **b** Rechts war das Fettgewebe von einer derben Kapsel umgeben und die Entfernung gelang in toto, **c** Links, wo Perforationsgefahr bestand, entleerte sich reichlich rahmig-gelbliches, übelriechendes Sekret

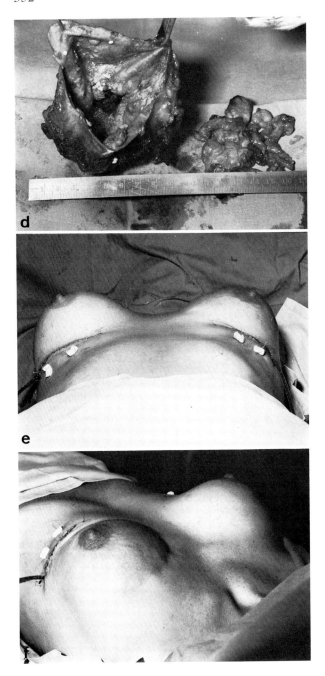

Abb. 4. d Die Austrennung der Kapsel war links sehr schwierig, **e, f** Volumenersatz durch Siliconimplantate, um ein welliges Zusammenfallen der überdehnten Weichteilhülle zu vermeiden

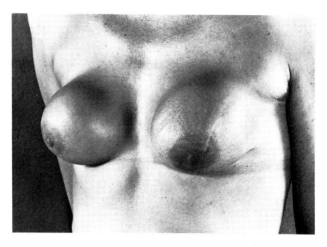

Abb. 4. g Innerhalb eines Jahres sehr erhebliche Kapselbildung, welche durch Kapselotomie behoben werden muß (siehe auch Text)

Im Gegensatz zu den Ergebnissen nach Augmentationsplastik bei Mammahypoplasie, wo die Präparation des Implantatbettes weitgehend stumpf und blutungsfrei möglich ist und dadurch eine narbige Einscheidung der Prothesen, eine sogenannte Kapselbildung, nur selten auftritt, beobachteten wir nach subcutanen Mastektomien und besonders auch nach scharfer Austrennung von infektionsbedingten Vernarbungen häufiger Kapselformierungen, die das zunächst weiche, brustförmig gerundete Implantat ballartig hart ummanteln und deformieren, wie Abb. 4a zeigt.

Ein in den letzten Jahren vor allem in den Vereinigten Staaten propagiertes „squeezing" halten wir für sehr riskant, da die Kapselsprengung unkontrollierbar durch extremen Druck erfolgt, sicherlich nicht selten auch die Implantathülle miteinreißt und Silicongel ausläuft.

Stattdessen empfehlen wir, nach etwa einem Jahr vom submammären Randschnitt aus die Kapsel darzustellen, mit der Diathermieklinge (die das Implantat nicht perforiert) die Kapsel circulär einzutrennen, das Implantat zu entfernen und unter die Kapsel neu einzulagern. Die Kapsel wird nicht reseziert, sie verbleibt ausgesteckt über dem Implantat. Der Eingriff ist daher unblutig und die Rezidivquote entsprechend gering.

Die Aufklärung der Patientinnen vor der operativen Rekonstruktion einer Brust nach infektionsbedingter Verstümmelung ist stets besonders ausführlich zu gestalten, da die Ansprüche und Erwartungen durch teilweise unsachliche Bildberichte in den Illustrierten nicht selten zu hoch gesteckt wurden. Über Schwierigkeit des Wiederaufbaus, Anzahl der erforderlichen Eingriffe, mögliche Komplikationen (z.B. Kapselbildung um Implantate) und verbleibende Narben müssen die Patientinnen informiert sein, damit sie die oft mühevollen Aufbauplastiken und ihr Ergebnis würdigen können und eine positive Einstellung zu den auch danach bleibenden Beeinträchtigungen finden.

Zusammenfassung

Auf die Schwierigkeiten der Rekonstruktion der weiblichen Brustform nach infektionsbedingtem postoperativen Gewebeverlust wird hingewiesen. Anhand von 2 Fällen, die durch unsachgemäße operative Behandlung erhebliche Verstümmelungen erlitten hatten, wird demonstriert, wie man mit den heutigen Operationsverfahren, denen die Kenntnis der Reduktionsplastiken, der Augmentationsmöglichkeiten, der Lappenplastiken, der Vollhauttransplantationen zugrunde liegen, eine Wiederherstellung der Brustform erreichen kann. Aber auch die Schwierigkeiten und möglichen Komplikationen werden aufgezeigt.

Literatur

1. Cronin, D.: Augmentation mammaplasty. Transact. of the III. Internat. Congr. of Plast. Surg., Washington, U.S.A., by Excerpta Med. Foundat. Series 66, 41–49 (1963)
2. Grossmann, R.A.: The current status of augmentation mammaplasty. Plastic and Reconstructive Surgery 51, 1–7 (1973)
3. Hefler, H.: Mamma-Chirurgie unter Berücksichtung aesthetischer Aspekte. Mat. Med. Nordm. 29, 183–193 (1977)
4. Olivari, N.: The latissimus flap. Brit. J. plast. Surg. 29, 126 (1976)
5. Reichert, H.: Wiederherstellung der Brustform nach Drüsenkörperexstirpation wegen Mastopathia cystica unter modifizierter Anwendung der Methode Strömbeck. Transacta d. 3. Tag. d. Vereinig. d. Deutschen Plast. Chirurgen, Köln 78–81 (1972)
6. Reichert, H.: Wiederherstellung der weiblichen Brustform nach subcutaner Mastektomie. Transacta d. 13. Jahrestag. d. Deutschen Gesellsch. f. Plast. u. Wiederherstellungschir., Stuttgart, 241–248 (1975)
7. Skoog, T.: A technique of breast reduction. Acta chir. scand. 126, 453 (1963)
8. Strömbeck, J.P.: Mammplasty: Report on a new technique based on the two-pedicle procedure. Brit. J. plast. Surg. 13, 79 (1960)

Die Gefäßversorgung des invertierten Rundstiellappens

Chr. Gammert, M.E. Wigand und B. Schlosser, Erlangen

Die radikale Tumorchirurgie des Halsbereiches stellt an die plastische Wiederherstellung oft große Anforderungen. Dazu gehört auch die primäre und sekundäre Rekonstruktion von Hohlorganen mit intakter Innenauskleidung. Zwar bieten dafür die großen Fernlappen, wie sie insbesondere von Conley und Bakamjian angeboten wurden, gute Dienste, doch können hiermit nicht alle Probleme zufriedenstellend gelöst werden.

Wir haben uns deshalb die Aufgabe gestellt, im Tierexperiment das Verhalten eines zum Schlauch geformten, doppelt gestielten Hautlappens, der primär unter die Haut versenkt wird, systematisch zu untersuchen. Er wurde an der Erlanger Klinik „invertierter Rundstiel" genannt und ist für die Kehlkopfrehabilitation erprobt worden. An dieser Stelle beschränken wir uns auf erste Mitteilung über seine Vascularisation.

Zur Technik des invertierten Rundstiellappens

Für die Versuche wurden weiße Neuseeländer Kaninchen sowie Zwergschweine verwendet. Nach vorheriger Rasur erfolgte wie beim Rundstiellappen die parallele Hautincision sowie die Unterminierung der 5 x 10 cm großen Hautbrücke. Danach wurde der Lappen so eingedreht und vernäht, daß ein innen mit Haut ausgekleideter Schlauch entstand. Durch den Verschluß der verbleibenden Wundränder wurde der invertierte Rundstiellappen so versenkt, daß nur beide Öffnungen gut zugänglich blieben.

Nach unterschiedlicher Dauer wurde die Einheilung an histologischen Schnitten untersucht und die Gefäßarchitektur des Lappens und seiner Umgebung anhand von Korrosionspräparaten dargestellt.

Zur Korrosionstechnik beim Kaninchen

Nach Gaben von Liquemin, gefäßerweiternden Mitteln und Überdosen von Nembutal erfolgte die Ausspülung des Blutes mit körperwarmer physiologischer Kochsalzlösung. Über Katheter, die für einfarbige Darstellungen in die Aorta ascendens und für zweifarbige Darstellungen zusätzlich in die Vena cava superior und inferior eingebunden wurden, schloß sich unter konstantem Druck die Füllung mit Kunstharzmassen aus der Reihe der Methyl-Methacrylate an. Die anschließende Maceration der Weichteile mit konzentrierter Laugen kann so gesteuert werden, daß das Skelet noch erhalten bleibt. Andernfalls lassen sich die verbleibenden Reste sowie die Seifenprodukte mit konzentrierten Säuren beseitigen.

In den histologischen Schnitten läßt sich durch den mit in den Schlauch einbezogenen Panniculus carnosus erkennen, daß innerhalb und außerhalb des Lappens Gefäße verlaufen. Eine topographische Zuordnung ist aber nicht möglich.

Dies gelingt mit dem Korrosionsverfahren. Um eine umfassende Darstellung der Gefäße zu erreichen, sahen wir uns jedoch gezwungen, das gesamte Gefäß-System zu füllen. Trotzdem gelang es uns auch bei den peripheren Hautgefäßen, bis in eine Größenordnung von 10–20μ vorzudringen.

Auf Abb. 1 ist das Korrosionspräparat eines 10 Wochen alten invertierten Rundstiellappens an der linken Seite des Stammes dargestellt. Durch das Lumen wurde vor der Maceration ein 2 x 0 starker Mersilene-Faden gezogen. Man erkennt oberhalb des caudalen Abschnittes eine stärkere Gefäßdichte der Haut, darunter Anteile der Wirbelkörper. Am linken oberen Rand ist die Spitze des Kaninchenohres zu erkennen. Insgesamt zeigt der invertierte Rundstiellappen einen deutlichen Längsverlauf der großen Gefäße und eine gleichmäßige, netzförmige und dichte Anordnung der feinen Gefäße.

Bei dem nächsten, 10 Wochen alten Lappen wurde das arterielle System rot und das venöse blau dargestellt. Insbesondere durch die venöse Füllung stellt sich ein dichtes Gefäß-System dar, wobei bei der Aufsicht die optische Überlagerung der bedeckenden

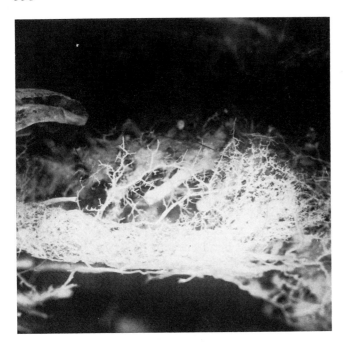

Abb. 1

Hautpartien, die auch hier in engem Kontakt mit den Lappengefäßen stehen, hinzukommt. Sogar größere arterielle Gefäße münden in das System des Lappens ein.

Auf dem vergrößerten Ausschnitt in Abb. 2 sind die zuführenden Arterien und Venen besser zu erkennen.

Beim Studium der Literatur zeigt sich, daß lediglich ganz vereinzelt eine ähnliche Lappenform u.a. von Gillies zur Totalrekonstruktion des Penis angewendet wurde, jedoch bisher keine systematische Erforschung solcher Lappenform erfolgte.

Hingegen stellt Lentrodt anhand von Aufhellungspräparaten nach Spalteholz fest, daß bei Zwergschweinen die Hauptgefäße des konventionellen Rundstiellappens ebenfalls zur Längsachse ausgerichtet sind und daneben ein dreidimensionales Netz von radiär, zirkulär und schräg verlaufenden kleinen und mittleren Blutgefäßen angelegt ist.

Neben diesen von beiden Lappenstielen gespeisten, teilweise ähnlich angeordneten Gefäß-Systemen kommt beim invertierten Rundstiellappen auf der gesamten Länge eine zusätzliche feine Gefäßversorgung aus der unmittelbaren Umgebung hinzu.

Unter Beachtung dieser besonderen Durchblutungsverhältnisse des invertierten Rundstiellappens ergeben sich für die plastische und rekonstruktive Chirurgie sicherlich zusätzliche Anwendungsgebiete, sei es, um einen schnelleren Transport von Gewebematerial oder spezielle Rekonstruktionen von Hohlorganen durchzuführen.

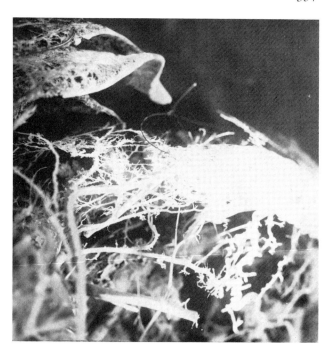

Abb. 2

Literatur

1. Lentrodt, J.: Die gestielte Fettgewebstransplantation. Tierexperimentelle Studien als Grundlage der klinischen Anwendung. München: Carl Hanser Verlag 1969

Zur Behandlung der Sehnenscheidentuberkulose der Hand

M. Trauner, Murnau

Ich möchte anhand eines Falles einer tuberkulösen Sehnenscheidenentzündung einige Probleme besprechen, mit denen wir heute bei der Behandlung und Begutachtung ähnlicher Fälle konfrontiert sind.

Der 39jährige Monteur S.R. zog sich lt. D-Arztbericht eine sog. Bagatellverletzung an der linken Zeigefingerkuppe zu, als er sich an einer Drahtbürste stach. Wegen einer Schwellung des linken Zeigefingers suchte er einen Monat später seinen Hausarzt auf, der wegen eines fraglichen Fremdkörpers eine Wundrevision ausführte. Nach kurzer Unterbrechung arbeitete er weiter und wurde erst 3 Monate später wegen einer zunehmenden Schwellung und Bewegungseinschränkung des linken Zeigefingers dem

D-Arzt vorgestellt. Nach Ruhigstellung im Gipsverband für 6 Wochen erfolgte dann, nachdem die Schwellung trotzdem zunahm, die Überweisung in die handchirurgische Sprechstunde der BG-Unfallklinik Murnau. Sechs Monate nach dem angeschuldigten Unfallereignis fand sich folgender Befund (Abb. 1): Der linke Zeigefinger war insgesamt geschwollen, die Beugung war durch die Volumen-Zunahme im Bereich der Beugesehnenscheide eingeschränkt. Außerdem fühlte man bei Betastung der Beugesehnenscheide und passiver Bewegung des Fingers eine deutliche Crepitation. Bei der kurz darauf erfolgten Durchuntersuchung nach stationärer Aufnahme fand sich ein positiver Tine-Test, eine BSG von 21/50 und eine Alpha$_2$-Globulin-Vermehrung in der Elektrophorese als Zeichen einer Immunierung auf TBC-Bazillen und eines bestehenden Infektionsherdes. Das Blutbild war unauffällig und das Lungen-Röntgen negativ. Bei der kurz darauf erfolgten operativen Revision fand sich nach Freilegung der Beugesehnenscheide des linken Zeigefingers nach Brunner dieselbe verdickt und von einem zahlreiche Reiskörper enthaltenden Granulationsgewebe eingenommen (Abb. 2). Wegen des Verdachtes auf eine tuberkulöse Sehnenscheidenentzündung wurde eine radikale Excision des Granulationsgewebes unter Erhaltung der Ringbänder und der makroskopisch intakten Beugesehnen durchgeführt (Abb. 3). Das Operations-Präparat wurde zur histologischen Untersuchung eingesandt. Es fanden sich verkäsende Nekrosen mit Riesenzellen vom Langhans-Typ, und in der Ziel-Neelsen-Färbung konnten säurefeste Stäbchen nachgewiesen werden. Diagnose: Tenosynovitis Tuberculosa.

Es wurde daraufhin sofort eine tuberculostatische Behandlung mit Myambutal, Rifa und Rimifon durch unseren Internisten eingeleitet. Der weitere Verlauf war komplikationslos, die Wundheilung pp., und es kam zu einer vollkommenen Wiederherstellung der Funktion des linken Zeigefinger (Abb. 4). Nach regelmäßigen Kon-

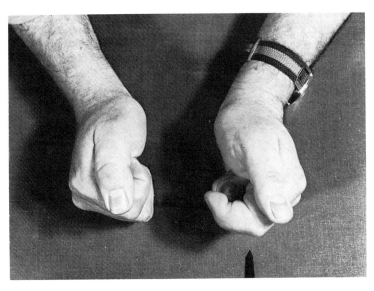

Abb. 1. Sehnenscheidentuberkulose linker Zeigefinger; höhergradige Beugeeinschränkung li. Zeigefinger

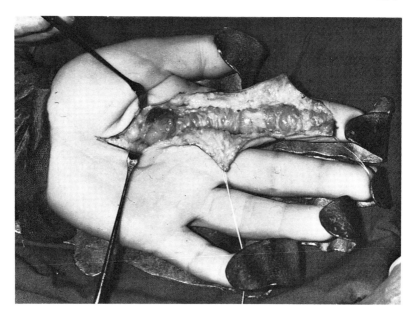

Abb. 2. Operationssitus: Die gesamte Sehnenscheide des linken Zeigefingers ist von Granulationsgewebe eingenommen

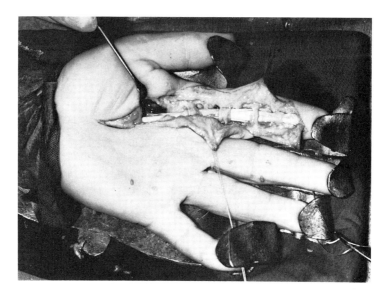

Abb. 3. Operationssitus: Zustand nach radikaler Entfernung des erkrankten Sehnenscheidengewebes des linken Zeigefingers unter Erhaltung beider Beugesehnen der Ringbänder und Gefäßnervenbündel

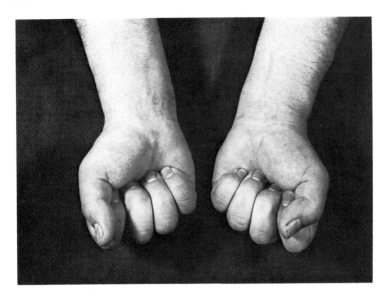

Abb. 4. Funktionelles Ergebnis 4 Monate nach der Operation: Volle Beugung des linken Zeigefingers wieder erreicht

trollen und Normalisierung der BSG und der Elektrophorese konnte auch die tuberculostatische Behandlung abgesetzt werden.

Diskussion

Die Sehnenscheidentuberkulose ist heute in Mitteleuropa dank der erfolgreichen Bekämpfung der Rindertuberkulose eine seltene Erkrankung (Anderl). Besonders gefährdet sind Personen, die beruflich mit tuberkulös infiziertem Fleisch zu tun haben, bevor eine Verseuchung desselben festgestellt wird, wie Kopfschlächter, Tierärzte, Landwirte oder Sektionsgehilfen und Ärzte (Dortenmann, Burckhart, Anthuber).

Der erste Infektionsweg, die sog. Inoculation setzt ein adäquates Unfallereignis wie Schnitt- und Stichwunden mit tuberkulös infizierten Gegenständen voraus, wodurch die Keime in den Bereich der Sehnenscheiden gebracht werden (Burckhart).

Der zweite Infektionsweg durch Streuung aus einem tuberkulösen Herd hämatogen oder durch Fortleitung aus einer Knochen- oder Gelenks-Tuberkulose muß durch eine genaue Abklärung ausgeschlossen werden (Anderl). Beweisend für einen Unfallzusammenhang kann ein Typennachweis des Typus bovinus sein (Burckhart).

Der Verlauf ist schleichend und erstreckt sich über mehrere Monate. Typische Symptome sind eine teigige Schwellung im Bereich der betroffenen Sehnenscheiden mit Bewegungseinschränkung und Crepitation und als Spätsymptom druckbedingte Parästhesien. Die Diagnose wird meist spät gestellt, in der Regel erst durch die histologische Untersuchung, den Bazillennachweis und den Tierversuch bestätigt.

Therapeutisch ist heute eine radikale chirurgische Excision des erkrankten Sehnenscheidengewebes unter Erhaltung nicht betroffener Sehnen, Ringbänder, Nerven und Gefäße mit anschließender tuberculostatischer Nachbehandlung die Methode der Wahl.

Der oben vorgestellte Fall zeigt, daß man auch bei atypischer Anamnese an eine tuberkulöse Erkrankung der Sehnenscheide denken und dementsprechend vorgehen soll. Hierdurch ist eine primäre Wiederherstellung der Funktion bei einer spezifischen Infektion der Sehnenscheide möglich.

Zusammenfassung

Die tuberkulöse Sehnenscheidenentzündung ist heute eine seltene Erkrankung. Besonders gefährdet sind Personen, die beruflich mit tuberkulös infiziertem Fleisch zu tun haben. Wichtig ist ein adäquates Unfallereignis. Der Verlauf ist schleichend, und die Diagnose wird meist erst durch die histologische und bakteriologische Untersuchung gestellt. Zur Klärung der Äthiologie ist eine Typenbestimmung im Tierversuch notwendig. Therapeutisch ist die radikale chirurgische Excision des erkrankten Sehnenscheidengewebes mit anschließender tuberkulostatischer Behandlung die Methode der Wahl.

Es wird ein Fall einer tuberkulösen Sehnenscheidenentzündung des Zeigefingers vorgestellt.

Literatur

1. Anderl, H., Semenitz, E.: Mehrfach rezidivierende Tendovaginitis tuberculosa der Fingerbeuger. Handchirurgie *4*, 130–132 (1972)
2. Anthuber, F.: Beitrag zur Sehnenscheidentuberkulose der Metzger. Monatsschr. f. Unfallheilk. *64*, 292–298 (1961)
3. Burckhart, T.: Zur Frage der unfall- und berufsbedingten Sehnenscheidentuberkulose. Hefte Unfallheilk. *61* (1959)
4. Burckhart, T.: Die Häufigkeit der Sehnenscheidentuberkulose bei Metzgern. Monatsschr. f. Unfallheilk. *63*, 108–111 (1960)
5. Dortenmann, S.: Tuberkulöse Sehnenscheidenentzündung der Metzger: Arbeitsunfall oder Berufskrankheit. Monatsschr. f. Unfallheilk. *62*, 281–291 (1959)

Prioritäten bei der Versorgung von Mehrfachverletzungen

R. Bedacht und J. Bauer, München

Beim *Polytrauma* mit lebensbedrohlichen Körperhöhlenverletzungen steht der *Dringlichkeit* nach die Osteosynthese einer oder mehrerer Frakturen an letzter Stelle. Jede Mehrfachverletzung hat ihre eigene Problematik. Schon am *Unfallort* müssen im Rahmen der Erstversorgung Prioritäten gesetzt werden, um reelle Überlebenschancen beim Schwer- oder Schwerstverletzten zu erreichen.

Während der letzten 5 Jahre wurden in der Chirurgischen Universitätsklinik München *202 Mehrfachverletzte* mit mindestens 2 Frakturen – unterschiedlicher Lokalisation und Schweregrad – beobachtet und behandelt. In 53,0% der Fälle war ein Schädel-Hirntrauma und in 28,2% ein mehr- oder minder schweres Körperhöhlentrauma (Thorax, Abdomen, Retroperitonealraum) mit Frakturen der Extremitäten und/oder des Achsenskelets kombiniert. In 18,8% der Fälle waren es Mehrfachfrakturen – im Einzelfall bis zu 8–10–12 Frakturen – die in der Mehrzahl stabilisiert werden mußten.

88 Primär-Osteosynthesen wurden innerhalb der 8–10-Stundengrenze, 62 Osteosynthesen *verzögert-primär* zwischen dem 1. und 3. Tag nach erlittenem Polytrauma ausgeführt. 174 (53,7%) Osteosynthesen dagegen mußten aufgeschoben bzw. zu einem späteren Zeitpunkt hergestellt werden, weil die *Kombinationsverletzungen* mit Schockzustand, Volumenmangel, tiefer Bewußtlosigkeit, Ateminsuffizienz u.a., zum Teil so schwerwiegend waren und deswegen im Vordergrund der chirurgischen Behandlung standen. Erst in der 2.–4.–6. Woche war es bei diesen Polytraumatisierten möglich, die bis dahin konservativ behandelten Frakturen im Rahmen der *Sekundär-Osteosynthese* zu stabilisieren. In solchen Situationen haben sich die konservativen Behandlungsmaßnahmen von Frakturen bestens bewährt.

Bei jedem Polytraumatisierten wird eine *Prioritäten-Konferenz* eingeholt, die über den Zustand des Schwer- oder Schwerstverletzten und über die notwendigen operativen Maßnahmen befindet. Insofern beim *schweren Schädel-Hirntrauma* mit Bewußtlosigkeit intracerebrale, epidurale oder subdurale Blutungen ausgeschlossen werden konnten, entschlossen wir uns bei stabilen Kreislaufverhältnissen und nach Sofortintubation und Beatmung zur Primär-Osteosynthese der gleichzeitig erlittenen Frakturen, vor allem der offenen Frakturen. Bei kontralateral vorliegenden Frakturen waren zwei Operationsteams tätig. Nicht immer war der Heilverlauf ungestört. Dazu 2 Beispiele: Siehe Abb. 1 und 2.

Auch bei folgendem Patienten bestand ein *Polytrauma* mit *offenen Frakturen*, weswegen die Indikationsstellung zur Primär-Osteosynthese bzw. zur primär-verzögerten Osteosynthese leichter fiel. Zwei Operationsteams stabilisierten – simultan – die erlittenen Frakturen, allerdings ohne mediale autogene Spongiosaanlagerung an der Femurfragmentenfraktur rechts. Zur autogenen Spongiosaentnahme blieb ohnedies bei diesem schweren Polytrauma keine Zeit mehr. Der Heilungsverlauf war daher gestört, durch Vornahme von Reosteosynthesen konnte jedoch die knöcherne Ausheilung und damit ein gutes funktionelles Endergebnis doch noch erzielt werden (Abb. 3 und 4).

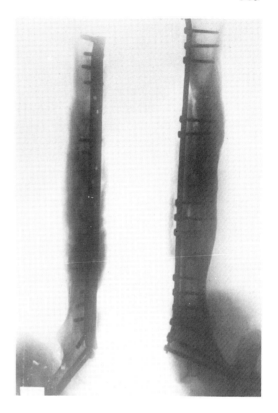

Abb. 1. Knöcherne Konsolidierung der posttraumatischen Weichteil-Knocheninfektion nach Platten- und Schrauben-Osteosynthese der geschlossenen 12-Fragment-Femurtrümmerfraktur (Primär-Osteosynthese 10 Stunden nach Polytrauma): 1. Schweres Schädel-Hirntrauma mit Gesichtsschädelfrakturen; 2. Claviculafraktur rechts; 3. Geschlossene Femurtrümmerfraktur rechts; 4. Offene Unterschenkelfraktur rechts – mit Druckplattenosteosynthse primär stabilisiert – normaler Heilverlauf; 5. Symphysensprengung und Sitzbeinfraktur rechts

Beim *Volumenmangel* bzw. beim protrahierten Schock, durch Blut-, Plasma- und Wasserverlust, wie auch bei vitalen Funktionsstörungen, z.B. infolge *transdiaphragmaler Zweihöhlenverletzung*, stellen wir die Primärstabilisierung einer oder mehrerer Frakturen zurück, bis der Allgemeinzustand in der posttraumatischen bzw. postoperativen Phase gebessert und die Schocksituation beherrscht ist. In der *1. Operationsphase* werden daher nur die lebensgefährlichen Organ- und Gefäßverletzungen versorgt, während andererseits die Frakturenstabilisierung aufgeschoben, im Einzelfall sogar erst in der 4.–6. Woche nach dem Polytrauma ausgeführt werden (Abb. 5, 6 und 7).

Auch beim Polytrauma durch *multiple Trümmerfrakturen* – vor allem an den unteren Extremitäten und abgesehen von Gefäß- und Nervendurchtrennungen – geben wir der aufgeschobenen bzw. Sekundär-Osteosynthese den Vorzug. Erst nach Schock-, Infektions- und Fettembolie-Prophylaxe werden bei stabilen Herz-Kreislaufverhältnissen und guter Respiration nacheinander die Trümmerfrakturen stabilisiert.

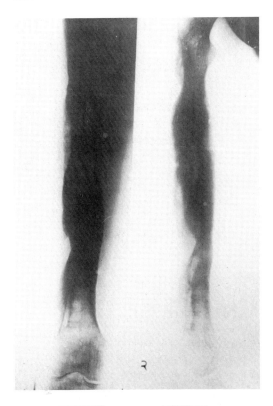

Abb. 2. Knöcherne Ausheilung bei Zustand 4 Monate nach Material-Entfernung, Nekro- und Sequesterotomie (s. Abb. 1). Normale Gelenkfunktion im rechten Bein

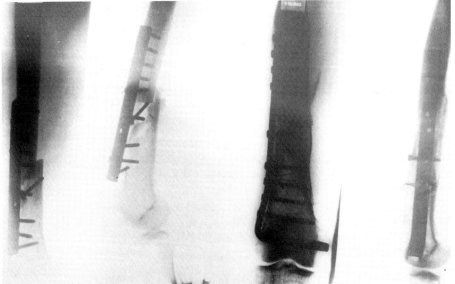

Abb. 3. Plattenausriß (Überbelastung beider Beine bei einer Zimmerexplosion!), 6 Wochen nach Primär-Osteosynthese bei Polytrauma: 1. Schweres Schädel-Hirntrauma, mit Le Fort II-III; 2. offene Femurfraktur rechts; 3. offene Unterschenkelfraktur rechts

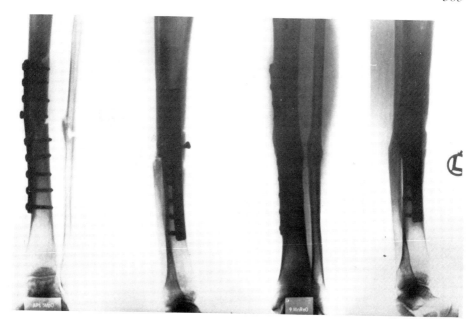

Abb. 4. Aseptische Pseudarthrose (s. Abb. 3), 7 Monate nach Primärosteosynthese bei Polytrauma. Reosteosynthese (Druck-Osteosynthese) und knöcherne Ausheilung

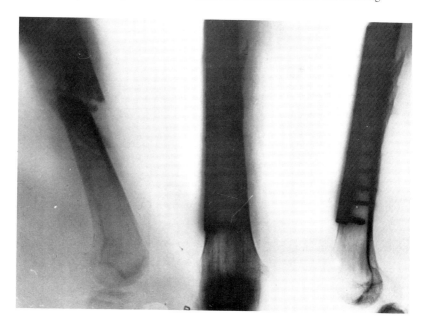

Abb. 5. Femurmehrfragmentfraktur rechts bei Polytrauma. 1. Stumpfes Bauchtrauma mit Zwerchfellruptur, Blasenruptur und retroperitonealem Hämatom; 2. beidseitige Femurtrümmerfraktur; 3. Hüftgelenkpfannenbruch links; 4. Multiple Wunden und Prellungen – 4 Wochen später (nach Polytrauma, Laparotomie und Thoracotomie links) Druck-Osteosynthese und normaler Heilverlauf

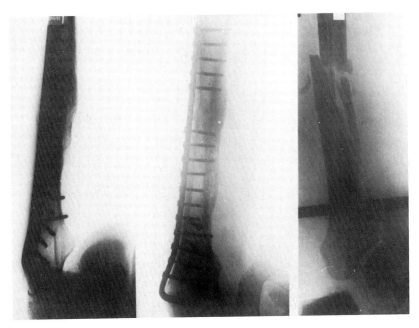

Abb. 6. Femurtrümmerfraktur rechts bei Polytrauma (S. Abb. 5), 6 Wochen nach Polytrauma mit Winkelplatte stabilisiert, normaler Heilverlauf

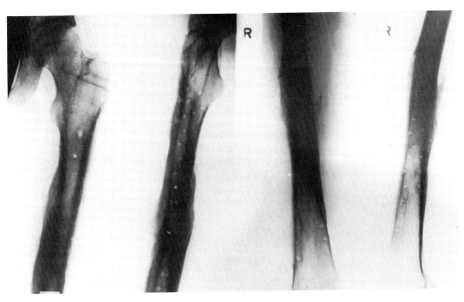

Abb. 7. Zustand 2 Monate nach Materialentfernung (s. Abb. 5 und 6), gutes funktionelles Endergebnis

Handelt es sich um Ober- und Unterschenkeltrümmerfrakturen, dann sollte das eine Bein – sofern die Indikation dazu besteht – mit Marknägeln, das andere mit Platten stabilisiert werden. Dieses Vorgehen führt erfahrungsgemäß zu einer schnelleren Gebrauchsfähigkeit, vor allem der mit Marknägel versorgten Extremität (Abb. 8, 9 und 10).

Beim Polytrauma mit Frakturen sind unsere Behandlungsergebnisse – *Primär-Osteosynthese* zur *Sekundär-Osteosynthese* wie folgt zusammenzufassen: *108 Primär-Osteosynthesen* oder *primär-verzögert* ausgeführte Osteosynthesen hatten einen ungestörten Heilverlauf. Bei 18 Osteosynthesen waren verzögerte Frakturheilungen und aseptische Pseudarthrosen zu verifizieren, der Rest entfiel auf Weichteil- und Knocheninfekte. – Die *aufgeschobene Osteosynthese* oder die *Sekundär-Osteosynthese* war in 86,2% (150 Osteosynthesen) komplikationslos zur Ausheilung gelangt, in 13,8% war der posttraumatische bzw. postoperative Heilverlauf gestört.

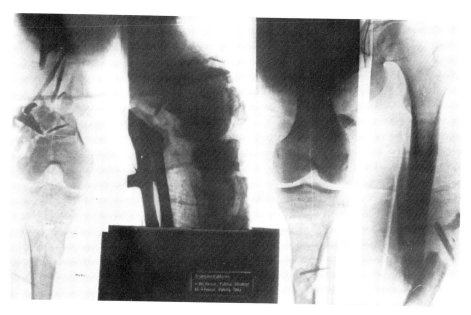

Abb. 8. Geschlossene, multiple Trümmerfrakturen der unteren Extremitäten bei Polytrauma: 1. Schädel-Hirntrauma mit Le Fort II-III; 2. offene Femurtrümmerfraktur rechts, geschlossene Patella- und Tibiakopftrümmerfraktur rechts; 3. geschlossene Femur-, Patella- und Tibiatrümmerfraktur links; 4. geschlossene Mittelfußfrakturen 1–4 rechts; 5. multiple Prellungen, Platz- und Rißwunden

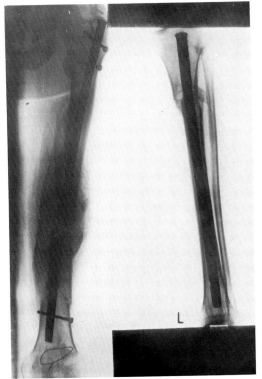

Abb. 9. Zustand 12 Monate nach offener Marknagelung linker Femur (Verriegelung) – 3 Wochen nach Polytrauma (s. Abb. 8) mit gleichzeitiger gedeckter Marknagelung der linken Tibia und Teilpatellektomie. Gute knöcherne Konsolidierung

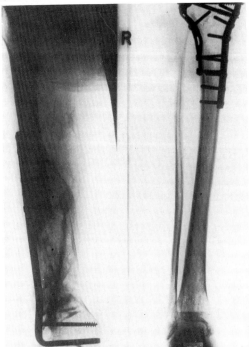

Abb. 10. Zustand 12 Monate nach Platten-Osteosynthese der offenen Femurtrümmerfraktur rechts (Zustand nach Polytrauma, s. Abb. 8 u. 9), 6 Wochen nach Polytrauma, mit gleichzeitiger Totalpatellektomie u. Doppelplatten-Osteosynthese der Tibiatrümmerfraktur rechts. Gute knöcherne Konsolidierung

Ein Jahr Replantation in Berlin. Erfahrungen und Ergebnisse aus der Orthopädischen Universitätsklinik Berlin im Oskar-Helene-Heim

B. Gaudin, M. Neubauer und H. Zilch, Berlin

Die Replantationschirurgie hat vor 15 Jahren durch die richtungsweisenden Arbeiten von Jacobson und Suarez, die den Wert des Operationsmikroskops demonstrierten, einen wesentlichen Impuls bekommen. Durch den tierexperimentellen sowie klinischen Nachweis, daß Gefäße unter dem Operationsmikroskop von einem Durchmesser bis 0, 5 mm erfolgreich anastomosiert werden können, konnte die Replantation abgetrennter Gliedmaßen bis weit in die Peripherie erfolgen.

Kleinert und Mitarbeiter berichteten von einer 1962 erfolgten Replantation eines teilamputierten Daumens. Drei Jahre später, 1965, wird die erste Replantation eines total abgetrennten Daumens von Kamatsu-Tamai durchgeführt. Auf der 93. Tagung der Deutschen Gesellschaft für Chirurgie 1975 konnte Owen über 243 Replantationen berichten.

Wesentliche Voraussetzungen für den Erfolg der Replantation sind sachgemäßes präoperatives Vorgehen, allgemeine Kenntnisse der Traumatologie und die Fähigkeit mikrochirurgischen Arbeitens. Im November 1975 begannen wir mit tierexperimentellen Versuchen zur Replantation. Die Mikrogefäßanastomose wurde durch konsequentes Training im Tierexperiment erlernt und in Anlehnung an Arbeiten von Cobbet, Diemer und Pizza-Kazer durchgeführt.

Nachdem wir die Technik der Mikrogefäßanastomose beherrschten, richteten wir im Juni 1976 einen Replantationsdienst ein. Die Replantation wird wenn möglich in Plexusanaesthesie wie folgt durchgeführt:

Unter Lupenbrille oder Mikroskop erfolgt gleichzeitig zur Zeitersparnis die Präparation von Amputat und Stumpf. Wesentlich ist die vollständige Entfernung allen nekrotischen Gewebes. Wir sind mit der Anwendung von Mikrogefäßklemmen zurückhaltend, da erhebliche Zerstörung im Bereich der Gefäßwand resultieren kann. Anschließend erfolgt nach evtl. Kürzung des Knochens eine Minimalosteosynthese, die wir vorzugsweise mit Kirschner-Drähten durchführen.

Es schließt sich die Naht der Tiefen Beugesehnen nach der Technik von Bunnel an. Bei der folgenden Präparation und Naht der Strecksehne muß eine zusätzliche Traumatisierung der dorsalen Venen vermieden werden, denn sie sind durch ihre dünne Wand besonders leicht zu verletzen.

Es folgt die Mikrogefäßanastomose. Wenn möglich sollten an den Fingern beide Arterien genäht werden. Unbedingt ist ein Abgleiten der Klemmen des Approxomators zu vermeiden, da sonst erhebliche Schädigungen an Gefäßwand auftreten. Weiterhin muß streng darauf geachtet werden, daß die Adventitia sorgfältig im Nahtbereich präpariert wird. Durch diese Präparation wird vermieden, daß Adventitiazapfen in das Innere des Gefäßlumens hineinragen, denn sie würden eine Thrombose indizieren. Die Adaptation der Gefäße muß ohne erhöhte Spannung durchgeführt werden, da sonst die Ränder einreißen können und damit eine korrekte Adaptation nicht mehr möglich ist. Gelingt dies nicht, muß ein Veneninterponat verwandt werden. Eine besondere

Nahttechnik ist nicht erforderlich. Sie entspricht den allgemeinen Richtlinien der Mikrogefäßanastomose.

Nun kann die Blutsperre geöffnet werden zur besseren Identifizierungsmöglichkeit der Venen. Um einen entsprechenden Abfluß zu sichern, müssen 2 Venen für die Arterie anastomosiert werden. Die Fingernerven sollten ebenfalls sofort in die Erstversorgung mit einbezogen werden.

Abschließend erfolgt die lockere Adaptation der Haut.

Mit dieser Technik konnten 31 Replantationen bei 26 Patienten mit 64,5% Erfolg durchgeführt werden. Ein Großteil der Verletzungen erfolgte bei Kreissägearbeiten. In diesem Zusammenhang ist auch die Häufung der Amputation im Mittelhand- oder Daumenbereich zu sehen (Abb. 1). Bei der Altersverteilung fällt eine Häufung im 4. Lebensjahrzehnt auf.

Die folgenden Replantationen werden nach Indikationsbereich gegliedert, die vorliegenden Ergebnisse der Replantation demonstriert. Sie ergeben sich aus der Anheilungsquote und ersten funktionellen Ergebnissen. Am Anfang unserer Tätigkeit haben wir die Indikation zur Replantation sehr weit gestellt und fast mit jedem Amputationsfall einen Replantationsversuch unternommen.

Keine Indikation zur Replantation sehen wir im Hinblick auf später zu erwartende Resultate bei der Zermalmung des Amputates und Stumpfes. Der Zeitfaktor dürfte weiterhin entscheidend für den Erfolg der Replantation sein, jedoch liegen hier noch

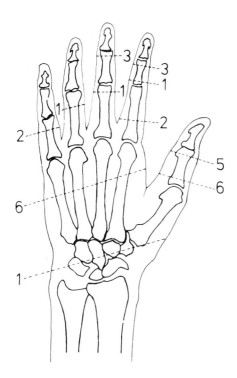

Abb. 1. Lokalisation der Teilamputationen und Amputationen

keine endgültigen Angaben vor. Unser längstes zeitliches Intervall von Amputation zu erfolgreicher Replantation betrug 11 Stunden.

Die relative Indikation sehen wir bei Patienten jenseits des 60. Lebensjahrs außer des I. und II. Fingers und bei jüngeren Erwachsenen bei Amputation des IV. und V. Fingers. Wir klären die Patienten über die Möglichkeit der Replantation auf, weisen jedoch auf zu erwartenden stationären Aufenthalt und Rehabilitationsmaßnahmen hin. Bei jüngeren Patienten kann bei starker Quetschung ebenfalls eine Indikation zur Replantation bestehen. Als spezieller Fall ist hier ein 14jähriger Patient zu demonstrieren. Er kam mit seiner Hand unter die Räder der S-Bahn (Abb. 2, 3). Wir haben die Replantation trotz der erheblichen Traumatisierung durchgeführt, indem wir den Knochen gering kürzten, die Handwurzelknochen rekonstruierten und das zerstörte Weichteilgewebe teilresezierten. Bei einer totalen Entfernung allen traumatisierten Gewebes konnten wir uns wegen des zu erwartenden erheblichen Defektes nicht entschließen, da sonst die gesamte Mittelhand hätte geopfert werden müssen. Es ergab sich zunächst eine erfreuliche Durchblutung, im weiteren Verlauf kam es jedoch zu einer ausgedehnten Weichteilnekrose mit Infektion. Die Nekrose wurde abgetragen und mit einem gestielten Leistenlappen gedeckt (Abb. 4). Trotz des zu erwartenden unzufriedenen funktionellen Ergebnisses glauben wir, daß der Junge in seinem späteren Leben mit dieser Hand besser zurecht kommt als mit einer Prothese.

Die absolute Indikation zur Replantation sehen wir bei der glatten Durchtrennung und bei Quetschungen, wenn nach Resektion nekrotischen Gewebes funktionell sinnvolle Gliedmaßenabschnitte erhalten werden. Die besten Ergebnisse sind bei der glatten Durchtrennung zu erwarten. Als klinisches Beispiel hierfür sei ein 34jähriger Patient angeführt, der sich bei Arbeiten mit der Kreissäge die Mittelhand abtrennte

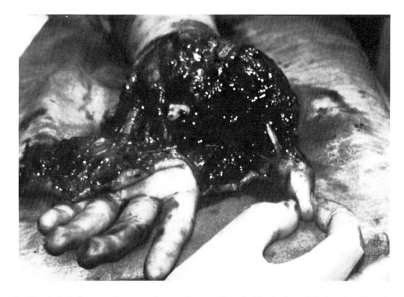

Abb. 2. Pat. I. G., 14 Jahre: schwere Quetschung durch Rad der S-Bahn im Handwurzel-, Mittelhandbereich

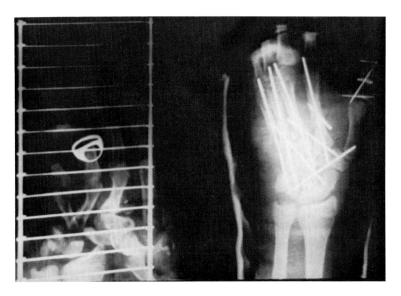

Abb. 3. Pat. I. G., 14 Jahre: s. Text. Rö. bei Z. n. traumat. Teilamp. und anschließender Rekonstruktion sowie Minimalosteosynthese durch Kirschner-Drähte

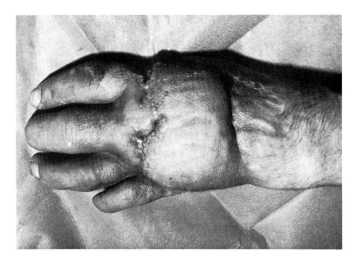

Abb. 4. Pat. I. G., 14 Jahre: Deckung der dorsalen Nekrose mit gestieltem Leistenlappen. Z. n. Abtrennung des Leistenlappens

(Abb. 5). Nach erfolgreicher Replantation war der postoperative Verlauf komplikationslos, das Ergebnis gut (Abb. 6, 7). Bei Teilamputationen ist das Ergebnis nach Replantationen bedeutend besser, da hier häufig ableitende Gefäße erhalten sind. Dieser 12jährige Junge (Abb. 8) zog sich beim Hantieren mit einem Beil die Teil-

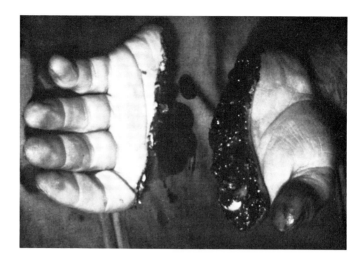

Abb. 5. Pat. G. M., 34 Jahre: Totale Amputation durch Kreissäge

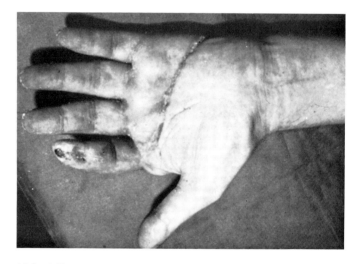

Abb. 6. Pat. G. M., 34 Jahre: Z. n. Replantation

amputation des II. und III. Fingers zu. Das funktionelle und kosmetische Ergebnis ist als sehr gut zu bezeichnen (Abb. 9).

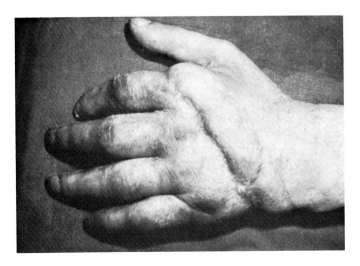

Abb. 7. Pat. G. M., 34 Jahre: Z. n. Replantation

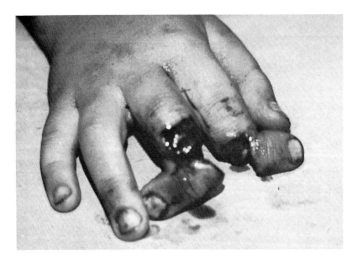

Abb. 8. Pat. R. K., 12 Jahre: s. Text

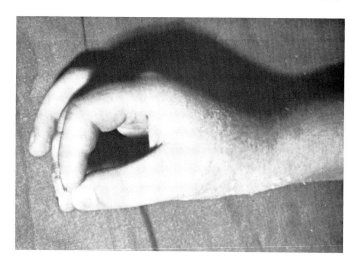

Abb. 9. Pat. R. K., 12 Jahre: s. Text

Narbenbildung und Lidödem nach operativer Behandlung von Orbitabodenfrakturen

R. Schmidseder und W. Esswein, Mainz

Die Wiederherstellungschirurgie des Orbitabodens nach traumatisch bedingten Defekten hat in den letzten Jahrzehnten vermehrtes Interesse gefunden.

Eine Ursache hierfür ist nach Schuchardt et al. (1960) die Zunahme schwerer Mittelgesichtsfrakturen, die häufiger zu einer Beteiligung des Orbitabodens führen.

Frakturen des Orbitabodens kommen entweder isoliert als Berstungsbruch des Orbitabodens hinter dem intakten Infraorbitalrand, als sogenannte blow-out fracture vor, weiterhin mit Zertrümmerung der margo infraorbitalis als sogenannte impure blow out fracture und schließlich als Kombination von Frakturen des Mittelgesichts, vor allem bei Jochbeinfrakturen und bei der Oberkieferfraktur nach Le Fort II.

Auf eine Orbitabodenbeteiligung weist als funktionelle Störung das Doppelbildsehen und als ästhetische Störung der Bulbustiefstand, der Anophthalmus und der abgesunkene Orbitarand hin.

Für den operativen Zugang der caudalen Orbitawand werden der Infraorbitalschnitt, der Subciliarschnitt und in letzter Zeit der transconjunctivale Zugang empfohlen. Dabei wird bei beiden letztgenannten Verfahren der Vorzug gegeben gegenüber dem Infraorbitalschnitt, dem erhebliche Nachteile nachgesagt werden.

Da wir glaubten, diese schlechten Erfahrungen anhand unseres Krankengutes nicht bestätigen zu können, haben wir eine Nachuntersuchung an unserem kieferchirurgischen Krankengut der Jahre 1973 bis 1976 durchgeführt.

Zur Methode soll kurz gesagt werden, daß nach Durchtrennung der Haut in der Lidfalte über dem Infraorbitalrand und Spaltung der Pars orbitalis des M orbicularis oculi der Infraorbitalrand direkt aufgesucht und das Periost einige Millimeter unterhalb der Infraorbitalkante durchtrennt wird. Von hier aus wird dann nach stumpfem Abschieben des Periostes und Abdrängen des Orbitainhaltes die Frakturstelle aufgesucht. Nach Reposition der Fragmente wird der Infraorbitalrand mit einer Osteodrahtsynthese ruhig gestellt (Abb. 1). Auf die Verfahren zur Versorgung weitergehender Frakturen soll hier nicht eingegangen werden.

In unserem nachuntersuchten Krankengut fanden wir 230 Frakturen des Infraorbitalrandes und des Orbitabodens. Davon waren 112 Jochbeinfrakturen und 118 Mittelgesichtsfrakturen nach Le Fort II. Bei 62 Frakturen wurde ein Reposition und Ruhigstellung der Fragmente durch Osteodrahtsynthesen infraorbital durchgeführt. Diese Patienten wurden zu einer Nachuntersuchung einbestellt, zu der 30 Patienten erschienen. Von diesen lag bei 10 Patienten die Operation schon über 2 Jahre zurück, bei 11 Patienten zwischen 1 und 2 Jahren und bei 9 Patienten bis zu einem Jahr. Die Fälle mit ästhetischen Störungen, bei denen die Operation noch keine 6 Monate zurücklag, wurden in der Tabelle mit Klammern versehen, da Narbenbildungen, was Farbe und Induration betrifft, sich in den ersten 6 Monaten nach der Operation erfahrungsgemäß noch verändern können.

Als Ergebnisse (Tabelle 1) unserer Untersuchungen fanden wir ein geringes, kaum sichtbares Lidödem bei zwei Patienten, während bei 28 Patienten keine diesbezüglichen Veränderungen mehr festzustellen waren. Bei 25 Patienten fanden wir eine unauffällige Narbenbildung, die kaum und in einigen Fällen überhaupt nicht mehr festge-

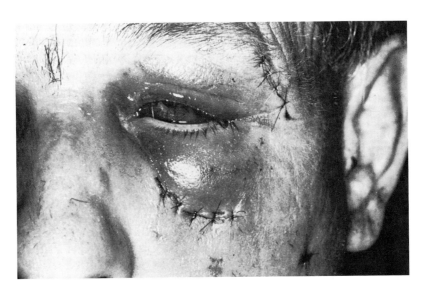

Abb. 1. Zustand nach Jochbeinimpressionsfraktur links 1 Tag postoperativ

Tabelle 1. 30 Patienten mit operativ versorgten Orbitabodenfrakturen (Kieferchirurgisches Krankengut der Universität Mainz der Jahe 1973–1976)

	Befund	Anzahl	
Narbenbildung	unauffällig	25	
	Verbreiterung	2	(1)
	Verhärtung		(1)
	Einziehung	1	
	Verfärbung	1	
Lidödem	ohne Lidödem	28	
	geringes Lidödem	2	(1)

stellt werden konnte. In zwei Fällen war die Narbe etwas verbreitert, in einem Fall leicht induriert, in einem weiteren leicht eingezogen und auf der Unterlage fixiert und einmal war die Haut etwas heller verfärbt als die umgebende Haut.

Insgesamt gab jedoch nur ein Patient an, daß er diese Veränderungen im Bereich der Narbe als störend empfinde. Funktionelle Störungen im Sinne von Paresen oder sensiblen Ausfällen konnten wir in keinem Fall feststellen.

Immer trat jedoch postoperativ ein stärkeres Lidödem auf. Dies konnte relativ sicher beurteilt werden, da wir die erste posttraumatische Schwellung in jedem Fall haben abklingen lassen und etwa 10 Tage nach dem Trauma eine frühzeitige Sekundärversorgung durchgeführt haben.

In unserem Gesamtkrankengut, das die Jahre 1969 bis 1976 umfaßt, konnten wir uns nur eines einzelnen Patienten erinnern, der 1971 wegen multipler Frakturen des Infraorbitalrandes behandelt wurde und bei dem eine verlängerte Schnittführung nach lateral erforderlich war in ein Narbengewebe hinein, die ein starkes konsekutives Unterlidödem und ein Ektropion zufolge hatte, das operativ behandelt werden muß (Abb. 1 und 2).

Wie bereits eingangs erwähnt, werden in der Literatur als Zugangswege zum Orbitaboden u.a. der transconjunctivale Zugang, der Subciliar- und der Infraorbitalschnitt angegeben. Für den transconjunctivalen Zugang, der von Tessier (1973) neu entdeckt wurde und nach dessen Angaben auf Bourquet (1923) zurückgeht, spricht das geringe postoperative Lidödem, worauf auch Schüle und Weimar (1975) hinweisen. Seiler (1976) sieht neben ausgezeichneten ästhetischen Erfolgen einen weiteren Vorteil im geringen Zeitaufwand für die Naht der Conjunctiva, die einschichtig erfolgt und in einigen Fällen auch entsprechend dem Vorgehen Tessiers ohne nachteilige Folgen unverschlossen bleiben kann. Während für den Subciliarschnitt keiner klaren Aussagen gemacht werden, gibt Seiler (1976) für den Transconjunctivalschnitt an, daß von 44 Patienten nur dreimal eine Komplikation festgestellt wurde, wobei in einem Fall ein Entropion auftrat, das operativ korrigiert werden mußte. Auch Tessier (1973) beobachtete in einem Fall eine solche korrekturbedürftige Störung bei der Behandlung von drei Infraorbitalfrakturen. In 17 Fällen dagegen, bei denen er diesen Zugang zur operativen Korrektur von kongenitalen Mißbildungen wählte, stellte er keine Nachteile fest. Wir glauben, daß man zwischen diesen Indikationen grundsätzlich unterscheiden sollte, da bei der Mißbildungschirurgie die Osteotomie von der Schnittführung aus nach

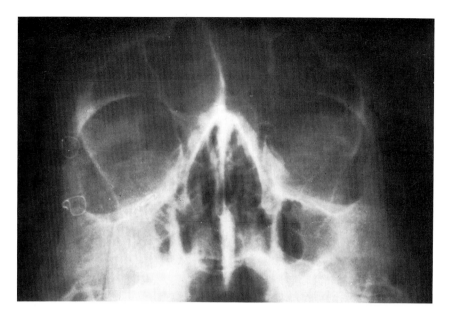

Abb. 2. Zustand nach Rekonstruktion der rechten Orbita mit Drahtosteosynthesen

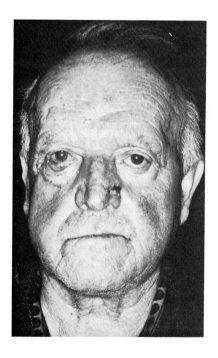

Abb. 3. Patient der Abb. 2, zwei Wochen postoperativ. Ektropion rechts

eigener Planung gelegt werden kann, während bei Unfällen häufig atypische Frakturen am Infraorbitalrand vorliegen. Diese können darüberhinaus häufig röntgenologisch wegen der sich überlagernden Strukturen des Gesichtsschädels nicht immer exakt präoperativ diagnostiziert werden. Aus diesem Grund ist manchmal eine Schnitterweiterung nach lateral und nach medial zur besseren Übersicht notwendig. Hierbei ist auch zu berücksichtigen, daß das Anlegen von Bohrlöchern für eine Osteodrahtsynthese vom transconjunctivalen Zugangsweg aus ungleich schwieriger ist als bei den anderen genannten Schnittführungen. Dieser Nachteil soll nach Seiler (1976) durch die Anwendung von Agraffen wesentlich erleichtert werden.

Converse et al. (1961), Georgiade (1972), Rankow und Mignogna (1975) sowie Becker und Austermann (1976) bevorzugen den subciliaren Schnitt, der, was die Übersicht anbetrifft, die gleichen Vorteile wie der Infraorbitalschnitt, dabei jedoch keine wesentlichen Nachteile haben soll.

Die immer noch am häufigsten angewandte Schnittführung ist dagegen der Direktzugang über den Infraorbitalrand. Rowe und Killey (1968), Krüger (1969), Hollwich und Luhr (1971), Spiessl und Schroll (1974) und Lehnert (1975) geben diesem Zugang ebenso den Vorzug, wie auch wir ihn oben bei unserem operativen Vorgehen beschrieben haben. Vorteile dieses Zuganges sind der direkte kurze Weg zum Infraorbitalrand, die Möglichkeit der Schnitterweiterung nach lateral und die gute Übersicht über das Operationsgebiet. Nachteile dieser Schnittführung sind nach Seiler (1976) möglicherweise auftretende funktionelle sensible und motorische Störungen, deren Ursache er in der Durchtrennung der cranialen Fasern des N. infraorbitalis und manchmal auch des N. zygomaticofacialis sieht. Motorische Störungen können seinen Ausführungen zufolge durch Vernarbungen der Orbicularisfasern und speziell des M. levator nasi et labii lateralis auftreten, die fast immer an ihrem Ursprung durchtrennt werden müßten. Als Folge gibt er ein auffälliges Zucken der ganzen Infraorbitalregion bei jedem Lidschlag an. Becker und Austermann (1976) beobachteten gelegentlich narbige Hautverziehungen an der Durchtrennungsstelle der Pars orbitalis des M. orbicularis oculi und vor allem nach seitlicher Erweiterung mit Durchtrennung der lateralen Lymphbahnen hartnäckige Lidödeme, wie sie bei der Tumorchirurgie häufiger zu beobachten sind. Auch sei die Narbe nur in den seltensten Fällen ästhetisch befriedigend, eine Beobachtung, die wir in unserem Krankengut nicht bestätigt fanden (Abb. 4). Störende hartnäckige Lidödeme konnten wir bei unseren Fällen nur einmal beobachten, wo eine Schnitterweiterung nach lateral im Narbengewebe notwendig war. In allen anderen Fällen konnten wir solch störende Lidödeme vermeiden, indem wir Frakturen im lateralen Orbitabodenbereich durch Untertunnelung der Weichteile über dem Jochbein vom Supraorbital- und Infraorbitalrandschnitt aus versorgten.

Insgesamt möchten wir feststellen, daß wir uns aufgrund unserer Nachuntersuchungen nicht dazu entschließen können, den Infraorbitalrandschnitt zugunsten der anderen beschriebenen Methoden vollständig aufzugeben.

Zusammenfassung

In jüngster Zeit wurde von verschiedenen Autoren bei Orbitabodenfrakturen aus ästhetischen Gründen dem conjunctivalen gegenüber dem infraorbitalen Zugangsweg der Vorzug gegeben.

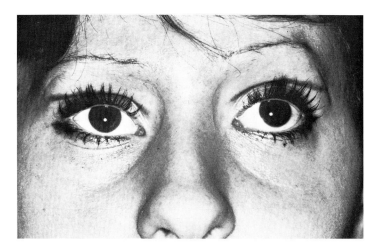

Abb. 4. Zustand 1 Jahre nach operativer Versorgung einer schweren Mittelgesichtsfraktur mit Orbitabodenfraktur links. Unauffällige Narbenbildung

Wir führten nun anhand des Krankengutes der Kieferchirurgischen Universitätsklinik Mainz Nachuntersuchungen bei 230 Frakturen des Infraorbitalrandes und des Orbitabodens durch. Bei 30 untersuchten Patienten fanden wir lediglich bei 2 ein geringes Lidödem sowie bei 5 Patienten eine wenig störende Narbe. Aufgrund dieser Ergebnisse konnten wir uns nicht dazu entschließen, den Infraorbitalrandschnitt bei der Rekonstruktion traumatisch bedingter Orbitafrakturen aufzugeben.

Literatur

1. Becker, R., Austermann, K.H.: Zur Wahl des Zugangsweges bei operativer Versorgung von Orbitabodenfrakturen. Vortrag Jahrestagung d. Dt. Ges. für Mund-, Kiefer- und Gesichtschirurgie, Münster 1976
2. Bourquet, E. (1923) zit. bei Tessier, P. (1973)
3. Converse, J.A., Cole, G., Smith, B.: Late treatment of blow out fracutre of the floor of the orbit. Plast. reconstruct. Surg. *28*, 183 (1961)
4. Georgiade, N.G.: The management of acute midfacial-orbital injuries. Clin. neurosurg. *19*, 301 (1972)
5. Hollwich, F., Jünemann, G.: Klinischer Beitrag zur Blow-out Fraktur. Klin. Mbl. Augenheilk. *156*, 864 (1970)
6. Krüger, K.E.: Die ophthalmologischen Komplikationen bei Gesichtsschädelverletzungen und ihre Behandlungsmethoden. In: Traumatologie im Kiefer-Gesichtsbereich. Reichenbach, E. (Hrsg.). München: Barth 1969
7. Lehnert, S.: Primärversorgung von Orbitafrakturen durch Knorpeltransplantation. In: Fortschritte der Kiefer- und Gesichtschirurgie, Bd. 19, Schuchardt, K., Spiessl, B. (Hrsg.), S. 185. Stuttgart: Thieme 1975
8. Luhr, H.G.: Die primäre Rekonstruktion von Orbitadefekten nach Trauma und Tumoroperationen. Dtsch. Zahn-, Mund- und Kieferheilk. *57*, 1 (1971)

9. Rankow, R.A., Mignogna, F.V.: The surgery of orbital floor fracutres. In: Fortschritte der Kiefer- und Gesichtschirurgie, Bd. 19, Schuchardt, K., Spiessl, B. (Hrsg), S. 169, Stuttgart: Thieme 1975
10. Rowe, N.L., Killey, H.C.: Fractures of the facial skeleton. 2nd Ed. Edinburgh and London: Livingstone 1968
11. Schuardt, K., Schwenzer, N., Brichetti, L.M.: Frakturen des Gesichtskelettes. Stoma *13*, 159 (1960)
12. Schüle, H., Weimar, J.: Untersuchungen zur Therapieplanung bei Orbitafrakturen. In: Fortschritte der Kiefer- und Gesichtschirurgie, Bd. 19, Schuchardt, K., Spiessl, B. (Hrsg.), S. 188, Stuttgart: Thieme 1975
13. Seiler, H.F.: Erfahrungen mit dem transkonjunktivalen Zugang. Vortrag Jahrestagung d. Dt. Ges. für Mund-, Kiefer- und Gesichtschirurgie, Münster 1976
14. Spiessl, B., Schnoll, K.: Gesichtsschädel. In: Spezielle Frakturen- und Luxationslehre, Bd. I/1, Nigst, H. (Hrsg.), Stuttgart: Thieme 1972
15. Tessier, P.: The conjunctival approach to the orbital floor and maxilla in congenital malformation and trauma. J. Max.-fac. Surg. *1*, 3 (1973)

Das Schicksal der Girdlestone-Hüfte nach infizierten Endoprothesenoperationen

H. Rettig, Gießen

Die Alloarthroplastik vorwiegend des Hüftgelenkes, aber auch anderer Gelenke, hat in den vergangenen 10 Jahren einen sicher berechtigten, aber nicht immer in den Erfolgschancen gut zu beurteilenden Aufschwung genommen. Mit der Zunahme der Operationszahlen und der Ausweitung des scheinbar zum Routineeingriff gestempelten Operationsverfahrens vorwiegend an der Hüfte, sind auch Fehlschläge nach dieser Operation sprunghaft gestiegen.

Unter Berücksichtigung nicht immer klarer Indikationen und der Herabsetzung des Operationsalters werden Rückzugsmöglichkeiten nach Alloarthroplastiken mit Recht in den Raum gestellt.

Im Rahmen dieses Vortrages kann es nicht unsere Aufgabe sein, die Risiken und Erfolgschancen der Alloarthroplastik am Hüftgelenk abzuhandeln. Eine der gravierendsten Komplikationen aber, nämlich die Infektion, stellt uns vielfach vor sehr schwierige Entscheidungen.

Wenn eine Reihe Autoren, wie Buchholz und andere, die Re-Implantation bzw. Auswechslung von Prothesen infizierter Hüftalloarthroplastiken im Vertrauen auf die Wirksamkeit mit Antibiotica versetzer Zemente vertraten, so wird diese Auffassung keineswegs allseits geteilt. Die Skepsis ist nicht nur mit der Infektion, sondern auch der Abwehrtendenz des Organismus gegen einen Fremdkörper zu begründen. Die Reinfektion, aber auch die Implantatlockerung droht. A.N. Witt hat mit Recht herausgestellt, daß eine Auswechselung einer Endoprothese nicht als kleiner Eingriff und in ihrer Häufigkeit auch keineswegs unbegrenzt durchführbar ist. Jeder Zweit- und weitere Eingriff am alloplastisch voroperierten Hüftgelenk ergibt die Grundsatzfrage, ob überhaupt noch eine Re-Implantation eines Kunstgelenkes möglich ist. Das die Prothese tragende Skelet verliert seine Tragefähigkeit und die mit Mehrfacheingriffen notwendigen größeren Prothesenmodelle führen zu zusätzlichen erheblichen Resektionen.

Plaue hat 1975 aus dem Krankengut der orthopädischen Klinik Heidelberg der Jahre 1969–1974 über 45 Patienten mit infizierten Hüftendoprothesen berichtet. Ausnahmslos waren es tiefe, bis ins Gelenk reichende Infektionen. Nur bei 2 Patienten wurde eine Re-Implantation durchgeführt. Zehnmal wurde konservative Behandlung gewählt, bei den restlichen Patienten mußte das gesamte Fremdkörpermaterial entfernt und an den voroperierten Gelenken die Situation einer Kopfhalsresektion nach Girdlestone geschaffen werden.

Erstaunlich sind im nachuntersuchten Krankengut subjektive Zufriedenheit der Patienten, oft eine Besserung des Bewegungsausmaßes nach solchen Prothesenentfernungen. Trotz Komplikationen, die bei der Exstirpation der Endoprothese nicht allzu selten sind, sind die Resultate dieses Eingriffes so, daß auf die ursprünglich verordnete Gardemin-Gocht-Bandage verzichtet werden konnte.

Folgende Nachteile haften der Girdlestone-Hüfte an:
1. eine Beinverkürzung, die zuweilen bis zu 6 cm betragen kann,
2. eine Hüftinstabilität,
3. mangelnde Beweglichkeit.

Wir haben 17 bereits über Jahre zurückliegende Hüftendoprothesenentfernungen nach Infektion in ihrer heutigen Leistungsfähigkeit überprüft. Angaben und Ergebnisse von Plaue können auch an unserem Krankengut bestätigt werden. Die Leistungsfähigkeit der Hals-Kopfresektion oder Girdlestone-Hüfte ist besser als vermutet werden konnte. Auch wenn sie nicht den Ergebnissen der Resektionsangulationshüfte in zwei Zeiten, wie von Charry berichtet, gerecht werden. Letzterer hat nach dem Vorschlage von Hackenbroch, Milch und Bachelor diesen Eingriff als Primärbehandlungsverfahren bei der Coxarthrosetherapie gewählt.

Die subjektiven Angaben der meisten Patienten sind positiv. Schmerzen sind in der Regel gering, die Hüfte gewinnt im Laufe der Zeit an Stabilität, und die Beweglichkeit der Gelenke ist zum Teil hervorragend. Störend wirkt sich am meisten die Beinverkürzung aus, die in der Regel als Ausgleich orthopädische Schuhversorgung benötigt.

Die Langzeitüberprüfung unserer Patienten zeigt aber röntgenologisch, und dies ist besonders im Hinblick auf die Instabilität der Hüftresektion sehr wesentlich, eine erstaunliche Plastizität des coxalen Femurendes. Wir finden 2 Arten der Anpassung des hüftnahen Oberschenkelendes mit der artikulierenden Beckenfläche:

1. eine hypotrophe Abschliffreaktion, die zu einer Art Gelenk führt,
2. eine hypertrophe Reaktion, die eine regelrechte Neuformierung des coxalen Femurendes zur Folge hat.

Ein für Patienten zweifellos primär schwerer Folgezustand der infizierten Alloarthroplastik zeigt nach Entfernung des alloplastischen Materials in vielen Fällen doch noch eine Spontankorrekturmöglichkeit, die durchaus als echte Rückzugschance angesehen werden kann.

Trotz dieser optimistischeren Aussichten sollte die Forderung von M.E. Müller, die er 1972 mahnend ausgesprochen hat, wiederholt werden. Bei allen Erfolgen der Alloarthroplastik müssen bewährte Operationsverfahren im Rahmen der Coxarthrosetherapie, wie z.B. die intertrochantere varisierende oder valgisierende Osteotomie weiterhin ihre unbestrittene Indikation behalten. Sie bieten sicher bessere Rückzugsmöglichkeiten, als dies für die Alloarthroplastik mit der Totalendoprothese unter Resektion eines Teiles des coxalen Femurendes gelten kann.

Literatur

1. Chapchal, G.: Arthroplastic of the hip. Stuttgart: Georg Thieme Verlag 1972
2. Cotta, H., Schulitz, K.P.: Der totale Hüftgelenksersatz. Stuttgart: Georg Thieme Verlag 1973
3. Grohnert, H.I.: Komplikationen nach Endoprothsenimplantationen. Fortschr. d. Med. *91*, 18, 771 (1973)
4. Hugler, A.H.: Die Alloarthroplastik des Hüfgelenkes mit Femurschaft und Totalendoprothesen. Stuttgart: Georg Thieme Verlag 1968
5. Morscher, E.: Die intertrochantere Osteotomie bei Coxarthrose. Bern, Stuttgart, Wien: Verlag H. Huber 1971
6. Plaue, R., Städtler, I.: Infizierte Hüftendoprothese, ein aktuelles Problem. Zschr. f. Orth. u. ihre Grenzgebiete. *B 113*, 965 (1975)
7. Rettig, H., Eichler, J., Oset, O.: Hüftfibel. Stuttgart: Georg Thieme Verlag 1970
8. Rütt, A.: Die Therapie der Coxarthrose. Stuttgart: Georg Thieme Verlag 1969

Das infizierte Kunstgelenk und seine Behandlung

M.H. Hackenbroch, Köln

Die Infektion gefährdet den Erfolg der Endoprothese aufs äußerste. Abgesehen vom Entzündungsprozeß selbst mit seinen Gefahren droht vor allem die Lockerung der Implantate infolge entzündlicher Knochenerweichung. Dies bedeutet in der Regel einen starken, mit Schmerzen verbundenen Funktionsverlust. Man ist zur operativen Revision mit dem Ziel der Infektsanierung und, wenn möglich, der Gelenkerhaltung gezwungen; letzteres ist vielfach leider nicht realisierbar, und es bleiben nur die mehr oder weniger guten sogenannten Rückzugsmöglichkeiten.

Aus praktischen Gründen ist es wichtig, zwischen dem sogenannten Frühinfekt und dem Spätinfekt zu unterscheiden. Unter Frühinfekt verstehen wir jene Fälle, welche unmittelbar postoperativ bis etwa zum Ende der 4. Woche auftreten. Als sogenannte Spätinfekte werden jene Fälle bezeichnet, welche erst Monate bis Jahre nach der Operation mit einer mehr oder weniger eindeutigen Entzündungssymptomatik auftreten. Am Hüftgelenk haben wir unter Einschluß der Spätinfekte derzeit mit einer

Infekthäufigkeit von etwa 1 bis 8% zu rechnen, am Knie- und Ellenbogengelenk sogar noch häufiger.

Diagnose

1. Frühinfekt

Charakteristisch für den Frühinfekt ist der meist akute Beginn und Verlauf. Lokal finden sich Schwellung, Rötung, Überwärmung, Druck- und Bewegungsschmerz, später Fluktuation und Fistelung. Gleichzeitig können Fieber und eine deutliche Reduktion des Allgemeinzustandes bestehen. Die Blutkörperchen-Senkungsgeschwindigkeit ist immer stark erhöht, die Leukocyten sind vermehrt und linksverschoben.

Im Sekret- oder Punktionsabstrich lassen sich fast regelmäßig Keime nachweisen, am häufigsten Staphylococcus aureus haemolyticus. Radiologisch ist der Frühbefund unauffällig. Nach wenigen Tagen bis Wochen kann sich allerdings eine diffuse oder fleckförmige Knochenatrophie in der Umgebung des Knochenzements entwickeln; in diesen Fällen kommt es über kurz oder lang zur Auslockerung einer oder beider Prothesenkomponenten.

2. Spätinfekt

Der sogenannte Spätinfekt hat dagegen einen schleichenden Beginn und Verlauf. Die lokalen Entzündungszeichen sind meist gering, das Allgemeinbefinden ist nicht gestört. Oft finden sich eine oder mehrere Fisteln mit wechselnd starker Sekretion. In den Sekretabstrichen und Gelenkpunktaten können zwar häufig, keineswegs jedoch regelmäßig Entzündungserreger nachgewiesen werden; in der Literatur wird über 8 bis 58% „sterile" Abstrichergebnisse berichtet, wobei Früh- und Spätinfekte gemeinsam erfaßt sind (Tabelle 1). Von Charnley (1972) und Buchholz (1976) ist allerdings wiederholt darauf hingewiesen worden, daß in vielen sogenannten sterilen Fällen doch fakultativ-pathogene Keime, insbesondere Anerobier, nachgewiesen werden können. Auch die Untersuchung des Blutserums und die Blutzellenausstriche zeigen meist nur mäßige entzündliche Veränderungen.

Beim Spätinfekt besteht fast immer eine Prothesenlockerung. Die dadurch verursachten Schmerzen stören die Patienten meist mehr als der Infekt selbst. Der Lockerungsnachweis wird radiologisch erbracht. Als Lockerungszeichen gelten: Ein durchgehender knöcherner Resorptionssaum in unmittelbarer Umgebung des Knochenzements, sofern er sich postoperativ erst entwickelt hat, ferner die spontane Implantatverschiebung und die Dislocierbarkeit unter Zug, Druck, Spreizung oder Torsion der betreffenden Gliedmaße. Die Arthrographie läßt oft einen paraarticulären Kontrastmittelaustritt erkennen (Abb. 1). Die Szintigraphie erbringt immer eine lokale Anreicherung; diese ist allerdings erst 6–12 Monate postoperativ verwertbar.

Tabelle 1. Überblick über die Keimbesiedelung bei infizierter Totalprothese des Hüftgelenks nach Literaturangaben

Keime	Buchholz n = 439	Ghimicescu n = 67	Heipertz n = 23	Suezawa n = 158
Staph. aur. haem.	47%	45%	39%	nicht spezifiziert
anaerobe	21%	–	–	
sonstige	24%	21%	52%	
total	92%	66%	91%	42%
„steril"	8%	34%	9%	58%

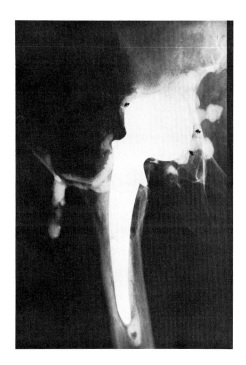

Abb. 1. Septische Lockerung einer Hüfttotalprothese (W.L., 69 Jahre). Das bei der Fistelfüllung eingebrachte Kontrastmittel erreicht das Gelenk und tritt an den mit Pfeilen markierten Stellen infolge Pfannenlockerung in den paraarticulären Resorptionsspalt aus

Differentialdiagnose

Während die Erkennung des Frühinfekts keine besonderen diagnostischen Schwierigkeiten bereitet, kann die Differentialdiagnose des sogenannten Spätinfekts unsicher und unbefriedigend sein – dies insbesondere dann, wenn ein Erregernachweis nicht möglich ist oder, bei fehlender Fistelung, die Entzündungszeichen minimal sind. Man muß davon ausgehen, daß es fließende Übergänge zur sogenannten aseptischen Prothesenlockerung geben kann und daß gelegentlich auch an eine Implantatlockerung nach knöchernen Ab- und Umbauerscheinungen auf allergischer Basis zu denken ist. Das Studium der einschlägigen Literatur zeigt immerhin, daß in dem erstaunlich hohen Prozentsatz von rund 19% bei 183 überprüften ausgelockerten Ganzmetallgelenken eine Allergie gegenüber Nickel-, Kobalt- oder Chrom-Partikeln im Epicutan-Test nachgewiesen werden konnte (Tabelle 2).

Therapie

Liegt mit Sicherheit oder überwiegender Wahrscheinlichkeit ein Infekt vor, so sollte man mit einer frühzeitigen chirurgischen Intervention, kombiniert mit testgerechten Antibiotica, nicht zögern. Bei oberflächlichen Infekten müssen fistelnde und nekrotische Gewebsanteile unter Vermeidung der Gelenkeröffnung reseziert werden. Bei Fistelbildung wird die Ausdehnung in die Tiefe durch präoperative Kontrastdarstellung röntgenologisch ermittelt (Abb. 1).

Beim tiefen Infekt mit Gelenkbeteiligung hängt das therapeutische Vorgehen davon ab, welche mechanischen und biologischen Qualitäten das knöcherne Implantatlager hat und wie ausgedehnt der Infekt ist. Handelt es sich um ein anatomisch günstig geformtes und solides Lager und ist der Infekt so begrenzt, daß er chirurgisch gut übersehbar ist, kann unter besonderen Vorsichtsmaßnahmen ausnahmsweise an eine Reimplantation des oder der gelockerten Prothesenteile in gleicher Sitzung gedacht werden (Abb. 2). Unsere Erfahrungen mit der primären Reimplantation bei septischer Prothesenlockerung sind allerdings auch unter diesen Voraussetzungen nicht besonders günstig, weil nur die Hälfte von 16 solcherart gehandelten Hüften länger als 2 Jahre infektfrei und fest geblieben ist. Wesentlich optimistischer urteilt dagegen Buchholz (1976), der bei 439 gewechselten Hüfttotalprothesen mit tiefer Infektion nur eine Rezidivrate von unter 20% beschrieben hat.

Bei sehr ausgedehntem Infekt und in allen Fällen mit schlechtem Implantatlager können wir nur die baldmöglichste radikale Entfernung des Kunstgelenks mitsamt dem

Tabelle 2. Häufigkeit des Allergienachweises gegenüber Nickel-, Kobalt- und Chrom-Abriebepartikeln im Epicutan-Test bei gelockerten Ganzmetallprothesen. Literaturangaben zusammengestellt in N. Gschwend et al. (1977)

		n	Allgergie	
Evans	1974	14	9	
Jones	1975	7	6	
McKee	1975	> 100	1	
Munro-Ashman	1976	35	16	
Brown	1977	20	0	
Gschwend	1977	7	3	
		183	35	(19%)

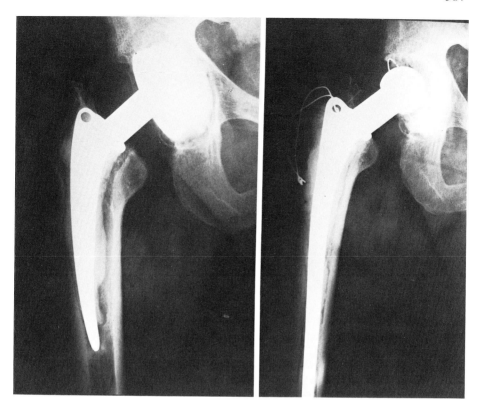

Abb. 2. Primäre Reimplantation einer septisch gelockerten Hüfttotalprothese bei progredient-chronischer Polyarthritis (J.F., 30 Jahre), **a** Pfannen- und Schaftlockerung mit ausgeprägten durchgehenden Resorptionsräumen, **b** Primäre Reimplantation von Pfanne und Schaft unter Verwendung eines Langstielschafts nach temporärer Ablösung des Trochanter major. Patient ist seit 2 Jahren infekt- und beschwerdefrei

Knochenzement empfehlen (Witt u. Hackenbroch, 1976). Unterbleibt die vollständige Zementenfernung, muß mit Infektrezidiven gerechnet werden (Abb. 3). Am Hüftgelenk stellt die ersatzlose Implantatentfernung nach unserer Erfahrung eine durchaus empfehlenswerte Rückzugsmöglichkeit dar. Bei einer Nachuntersuchung von 28 klinikeigenen Resektionshüften durch Refior (1977) zeigte sich, daß 3 von 4 Patienten weniger Schmerzen und eine bessere Beweglichkeit hatten und somit trotz der notwendigerweise resultierenden Beinverkürzung und Instabilität zufrieden waren (Tabelle 3). Die Resektionshüfte verlangt allerdings ausreichenden Verkürzungsausgleich, Stockhilfe und vor allem intensive krankengymnastische Nachbehandlung.

Am Kniegelenk ist die Rückzugsmöglichkeit der Wahl die Arthrodese (Abb. 4). Sie ist allerdings wegen des meist großen Verlustes an spongiosareichem gelenknahem Knochen technisch schwierig und wird erfahrungsgemäß nur langsam fest; eine vorübergehende Apparatversorgung ist oft nicht zu umgehen.

Wenn am Ellenbogengelenk die Entfernung einer infizierten Endoprothese notwendig wird, kann zwar mit einer raschen Infektausheilung und einer guten Beweglich-

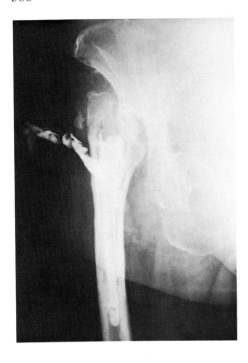

Abb. 3. Zustand nach Entfernung einer septisch gelockerten Hüfttotalprothese (E.K., 73 Jahre). Durch Kontrastdarstellung nachgewiesener Fistelgang bis auf den Zementrückstand im Femurschaft. Infektsanierung war erst nach radikaler Zementenfernung möglich

Tabelle 3. Ergebnisse nach ersatzloser Entfernung von Hüfttotalendoprothesen bei 28 Patienten mit septischer und aseptischer Lockerung, 1/2 bis 6 Jahre postoperativ; zusammengestellt von Refior (1977; im Druck)

Schmerz	weniger	82	gleich	15	mehr	3
Beweglichkeit	mehr	70	gleich	28	weniger	2
Gehleistung	$>$ 1 h	39	1/2–1 h	47	$<$ 1/2 h	14
Beinverkürzung	2.8 cm	50	4.1 cm	32	6.3 cm	18
Muskelminderung	1.3 cm		2.9 cm		4.1 cm	

keit gerechnet werden, aber es resultiert regelmäßig ein Schlottergelenk, welches der seitlichen Stabilisierung durch Apparatversorgung bedarf.

Schlußfolgerungen

1. Da eine infizierte Gelenkplastik den Patienten meist schlechter stellt als mit seinem ursprünglichen Gelenkleiden, sind strenge Indikation und höchste Asepsis zur Infektvermeidung zu erfordern.
2. Fälle, bei denen mit herkömmlichen Methoden ein Erregernachweis nicht möglich, eine infektbedingte Lockerung jedoch zu vermuten ist, müßten konsequenterweise

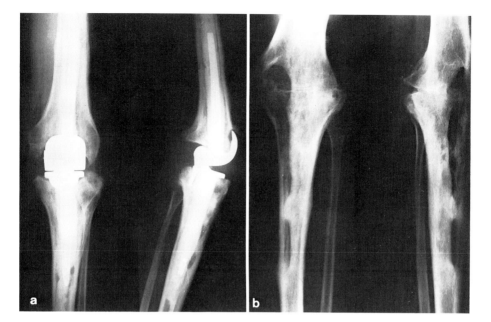

Abb. 4. Septische Lockerung einer Knieendoprothese (K.v.B., 54 Jahre), **a** Resorptionssaum im Femur und umschriebene Osteolysen im Tibiaschaft, **b** Zustand nach Implantat- und Zemententfernung mit primärer Arthrodese

einer verfeinerten bakteriologischen Untersuchung und einer exakten allergologischen Abklärung zugeführt werden. Diese Aufgaben können nur in enger Zusammenarbeit mit den beteiligten Nachbardisziplinen gelöst werden.
3. Die Behandlung infizierter Gelenkplastiken sollte nur in dafür besonders geeigneten Kliniken erfolgen.

Literatur

1. Buchholz, H.W., Engelbrecht, E., Röttger, J., Siegel, A.: Erkenntnisse nach Wechsel von über 400 infizierten Hüftendoprothesen. Orthop. Praxis *12*, 1117 (1976)
2. Charnley, J.: The long term results of low friction arthroplasty of the hip performed as a primary intervention. J. Bone Jt. Surg. *54-B*, 61 (1972)
3. Ghimicescu, R., Schulze, W.: Ergebnisse der Austauschoperation bei gelockerten und infizierten Hüftgelenksendoprothesen. Orthop. Praxis *12*, 1133 (1976)
4. Gschwend, N., Scherrer, H., Dybowski, R., Hohermuth, H., Razavi, R., Staubli, A., Wüthrich, B., Scherrer, A.: Allergologische Probleme in der Orthopädie. Orthpäde *6*, 197 (1977)
5. Heipertz, W., Willert, H.-G., Zichner, L.: Das Risiko der Implantatlockerung – Analyse unseres Krankenguts. Orthop. Praxis *12*, 1104 (1976)

6. Suezawa, Y., Dietschi, C.: Prothesenwechsel am Hüftgelenk. Z. Orthop. *115*, 159 (1977)
7. Witt, A.N., Hackenbroch, M.H.: Therapeutische Möglichkeiten bei gelockerten Hüfttotalprothesen. Z. Orthop. *114*, 330 (1976)

Prothesenwechsel bei infizierten Hüfttotalprothesen

I. Schneider und K.H. Müller, Bochum

Einen Fremdkörper von der Größe einer Totalprothese einschließlich des Verankerungszementes auszubauen und in infizierter Umgebung sogleich durch eine neue Prothese zu ersetzen, widersprach lange hergebrachten chirurgischen Grundsätzen. Auch bei radikaler chirurgischer Ausräumung des Infektherdes schien bei diesem Vorgehen ein Rezidiv unvermeidbar. Die Möglichkeit der hochdosierten, bactericiden, lokalen Antibioticaanwendung mit kontinuierlicher Wirkstoffabgabe aus dem Knochenzement führte hier zu einem Wandel. Buchholz berichtete 1973 über spektakuläre Erfolge beim Austausch infizierter Prothesen unter Verwendung des Gentamycin-Pallacos. Der anfänglichen Euphorie ist inzwischen Zurückhaltung und Skepsis gefolgt. Erst kürzlich warnte A.N. Witt, der die Möglichkeiten alternativer Behandlungsmethoden aus einer ganzen Orthopädengeneration beurteilen kann, vor den Gefahren unkritischer Anwendung des Prothesenaustausches.

Die Indikation zum Wechsel einer infizierten Totalendoprothese ist sehr verantwortungsvoll zu stellen. Der Allgemeinzustand des Patienten muß den langen Eingriffen mit vielfach hohem Blutverlust erlauben. Der Patient selbst muß hohe Ansprüche an die Funktion des Gelenkes stellen oder Alternativmöglichkeiten ablehnen. Lokal muß ein blandes Infektstadium vorliegen. Die Knochenstruktur der Pfanne und des Schaftes müssen eine haltbare Verankerung der neuen Prothese erwarten lassen.

Es ist nach den Erfahrungen unserer Klinik mit größerem Einzugsbereich nicht überflüssig, darauf hinzuweisen, daß ein Prothesenwechsel nur von Operateuren durchgeführt werden sollte, die über große Erfahrungen in der Prothesenchirurgie verfügen. Operateur und OP-Abteilung müssen in der Lage sein, alle nur denkbaren Komplikationen des Prothesenwechsels zu beherrschen. Ein ausreichendes Sortiment von Spezialinstrumenten und von Spezialprothesen muß vorrätig sein. Auch bezüglich der Anästhesie und Nachbehandlung sind zusätzliche Ansprüche zu stellen.

Operationstechnisch lassen sich 3 Problemkreise abgrenzen:

1. Probleme der Zementenfernung,
2. Probleme der Pfanne,
3. Probleme des Oberschenkelschaftes.

Der chirurgische Grundsatz vollständiger Herdausräumung verlangt neben der Entfernung des gesamten infizierten Weichteil- und nektorischen Knochengewebes auch die totale Entfernung des Kunstsoffzementes. Da durch die vorangegangene Infektion die Knochengrenzschicht zum Zement immer resorbiert ist, kann die Entfernung manchmal überraschend leicht erfolgen. Lange anhaltende Infektionen ohne Lockerungen schließen sich nahezu aus (Abb. 1a–c).

Im Bereich der Pfanne sind Schwierigkeiten gelegentlich durch pilzartige Ausbuchtungen des Zementes zum kleinen Becken hin möglich. Hier muß im Einzelfalle auch eine Erweiterung des Defektes am Pfannenboden in Kauf genommen werden.

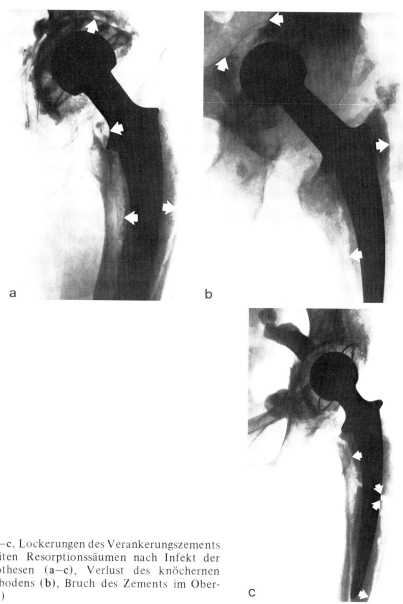

Abb. 1a–c. Lockerungen des Verankerungszements mit breiten Resorptionssäumen nach Infekt der Totalprothesen (a–c), Verlust des knöchernen Pfannenbodens (b), Bruch des Zements im Oberschaft (c)

Die Entfernung des Knochenzementes aus dem Oberschenkelschaft ist manchmal in toto möglich. In der Mehrzahl der Fälle ist es besser, frühzeitig zur Entfernung tief sitzender Anteile ein ventrales Corticalisfenster anzulegen, ehe eine mühsame und zeitraubende Ausräumung durch die Markhöhle die Gefahr der mehrfachen Corticalisperforation mit möglicher Spontanfraktur des Schaftes heraufbeschwört. Ein Ausfließen des weichen, noch nicht ausgehärteten Knochenzementes mit späterer Hitzenekrose der Weichteile läßt sich vermeiden, wenn das Corticalisfenster durch eine Osteosyntheseplatte und einem Drainagegummi unter Verwendung einer Haltezange oder eine Cerclagedrahtes verschlossen wird.

Operationstechnisch bedeutet die vorherige Osteotomie des Trochanter majors eine erhebliche Erleichterung. Das Operationsfeld wird übersichtlicher, die hinteren Kapselanteile lassen sich besser entfernen. Auch die Entfernung des Knochenzementes aus dem Oberschenkelschaft wird erleichtert. Insbesondere aber wird die Gefahr einer Fraktur des dünnen und spröden Oberschenkelschaftes vermindert. Wir haben wegen der Schwierigkeiten der Refixation früher eine Osteotomie des Trochanters nur selten durchgeführt. Nachdem aber die von B.G. Weber und M.E. Müller angegebenen, rucksackartigen Zuggurtungen eine zuverlässige Refixation ermöglichen, haben wir zunehmend, jedoch nicht routinemäßig, hiervon Gebrauch gemacht (Abb. 2a–c).

Bedrohliche Blutungen sind beim Prothesenwechsel weniger durch Verletzungen der großen hüftnahen Gefäße zu erwarten, als vielmehr durch die ausgedehnte entzündliche Weichteil- und Knochenwunde.

Die Wiederverankerung einer Pfanne ist gelegentlich durch das Fehlen eines Pfannenbodens erschwert. Ähnliche Probleme bei Erstimplantationen, Tumorpatienten und aseptischen Prothesenwechseln haben zur Entwicklung brauchbarer Lösungen gezwungen. Der Eichlerring erscheint uns dabei die zur Zeit beste Methode, die auch beim septischen Prothesenwechsel ohne Gefahr des erhöhten Infektrisikos angewendet werden kann (Abb. 3).

Probleme beim Schaft liegen in der oft bis auf Papierdicke resorbierten Corticalis, die beim intraoperativen Bewegen des Beines oder bei der Entfernung des Knochenzementes spontan frakturieren kann. Besonders gefährdet ist dabei die mediale Knochenschale mit dem Trochanter minor, die beim Anspreizen und Außendrehen des Beines leicht abreißt. Wir durchtrennen daher vorher die Iliopsoassehne und entfernen das derbe mediale Kapselgewebe. Die Schwäche des coxalen Femurendes erfordert nahezu immer die Verwendung einer Langschaftprothese. Tritt eine Schaftfraktur im oberen Anteil auf und kann sie durch eine Langschaftprothese zuverlässig überbrückt werden, so sollte eine Belastung der prothetisch versorgten Hüfte erst erfolgen, wenn eine Heilung der Fraktur röntgenologisch anzunehmen ist. In der verzweifelten Situation einer tiefer gelegenen Schaftfraktur sollte man sich eher mit einer Verbundosteosynthese helfen, als auf eine Krückstockprothese zurückzugreifen. Im Falle eines septischen Rezidivs bleibt bei der Krückstockprothese kein Rückzugsweg und die Exartikulation des Beines im Hüftgelenk wird unvermeidlich. In 2 Fällen tiefer Schaftfrakturen haben wir dann auf den Wiedereinbau einer Prothese verzichtet und unter konservativer Behandlung der Schaftfraktur die Hüfte im Sinne eines Girdlestone-Gelenkes eingestellt.

Wir haben bei einer Nachkontrolle von über tausend Totalprothesen aus den Jahren zwischen 1969 und 1974 im Rahmen einer Doktorarbeit unter 70 tiefen Totalprotheseninfektionen 25mal einen Wechsel der Prothesen bei 21 Patienten gefunden

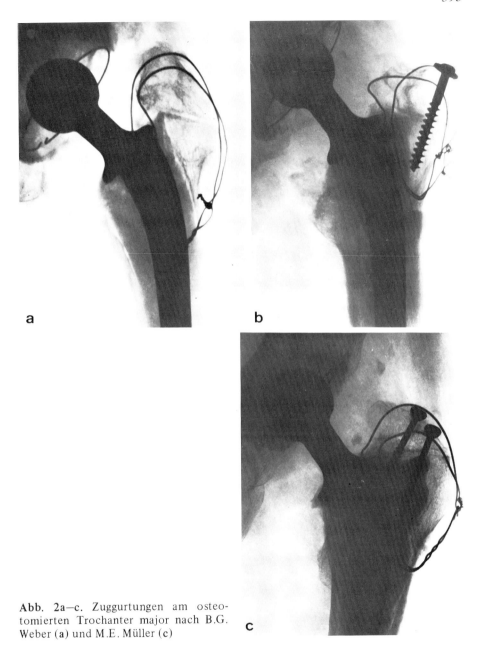

Abb. 2a–c. Zuggurtungen am osteotomierten Trochanter major nach B.G. Weber (a) und M.E. Müller (c)

(Tabelle 1). Achtzehnmal blieb die Prothese als Endzustand bestehen, nachdem bei 1 Patienten noch 2mal, bei 2 Patienten noch je 1mal ein Wechsel vorgenommen wurde. Dreimal kam es zu Reinfektionen, die im Ausbau der Prothese und mit einem Girdlestonegelenk endeten.

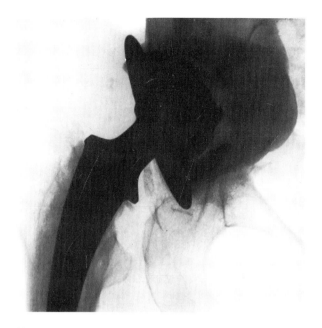

Abb. 3. Eichler-Ring in situ bei Pfannenboden-Defekt

Tabelle 1. TEP-Wechsel bei 70 TEP-Infekten

Anzahl	Patienten	Endzustand mit Prothese	Endzustand mit Girdlestone
25	21	18	3

Die Tabelle 2 zeigt die Nachuntersuchungsergebnisse bei den 70 tiefen Infektionen und unterstreicht gleichzeitig den Stellenwert des Prothesenaustausches im Rahmen aller Behandlungsmethoden. Trotz der absoluten Zunahme der septischen Prothesenwechsel in unserer Klinik in den letzten Jahren, trotz weiterer Verbesserung der hochdosierten lokalen antibiotischen Behandlung mit Gentamicin-PMMA-Ketten hat sich die Relation zu den Alternativverfahren nicht verschoben.

Die 18 dauerhaft verbliebenen künstlichen Hüftgelenke konnten nachuntersucht werden. Sie lagen 2 bis 6 Jahre zurück. In 2 Fällen fand sich eine blande Fistel. Die klinische Auswertung der Ergebnisse stößt im Hinblick auf den Vorzustand, das Alter, das Allgemeinbefinden und die sehr unterschiedliche subjektive Beurteilung auf erhebliche Schwierigkeiten. Wir haben deshalb hier nur eine summarische Zusammenstellung unter Angabe der zugrundegelegten Kriterien wiedergegeben (Tabellen 3 und 4).

Tabelle 2. Ergebnisse bei 70 tiefen TEP-Infektionen (1969–1974)

Behandlung	Anzahl	Ausheilung	blande Fistel
konserv./antib.	14	5	9
Fistelrevision	16	9	7
TEP-Wechsel	18	16	2
Girdlestone	22	14	6

Tabelle 3. Kriterien der Beurteilung bei 18 Nachkontrollen

Subj. Beurteilung
Schmerzen
Wegstrecke
Beweglichkeit
Gangbild
Gehstock
Rezidivfreiheit

Tabelle 4. Nachkontrolle bei 18 TEP-Wechseln wegen tiefer Infektion

Anzahl	Beurteilung
9	gut
6	mittel
3	schlecht

Literatur

1. Buchholz, H.W.: Die tiefe Infektion bei der totalen Endoprothese. In: Der totale Hüftgelenkersatz. Cotta, H., Schulitz, K.P. (Hrsg.). Stuttgart: Thieme 1973
2. Holz, V., Gubba, H.J.: Zur Problematik des Prothesenwechsels bei Lockerung und Infektion des alloarthroplastischen Hüftgelenkersatzes. Arch. orthop. Unfall-Chir. *80*, 165 (1974)
3. Plaue, R., Städtler, J.: Infizierte Hüftendoprothese – ein aktuelles Problem. 2. Orthop. *113*, 965–973 (1975)
4. Witt, A.N.: Möglichkeiten und Grenzen des Endoprothesenaustausches. Arch. orthop. Unfall-Chir. *88*, 1–5 (1977)

Wiederherstellungsmöglichkeiten nach Infektionen bei Alloarthroplastiken

E. Lambiris und G. Friedebold, Berlin

Die spektakulären Erfolge in der Alloarthroplastik — schnelle Schmerzfreiheit und Wiedererlangung einer guten Beweglichkeit — führten frühzeitig zu einer starken Verbreitung dieser Operationsmethode. Wesentliche Probleme sind jedoch bis zum heutigen Tage nicht endgültig gelöst. So konnte es immer wieder zu Lockerungen von Prothesen kommen, die durch das Zusammenwirken mechanischer und biologischer Faktoren eintreten. Darüber hinaus stellen Früh- und Spätinfektionen die am meisten gefürchtete Komplikation dar.

Die Diagnose einer infizierten Alloarthroplastik soll möglichst rasch gestellt werden, um die therapeutischen Maßnahmen ohne Verzögerung zu beginnen. Die diagnostischen Möglichkeiten stellen neben dem klinischen Bild die Labordiagnostik, die Röntgenuntersuchungen, die Szintigraphie und die Infrarotthermographie zur Verfügung.

Die Differenzialdiagnose zwischen mechanischer und infektiöser Lockerung ist für die weitere Behandlung sehr wichtig, und es sollten alle zur Verfügung stehenden Untersuchungsmittel angewendet werden.

In den letzten 6 Jahren hatten wir in der Orthopädischen Universitätsklinik Berlin im Oskar-Helene-Heim insgesamt 1780 alloarthroplastische Operationen am Hüft-, Knie-, Ellenbogen- und Schultergelenk durchgeführt. Im einzelnen entfielen auf die Hüfte 1696, auf das Kniegelenk 62, auf das Schultergelenk 8 und auf das Ellenbogengelenk 14 Operationen. Wir sahen 43 Infektionen am Hüftgelenk, die Hälfte davon stammte aus unserem eigenen Patientengut, das entspricht 1,3%, am Kniegelenk 3,2%, am Schultergelenk keine und am Ellenbogengelenk 3 Infektionen.

Grundsätzlich ergeben sich für uns folgende therapeutische Möglichkeiten:

1. Konservative Behandlung mit Antibiotica unter Belassung der Prothese bei oberflächlicher Infektion ohne Prothesenlockerung.
2. Herausnahme der infizierten Prothese bei Lockerung, nachfolgende Sanierung des Herdes und Implantation einer neuen Prothese unter Verwendung von Refobacin-Palacos-Zement und unter Umständen noch zusätzlich Refobacin-Palacos-Ketten. Voraussetzung für diese Indikation ist, daß der Knochen auch eine ausreichende Inplantatlage gewährleistet. Die Ausheilungsquote nach Auswechselung wird von verschiedenen Autoren sehr unterschiedlich angegeben.
3. Endgültige Entfernung der Prothese, z. B. am Hüftgelenk die Girdlestone-Einstellung, am Kniegelenk Arthrodese oder Versorgung mit Oberschenkelschienenapparat, am Ellenbogengelenk Versorgung mit Walkleder-Hülse.

In unserer Klinik wurden in den letzten 6 Jahren am Hüftgelenk 7 Endoprothesen mit eindeutiger Infektion ausgewechselt. Am Ellenbogengelenk haben wir eine Auswechselung durchgeführt und am Kniegelenk keine. Eine Infektion nach Tp. am Schultergelenk haben wir nicht beobachtet. Bei jeder Auswechselung verwenden wir Refobacin-Palacos-Zement.

Im Bereich des Hüftgelenkes konnte die Infektion in 3 von 7 Fällen nicht beherrscht werden, so daß die Endoprothese endgültig entfernt werden und eine Girdlestone-Einstellung erfolgen mußte. Von den restlichen 4 Auswechselungen liegt eine 2 Jahre zurück, bei ihr konnte die Infektion bis jetzt beherrscht werden. Die anderen 3 sind im Durchschnitt 6 Monate nach der Operation ohne Infektionszeichen. Hier einige Beispiele:

Bei der Girdlestone-Einstellung sind die Ergebnisse zufriedenstellend. Es liegt zwar ein Trochanterhochstand mit Beinverkürzung vor, die mit orthopädischen Schuhen ausgeglichen werden mußte. Es werden aber keine erheblichen Beschwerden angegeben. Die Beweglichkeit der Hüfte ist ausreichend gut und die Gehleistung zufriedenstellend. Hier einige Beispiele:

Für das Kniegelenk bietet sich nach Entfernung der Prothese die Arthrodese an. In allen Fällen, bei denen es zu einer knöchernen Konsolidierung gekommen ist, wird eine stabile Belastungsfähigkeit erreicht. Nur in Ausnahmefällen, bei denen keine knöcherne Konsolidierung stattgefunden hat, ist die Versorgung mit einem entlastenden Oberschenkelapparat notwendig.

Für das Ellenbogengelenk bevorzugen wir eine Versorgung mit einer Walkleder-Hülse. Günstige Verhältnisse für eine Arthrodese sind hier nicht gegeben. In einem Fall konnte trotz Austausch der Prothese die Infektion nicht beherrscht werden, so daß die endgültige Entfernung und die Versorgung mit Walkleder-Hülse erfolgte.

Betrachtet man die Ergebnisse nach solchen Operationen, so kann folgendes gesagt werden:

Nach einer Girdlestone-Einstellung bei der Hüfte resultieren günstige Ergebnisse. Nach stabiler Einstellung der Hüfte wird die Gehleistung relativ gut. Die Arthrodese am Kniegelenk erbringt auch nach diesen Operationen ein stabiles und belastungsfähiges Bein.

Dagegen sind die Ergebnisse am Ellenbogengelenk unbefriedigend. Die Infektionen sind nur schwer beherrschbar. Die grobe Kraft bleibt erheblich reduziert. Insgesamt wurde keine Beschwerdefreiheit erreicht. Abschließend läßt sich sagen, daß sich auch bei Patienten mit infizierten Prothesen im überwiegenden Teil der Fälle noch endgültige Versorgung anbieten, die dem Patienten ein annehmbares Endresultat bringen. Dies sollte zwar nicht zu einer kritiklosen Anwendung von Endoprothesen führen, zeigt jedoch, daß selbst das schwere Schicksal einer Infektion nicht einfach hingenommen werden muß.

Chirurgisch-orthopädische Probleme des infizierten Hüftstumpfes nach TEP-Ausbau

H.J. Müller, Murnau

In der Zeit von 1971–1975 haben wir bei 146 Patienten eine Totalendoprothese an der Hüfte durchgeführt. Sämtliche Patienten waren auswärts vorbehandelt, 80 (55%) operativ und 66 (45%) konservativ. In fast allen Fällen handelte es sich um Fehlheilungen nach Hüftgelenksluxationsfrakturen und Schenkelhalsfrakturen.

Bei den 80 auswärts operierten Patienten war es in 11 (13%) Fällen zur Infektion nach Osteosynthese und in 10 (12%) Fällen zur Infektion nach Totalendoprothesenimplantation an der Hüfte gekommen. Wir selbst mußten in 3 Fällen bei den 146 TEP-Implantationen an der Hüfte eine Infektion registrieren.

Von den uns überwiesenen 10 infizierten Totalendoprothesenfällen mußten wir 6mal die Endoprothese entfernen und eine Girdlestone-Hüfte erstellen, 2mal weiter konservativ behandeln und in 2 Fällen mit der Totalendoprothesenentfernung das Bein amputieren; dies wegen erheblicher Ausdehnung der Weichteil- und Knocheninfektion becken- und kniewärts. Gleichzeitig waren erhebliche Durchblutungsstörungen des Beines vorhanden und in beiden Fällen war für die Hüftexartikulation die vitale Indikation gegeben. Da wir für die Zwecke wiederherstellungschirurgischer Maßnahmen ausgesucht vorbelastetes Patientengut bekommen, erachten wir die Zahl der notwendigen Amputationen bei infizierten Totalendoprothesen als relativ gering. Herr Beck aus Erlangen berichtete in diesem Jahr auf der Unfallmedizinischen Tagung des Landesverbandes Bayern der gewerblichen Berufsgenossenschaften in Kempten über 5 Exartikulationen und eine Hemipelvektomie nach insgesamt 5500 Totalendoprothesenoperationen an der Hüfte; das sind 0,1% des Krankengutes.

Insgesamt erfahren die Probleme nach Totalendoprothesenausbau und Amputation des Beines nicht nur durch die geringe Fallzahl, sondern auch durch gute orthopädietechnische Versorgungsmöglichkeiten des infizierten Hüftstumpfes eine Entschärfung. Zudem kann durch meist intakte dorso-distale Weichteilregionen des Gesäß- und Oberschenkelbereiches eine ausreichende Weichteildeckung des Exartikulationsstumpfes erfolgen. Folgende Punkte sollten nach der Amputation besondere Beachtung finden.

Nicht nur wegen der Infektion, sondern auch wegen des Alters der Patienten fordert die lokale Gewebsbeschaffenheit eine Unterbindung der Arteria und Vena femoralis, um intra- und postoperativen stärkeren Blutungen vorzubeugen. Nekrotische Gewebsanteile und sämtliche Kunststoffe müssen radikal ausgeräumt werden. Damit werden auch in den Tiefen der Pfannenregion günstige Voraussetzungen für die Wundgranulation geschaffen und weiteren Fisteleiterungen wird vorgebeugt. Bei lockerer Adaptation der Haut-Muskellappen muß tief und ausgiebig trainiert werden. Zur Vermeidung von Kreislauf und Lungenkomplikationen ist eine krankengymnastische Behandlung in der Zeit unmittelbar nach der Operation erforderlich; so bald wie möglich soll auch die Badebehandlung zur Förderung des Wundschlusses aufgenommen werden. Resthöhlen werden mit Rivanol-Ringerlösung gespült und kleinere Wunddehiscenzen und Fistelöffnungen werden verbandsmäßig so abgedeckt, daß zum frühest möglichen Zeitpunkt der Gipsabdruck für das Exartikulationskunstbein abgenommen oder die

Steh- und Gehübung begonnen werden kann. Wenn dazu mit fortschreitender Belastbarkeit des Patienten im Wasser und auf dem Trockenen ein intensives Bewegungsprogramm durchgeführt und durch Massagebehandlung und Belastungstraining in der Beschäftigungstherapie ergänzt wird, kann auch beim alten Menschen mit nicht idealen Stumpfverhältnissen, ausreichende Vitalität vorausgesetzt, das Gehen mit einem Exartikulationskunstbein möglich werden. Durch exakte Abformung des Beckenstumpfes mittels Gipsabdruck und entsprechende Formung des Beckenkorbes können auch Stümpfe versorgt werden, die auf den ersten Blick funktionell minderwertig erscheinen mögen. Die hier gezeigten Deformierungen und Narbenbildungen können prothesentechnisch voll kompensiert werden. In seltenen Fällen können Ausschneidungen belastungsunfähiger Narbenstrecken notwendig werden, wenn diese auch beim Sitzen stören und wenn sich diese Veränderungen im unmittelbaren Belastungsbereich des Beckenkorbes befinden.

Generell muß aber bedacht werden, daß wiederherstellungschirurgische Eingriffe an der Haut beim alten Menschen nur begrenzte Aussichten auf Erfolg haben. Zudem kann der Patient, der eine mehrfache Teil- oder Totalendoprothesenversorgung, zuletzt mit Infektion hinter sich gebracht hat, vom Schmerz erlöst auch durch Nutzung der Armstützkrücken und des Faltfahrstuhles allein Zufriedenheit erlangen.

Sachverzeichnis

Akromiopectorallappen 211
Allergie bei TEP 386
Alloarthroplastik, Hüfte 381
—, Wiederherstellung nach Infektion 386
Alloplastik 124
Aminoglykoside 36
Anaeroberinfektion 334
Antibiotica 29, 223
Antirefluxoperation 302
Aufklärung bei Brustrekonstruktion 353
Augmentationsplastik 353

Ballooning-Phaenomen 134
Basaliom 340
Blow-out-Fraktur 282
Bohrlochsequester 53
Bruchspaltenosteomyelitis a. Unterkiefer 248
Brustkorrektur 345

Carotisprotektion 164
Chemotherapie 30
Cialitspan 221
Coriumzügelplastik 180
Cyste a. Unterkiefer 268
Cytostatica 42

Dacryocystitis 274
Dacryo-Cysto-Rhinostomie 176
Defektwunde 63
Decubitus 72
deltopectoraler Lappen 167
Depoteffekt 32
Dermisfettlappen 347

Drainage 76
Druckplattenosteosynthese a. Unterkiefer 229

Ellenvorschub 99
Endoprothese (Hüfte), infizierte 381
Entzündung 19
—, defensive 19
—, reparative 19
—, Stadien 19
Epigard 64

Fibrinogen 66
Fistel 207
Fixateur externe 52, 84
Frühinfekt, Hüft-TEP 384
Furunkel i. Gesicht 207

Gasödem 334
Ganzkörperbestrahlung 24
Gefäßversorgung d. Rundstiellappen 354
Gentamycin-PMMA-Kugeln 45
Gesichtsabsceß 207
Gesichtsdefekt 208, 339
Gesichtsfurunkel 207
Gesichtsverbrennung 336
Gewebekleber 66
Gewebespiegel d. Antibiotica 38
Girdlestone-Hüfte 381, 397
Granulationsgewebe 20

Halbseitenresektion d. Unterkiefer 253
Harnabfluß b. Rückenmarkverletzten 323

Harnblasenwandersatz 315
Harninfektion, Reflux 299
Harnstauungsniere 292
Harnwegsinfekt 291
Hautersatz 64
Hüftendoprothese, infizierte 381
Hüftstumpf nach TEP-Ausbau 398
Hyperbare O_2-Therapie 334
Hypertelorismus 118
Hypopharynx 161
Hypospadiekorrektur 307

Infektion b. Kunststoffimplantation b. neurogener Blasenentleerungsstörung 311
Infekt b. TEP 384
Infektprophylaxe d. Harnröhre 305
—, antibiotische 223

Jochbein-Osteomyelitis 217

Keimflora 225
Keimspektrum, Urologie 290
Kinndefekt 211
Kieferkamm-Ersatz 211
Kieferosteomyelitis 207
Kieferpseudarthrose 255
Klebsiella 32
Knochenmarkinsuffizienz 25
Knochentransplantation a. Unterkiefer 236
Knorpelspäne 201
Kontaktinfektion 10
Krankenhausinfektion 10
Kunstgelenk 381
—, infiziertes 383
Kunststoffimplantate 124
—, b. neurogener Blasenentleerungsstörung 311

Lister 12
Luftinfektion 13

lyophilisierte Vollhaut z. Harnblasenwandersatz 315

Mammareduktion 345
Mehrfachverletzung 362
Membran v. chron. Absceß 20
Meshgraft 58
Mikrogefäßanastomose 369
Mikrostoma 213
Miktionscysturethrogramm 302
Mundwinkelkorrektur 213

Naseninfekt 127
Nekrose, aseptische 21
Nervus facialis 147
Neurofibromatose 189
Niere, septische 314
Nierenhohlraumtoilette 295

Oberkiefer-Osteomyelitis 217
Odontogene Fistel 207
Oelcyste 350
Orbitabodenfraktur 375
Osteomyelitis 49
—, Gesicht 207
—, Oberkiefer-Jochbein 217
—, Unterkiefer 223, 237, 246
O_2-Therapie, hyperbare 334
Ozaena 143

Palatal Push-back 329
Parodontitis 207
Parotitis 147
Pasteur 12
Penisprothese 312
Perichondritis d. Ohrmuschel 174
Pharyngoplastik 329
Pockeninfektion 213
Polytrauma 362
Prothesenlockerung b. TEP 384
Prothesenwechsel b. infizierter TEP 390

Pseudarthrose, Kiefer 255
–, septische 81
Pseudomonas aeruginosa 16
Puerperalsepsis 14
Pyelonephritis 290

Querschnittlähmung 72, 323

Reflux 299
Rekanalisation d. Tränenwege 274
Replantation 369
Resistenz 202
Retromaxilla 185
Rhinoplastik 134
Rückenmarkverletzung, Harnabfluß 323
–, urologische Diagnostik 324
Rundstiellappen, Gefäßversorgung 354

Sattelnase 143
Sauerstofftherapie, hyperbare 334
Saugspüldrainage 232
Sehnenscheidentuberkulose 357
Semmelweis 14
Sepsis 13
Septische Niere 314
Septumabsceß 198
Serratia 32
Siebbeinzellen 119
Siliconimplantat 350
Spätinfekt b. Hüft-TEP 384
Sphincterotomia ext. 325
Spongiosablocktransplantat 238
Spongiosaplastik 78, 238
Staphylococcus aereus 16
Stirnbeinosteomyelitis 118
Strahlensyndrom 24
Strahlenvorschädigung 24

TEP-Ausbau b. Hüftstumpf 398
TEP-Wechsel 390

Totalendoprothese, Wechsel 390
Trachea 153
Tränensackentzündung 274
Tränensackoperation 176
Tränenwege 274
Transurethraler Eingriff, Indikation 325
Tuberkulose s. Sehnenscheidentuberkulose 357

Unterkiefercyste 268
Unterkieferdefekt 262
Unterkiefer, Halbseitenresektion 253
–, Knochentransplantation 236
Unterkieferosteomyelitis 223, 237, 246, 262
Unterkieferrekonstruktion b. Infektion 228
Unterkieferverlängerung 262
Urodynamische Untersuchung 292, 324
Urologische Diagnostik b. Rückenmarkverletzten 324
Urologische Infektion 292

Vaccina 213
Vesico-uretero-renaler Reflux 299

Wagner-Apparat 90, 101
Wangeninfektion 180
Weichteilinfektion 45
Weichteilnarben 207
Wiederherstellung n. infizierter Alloarthroplastik 396
Wundheilung 21
–, Verzögerung 22
–, Störung i. Gesichtsbereich 193
Wundinfektion 12, 21
Wundrose 12

Springer Bücher zum Thema

J. Pitanguy
Aesthetic Plastic Surgery of Head and Body
1980. Approx. 900 figures, many in color. Approx. 500 pages
ISBN 3-540-08706-0
In preparation

K. Schwemmle
Die allgemein-chirurgischen Operationen am Halse
Unter Mitarbeit von V. Schlosser, W. Wolfart

1980. Etwa 180 Abbildungen in etwa 250 Einzeldarstellungen, überwiegend farbig. Etwa 420 Seiten. (Allgemeine und spezielle Operationslehre, Band 5, Teil 4)
Gebunden DM 360,–; approx. US $ 201.60
Vorbestellpreis/Subskriptionspreis
DM 288,–; approx. US $ 161.30
ISBN 3-540-09573-X

E. G. Star
Äthylenoxid-Sterilisation
1979. 2 Abbildungen, 4 Tabellen.
VIII, 43 Seiten (Anaesthesiologie und Intensivmedizin, Band 120)
DM 26,–; approx. US $ 14.60
ISBN 3-540-09294-3

E. Biemer, W. Duspiva
Rekonstruktive Mikrogefäßchirurgie
1980. 131 Abbildungen in 306 Einzeldarstellungen, 10 Tabellen. Etwa 160 Seiten
Gebunden DM 198,–; approx. US $ 110.90
ISBN 3-540-09132-7

W. S. McDougal, C. L. Slade, B. A. Pruitt, jr.
Manual of Burns
Medical Illustrators: M. Williams, C. H. Boyter, D. P. Russell

1978. 214 color figures, 4 tables. X, 165 pages
Cloth DM 134,–; approx. US 75.10
ISBN 3-540-90319-4

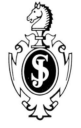

Springer-Verlag
Berlin
Heidelberg
New York

Dermatochirurgie in Klinik und Praxis
Vorträge des 1. Symposiums für Dermatochirurgie in München
Herausgeber: B. Konz, G. Burg
Geleitwort von O. Braun-Falco

1977. 144 Abbildungen. XI, 238 Seiten
DM 68,–; approx. US $ 38.10
ISBN 3-540-08048-1

F. E. Müller
Die Infektion der Brandwunde
1979. 18 Abbildungen, 12 Tabellen.
IX, 57 Seiten (Hefte zur Unfallheilkunde 136)
DM 32,–; approx. US $ 18.00
ISBN 3-540-09354-0

16. Jahrestagung der Deutschen Gesellschaft für Plastische- und Wiederherstellungschirurgie, 2.–4. November 1978
Die Bedeutung des Transplantatlagers und Implantatlagers für verschiedene Operationsverfahren
Herausgeber: G. Hierholzer, H. Zilch
Unter Mitarbeit zahlreicher Fachwissenschaftler

1980. 309 Abbildungen, 22 Tabellen.
Etwa 220 Seiten
ISBN 3-540-09833-X
In Vorbereitung

New Concepts in Maxillofacial Bone Surgery
Editor: B. Spiessl
With contributions by numerous experts

1976. 183 figures, 36 tables. XIII, 194 pages
Cloth DM 176,–; approx. US $ 98.60
ISBN 3-540-07929-7

R. Orozco Delclós
Asepsis in Surgery
72 slides with legends in three languages (English, Spanish, German)
1976. In ringbinders
DM 112,–; approx. US $ 67.80
Order No. 92110-9

J. Petres, M. Hundeiker
Korrektive Dermatologie
Operationen an der Haut
Mit einem Geleitwort von K. W. Kalkoff

1975. 84 Abbildungen, 21 Tafeln.
XI, 135 Seiten
Gebunden DM 58,–; approx. US $ 32.50
ISBN 3-540-07066-4

Postoperative Komplikationen
Prophylaxe und Therapie
Herausgeber: R. Pichlmayr

1976. 166 Abbildungen, 128 Tabellen.
XII, 407 Seiten
Gebunden DM 96,–; approx. US $ 53.80
ISBN 3-540-07700-6

H. M. Tschopp
Microsurgical Neuro-Vascular Anastomoses
for Transplantation of Composite Bone and Muscle Grafts. An Experimental Study
With a Foreword by M. Allgöwer

1976. 50 illustrations, some in color.
V, 52 pages
DM 58,–; approx. US $ 32.50
ISBN 3-540-07517-8

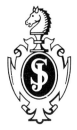

Springer-Verlag
Berlin
Heidelberg
New York